医学病案评析系列丛书

主编
刘颖颖 马丽华
李 慧 刘凤英
马登滨

肿瘤临床诊疗实践及病案评析

ZHONGLIU LINCHUANG
ZHENLIAO SHIJIAN
JI BING'AN PINGXI

中国出版集团有限公司
世界图书出版公司
广州 · 上海 · 西安 · 北京

图书在版编目（CIP）数据

肿瘤临床诊疗实践及病案评析 / 刘颖颖等主编. 广州 ：世界图书出版广东有限公司，2025. 8. -- ISBN 978-7-5232-2573-8

Ⅰ. R73

中国国家版本馆CIP数据核字第2025H1T497号

书　　名	肿瘤临床诊疗实践及病案评析 ZHONGLIU LINCHUANG ZHENLIAO SHIJIAN JI BING'AN PINGXI
主　　编	刘颖颖　李　慧　马登滨　马丽华　刘凤英
策划编辑	刘　旭
责任编辑	曾跃香
责任技编	刘上锦
装帧设计	米非米
出版发行	世界图书出版有限公司　世界图书出版广东有限公司
地　　址	广州市海珠区新港西路大江冲25号
邮　　编	510300
电　　话	(020) 84460408
网　　址	http://www.gdst.com.cn
邮　　箱	wpc_gdst@163.com
经　　销	新华书店
印　　刷	广州小明数码印刷有限公司
开　　本	787 mm×1092 mm　1/16
印　　张	21.5
字　　数	581千字
版　　次	2025年8月第1版　2025年8月第1次印刷
国际书号	ISBN 978-7-5232-2573-8
定　　价	138.00元

咨询、投稿：（020）84460408　　451765832@qq.com

编委会

◎ 主　编

刘颖颖　李　慧　马登滨　马丽华

刘凤英

◎ 副主编

杜晓楠　王　婷　范振华　何士雁

李　伟　陈晓童　褚海英　胡　波

◎ 编　委（按姓氏笔画排序）

万　鸿（黄冈市中心医院）

马丽华（邹城市中医院）

马登滨（南京大学医学院附属鼓楼医院）

王　婷（河南省肿瘤医院）

刘凤英（济阳中医医院）

刘颖颖（聊城市传染病医院）

杜晓楠（乳山市中医院）

李　伟（宜宾市第二人民医院）

李　慧（山东省第二人民医院）

何士雁（济南复大肿瘤医院）

陈晓童（玉林市第一人民医院）

范振华（首都医科大学附属北京世纪坛医院）

胡　波（湖北医药学院附属襄阳市第一人民医院）

褚海英（曲周县医院）

Foreword

前言

随着生活环境的变化及人口老龄化进程的加速，肿瘤的发病率逐年攀升，给患者及其家庭带来了沉重的负担，也对全球医疗体系构成了巨大挑战。面对这一严峻形势，肿瘤临床诊疗水平的高低直接关系到患者的生存质量的好坏。近年来，随着医学科技的飞速发展，肿瘤诊疗领域的新技术、新方法层出不穷，为患者带来了更多希望。然而，如何将这些先进的诊疗理念和技术应用于临床实践，如何根据患者的具体情况制定个体化的治疗方案，仍然是每一位肿瘤医务工作者面临的挑战。本书正是在此背景下编写而成的，旨在将肿瘤诊疗的最新进展与临床实践紧密结合，为肿瘤临床医师提供一部实用性强、参考价值高的专业参考书。

本书系统阐述了肿瘤学的最新研究成果与临床诊疗实践经验。其内容涵盖肿瘤的基础知识、病理学探索、治疗策略等多个方面。书中不仅详细介绍了各类肿瘤的发病原因、病理生理机制、临床表现、实验室检查及诊断方法，还深入剖析了放疗、化疗、靶向治疗、免疫治疗等多种治疗手段。同时，通过精心挑选的临床病例，将理论与实践紧密结合，使读者能够直观理解复杂病例的治疗策略，提升临床诊疗水平。本书重点突出，层次分明，适合各级医疗机构临床医师参考，也可作为医学院校学生的参考用书。

由于肿瘤学内容更新速度快，加之编者编写经验不足，书中难免存在疏漏之处，恳请广大读者见谅，并给予批评指正。

《肿瘤临床诊疗实践及病案评析》编委会

2025 年 6 月

Contents 目录

第一章

肿瘤的概论

第一节　肿瘤的命名与分类

一、肿瘤的命名

肿瘤的命名应能反映肿瘤的部位和组织来源及其良、恶性的原则，但历史的原因使得有些命名并不符合这一原则。目前，常用的命名方法有普通命名法和特殊命名法。

（一）普通命名法

普通命名法主要依据肿瘤的生物学行为、解剖部位、组织结构、细胞类型等进行分类。

1.良性肿瘤

按部位＋组织分化类型＋瘤命名，如支气管乳头状瘤、卵巢浆液性乳头状囊腺瘤等。

2.交界性肿瘤

按部位＋交界性或非典型性或侵袭性＋组织分化类型＋瘤命名，如卵巢交界性浆液性乳头状囊腺瘤、非典型性脑膜瘤及跟骨侵袭性骨母细胞瘤等。

3.恶性肿瘤

(1)一般命名：①上皮组织来源的恶性肿瘤，按部位＋上皮组织分化类型＋癌命名，如食管鳞状细胞癌、直肠腺癌、膀胱移行细胞癌和肺泡细胞癌。②间叶组织来源的恶性肿瘤，按部位＋间叶组织分化类型＋肉瘤命名，如腹膜后平滑肌肉瘤、头皮血管肉瘤和小腿上皮样肉瘤等。③有些肿瘤采用恶性＋组织分化类型＋瘤命名，如恶性纤维组织细胞瘤、恶性黑色素瘤和恶性淋巴瘤等。④向胚胎组织分化的肿瘤，按部位＋母细胞瘤命名，多数为恶性，如肾母细胞瘤、肝母细胞瘤、胰母细胞瘤、视网膜母细胞瘤和神经母细胞瘤等；少数为良性，如脂肪母细胞瘤和骨母细胞瘤。⑤当肿瘤内同时含有上皮和肉瘤成分时，按部位＋癌或腺＋肉瘤命名，如膀胱癌肉瘤和子宫腺肉瘤等。⑥当肿瘤内含有两种或两种以上胚层成分时，按部位＋畸胎瘤或未成熟畸胎瘤命名，如卵巢成熟性囊性畸胎瘤和睾丸未成熟畸胎瘤等。

(2)也有学者按以下方法命名：①根据生物学行为可将肿瘤分为良性瘤、交界瘤、恶性瘤，其中恶性瘤来源于上皮组织的称为癌，来自间叶组织的则称为肉瘤。②根据恶性程度可分为低度恶性肿瘤、中度恶性肿瘤及高度恶性肿瘤。③根据生长方式可分为原位癌、浸润癌、转移癌。

④根据波及范围可分为早期癌、中期癌、晚期癌，以及原发性癌、继发性癌。⑤根据解剖部位可分为食管癌、胃癌、大肠癌、肝癌、鼻咽癌、肺癌、乳腺癌、宫颈癌、皮肤癌等。⑥根据组织结构可分为乳头状瘤、乳头状癌、囊腺瘤、囊腺癌、绒毛状腺瘤、管状癌、腺样囊腺癌、叶状囊肉瘤、腺泡细胞癌、腺泡状软组织肉瘤、滤泡性癌等。⑦根据细胞来源可分为鳞状细胞癌、基底细胞癌、移行细胞癌、腺瘤、腺癌、精原细胞瘤、神经鞘瘤、神经节细胞瘤、软骨肉瘤、骨肉瘤、平滑肌瘤、横纹肌肉瘤等。⑧根据细胞的形状可分为梭形细胞癌、燕麦细胞癌、印戒细胞癌、上皮样肉瘤等。⑨根据细胞的大小可分为巨细胞癌、大细胞癌、小细胞癌等。⑩根据细胞的染色反应可分为嗜银细胞癌、嗜铬细胞瘤、嗜酸细胞瘤、嗜碱细胞瘤、嫌色细胞瘤、透明细胞癌等。⑪根据细胞内所含的内容可分为黏液腺癌、恶性黑色素瘤、浆液性腺瘤。⑫根据所含的内分泌激素可分为生长激素瘤、催乳素瘤、促甲状腺素瘤、促皮质激素瘤、胰岛素瘤、胃泌素瘤、高血糖素瘤等。⑬根据细胞的颜色可分为棕色瘤、绿色瘤、黄色瘤等。⑭根据所含肿瘤成分命名，如癌肉瘤、腺鳞癌、基底鳞状细胞癌、黏液表皮样癌、红白血病、支持间质细胞瘤、纤维腺瘤、血管平滑肌脂肪瘤等。

(二)特殊命名法

特殊命名法无一定规律，多来自传统习惯或特殊情况的约定俗成。有以下几种方式。

1.按传统习惯

如白血病和蕈样真菌病等。

2.按人名

如 Hodgkin 病、Ewing 肉瘤、Wilms 瘤、Askin 瘤、Paget 病、卵巢 Brenner 瘤和 Merkel 细胞癌等。

3.按肿瘤的形态学特点

如海绵状血管瘤、多囊性间皮瘤和丛状神经纤维瘤等。

4.按解剖部位

如迷走神经体瘤和颈动脉体瘤等。

5.按地名

如地中海型淋巴瘤、非洲淋巴瘤等。

需要注意的是，有一些并非肿瘤的疾病却被称为瘤，应从肿瘤中剔除，如石蜡瘤、胆脂瘤、淀粉样瘤、动脉瘤等。

二、肿瘤的分类

肿瘤的分类主要依据其生物学行为、组织来源、恶性程度、解剖部位等多个维度。

(一)按生物学行为分类

1.良性肿瘤

生长缓慢，边界清晰，通常有包膜包裹，不侵犯周围组织，不发生转移，手术切除后预后良好。例如：脂肪瘤、子宫平滑肌瘤。

2.恶性肿瘤

生长迅速，边界不清，无完整包膜，易侵犯周围组织并通过血液或淋巴系统转移，预后较差。例如：肺癌、乳腺癌。

3.交界性肿瘤

生物学行为介于良性和恶性之间，具有潜在恶性倾向，可能复发或进展为恶性肿瘤，如卵巢交界性浆液性肿瘤。

(二)按组织来源分类

1.上皮组织肿瘤

(1)良性:如乳头状瘤、腺瘤。

(2)恶性:称为“癌”,如鳞状细胞癌、腺癌。

2.间叶组织肿瘤

(1)良性:如脂肪瘤、纤维瘤。

(2)恶性:称为“肉瘤”,如骨肉瘤、脂肪肉瘤。

3.淋巴造血组织肿瘤

绝大多数为恶性,如淋巴瘤、白血病。

4.神经组织肿瘤

(1)良性:如神经鞘瘤、脑膜瘤。

(2)恶性:如胶质母细胞瘤、神经母细胞瘤。

5.生殖细胞肿瘤

(1)良性:如成熟性畸胎瘤。

(2)恶性:如精原细胞瘤、卵黄囊瘤。

6.其他类型肿瘤

如黑色素瘤(来源于黑色素细胞)、视网膜母细胞瘤(来源于视网膜细胞)。

(三)按恶性程度分类

1.低度恶性

肿瘤细胞分化较好,生长较慢,转移风险较低。

2.中度恶性

肿瘤细胞分化中等,生长速度和转移风险介于低度恶性和高度恶性之间。

3.高度恶性

肿瘤细胞分化差,生长迅速,转移风险高。

(四)按解剖部位分类

(1)头颈部肿瘤:如甲状腺癌、鼻咽癌。

(2)胸部肿瘤:如肺癌、乳腺癌。

(3)腹部肿瘤:如胃癌、肝癌。

(4)盆腔肿瘤:如卵巢癌、前列腺癌。

(5)其他部位肿瘤:如皮肤癌、骨肿瘤。

(五)按病理分级分类

1.G1(高分化)

肿瘤细胞接近正常组织,恶性程度低。

2.G2(中分化)

肿瘤细胞介于高分化和低分化之间,恶性程度中等。

3.G3(低分化)

肿瘤细胞与正常组织差异显著,恶性程度高。

4.G4(未分化)

肿瘤细胞极度异常,恶性程度最高。

(六)其他分类方式

肿瘤还可根据其他方式进行分类。按发病机制可分为遗传性肿瘤和散发性肿瘤;按临床表现则可分为功能性肿瘤(具有激素分泌功能,如胰岛素瘤、嗜铬细胞瘤等)和非功能性肿瘤(不伴随激素分泌或相关临床症状)。

(范振华)

第二节　肿瘤的形态与结构

一、大体形态

(一)肿瘤的形状

因肿瘤生长的部位不同,形态各异,一般呈实性或囊性。膨胀性生长的肿瘤边界清楚或有包膜;浸润性生长的肿瘤边界不清,边缘不规则,常呈犬牙交错状、蟹足样或放射状伸入邻近的正常组织内。常见形状见表1-1。

表1-1　肿瘤常见形状

肿瘤生长部位	肿瘤形状
深部组织	多呈结节状
两层致密组织间	扁圆形
神经鞘内	长梭形
椎孔、肋间处	哑铃形或葫芦状
软组织中、实质器官内	圆、椭圆、分叶状
表浅部位	息肉状、菜花状、蕈伞状、乳头状、浅表播散状、斑块状、皮革袋状、空洞状、溃疡状、草莓状、蟹足状等

(二)肿瘤的体积

肿瘤大小不一,一般位于躯体浅表或狭窄腔道(如颅腔、椎管和耳道)的肿瘤较小,位于深部体腔(如腹膜后和纵隔)的肿瘤体积较大。大者可达数十千克,小者小到不易被肉眼发现。微小癌或隐匿性癌直径不超过1 cm,如甲状腺乳头状微癌;特大肿瘤多为生长缓慢、长在非要害部位的良性或低度恶性的肿瘤;恶性肿瘤生长迅速,易转移,在未达到巨大体积前患者往往已死亡。

(三)肿瘤的颜色

多数肿瘤的切面呈灰白、灰红或灰褐色,体积较大的肿瘤常伴有出血、坏死或囊性变。有时可从肿瘤的色泽推断肿瘤的类型,如脂肪瘤和神经鞘瘤呈黄色,血管瘤呈红色,黑色素性肿瘤呈灰黑色或黑色,粒细胞肉瘤在新鲜标本中呈绿色,软骨性肿瘤呈浅蓝灰色,淋巴管肌瘤切开时可见乳白色液体流出等。但由于肿瘤不断增大，瘤组织营养不良，可发生淤血、出血、坏死、纤维化等继发性改变，致颜色改变，常见肿瘤颜色见表1-2。

表1-2　常见肿瘤颜色

肿瘤颜色	原　因	常见肿瘤
苍白	供血不足，大量胶原纤维，伴玻璃变、钙化	乳腺癌、胃癌、纤维瘤、纤维肉瘤
淡红	供血丰富	血管瘤、肝癌、胃癌
紫红	血管、血窦丰富，继发出血	血管瘤
灰红	组织颜色	肌原性肿瘤
枣红	含大量甲状腺胶质样物质	甲状腺胶质腺瘤、甲状腺滤泡型癌
浅蓝	组织颜色	软骨性肿瘤
淡黄	含脂类多	脂肪瘤、脂肪肉瘤
灰黄	继发坏死	肿瘤坏死区
淡绿	髓过氧化酶导致绿色色素形成	绿色瘤
铁锈色	陈旧性出血	肿瘤陈旧性出血区
透明胶质状	分泌黏液或伴黏液性变	黏液瘤、黏液癌
黑棕色	黑色素沉着	黑色素瘤、色素性基底细胞癌
多彩	瘤囊腔内含有多种液体	肾透明细胞癌、卵巢黏液型囊腺癌

（四）肿瘤的数目

数目通常单个出现，有时可为多个或呈多中心性生长。多灶性肿瘤并不罕见，有报道，子宫平滑肌瘤可多达310个，多发性骨髓瘤、神经纤维瘤、家族性大肠腺瘤病常有数百个病灶。转移性肿瘤大多为多个病灶，常累及多种器官，甚至广泛播散到全身，称为弥漫性癌病。

（五）肿瘤的质地

质地取决于肿瘤实质和间质的成分和数量，以及有无伴发变性和坏死等。一般来说，实质多于间质的肿瘤较软，反之则较硬。癌的质地一般硬而脆；而高度恶性的肉瘤则软而嫩，呈鱼肉样；各种腺瘤、脂肪瘤和血管瘤的质地较柔软；纤维瘤病、平滑肌瘤则较坚韧；骨瘤或伴有钙化、骨化的肿瘤质地坚硬。

1.特别坚硬者

硬癌、骨肿瘤、软骨瘤、钙化上皮瘤。

2.特别柔软者

海绵状血管瘤、脂肪瘤、黏液瘤、髓样瘤。

3.骨骼系统以外的肿瘤

一般都较其起源组织或邻近组织坚硬。

（六）肿瘤的包膜

良性肿瘤一般包膜完整；恶性肿瘤包膜不完整或无包膜。

二、组织结构

任何肿瘤的显微镜下形态结构都可分为实质和间质两部分。

(一)实质

实质是肿瘤的主要部分,由肿瘤细胞组成,决定肿瘤的特性及其生物学行为。良性肿瘤的瘤细胞与其起源组织相似,而恶性肿瘤则多显示与其起源组织有相当程度的差异,这种差异越大,表示肿瘤细胞的分化程度越低,反映出肿瘤的恶性程度越高;反之,瘤细胞在形态上越接近起源组织,则瘤细胞分化程度越高,反映出肿瘤的恶性程度越低。因此,根据肿瘤的细胞形态可识别其组织来源,根据肿瘤分化程度,可衡量肿瘤的恶性程度。构成肿瘤实质的瘤细胞类型和形态多种多样。肿瘤病理学通常根据瘤细胞的类型及其排列方式来进行肿瘤的分类、命名和诊断,并根据瘤细胞的分化程度和异型性来确定肿瘤的性质。

(二)间质

间质是肿瘤的支持组织,由结缔组织、血管和神经等组成,起着支持和营养肿瘤实质的作用。间质不具有肿瘤的特性,在各种肿瘤中基本相似,只是在数量、分布、各种间质成分的比例上有差别。肿瘤的生长依靠间质的支持,但又受间质固有成分及浸润细胞等制约,即实质与间质互相依赖又相互拮抗。间质中结缔组织的固有细胞由纤维细胞和成纤维细胞组成,还包括一些未分化间叶细胞和巨噬细胞。未分化的间叶细胞多分布于血管周围,具有多向分化的潜能。结缔组织中的纤维成分包括胶原纤维、弹力纤维和网状纤维。结缔组织的基质由黏多糖和蛋白质组成。间质内往往还有数量不等的淋巴细胞、浆细胞、中性粒细胞和嗜酸性粒细胞浸润,常为宿主针对肿瘤组织的免疫反应。一般来说,淋巴造血组织肿瘤、胃肠道黏液腺癌、乳腺髓样癌等肿瘤内的结缔组织较少,而乳腺硬癌、胆管癌和一些促进结缔组织增生的肿瘤内的结缔组织则较多。网状纤维多存在于间叶组织肿瘤内,可出现于瘤细胞之间,而在癌组织中,网状纤维仅围绕在癌巢周围,在癌和肉瘤的鉴别诊断中具有一定的参考价值。间质内血管的数量因肿瘤而异,一般来说,生长较快的肿瘤血管丰富,生长缓慢的肿瘤血管稀少。间质内的神经多为固有神经,呈指纹状、旋涡状或不规则分支状,腔隙常有不规则扩张。

三、超微结构

一般来说,恶性肿瘤的核异形且大,核膜曲折,核质比例大,核仁及常染色质都较显著,染色质在有丝分裂期凝集成染色体,染色体的数目偏离正常的二倍体,出现超二倍体、亚四倍体、多倍体、非整倍体,形态不规则,表现为易位、断裂、缺失、重复、倒置、环状等。染色体的改变随恶性程度的递增而加重。肿瘤细胞的线粒体变得十分畸形,线粒体嵴变少,排列方向杂乱。粗面内质网数量在肿瘤细胞中一般会减少,也有的仍保留丰富的粗面内质网,但显畸形。分化较好或分泌功能旺盛的肿瘤中高尔基体发达,恶性程度高的肿瘤细胞内高尔基体不易见到。肿瘤细胞中微丝减少,直径较小,弹力纤维也减少,肿瘤细胞的微管一般也减少。肿瘤细胞的中间丝在结构和数量上无明显改变,各种中间丝的生化组成及其抗原性具有细胞类型的特点,肿瘤细胞仍可能保持这种特点。肿瘤的溶酶体在侵袭性强的瘤细胞中数量显著增多,常见的为多泡体及残余体。生长活跃的肿瘤细胞有丝分裂增多,中心体容易见到。通常肿瘤细胞的细胞膜连接结构减少,细胞表面可出现较丰富的不规则微绒毛、胞质突起和伪足等。

四、排列方式

(一)上皮性肿瘤的排列方式

腺泡状排列、腺管状排列、栅栏状排列、乳头状排列、筛孔状排列、圆柱状排列、菊形团样排列、条索状排列、片状排列、实性团或巢状排列、丛状排列等。

(二)非上皮性肿瘤的排列方式

栅栏状排列,旋涡状排列,洋葱皮样排列,腺泡状排列,分叶状、结节状或弥漫片状排列,交织的条索状或编织状排列,波纹状排列,席纹状或车辐状排列,鱼骨样或人字形排列,器官样排列,丛状排列,菊形团样排列等。

(刘凤英)

第三节 肿瘤的生长与扩散

恶性肿瘤除了会不断生长,还会发生局部浸润,甚至可通过转移播散到其他部位。本节主要介绍肿瘤的生长与扩散的生物学特点和影响因素。

一、肿瘤的生长

(一)肿瘤的生长方式

肿瘤的生长方式主要有 3 种:膨胀性生长、外生性生长和浸润性生长。

1.膨胀性生长

实质器官的良性肿瘤多呈膨胀性生长,其生长速度较慢,随着体积增大,肿瘤推挤但不侵犯周围组织,与周围组织分界清楚,可在肿瘤周围形成完整的纤维性包膜。有包膜的肿瘤触诊时常常可以推动,手术容易摘除,不易复发。这种生长方式对局部器官、组织的影响主要是挤压。

2.外生性生长

体表肿瘤和体腔(如胸腔、腹腔)内的肿瘤,或管道器官(如消化道)腔面的肿瘤,常突向表面,呈乳头状、息肉状、蕈状或菜花状,这种生长方式称为外生性生长。良性肿瘤和恶性肿瘤都可呈外生性生长,但恶性肿瘤在外生性生长的同时,其基底部往往也有浸润。外生性恶性肿瘤由于生长迅速,肿瘤中央部血液供应相对不足,肿瘤细胞易发生坏死,坏死组织脱落后形成底部高低不平、边缘隆起的溃疡(恶性溃疡)。

3.浸润性生长

恶性肿瘤多呈浸润性生长。肿瘤细胞长入并破坏周围组织(包括组织间隙、淋巴管或血管),这种现象叫作浸润。浸润性肿瘤没有包膜(或破坏原来的包膜),与邻近的正常组织无明显界限。触诊时,肿瘤固定,活动度小;手术时,需要将较大范围的周围组织一并切除,因为其中也可能有肿瘤浸润,若切除不彻底,术后容易复发。手术中由病理医师对切缘组织做快速冷冻切片检查以了解有无肿瘤浸润,可帮助手术医师确定是否需要扩大切除范围。

(二)肿瘤的生长速度

不同肿瘤的生长速度差别很大。良性肿瘤生长一般较缓慢,肿瘤生长的时间可达数年甚至数十年。恶性肿瘤生长较快,特别是分化差的恶性肿瘤,可在短期内形成明显的肿块。影响肿瘤生长速度的因素很多,如肿瘤细胞的倍增时间、生长分数、肿瘤细胞的生成和死亡的比例等。

肿瘤细胞的倍增时间指细胞分裂繁殖为两个子代细胞所需的时间。多数恶性肿瘤细胞的倍增时间并不比正常细胞更快。因此,恶性肿瘤生长迅速可能主要不是肿瘤细胞倍增时间缩短引起的。生长分数指肿瘤细胞群体中处于增生状态的细胞的比例(图 1-1)。处于增生状态的细胞,不断分裂繁殖;细胞完成一次分裂、形成子代细胞的过程称为一个细胞周期,由 G_1、S、G_2 和 M 四个期组成。DNA 的复制在 S 期进行,细胞的分裂发生在 M 期。G_1 期为 S 期做准备,G_2 期为 M 期做准备。恶性肿瘤形成初期,细胞分裂繁殖活跃,生长分数高。随着肿瘤的生长,有的肿瘤细胞进入静止期(G_0 期),停止分裂繁殖。许多抗肿瘤的化疗药物是通过干扰细胞增生起作用的。因此,生长分数高的肿瘤对于化学治疗(简称化疗)敏感。如果一个肿瘤中非增生期细胞数量较多,它对化学药物的敏感性可能就比较低。对于这种肿瘤,可以先进行放射治疗(简称放疗)或手术,缩小或大部去除瘤体,这时,残余的 G_0 期肿瘤细胞可再进入增生期,从而增加肿瘤对化疗的敏感性。

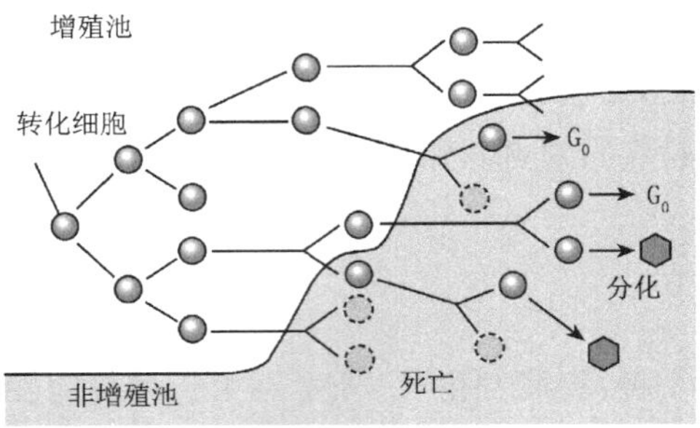

图 1-1　肿瘤细胞增生状态和非增生状态

肿瘤细胞增生过程中,有的细胞进入非增生状态(进入 G_0 期或分化或死亡),处于增生状态的仅为部分肿瘤细胞

肿瘤细胞的生成和死亡的比例是影响肿瘤生长速度的一个重要因素。肿瘤生长过程中,由于营养供应和机体抗肿瘤反应等因素的影响,有一些肿瘤细胞会死亡,并且常常以凋亡的形式发生。肿瘤细胞的生成与死亡的比例,可能在很大程度上决定肿瘤是否能持续生长、能以多快的速度生长。促进肿瘤细胞死亡和抑制肿瘤细胞增生是肿瘤治疗的两个重要方面。

(三)肿瘤的血管生成

肿瘤直径达到 1 mm 后,若无新生血管生成以提供营养,则不能继续增长。实验显示,肿瘤有诱导血管生成的能力。肿瘤细胞本身及炎细胞(主要是巨噬细胞)能产生血管生成因子,如血管内皮生长因子可诱导新生血管的生成。血管内皮细胞和成纤维细胞表面有血管生成因子受体。血管生成因子与其受体结合后,可促进血管内皮细胞分裂和毛细血管出芽生长。近年研究还显示,肿瘤细胞本身可形成类似血管、具有基膜的小管状结构,可与血管交通,作为不依赖于血管生成的肿瘤微循环或微环境成分,称为“血管生成拟态”。肿瘤血管生成由血管生成因子和抗血管生成因子共同控制。抑制肿瘤血管生成或血管生成拟态是抗肿瘤研究的重要课题,也是肿瘤治疗的新途径。

(四)肿瘤的演进和异质性

恶性肿瘤是从一个发生恶性转化的细胞单克隆性增生而来。肿瘤性增生所具有的这种克隆性特点,在女性可用多态 X 性联标记,如雄激素受体的杂合性来测定(图 1-2)。

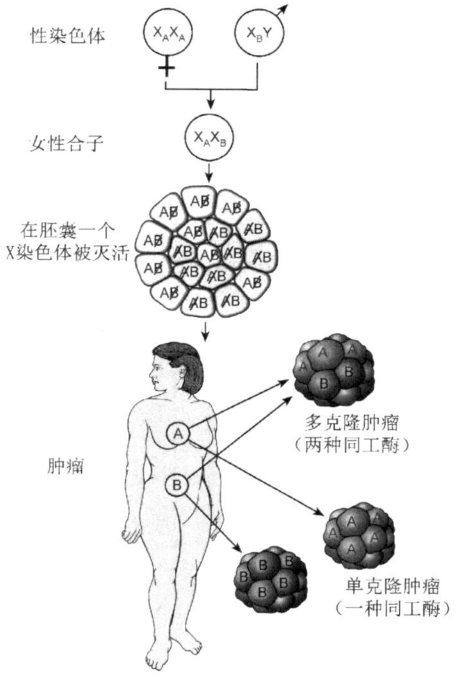

图 1-2 用 X 性联标记显示肿瘤细胞的克隆性

女性的一对 X 染色体分别来自其父母。胚胎发育过程中细胞内的一个 X 染色体被随机灭活。每一体细胞中的活化的 X-性联标记（如雄激素受体或 G6PD 同工酶）基因随机来自其父或母（图中的 A 或 B）。分析 X-性联标记杂合的女性患者发生的肿瘤，可显示肿瘤细胞中 X-性联标记基因来自母亲的 A，或者来自父亲的 B，而不是同时具有两个等位基因，说明该肿瘤具有克隆性

理论上，一个恶性转化细胞通过这种克隆增生过程，经过大约 40 个倍增周期后，达到 10^{12} 个细胞，可引起广泛转移，导致宿主死亡；而临床能检测到的最小肿瘤（数毫米大），恶性转化的细胞也已增生了大约30 个周期，达到 10^{9} 个细胞（图 1-3）。

恶性肿瘤在其生长过程中出现侵袭性增加的现象称为肿瘤的演进，可表现为生长速度加快、浸润周围组织和发生远处转移。肿瘤演进与它获得越来越大的异质性有关。肿瘤在生长过程中，经过许多代分裂繁殖产生的子代细胞，可出现不同的基因改变或其他大分子的改变，其生长速度、侵袭能力、对生长信号的反应、对抗癌药物的敏感性等方面都可以有差异。这时，这一肿瘤细胞群体不再是由完全一样的肿瘤细胞组成的，而是具有异质性的肿瘤细胞群体，即具有各自特性的“亚克隆”。在获得这种异质性的肿瘤演进过程中，具有生长优势和较强侵袭力的细胞压倒了没有生长优势和侵袭力弱的细胞。

近年来，对白血病、乳腺癌、前列腺癌、胶质瘤等多种肿瘤的研究显示，一个肿瘤虽然是由大量肿瘤细胞组成的，但其中具有启动和维持肿瘤生长、保持自我更新能力的细胞是少数，这些细胞称为癌症干细胞、肿瘤干细胞或肿瘤启动细胞。对肿瘤干细胞的进一步研究，将有助于深入认识肿瘤发生、肿瘤生长及其对治疗的反应，以及对新的治疗手段的探索。

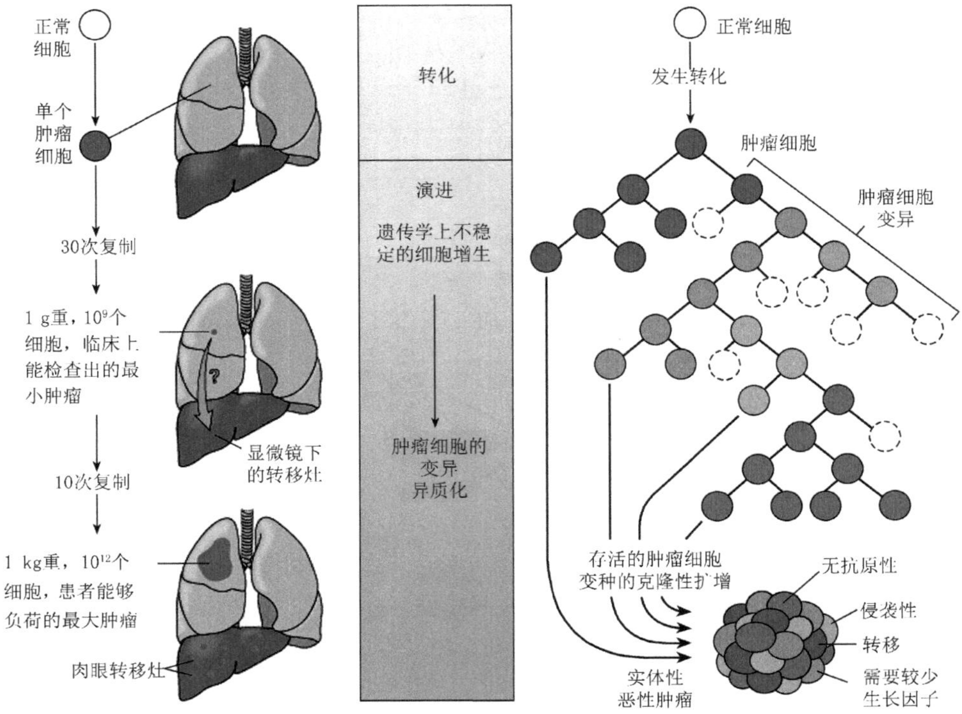

图 1-3 肿瘤生长的生物学

肿瘤的克隆性增生、肿瘤细胞演进与异质性的关系：一个发生了转化的细胞(肿瘤细胞)克隆性增生，并衍生出众多亚克隆；侵袭性更强、更能逃避宿主反应的亚克隆得以存活与繁衍，演进为侵袭性更强的异质性的肿瘤

二、肿瘤的扩散

恶性肿瘤不仅可在原发部位浸润生长，累及邻近器官或组织，而且还可通过多种途径扩散到身体其他部位。这是恶性肿瘤最重要的生物学特性。

(一)局部浸润和直接蔓延

随着恶性肿瘤不断长大，肿瘤细胞常常沿着组织间隙或神经束衣连续地向周围浸润生长，破坏邻近器官或组织，这种现象称为直接蔓延。例如，晚期宫颈癌可直接蔓延到直肠和膀胱。

(二)转移

恶性肿瘤细胞从原发部位侵入淋巴管、血管或体腔，迁徙到其他部位，继续生长，形成同样类型的肿瘤，这个过程称为转移。通过转移形成的肿瘤称为转移性肿瘤或继发肿瘤，原发部位的肿瘤称为原发肿瘤。

发生转移是恶性肿瘤的特点，但并非所有恶性肿瘤都会发生转移。例如，皮肤的基底细胞癌，多在局部造成破坏，很少发生转移。恶性肿瘤可通过以下几种途径转移。

1.淋巴转移

淋巴转移是上皮性恶性肿瘤(癌)最常见的转移方式，但肉瘤也可以发生淋巴转移。肿瘤细胞侵入淋巴管，随淋巴引流到达局部淋巴结(区域淋巴结)。例如，乳腺外上象限发生的癌常首先转移至同侧的腋窝淋巴结，形成淋巴结的转移性乳腺癌。肿瘤细胞先聚集于边缘窦，以后累及整个淋巴结(图 1-4)，使淋巴结肿大，质地变硬。肿瘤组织侵出包膜，可使相邻的淋巴结融合成团。局部淋巴结发生转移后，可继续转移至淋巴循环下一站的其他淋巴结，最后可经胸导管进入血流，继发血行转移。值得注意的是，有时肿瘤可以逆行转移或者越过引流淋巴结发生跳跃式转移。前哨淋巴结是原发肿瘤区域淋巴结群中承接淋巴引流的第一个淋巴结。在乳腺癌手术中，为了减少同侧腋窝淋巴结全部清扫造成的术后并发症，如淋巴水肿等，临床上通过做前哨淋巴结术中冷冻活检，判断是否有转移来决定手术方式。该方法也用在恶性黑色素瘤、结肠癌和其他肿瘤的手术中。

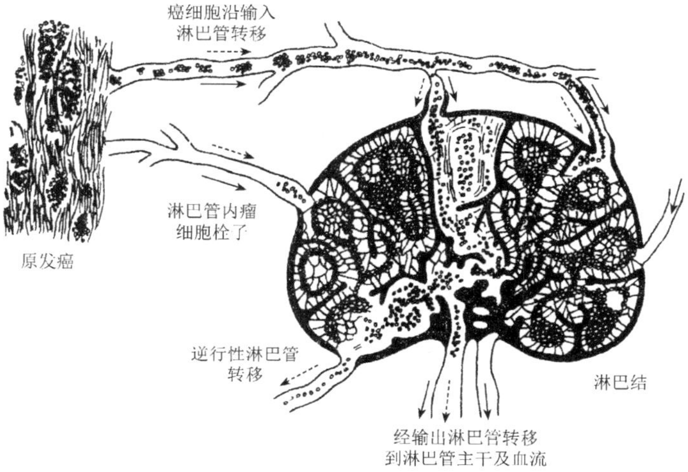

实线箭头：淋巴流向；虚线箭头：癌细胞流向。

图 1-4　癌的淋巴转移模式图

2.血行转移

瘤细胞侵入血管后，可随血流到达远处的器官，继续生长，形成转移瘤。由于静脉壁较薄，同时管内压力较低，故瘤细胞多经静脉入血。少数亦可经淋巴管间接入血。侵入体循环静脉的肿瘤细胞经右心到肺，在肺内形成转移瘤，如骨肉瘤的肺转移。侵入门静脉系统的肿瘤细胞，首先发生肝转移，如胃肠道癌的肝转移。原发性肺肿瘤或肺内转移瘤的瘤细胞可直接侵入肺静脉或通过肺毛细血管进入肺静脉，经左心随主动脉血流到达全身各器官，常转移到脑、骨、肾及肾上腺等处。因此，这些器官的转移瘤常发生在肺内已有转移之后。此外，侵入胸、腰、骨盆静脉的肿瘤细胞，也可以通过吻合支进入脊椎静脉丛，如前列腺癌可通过这一途径转移到脊椎，进而转移到脑，这时可不伴有肺的转移。

恶性肿瘤可以通过血行转移累及许多器官，但最常受累的脏器是肺和肝。临床上常做肺及肝的影像学检查，以判断有无血行转移，确定患者的临床分期和治疗方案。形态学上，转移性肿瘤的特点是边界清楚，常为多个，散在分布，多接近于器官的表面。位于器官表面的转移性肿瘤，由于瘤结节中央出血、坏死而下陷，形成所谓“癌脐”。

3.种植性转移

发生于胸、腹腔等体腔内器官的恶性肿瘤，侵及器官表面时，瘤细胞可以脱落，像播种一样种植在体腔其他器官的表面，形成多个转移性肿瘤。这种播散方式称为种植性转移。

种植性转移常见于腹腔器官恶性肿瘤。例如，胃肠道黏液癌侵及浆膜后，可种植到大网膜、腹膜、盆腔器官如卵巢等处。在卵巢可表现为双侧卵巢长大，镜下见富于黏液的印戒细胞癌弥漫浸润。这种特殊类型的卵巢转移性肿瘤称为库肯伯格瘤，多由胃肠道黏液癌（特别是胃的印戒细胞癌）转移而来（应注意库肯伯格瘤不一定都是种植性转移，也可通过淋巴和血行转移形成）。

浆膜腔的种植性转移常伴有浆膜腔积液，可为血性浆液性积液，是由于浆膜下淋巴管或毛细血管被瘤栓堵塞，毛细血管通透性增加，血液漏出，以及肿瘤细胞破坏血管引起的出血。体腔积液中可含有不等量的肿瘤细胞。抽取体腔积液做细胞学检查，以发现恶性肿瘤细胞，是诊断恶性肿瘤的重要方法之一。

（范振华）

第四节　肿瘤的分级与分期

一、肿瘤的分级

肿瘤的组织学分级依据肿瘤细胞的分化程度、异型性、核分裂象及有无坏死来确定，一般用于恶性肿瘤。对于上皮性瘤，较常采用的是三级法，即Ⅰ级为高分化，属低度恶性；Ⅱ级为中分化，属中度恶性；Ⅲ级为低分化，属高度恶性。如食管或肺的鳞状细胞癌可分为Ⅰ级、Ⅱ级和Ⅲ级；胃或大肠癌类型可分为分化好、分化中等和分化差，或分为低度恶性（包括分化好和中分化）和高度恶性（包括低分化和未分化）；中枢神经系统肿瘤通常分成4级，Ⅰ级为良性，Ⅱ、Ⅲ和Ⅳ级分别代表低度、中度和高度恶性，Ⅳ级肿瘤包括胶质母细胞瘤、松果体母细胞瘤、髓上皮瘤、室管膜母细胞瘤、髓母细胞瘤、幕上原发性神经外胚层瘤和非典型性畸胎样/横纹肌样瘤。

二、肿瘤的分期

目前，被大家普遍应用的为国际抗癌联盟制定的TNM分期系统。

TNM分期系统是目前国际上最为通用的分期系统。TNM分期系统已经成为临床医师和医学科学工作者对于恶性肿瘤进行分期的标准方法。

TNM分期系统是基于肿瘤的范围（“T”是肿瘤一词的英文“Tumor”的首字母）、淋巴结播散情况（“N”是淋巴结一词的英文“Node”的首字母）、是否存在转移（“M”是转移一词的英文“Metastasis”的首字母）所构成的（表1-3）。

表1-3　肿瘤TNM分期

分期	临床意义
Tx	原发肿瘤的情况无法评估
T_0	没有证据说明存在原发肿瘤
Tis	早期肿瘤没有播散至相邻组织
$T_{1\sim4}$	大小和（或）原发肿瘤的范围
Nx	区域淋巴结情况无法评估

续表

分期	临床意义
N_0	没有区域淋巴结受累(淋巴结未发现肿瘤)
M_0	没有远处转移(肿瘤没有播散至体内其他部分)
M_1	有远处转移(肿瘤播散至体内其他部分)

每一种恶性肿瘤的 TNM 分期系统各不相同，因此，TNM 分期中字母和数字的含义在不同肿瘤所代表的意思不同。TNM 分期中 T、N、M 确定后就可以得出相应的总的分期，即Ⅰ期、Ⅱ期、Ⅲ期、Ⅳ期等。有时候也会与字母组合细分为Ⅱa 或Ⅲb 等。Ⅰ期的肿瘤通常是相对早期的肿瘤，有着相对较好的预后。分期越高意味着肿瘤进展程度越高。

(马登滨)

第五节　肿瘤的预防

一、肿瘤的一级预防

肿瘤的一级预防即病因学预防。主要措施为改善人群的生活方式，减少环境中致癌物的暴露，从而减少发生肿瘤的危险。

(一)控制吸烟

据统计，在引起癌症的各种危险因素中，吸烟占 30%～32%。吸烟者比不吸烟者患癌的死亡率高3～4倍。吸烟与肺癌的关系人尽皆知。吸烟还可增加患唇癌、口腔癌、鼻咽癌、喉癌和食管癌的风险。吸烟与胰腺癌、膀胱癌、肾癌的发生也有关。控制吸烟的策略主要有鼓励不吸烟和营造不吸烟的环境。

(二)健康饮食

人们每天通过摄取食物来获取营养，但不健康的饮食习惯，对健康产生不良影响，甚至导致恶性肿瘤的发生。据统计，30%～35%恶性肿瘤的发生与饮食有关。因此要教育人们注意饮食的危险因素，纠正不良的饮食习惯，建立合理的饮食结构。注意食物多样化，维持适宜的体重。

(三)避免或减少职业和环境致癌物的暴露

环境致癌物可引发恶性肿瘤已得到证实。预防策略：对新化学品进行安全性评价；建立职业保护相关法律；设立国家安全允许浓度标准；加强技术改造，寻找安全的新化学物代替致癌物；加强个人防护。

(四)避免日光过度照射

受日光紫外线的过度照射，可引起皮肤癌，因此，在强烈的日光下应予以遮挡。

(五)生殖健康的教育

宫颈癌的发生与多种因素有关，包括早婚、早育、多产、性生活混乱。因此，要从学校开始对年轻人进行性与生殖行为教育，强调安全性行为的重要性和安全套的价值。

(六)减少药物患癌的危险

现已证实,有些药物虽然可以治疗某种疾病,但可引发其他疾病甚至导致癌症的发生。因此,应尽量避免使用不必要的药物,如必须使用,应在医师指导下使用。

(七)接种乙型肝炎病毒疫苗

乙型肝炎病毒感染是肝癌发生的危险因素。必须强化乙型肝炎疫苗的接种工作。

二、肿瘤的二级预防

肿瘤的二级预防又称发病学预防。主要措施包括早期信号和症状的识别、肿瘤普查、治疗癌前病变等。

(一)早期信号和症状的识别

恶性肿瘤如能早期发现和诊断,多数患者可治愈。因此,应做好健康宣传教育,让人们了解恶性肿瘤的早期征象,学会自我发现。恶性肿瘤常见的10个早期征象:①身体任何部位的肿块,尤其是逐渐增大的。②身体任何部位的溃疡,尤其是久治不愈的。③进食时胸骨后不适感,或进行性加重的吞咽梗阻。④持续性咳嗽,痰中带血。⑤耳鸣、听力减退、鼻出血、鼻咽分泌物带血。⑥中年以上的妇女不规则阴道出血或流液。⑦大便习惯改变,或有便血。⑧长期消化不良,进行性食欲减退,消瘦,又未找出明确原因者。⑨黑痣出现突然增大、出血、脱毛、痒、破溃等现象。⑩无痛性血尿。

(二)对无症状人群的普查和高危人群的筛查

肿瘤普查是指在无症状的人群中发现肿瘤。目前主张在较小范围、高危险人群或高发区对某种或几种肿瘤进行筛查,例如,在育龄妇女中普查宫颈癌,降低宫颈癌发病率;在肝癌高发区对甲胎蛋白免疫测定进行筛查,辅以B超检查,以早期发现肝癌。

(三)治疗癌前病变

癌前病变是恶性肿瘤发生的一个阶段,易演变为癌。虽然并非所有癌前病变都会发展为癌,但及时发现和治疗癌前病变,对癌症的预防有重要意义。常见癌前病变有黏膜白斑、宫颈糜烂、纤维囊性乳腺病、结肠息肉、直肠息肉、萎缩性胃炎及胃溃疡、皮肤慢性溃疡、老年日光性角化病、乙型病毒性肝炎、肝硬化。

(四)加强对易感人群的监测

对遗传因素或家族性肿瘤,除积极采取一级预防措施外,尚需加强对其家族的调查了解,掌握其发病倾向。

(五)肿瘤自检

对身体暴露部位如皮肤、乳腺、睾丸、外阴等,可通过自我检查,早期发现肿瘤或癌前病变。

三、肿瘤的三级预防

肿瘤的三级预防即合理治疗与康复,以提高疗效,延长生存期,提高生活质量。

(一)积极治疗已发生的癌症

对已确诊的患者,即使较晚也应采取及时合理的治疗。当前,肿瘤的治疗手段有手术治疗、放疗、化疗、免疫治疗和中医治疗等,应根据患者的具体情况进行综合治疗。

(二)肿瘤康复

康复的主要目的是提高肿瘤患者的生活质量。传统上认为康复是治疗后的一个阶段,但是从预防的角度，康复应贯穿于治疗的全过程，即从患者确诊开始，由医师、护士、心理治疗师、营养师、物理治疗师、社会服务等专业人员共同研究制订康复计划，包括预防、重建、支持和姑息治疗，尽可能减少疾病及治疗对患者造成的影响，重建或代偿已失去的活动能力和功能，使其达到生活自理、重返社会的目的。对已失去治愈机会的患者要减轻疼痛，控制症状，提高生活质量。对终末期的患者要实施临终关怀，为患者提供一个安静舒适的环境，精心护理，使其无痛苦地度过生命的最后时刻。

（刘凤英）

第二章

肿瘤的常见症状

第一节　癌性疼痛

癌性疼痛是指由癌症、癌症相关性病变及抗癌治疗所引起的疼痛，常为慢性疼痛，是癌症患者恐惧的症状之一。70％的晚期癌症患者以疼痛为主要症状。50％的患者有中等乃至剧烈的疼痛，30％的患者有剧烈乃至难以忍受的疼痛。癌性疼痛使患者遭受漫长的精神及肉体折磨，而致精神紧张、疲惫、沮丧，甚至产生抑郁。世界卫生组织(world health organization，WHO)将癌痛控制列为癌症综合防治的4个重点之一。因此，临床工作者应高度重视、积极控制癌痛，提高患者的生存质量。

一、病因

癌性疼痛的原因主要有以下方面：肿瘤直接引起的疼痛；肿瘤侵犯或压迫神经根、神经干、神经丛或神经，侵犯脑和脊髓，侵犯骨膜或骨骼，侵犯实质性脏器及空腔脏器，侵犯或堵塞脉管系统等而引起疼痛；肿瘤引起局部坏死、溃疡、炎症等也可导致严重的疼痛；肿瘤治疗过程中所引起的疼痛也属于癌性疼痛。

二、分类

(一)按发病持续时间分类

癌性疼痛可分为急性疼痛和慢性疼痛。癌性疼痛大多数表现为慢性疼痛，慢性疼痛与急性疼痛的发生机制既有共性，也有差异。慢性疼痛的发生，除了存在伤害感受性疼痛的基本传导调制过程外，还可表现出不同于急性疼痛的神经病理性疼痛机制，如伤害感受器过度兴奋、受损神经异位电活动、痛觉传导中枢机制敏感性过度增强、离子通道和受体表达异常、中枢神经系统重构。与急性疼痛相比较，慢性疼痛持续时间长，机制尚不清楚，疼痛程度与组织损伤程度可呈分离现象，可以伴有痛觉过敏和异常疼痛，常规止痛治疗的效果往往不佳。

(二)按患者疼痛起因分类

1.癌症引起的疼痛

内脏疼痛、躯体疼痛、神经性疼痛、脊髓压迫综合征、臂丛神经浸润综合征、腰骶神经丛受侵综合征、髂腰肌综合征。

2.癌症治疗导致的疼痛

术后疼痛综合征、胸廓切开术疼痛综合征、乳房切开术疼痛综合征、化疗引起的周围神经性疼痛、放射后疼痛综合征。

3.与癌症治疗没有直接关系的疼痛

患者本身所患的疾病、新近合并的疾病、癌症引起的继发性疼痛。

(三)按病理生理学机制分类

癌性疼痛的病理生理学机制主要有两种:①伤害感受性疼痛是由躯体和内脏结构遭受伤害并最终激活伤害感受器所引起的,进一步可分为躯体痛和内脏痛。其中躯体痛主要由骨转移引起,常能精确定位,表现为刀割样、搏动性和压迫样疼痛;内脏痛常发生于胸腹部内脏器官受到挤压、侵犯或牵拉后,常比较弥散而难以定位,表现为闷痛、酸痛和痉挛性痛。②神经病理性疼痛是由外周或中枢神经系统遭受伤害导致的,表现为灼痛、刀割样痛或电击样疼痛。

三、全面评估

并不是所有患者的疼痛都与其体征表现、影像学检查、血液检查结果相一致。疼痛的全面评估,亦包括对引起疼痛的原因进行分析,从而得到准确的疼痛评估结果。对疼痛的原因分析是指从体征和影像学检查中判断疼痛的原因。疼痛的评估是指对患者的自觉症状及对生活的影响进行全面评估,为疼痛的规范化治疗提供有效的依据。癌痛评估应当遵循“常规、量化”的原则。

(一)常规评估

对癌痛常规通过主诉、疼痛病史、疾病史、体格检查及相关实验检查来评估。患者的主诉是判断患者是否疼痛及疼痛严重程度的主要依据;疼痛的病史包括疼痛的部位及范围、疼痛的性质、疼痛的程度、疼痛发作时间及频率、疼痛发作相关因素、疼痛对生活质量的影响及疼痛的治疗史;疾病史包括患者的个人史及既往史,能够帮助了解患者的肿瘤发病和诊断治疗过程;通过体格检查及相关实验室检查了解肿瘤累计范围,判断肿瘤与疼痛的相关性。

(二)量化评估

癌痛的量化评估是指采用疼痛程度评估量表等量化标准来评估患者对疼痛的主观感受程度,需要患者的密切配合。量化评估疼痛时,应当重点评估最近 24 小时内患者最严重和最轻的疼痛程度及平常的疼痛程度。量化评估应在患者入院后 8 小时内完成。癌痛的量化评估通常使用数字分级法、面部表情评估量表法及主诉疼痛程度分级法。

1.数字分级法

将疼痛程度用 0～10 的数字依次表示,0 表示无疼痛,10 表示能够想象的最剧烈疼痛,数字越大,疼痛的强度越大。按照疼痛对应的数字,将疼痛程度分为轻度疼痛(1～3)、中度疼痛(4～6)、重度疼痛(7～10)。

2.面部表情评估量表法

由医护人员根据患者疼痛时的面部表情进行疼痛评估,这种评估方法简单、直观、形象,容易掌握,适用于自己表达困难的患者,如儿童、老年人、存在语言文化差异或其他交流障碍的患者。其中,1～3 分为轻度疼痛(睡眠不受影响),4～6 分为中度疼痛(睡眠受影响),7～10 分为重度疼痛(睡眠受到严重影响)。

3.主诉疼痛程度分级法

该方法主要是根据患者对疼痛的主诉，将疼痛程度分为轻度、中度、重度三类。①轻度疼痛：有疼痛，但可忍受，生活正常，睡眠未受到干扰。②中度疼痛：疼痛明显，不能忍受，要求服用镇痛药物，睡眠受到干扰。③重度疼痛：疼痛剧烈，不能忍受，需用镇痛药物，睡眠受到严重干扰，可伴有自主神经功能紊乱或被动体位。

四、治疗

（一）病因治疗

针对引起癌痛的病因进行治疗。癌痛的主要病因是癌症本身，其次考虑与抗肿瘤药物有关，手术、放疗、化疗、分子靶向治疗等均可导致疼痛。排除肿瘤相关因素，再考虑非肿瘤因素，如带状疱疹、骨关节疼痛、骨质疏松。

（二）药物治疗

在治疗癌痛的方法中，最基本的是药物治疗。药物治疗的特点是疗效好、显效快、作用肯定、安全。

1.用药原则

目前普遍用药标准是WHO推荐的“癌痛三阶梯镇痛治疗原则”，建议在全球范围内推行针对癌症的三阶梯止痛治疗方案。对大多数疼痛可以通过这种简单的方法达到止痛目的。要对癌痛的性质和原因做出正确的评估后，根据患者疼痛的程度和原因选择适当的镇静剂。根据WHO癌痛三阶梯治疗原则，治疗的五项基本原则如下。

(1)口服给药：应尽量首选无创、简便、安全的给药途径——口服给药。对于吞咽困难或存在口服吸收障碍的患者，可选用透皮贴剂镇痛，也可以持续静脉或皮下输注镇痛药，但这种给药途径存在呼吸抑制等严重并发症的风险，需要在有经验的疼痛科医师指导下使用。

(2)按阶梯用药：根据患者的疼痛程度，由逐渐弱到强，有针对性地选用性质不同、作用强度不同的镇痛药物。①第一阶梯药物适用于轻度、中度疼痛。可选用非甾体抗炎药或对乙酰氨基酚。②第二阶梯药物适用于中度疼痛。可选用弱阿片类药物或低剂量的强阿片类药物，并可联合应用非甾体抗炎药及辅助镇痛药物(镇静剂、抗惊厥类药物和抗抑郁类药物等)。③第三阶梯药物适用于重度疼痛。首选强阿片类药，并可合用非甾体抗炎药及辅助镇痛药物(镇静剂、抗惊厥类药物和抗抑郁类药物等)。在使用阿片类药物治疗的同时，适当地联合应用非甾体抗炎药，可以增强阿片类药物的止痛效果，并可减少阿片类药物的用量。如果能达到良好的镇痛效果，且无严重的不良反应，轻度和中度疼痛时也可考虑使用强阿片类药物。如果患者诊断为神经病理性疼痛，应首选三环类抗抑郁药物或抗惊厥类药物。如果是癌症骨转移引起的疼痛，应该联合使用双膦酸盐类药物，抑制溶骨活动。

(3)按时用药：按规定时间间隔规律性给予镇痛药物。按时给药有助于维持稳定、有效的血药浓度。缓释药物的使用日益广泛，建议以速释阿片类药物进行剂量滴定，以缓释阿片类药物作为基础用药。出现爆发痛时，可给予速释阿片类药物对症处理。

(4)个体化给药：按照不同患者的病情和癌痛缓解药物剂量，制定个体化用药方案。由于患者的个体差异明显，在使用阿片类药物时，并无标准的用药剂量，应当根据患者的病情，使用剂量足够的药物，尽可能使疼痛得到缓解。同时，还应鉴别是否有神经病理性疼痛的性质，考虑联合用药的可能。

(5)注意具体细节：对使用镇痛药物的患者要加强监护，密切观察其疼痛缓解程度和机体反应情况，注意药物联合应用时的相互作用，并且及时采取必要措施尽可能地减少药物的不良反应，以提高患者的生活质量。

2.具体用药

应当根据癌症患者疼痛的性质、程度、正在接受的治疗和伴随疾病等情况，合理地选择镇痛药物和辅助镇痛药物，个体化调整用药剂量、给药频率，积极防治不良反应，以期获得最佳止痛效果，减少不良反应。

(1)非甾体抗炎药：非甾体抗炎药是治疗癌痛的基本用药，具有抗炎、解热、镇痛作用，常用于缓解轻度疼痛或与阿片类药物联合作用缓解中度、重度疼痛。常用于治疗癌症的非甾体抗炎药包括布洛芬、吲哚美辛、塞来昔布等。非甾体抗炎药常见的不良反应包括消化性溃疡、消化道出血、血小板功能障碍、肾功能损伤、肝功能损伤及心脏毒性等。这些不良反应的发生与用药剂量和使用持续时间相关。使用非甾体抗炎药，用药剂量达到一定水平时，再增加用药剂量并不能增强其止痛效果，而药物毒性反应将明显增加。因此，如果需要长期使用非甾体抗炎药，或日用剂量已达到限制性用量，应考虑更换为单用阿片类镇痛药；如联合用药，则只增加阿片类镇痛药的剂量，不得增加非甾体抗炎药的剂量。

(2)阿片类药物：阿片类药物是治疗癌痛必不可少的基本药物。对于慢性癌痛的治疗，推荐选择阿片受体激动剂类药物。长期使用阿片类镇痛药时，首选口服给药途径，但有口腔炎、吞咽困难、胃肠梗阻、恶心与呕吐等，均可导致口服给药不能进行，此时可改变给药途径，选择静脉给药、皮下给药、透皮吸收途径给药、直肠给药等，需要根据患者的具体情况选择给药途径。一般短效阿片类药物用于滴定和爆发痛的治疗。滴定的目的是尽快镇痛并明确有效剂量。应按时给予阿片类药物以控制基础性疼痛，按需给药，治疗爆发痛。控制爆发痛，应选择起效快、作用时间短的镇痛药，剂量为每天阿片类药物剂量的10%～20%；每天治疗爆发痛的剂量应计入次日阿片类药物的总量，再折算成分次给药的剂量，按时给予。我国常用的长效阿片类药物有吗啡缓释片、羟考酮缓释片和芬太尼透皮贴剂等。在应用长效阿片类药物期间，应准备短效阿片类止痛药，用于治疗爆发性疼痛。当病情变化，长效止痛药物的剂量不足时，或发生爆发性疼痛时，立即给予短效阿片类药物。解救剂量为前24小时用药总量的10%～20%。每天的短效阿片解救用药次数≥3时，应当考虑将前24小时解救用药换算成长效阿片类药，按时给药。如需减少或停用阿片类药物，应该采用逐渐减量法，一般情况下，阿片类药物的剂量可按照每天10%～25%剂量减少，直到每天剂量相当于30 mg口服吗啡的药量，再继续服用两天后即可停药。阿片类药物的常见不良反应包括便秘、恶心、呕吐、嗜睡、瘙痒、头晕、尿潴留、谵妄、认知障碍及呼吸抑制等。除了便秘之外，这些不良反应大多是暂时性的或可以耐受的。应把预防和处理阿片类止痛药不良反应作为止痛治疗计划和对患者宣教的重要组成部分。恶心、呕吐、嗜睡和头晕等不良反应，大多出现在未曾使用过阿片类药物的患者用药的最初几天。初用阿片类药物的数天内，可考虑同时给予甲氧氯普胺等止吐药来预防恶心、呕吐，必要时可采用5-HT_3受体拮抗剂类药物和抗抑郁药物。便秘症状通常会持续发生于阿片类药物镇痛治疗全过程，多数患者需要使用缓泻剂来防治便秘。因此，在应用阿片类药物止痛时宜常规合并应用缓泻剂。如果出现过度镇静、精神异常等不良反应，应当注意其他因素的影响，包括肝功能和肾功能不全、高血钙症、代谢异常及联合应用精神类药物等；同时，需要减少阿片类药物的剂量，甚至停用或更换镇痛药。

(3)辅助镇痛用药：辅助镇痛药物是指原本用于治疗某种疾病，之后被发现兼具镇痛作用的一组药物。近年来在治疗癌痛领域，辅助药物与阿片类药物联合，能够协同镇痛、减少阿片类药物的用量、减轻不良反应，以及改善终末期癌症患者的其他症状。辅助镇痛药物包括抗惊厥类药物、抗抑郁类药物、皮质激素、N-甲基-D-天冬氨酸受体拮抗剂、局部麻醉药及肌肉松弛药等。抗惊厥类药物主要用于神经损伤所致的撕裂痛、放电样疼痛及烧灼性的癌性神经痛。常用的抗惊厥药物有苯妥英钠、加巴喷丁、卡马西平、奥卡西平等。抗抑郁药主要用于各种难治性、顽固性的慢性疼痛，其中癌性疼痛是主要的适应证。抗抑郁药对肿瘤导致的神经病理性疼痛更为有效，用于中枢性或外周神经损伤所致的麻木样痛、灼痛。该类药物也可以改善心情、改善睡眠。应用抗抑郁药同时要注意它的不良反应。

(三)其他治疗方法

其他治疗方法有介入治疗、放疗(姑息性止痛放疗)、针灸、经皮穴位电刺激等物理治疗、认知-行为训练及社会心理支持治疗等。适当地应用非药物疗法，可以作为药物止痛治疗的有益补充；而与止痛药物治疗联用，可能增加止痛治疗的效果。

介入治疗是指神经阻滞、神经松解术、经皮椎体成形术、神经损毁性手术、神经刺激疗法及射频消融术等干预性治疗措施。硬膜外、椎管内或神经丛阻滞等途径给药，可通过单神经阻滞而有效控制癌痛，有利于减轻阿片类药物的胃肠道反应，降低阿片类药物的使用剂量。介入治疗前，应当综合评估患者的体能状况、预期生存时间、是否存在抗肿瘤治疗指征、介入治疗适应证、潜在获益和风险等。放疗(姑息性止痛放疗)常常用于控制骨转移或者肿瘤压迫引起的癌痛。

(范振华)

第二节 癌性发热

癌性发热是指在肿瘤患者应用抗生素治疗无效的情况下出现的直接与肿瘤有关的非感染性发热，或在肿瘤发展过程中因治疗而引起的发热，是恶性肿瘤患者常见的临床症状之一。容易引起癌性发热的恶性肿瘤是淋巴瘤、恶性组织细胞瘤、肝脏肿瘤、肾上腺瘤、中枢神经系统肿瘤、肾脏肿瘤、肠道肿瘤、鼻咽癌等。

一、临床表现

肿瘤导致的内伤发热多起病较缓，病程较长，热势轻重不一，一旦发热很难控制体温，多以低热为主，一般不伴有明显的中毒症状，如超过 38.5 ℃，可有头痛、身痛、畏寒等症状。

二、诊断标准

(一)诊断依据

(1)诊断肿瘤所致的内伤发热需有明确的肿瘤诊断依据。其病势较缓，病程较长，多为低热或自觉发热，少见高热；患者不恶寒，或稍怯冷；常因肿瘤发生部位不同而伴随相应器官或系统的功能障碍。例如，肺部肿瘤可能因气道阻塞或压迫导致呼吸困难、咳嗽及全身乏力；肝脏肿瘤可能因肝功能受损引发黄疸、营养不良、贫血及四肢无力。

(2)无发热、寒战、头痛、肌肉酸痛、鼻塞、流涕等感染症状,表明目前无明显急性感染或全身炎症反应。

(3)随着发热不能被有效控制,可能出现以下病理状态:功能性障碍、微循环障碍、体液代谢异常等。

(4)若病程长久、热势高亢,或持续低热、反复发作,经治不愈,可导致极度虚弱、代谢紊乱,最终导致死亡。

(5)现代医学认为,在有明确肿瘤诊断依据的前提下还需满足以下临床表现方可诊断为癌性发热:①体温每天至少 1 次超过 37 ℃,持续 2 周以上。②热型以不规则热及弛张热为主,也可以低热为主;发热与中毒症状不成比例,即体温高而乏力、头晕头痛、肌肉酸痛、食欲缺乏、恶心等中毒症状不明显。③缺乏感染的证据:做体格检查、实验室检查(如痰涂片或检查血、尿、大便、骨髓、脑脊液和局部病变损伤的分泌物)、影像学检查(如胸片、CT)无明显表现,对恰当的、经验性的抗感染治疗 7 天以上无效,但用非甾体抗炎药及抗肿瘤治疗有效。④不存在变态反应的机制,例如药物过敏、输液反应。⑤多见于血液系统、淋巴系统肿瘤,见于进展期、晚期实体瘤。

(二)实验室检查

常用的传统指标包括体温、白细胞计数和 C 反应蛋白等,体温和白细胞计数受到多种因素的影响。而降钙素原水平对排除恶性肿瘤患者合并感染很有意义,可作为鉴别肿瘤患者有无感染的一个有价值的参考指标。

1.白细胞计数

一般白细胞总数及中性粒细胞在正常范围,少数患者的白细胞增加超过 $20\times10^9/L$,呈类白血病反应。

2.中性粒细胞与淋巴细胞比率(NLR)

中性粒细胞与淋巴细胞比率作为极其简便且无实际花费的指标,近年来广泛用于感染性疾病的诊断研究。有研究显示,NLR 对于细菌感染的预测作用优于白细胞计数和 C 反应蛋白。中性粒细胞与淋巴细胞比率对于菌血症患者具有良好的预后作用,是预测死亡的独立危险因素。

3.降钙素原

降钙素原是降钙素的前体物质,在甲状旁腺 C 细胞中生成并裂解成降钙素,由 116 个氨基酸组成,半衰期为 22～29 小时,健康人血清中降钙素原水平极低。降钙素原可以作为细菌感染的标志物,其在感染后 2 小时便可检测到,感染后 12～24 小时达到高峰,炎症消失后恢复正常。在有全身症状的严重细菌感染患者中,降钙素原水平明显升高;而在病毒、寄生虫或真菌感染的患者中,降钙素原水平不升高或仅轻度升高。因此,降钙素原可作为细菌感染存在与否的预测因子,揭示感染的严重程度,可用来监测细菌感染的病情变化。

4.C 反应蛋白(CRP)

C 反应蛋白是由白细胞介素 6 等炎症因子刺激肝脏细胞合成的急性反应蛋白,是一种经典的炎症标志物,在感染发生后 6～8 小时开始升高,24～48 小时达到高峰,升高幅度与感染程度呈正相关。C 反应蛋白在细菌感染组的阳性率高于病毒感染组和肿瘤发热组,但因为 C 反应蛋白在非感染性疾病(如肿瘤、风湿热、外伤、手术)中也可升高,故特异性相对较差。降钙素原的升高早于 C 反应蛋白,同时测定血降钙素原和 C 反应蛋白有助于提高细菌感染性疾病的早期诊断的准确率,对抗菌药物的应用有一定参考价值。

5.超敏 C 反应蛋白

超敏 C 反应蛋白(hs-CRP)实际上与 CRP 是同一种蛋白,仅因其测定方法更敏感而得名。近年来免疫比浊法、免疫发光法等新技术使 CRP 的检测灵敏度得到了较大提高。hs-CRP、降钙素原、NLR 联合,可以提高诊断细菌感染的准确性,从而避免不必要的抗菌药物使用。

6.细菌涂片及培养

检查痰、尿、便、血以及胸腔积液、腹水、引流液等,均呈阴性。

(三)影像学检查

1.X 线检查

胸片排除肺部炎症。

2.超声检查

淋巴瘤患者中,有 16%～30%以发热为首发症状,腹膜后淋巴结肿大,往往是淋巴瘤引起发热的原因之一,所以对不明原因的发热,要做 B 超,检查腹膜后淋巴结。

3.MRI 检查

对伴有神经系统症状的患者做颅脑 MRI 检查,排除脑转移体温中枢受侵引起的发热。

三、鉴别诊断

(一)外感发热

外感发热由感受外邪所致,表现为高热,呈持续性,初期伴有恶寒恶风、头身疼痛、鼻塞流涕、咳嗽、脉浮等外感表证。其恶寒虽得衣被不减,起病较急,病程较短,发热较高,外邪不除,则发热不退。癌性发热起病缓慢,病程较长,呈间歇性,多为低热,或自觉发热而体温不升高,或五心烦热,发热而不恶寒,或虽有怯冷,但得衣被则除,多兼头晕、神疲、自汗、盗汗、脉弱无力等症。

(二)肺痨阴虚火旺证

癌性发热中的阴虚发热与肺痨阴虚火旺证都出现午后及夜间发热、骨蒸潮热、五心烦热、两颧潮红等症。但肺痨是因正气虚弱、感染痨虫而致,并有咳嗽、咯血、盗汗、消瘦等主要特征,是具有传染性的慢性虚弱性疾病。而阴虚发热虽具有一系列阴虚火旺症状,但没有感染痨虫的病因,也没有肺痨病的主症特点和传染性。

(三)郁证气郁化火证

癌性发热之肝郁发热与郁证气郁化火证都因情志抑郁、肝郁化火而致,都可见胸胁胀满、烦躁易怒、口干口苦、舌红苔黄、脉弦数等。但肝郁发热以发热为主要症状,随情志起伏变化,而郁证气郁化火证以情志改变为主,具有情志抑郁、心神不宁、烦躁等特点。

(四)其他

还要鉴别癌性发热与恶性肿瘤合并感染引起的发热。感染性发热,尤其是免疫力低下患者的发热,常常出现一个体温峰值,并伴有寒战、发热和出汗,而革兰氏阴性杆菌感染的患者,还会出现心动过速、高血压和偶尔出现的精神症状。相对来说,癌性发热则很少出现寒战、心动过速和精神症状。合并感染的发热一般有感染灶引起的相应症状,如肺部感染则咳嗽、咳痰、气促,泌尿系统感染则尿频、尿急、尿痛等;白细胞总数或中性粒细胞增多;痰、血、尿、便及引流液的细菌培养有助于感染的诊断;抗感染治疗有效。非甾体消炎药对癌性发热的疗效很好,但对乙酰水杨酸类药物和对乙酰氨基酚的疗效较差。萘普生对于诊断癌性发热有一定的临床价值,在使用萘普生之前需进行全面的评估和检查,并给予经验性的抗生素治疗 5～7 天。绘制患者的生命体征图,也有助于区别癌性发热和其他原因引起的发热,对诊断癌性发热亦有一定的参考价值。

四、治疗

(一)诊断性治疗

多选用萘普生,该药有选择性抗肿瘤作用。研究表明,在癌性发热时,萘普生可使发热完全消退,持续服用,能维持体温正常。推荐用法:每次 375 mg 萘普生,每 12 小时 1 次,共 3 次。如发热消退且维持正常体温,强烈提示为癌性发热。也可以考虑使用阿司匹林(每次 0.25～0.50 g,2～3 次/天)和吲哚美辛(每次 50～100 mg,2～3 次/天)等。

(二)药物性治疗

1.非甾体抗炎药

(1)阿司匹林:适用于发热、无汗或汗出较少伴全身疼痛。每次 0.30～0.60 g。对于汗出较多有消化系统出血者慎用。

(2)对乙酰氨基酚:适应证与阿司匹林的适应证相同。每次 0.25～0.50 g。有肝、肾功能损害者慎用。

(3)安乃近:解热作用显著,可用于高热不退、无汗者。口服每次 0.25 g,深部肌内注射每次 0.25～0.50 g。本药较易引起不良反应,应严格控制用量,每次不得超过 0.50 g,个别患者由于对本品过敏,可产生休克甚至死亡。

(4)吲哚美辛栓:近年来临床应用较广的一种退热药。对于一般癌性发热伴疼痛者,从肛门塞入。根据每位患者的一般发热时间,提前 1 小时左右使用,一般每次 50 mg 即可起效。据临床观察该药有较好的有效性和安全性,深受临床医师的青睐。然而需要指出的是,癌性发热是晚期恶性肿瘤的临床表现之一,除了发热外,往往还伴有各种功能失调的表现,吲哚美辛栓虽然能够有效控制体温,但不能调整身体功能,如果能和中药一起使用,标本同治,对缓解症情及控制肿瘤生长、转移,平衡身体功能有更为积极的作用,能够更好地提高患者的生活质量。

2.激素类药物

在高热经以上处理效果不佳时,可考虑应用激素类药物。这类药物除了能抑制癌症患者的发热,减少内源性致热原的释放,尚有一种中枢的退热作用。但是,有严重感染时应慎用。

(1)氢化可的松:对于持续高热不退,感染已明显控制的患者,每次 100～200 mg,加入 500 mL生理盐水或葡萄糖注射液中,混合均匀后静脉滴注。

(2)泼尼松:每天可用 15 mg,分次或 1 次口服,可根据病情掌握用量及用法。

(三)物理性治疗

1.温水擦浴降温

用 32～34 ℃温水擦浴。擦浴前先放冰袋于头部以助于降温,并防止擦浴时表皮血管收缩,血液集中到头部引起充血;放热水袋于足部,使患者舒适并加速擦浴的反应。擦浴时力量要均匀,并轻轻按摩以促进血管扩张。擦至腋窝、腹股沟、腘窝等血管丰富处,停留时间应稍长,以助于散热。对四肢和背部各擦 3～4 分钟,全部擦浴时间为 20 分钟左右。擦浴中注意观察病情,如患者发生寒战,或脉搏、呼吸、神色有异常变化,应立即停止擦浴并向医师报告。擦浴完毕,为患者穿好衣服,半小时后测量体温。

2.乙醇擦浴降温

用 30％～50％的乙醇擦腋窝、腹股沟、腘窝等血管丰富处,全身擦浴时间一般为 20 分钟左右，禁擦胸前区、腹部等部位。

3.冰水降温

可将冰块装入袋中，冷敷患者的头部（一般敷前额及头颈，或体表大血管处，或颈部、腋下、腹股沟处），一般1次冷敷15分钟左右。也可给患者头部戴冰帽降温。

（四）抗生素治疗

应根据细菌培养结果和药物敏感实验结果，合理应用抗生素。

1.球菌感染

可选用青霉素类、一代头孢菌素、二代头孢菌素、万古霉素等。

2.杆菌感染

可选用氨基糖苷类、三代头孢菌素、四代头孢菌素、喹诺酮类等。

3.病毒感染

可选用吗啉胍、板蓝根、利巴韦林、阿昔洛韦等。

4.真菌感染

可选用氟康唑、酮康唑、两性霉素等。

（范振华）

第三节　癌因性疲乏

癌因性疲乏也称癌症相关性疲乏，是临床恶性肿瘤的常见症状之一。1986年，Piper从护理学角度再次进行阐述，将癌因性疲乏定义为一种受生物节律影响的主观疲倦感觉，而这种主观疲倦感的强度、持续时间及引起的主观不悦感，则经常发生变化。此后，多位专家研究者对癌因性疲乏进行定义，定义方向各有侧重，但最终落脚点都为持续的、主观的自我知觉体验。

曾有指南将其定义为一种痛苦、持续、主观的有关躯体、情感或认知方面的疲乏感或疲惫感，与近期的活动量不符，与肿瘤或者肿瘤的治疗有关，并妨碍日常基本功能。《国际疾病分类标准》（第10版，ICD-10）描述癌因性疲乏的症状为非特异性的无力、虚弱、功能衰退、嗜睡、疲劳。它的特点是具有持续性和非普遍性。广泛意义上，癌因性疲乏是患者个体在生理、心理、功能性和社会性方面的一种多维度主观体验。下列三个主观感受表现，尤其需要临床医师关注。①躯体疲乏：虚弱、异常疲乏，不能完成原来胜任的工作；②情感疲乏：缺乏激情，情绪低落，精力不足；③认知疲乏：注意力不能集中，缺乏清晰思维。

一、病理生理

尽管癌因性疲乏很常见，但关于癌因性疲乏的特殊病理生理机制仍未明确。目前医师认为可能机制包括炎性细胞因子、下丘脑-垂体-肾上腺轴功能失调、昼夜节律同步失调等，但以上机制尚待更多证据论证。临床研究方面，已发现多种因素参与癌因性疲乏的发生，其中包括肿瘤本身及其治疗引起的神经精神功能紊乱、能量代谢失衡、免疫功能紊乱、细胞因子及内分泌功能失调等。

二、病因

(一)心理精神异常

肿瘤及其治疗可对中枢神经系统造成不同程度的损伤，引起精神、认知、睡眠障碍。很多患者有不同程度的焦虑、抑郁等精神症状，这是癌因性疲乏的原因之一。

(二)贫血

肿瘤患者贫血的发生率很高。有研究发现血红蛋白的水平与疲乏存在相关性，且在血液系统肿瘤患者中更为明显。

(三)能量代谢失衡

一方面，肿瘤组织通过无氧糖酵解供能，能量消耗大，使肿瘤患者的能量需求明显高于正常人；另一方面，肿瘤和治疗导致患者出现厌食、胃肠功能减退、胰岛素抵抗、贫血及正常的组织能量供应和利用障碍等症状，造成机体组织不能获得足够的能量。能量代谢的负平衡必然影响到各个器官和系统的功能，使患者产生乏力、疲倦的感觉。

(四)恶病质

晚期肿瘤患者经常出现恶病质，而疲乏也是恶病质的重要表现之一。恶病质患者的能量储备(人体脂肪含量)和蛋白质储备(人体肌肉含量)都在发生渐进性消耗。同时能量代谢异常、肌肉容积异常也降低了肿瘤患者机体的活动能力，是引起疲乏的重要因素。

(五)癌症治疗

手术、放疗、化疗、生物治疗等均可造成疲乏。75%～96%的接受化疗的患者、75%～100%的接受放疗的患者、33%～89%的晚期癌症患者都有癌因性疲乏。

进行生物治疗的患者普遍发生重度疲乏，这种疲乏通常是一组类似流感综合征中的一个症状。免疫治疗引起的疲乏主要表现为思维能力下降、思考困难、精力下降。治疗癌痛时所用的阿片类药物和镇静药物，在产生镇静作用的同时可以引起疲乏。

三、评估

评估方面，由于癌因性疲乏是一种主观感觉，其疾病特点决定了诊断存在的困难，缺乏特异性症状及指标来进行客观评判。《国际疾病分类》第 10 版提出的癌因性疲乏诊断标准为疲乏症状反复出现，持续 2 周以上，同时伴有如下症状中的 5 个或 5 个以上。①有虚弱感或四肢乏力；②注意力不集中；③缺乏激情，情绪低落，精力不足；④失眠或嗜睡；⑤经过睡眠后感到精力未能恢复；⑥活动困难；⑦出现悲伤、易激惹、受挫感等情绪反应；⑧不能完成原来能胜任的日常活动；⑨短期记忆减退；⑩活动后经过休息，疲乏症状持续数小时不能缓解。

基于《国际疾病分类》第 10 版的相关要求，往往需要参考量表来协助诊断，判断患者癌因性疲乏的程度和影响的维度。用于癌因性疲乏评估的量表主要分成两类：单维度量表和多维度量表。两种评估量表各有优点和缺点，但因为疲乏的特点为多维度主观感受，所以更适宜使用多维度量表。多维度量表既可以评估疲乏的持续时间、程度、性质，又可以评估疲乏对认知、情感、行为等方面的影响。但涉及的方面较多，导致问题较多，答卷时间较长，可能会引起患者情绪的波动，从而影响评估。

四、治疗

(一)治疗原则

癌因性疲乏的病因复杂,因此,医师在处理疲乏时,应该在充分评价疲乏的程度和影响因素的基础上,制定具体的个体化治疗方案,并根据病情的发展不断调整。

(二)治疗方法

控制癌因性疲乏需要患者和医护人员的共同努力。可以将治疗手段大致分为非药物治疗和药物治疗两类。

1.非药物治疗

非药物治疗主要针对轻度疲乏的患者。

(1)合理安排生活:肿瘤患者应有规律的作息时间,调换轻松、合适的工作,保证充足的睡眠,以减少不必要的能量消耗,保存精力和体力。

(2)心理社会干预。①教育和信息干预:许多癌症患者对抗癌治疗所致的疲乏无心理准备,这时,对患者进行一些相关的教育,使患者对疾病和治疗中可能会出现的问题有一定的了解,并掌握应对方法,其疗效不亚于一些特异性的治疗手段。②心理和行为治疗:在时间充足的情况下,对患者进行心理咨询、放松训练、组成互助小组等心理治疗,可以改善患者的精神状态,缓解癌因性疲乏。心理和行为治疗是癌因性疲乏的治疗中应当关注的领域。

(3)营养支持:肿瘤患者单纯增加食物摄入并不能改善恶病质,但是保持良好的营养状态,对缓解疲乏有益。目前主张对肿瘤患者给予高蛋白饮食,并强调合理的膳食结构。另外,补充不饱和脂肪酸可以降低肌肉和脂肪的消耗,促进合成代谢,使体重增加,并逆转恶病质状态。不饱和脂肪酸还可以调节细胞因子的合成和释放,影响患者的细胞免疫状态。

(4)体育锻炼:大多数肿瘤患者和医师都认为患者在放疗、化疗期间不能太紧张,应多休息,但从理论上讲过分制动会导致失用性功能减退,反而加剧疲乏。在积极治疗期间适当运动,癌症患者的体能、耐力、血红蛋白水平和生活质量都有改善,有减轻疲劳感和抗抑郁的作用。目前,推荐的运动方案是蹬车、慢走等有氧耐力训练。这种运动可以改善心功能,增加肌肉组织对氧的供给和利用。体育锻炼还可以减少肿瘤患者的肌肉消耗,降低机体的脂肪含量。

(5)其他癌因性疲乏常常与疼痛、抑郁、睡眠障碍等症状一起出现,在控制疲乏的同时,需要对以上症状进行处理。

2.药物治疗

药物治疗主要针对中度疲乏以上者。

(1)对于癌因性疲乏,首先应该评估疲乏的原因和程度,进行有针对性的治疗。例如,治疗抑郁、焦虑,改善贫血和恶病质,纠正内分泌紊乱和睡眠障碍等。目前,还没有特效的治疗药物,有些研究称应用皮质激素和中枢兴奋药物及莫达非尼可以缓解疲劳,但仍需要进一步的研究。

(2)治疗情感障碍:根据诊断,如患者存在一定程度的焦虑、抑郁,可以选用相应的抗焦虑、抗抑郁治疗药物。有报道称一些抗抑郁药物可以减轻乳腺癌患者的疲劳、潮热、失眠和盗汗等症状。谷氨酰胺以前用于肝性脑病和一些精神系统疾病,目前有研究表明对于肿瘤患者补充谷氨酰胺,不仅可以改善其心理状态,还可以提高其活动耐力。

(3)纠正贫血:贫血的改善可以明显地提高患者的生活质量和功能状态,还能纠正肿瘤组织的缺氧状态,增加化疗的敏感性。①输血:疲乏是肿瘤患者要求输血的常见症状之一,但由于可能导致传播疾病、影响免疫功能、增加治疗费用等，输血多用于急症、重症的贫血患者。②促红细胞生成素：肿瘤患者促红细胞生成素的合成相对或绝对减少，为临床应用重组人促红细胞生成素治疗肿瘤相关性贫血提供了理论依据。促红细胞生成素的使用方法：每次剂量为每千克体重150～200 IU，皮下注射，每周3次。③酌情补充铁剂、叶酸和维生素。

(4)治疗恶病质：分析患者恶病质发生的主要因素，在营养支持和体育锻炼之外，还可以应用一些治疗手段。①孕激素类药物：可促进食欲，减轻厌食，从而改善患者的生活质量，增强免疫力，并增强其对治疗的耐受能力。②醋酸甲地孕酮胶囊：每粒药重量0.16 g。一般剂量为每次1粒，口服，每天1次；高剂量为每次1粒，口服，每天2～4次。③甲地孕酮分散片：每片药重量0.16 g。一般剂量为每次1片，口服，每天1次；高剂量为每次1片，口服，每天2～4次。④口服肠溶阿司匹林40 mg，每天1次，降低血栓发生的风险。

（范振华）

第四节　恶心与呕吐

恶心与呕吐是肿瘤患者比较常见的症状，60%的晚期肿瘤患者会有恶心与呕吐的症状。肿瘤治疗过程中的化疗、放疗、靶向治疗、生物治疗、止痛及手术导致的恶心与呕吐常见。另外，肿瘤本身导致的肠梗阻、肿瘤脑转移、营养障碍导致的电解质紊乱等，也可以引起恶心与呕吐。

恶心与呕吐对患者的情感、社会功能和体力会产生很强的不良影响，会增强患者对治疗的恐惧，降低生活质量，使患者不愿意继续进行治疗，影响其生存期。

一、定义

恶心是极为难受地想吐出胃内容物的感觉。呕吐是指用力将胃内容物带至口中或排出。呕吐涉及复杂的反射过程，首先是腹肌、膈肌的剧烈收缩，贲门开放，幽门收缩，同时鼻咽通道关闭，呼吸暂停。若仅有呕吐的动作而无胃内容物排出称为干呕。干呕和呕吐均是由躯体神经介导所引起的，干呕时可伴有心动过缓、心房颤动和心律失常。

二、病机

恶心与呕吐的过程复杂，它是延髓的呕吐中枢调控协调呕吐的一系列神经反射综合反应。当各种刺激达到一定阈值时，由呕吐中枢发出冲动，通过支配咽、喉部迷走神经，支配食管及胃的自主神经、膈肌的膈神经、腹肌及肋间肌的脊神经，引起一系列的肌肉协调反射动作而完成呕吐的动作。呕吐的刺激主要有三个方面：①由中枢神经系统传入的视觉、嗅觉、味觉刺激。②位于呕吐中枢附近的化学感受器的触发区接收到刺激传出的冲动，刺激呕吐中枢。抗肿瘤化疗药物属于该类触发剂。③由消化道、心脏和泌尿系统等神经末梢刺激。介导恶心的机制目前尚不明确，可能与呕吐的机制有不同的通路，但临床上防治恶心、呕吐常常同时进行。

三、病因

晚期肿瘤引起恶心与呕吐的病因很多，但常见的有以下几个方面的原因。

(一)肿瘤直接作用

胃肠道的肿瘤导致肠道梗阻、胃停滞、胃肠道功能麻痹。其他部位的肿瘤胃肠道转移,原发颅内肿瘤及脑外肿瘤脑转移导致颅压升高、腹水、腹胀、电解质紊乱、类癌综合征等。

(二)肿瘤治疗的不良反应

化疗、放疗、靶向治疗、生物治疗、止痛药物及肿瘤的手术治疗均可引起恶心与呕吐。最常见的是化疗过程中化疗药的催吐作用。

(三)并发症

并发症有尿毒症、电解质紊乱、便秘、锥体外系症状等。

(四)精神心理因素

精神心理因素有对肿瘤的焦虑、恐惧、抑郁、厌食等。

四、治疗

(一)一般治疗

提供安静、舒适的居住环境,选择可口的食物,以富含维生素、蛋白质、易消化、少油腻的清淡饮食为主。少食多餐,餐后避免马上取卧位以免引起恶心与呕吐。远离不愉快的环境及气味等。此外,精神行为疗法、心理疗法、食物疗法等也有一定的作用。

(二)对症治疗

若患者便秘,可给予温和的泻药。如果患者的胃酸过多,可给予降低胃酸分泌的药物,包括H_2受体拮抗剂、抗酸药、质子泵抑制剂。若患者颅压增高,可应用类固醇激素。对电解质紊乱的患者,应维持电解质平衡,减少对胃有刺激药物的摄入。

(三)药物治疗

引起肿瘤患者恶心与呕吐的原因很多,多数是肿瘤和并发症,化疗药物也可以导致呕吐。要注意考虑到呕吐的原因、呕吐发生的时间,以及与肿瘤治疗的关系来选择药物。

1.5-HT_3受体拮抗剂

5-HT_3受体拮抗剂通过与消化道黏膜的5-HT_3受体结合发挥作用。临床常见各种司琼类药物,作用机制、止吐效果及安全性相似,可以互换。常见的不良反应有轻度头痛、转氨酶水平升高和便秘。临床中值得注意的是5-HT_3受体拮抗剂的治疗效果不与剂量成正比,增加剂量不会增加疗效,却会增加不良反应的发生率,甚至发生严重的Q-T间期延长。

2.糖皮质激素

地塞米松是长效糖皮质激素,通过抑制中枢和外周5-HT产生和释放来改变血-脑脊液屏障,以及对5-HT的通透性,降低血液中5-HT作用于肠道化学感受器的浓度,从而抑制呕吐。糖皮质激素常用于化疗导致的呕吐。

3.NK-1受体拮抗剂

NK-1受体拮抗剂与大脑中的NK-1受体高选择性结合,拮抗位于中枢和外周神经元中的神经激肽(也称P物质)。P物质通过NK-1受体介导发挥作用,与呕吐、抑郁、疼痛和哮喘等多种炎症免疫反应相关。临床常用阿瑞匹坦,福沙吡坦二甲葡胺是阿瑞匹坦口服制剂的前体药物,注射后在体内迅速转化成阿瑞匹坦。

4.多巴胺受体阻滞药

甲氧氯普胺为多巴胺受体阻断药,通过抑制中枢催吐化学感受区的多巴胺受体的阈值,发挥比较强的中枢性止吐作用。常用剂量为 10～20 mg，大剂量的甲氧氯普胺(50 mg)可能增加锥体外系统的并发症。

5.精神类药物

精神类药物不单独使用，可用于不能耐受阿瑞匹坦、5-HT_3受体拮抗剂和地塞米松或控制不好呕吐的患者。常用氟哌啶醇，它属于丁酰苯类抗精神药，用于化疗所致恶心与呕吐的解救性治疗，每次口服 1～2 mg，每 4～6 小时 1 次，主要不良反应为椎体外系反应；奥氮平，每次口服 2.5～5.0 mg，每天 2 次；劳拉西泮，属于抗焦虑药，每次口服 0.5～2.0 mg 或静脉用药，或每 4～6 小时舌下含服；阿普唑仑，每次口服 0.5～2.0 mg，每天 3 次，用于预期性恶心与呕吐。

6.吩噻嗪类

氯丙嗪属吩噻嗪类药物，可阻断脑内多巴胺受体，小剂量抑制延脑催吐化学感受区的多巴胺受体，大剂量抑制呕吐中枢，并有镇静作用。苯海拉明为乙醇胺的衍生物，有抗组胺作用，通过抑制中枢发挥较强的镇吐、镇静作用，推荐剂量为 4～6 小时 10 mg，口服或静脉给药；异丙嗪为吩噻嗪类衍生物，抗组织胺药，有镇吐、镇静、催眠作用，推荐剂量为 12.5～25.0 mg，口服、肌内注射或静脉给药，隔 4 小时可重复应用。

（何士雁）

第五节　恶性积液

一、概述

(一)恶性胸腔积液

恶性胸腔积液是一种常见的肿瘤并发症，其中 46%～64%的胸腔积液患者为恶性肿瘤所致，约 50%的乳腺癌或肺癌患者在疾病过程中出现胸腔积液。

在生理情况下，仅有 10～30 mL 的液体在胸膜腔内起润滑作用。但是在病理情况下，由于重吸收的动态平衡被破坏，导致胸腔积液。恶性胸腔积液最常见的原因是毛细血管内皮细胞炎症引起的毛细血管通透性增加，以及因纵隔转移瘤或放疗所致纤维化引起的纵隔淋巴管梗阻造成的淋巴液流体静压增加。在罕见的情况下，肿瘤细胞局部蛋白分泌或释放也是原因之一。

1.临床表现

最常见的主诉为呼吸困难、咳嗽和胸痛，症状的轻重同胸腔积液发生的速度有关，与胸腔积液的量关系不大。查体可见，胸腔积液水平以下出现叩诊浊音，呼吸音消失及语颤减低。

2.诊断

可行胸腔穿刺细胞学检查，以及蛋白质、癌胚抗原、pH、结核、微生物培养和染色等项目的检测。如上述检查不能确诊，可再重复上述检查，也可在 B 超或 CT 引导下做针吸胸膜活检术，大多数恶性积液患者可以确诊。对经上述方法仍不能确诊且高度怀疑为恶性胸腔积液者，可行胸腔镜胸膜活检。其中，恶性胸膜间皮瘤的诊断困难，下列方法有助于胸膜间皮瘤的确诊：仔细询问患者是否有石棉接触史，进行胸部及上腹部 CT 扫描、闭合式胸膜多点活检(6～8 处)、CT 引导下针吸活检或胸腔镜活检，必要时行开胸探查术做冷冻切片活检。

对于诊断性胸腔穿刺，抽液时应注意，放胸腔积液不能超过 1 500 mL，尤其是重复放胸腔积液超过 1 500 mL 时，由于肺重新膨胀，可导致肺水肿，偶可致患者死亡。采用胸腔内置管缓慢放液可避免上述情况，但需注意长期留置导管引起的并发症。

(二)恶性心包积液

与恶性胸腔积液相比，心包积液相对较少，预后更差。一般情况下，心包积液的出现是肿瘤患者的临终前表现。据有关尸检结果，5%～12%癌症患者会发生心脏及心包受侵，其中一半侵及心包，1/3 侵及心肌，余者为两者均受侵。只有 15%的心包转移者发生心脏压塞，通常发生在终末期的患者中。肺癌、乳腺癌、淋巴瘤及白血病是发生心脏和心包转移的最常见病因，其次为黑色素瘤及肉瘤。霍奇金淋巴瘤患者经纵隔放疗后约 5%的患者发生心包积液。

1.临床表现

心包积液的血流动力学改变与前述的胸腔积液大致相同。此外，由于液体的积聚，心包腔内的压力增高，从而影响心脏舒张期的充盈，导致心脏排出量减少。许多心包转移患者无症状。心包积液通常为逐渐形成，也可很迅速，症状与心包积液形成速度相关。如积液的形成很缓慢，即使积液量达1 000 mL症状也可不明显。但快速产生的积液，即使液体量仅 250 mL 也可产生明显症状。缓慢形成的心包积液导致心脏压塞的常见症状包括充血性心力衰竭、呼吸困难、咳嗽、端坐呼吸、疲乏、虚弱、心悸、头和颈静脉充盈，可伴有胸腔积液。心脏压塞的患者查体可以发现心动过速、心脏的浊音界扩大、心脏搏动减弱、心音遥远、心包摩擦音等。心脏压塞的特点是奇脉，表现为吸气末脉搏减弱伴随收缩期血压上升 1.3 kPa(10 mmHg)以上。对于严重的心脏压塞，若不能有效地处理，将最终导致心脏衰竭。

2.诊断

心脏超声检查是最有效且简便的方法。典型的心包积液 X 线检查示心脏呈烧瓶状，但心影正常的人也不排除心包积液。胸部 CT 及 MRI 可提示心包的厚度和原发肿瘤。B 超引导下的心包穿刺术，能缓解症状且积液细胞学检查可以明确诊断。胸腔积液的各种生化及细胞学检查均适合心包积液。如细胞学检查呈阴性，必要时可行心包活检术。

(三)恶性腹水

恶性腹水形成的机制与肝硬化腹水不同。肿瘤分泌的某些递质导致腹膜血管的通透性增强，以及液体产生过多、营养不良、低蛋白血症所致的流体动力学失衡、门静脉阻塞、肝转移、淋巴及静脉回流受阻可能是形成腹水的主要原因。引起恶性腹水的常见肿瘤有卵巢癌、结直肠癌、胃癌、肝癌、输卵管癌和淋巴瘤。恶性腹水通常是肿瘤的晚期表现。尽管恶性腹水患者的生存期有限，但是成功的姑息性治疗对选择恰当的患者也有相对好的预后。

1.临床表现

临床表现可为腹胀、足部水肿、易疲劳、呼吸短促、消瘦及腹围增加。查体包括腹部膨隆、叩诊浊音，亦可有腹部肿块、腹部压痛及反跳痛。腹部 B 超易查出腹水。腹部 CT 扫描不但能查出腹水，还有助于查找原发病灶。

2.诊断

腹腔穿刺有助于鉴别恶性腹水和其他原因的腹水。诊断性腹腔穿刺抽取的液体应做以下检查：外观、颜色、细胞计数、蛋白定量、腹水离心沉淀后涂片染色镜检或用石蜡包埋切片病理检查。恶性腹水多为血性，且为渗出液，镜检有大量红细胞，细胞学检查约在 60%的恶性腹水中查出恶性细胞。如配合腹膜活检或在B超引导下做经皮壁腹膜肿物穿刺活检术，可进一步提高诊断率。一些必要的肿瘤标志物检查，如癌胚抗原、糖类抗原125、糖类抗原19-9、β-人绒毛膜促性腺激素及乳酸脱氢酶，有助于恶性腹水的诊断。

二、治疗原则

（一）胸腔积液

1.全身治疗

对无症状或症状轻微的患者无须处理。对那些化疗敏感的肿瘤，如淋巴瘤、激素受体阳性的乳腺癌、卵巢癌、小细胞肺癌及睾丸恶性肿瘤等以全身化疗为主。

2.局部治疗

对那些必须要局部处理的患者，考虑行胸腔穿刺术。最常用的方法是采用博来霉素、四环素或多西环素等胸膜硬化剂治疗。

（二）心包积液

1.心包腔内置管引流

对无症状或症状轻，对心血管功能影响不大的患者，不需要处理，应积极采用有效的全身治疗。对有心脏压塞的患者应立刻行心包穿刺术以解救患者的生命。在B超引导下，心包内置管间断或持续引流是改善心排血量安全有效的方法，应作为首选。需注意的是避免引流速度过快，以免出现心脏急症。

2.全身治疗

根据原发肿瘤的类型、既往治疗、行为状态及其预后决定下一步治疗，如淋巴瘤及乳腺癌通过全身化疗大多可控制心包积液。

3.局部治疗

局部处理的常用方法有心包穿刺抽液后注入硬化剂、心包开窗术、心包切除术及放疗。急性放射性心包炎的处理应采用保守治疗，其通常是自限性的。

（三）腹水

1.腹腔穿刺引流

腹腔穿刺引流可以缓解腹内压力，还可缓解因腹水过多所致的呼吸困难。迅速放出大量液体（大于1 000 mL）可导致低血压及休克。故在放液过程中，应密切观察患者血压及脉搏。如心率增快及伴有口干，则应停止放液以免引起血压下降。腹水虽然较多，可于24～48小时逐渐放光。为避免腹水再度生长，可考虑在腹腔内注入IL-2、肿瘤坏死因子等，必要时每周1～2次，连续2～4周。反复放液可引起低蛋白血症及电解质紊乱，有时还可引起腹腔内感染，需要仔细观察，及时处理。

2.全身治疗

对化疗敏感的肿瘤，如卵巢癌、淋巴瘤、乳腺癌引起的腹水应采用有效的全身化疗。卵巢癌可选用CAP（环磷酰胺、多柔比星、顺铂）或紫杉醇联合卡铂；淋巴瘤选择CHOP（环磷酰胺、长春新碱、多柔比星、泼尼松）；乳腺癌选用CAF（环磷酰胺、多柔比星、氟尿嘧啶）或含紫杉类等联合化疗方案。

3.局部治疗

腹腔内灌注化疗是治疗恶性腹水的重要方法。患者如果没有黄疸、肝肾功能不全、严重骨髓抑制及感染、梗阻等合并症，可考虑给予腹腔内灌注化疗。常用药物有铂类、丝裂霉素、氟尿嘧啶等。腹腔灌注的主要不良反应为化学性静脉炎以及粘连性肠梗阻、肠穿孔、出血等。

（范振华）

第六节 贫　血

肿瘤患者发生贫血的原因是多样的，包括癌症本身、放化疗引起的骨髓抑制、肿瘤侵犯骨髓、溶血、脾大、失血、铁生成障碍和促红细胞生成素缺乏。

一、概述

贫血的发生率及严重程度与肿瘤类型、分期、病程、治疗方案、药物剂量，以及患者放疗和治疗期间是否发生感染等因素有关。有学者报道263例肿瘤患者，贫血发生率为48.3%，其中泌尿生殖系肿瘤的贫血发生率最高(70.6%)。Dalton等对28个肿瘤中心接受化疗的2 821例肿瘤患者进行调查，其贫血发生率由化疗后第1周期的17.0%升至第6周期的35.0%(其中肺癌51.0%，卵巢癌49.0%)，说明癌性贫血程度随化疗周期增加而加重。据Campos报道，不同化疗药物治疗卵巢癌患者引起1～2级、3～4级贫血的发生率分别为：紫杉醇(18.0%～19.0%、6.0%～64.0%)，多西紫杉醇(58.0%～87.0%、27.0%～42.0%)，卡铂或顺铂(8.0%～68.0%、1.0%～26.0%)，环磷酰胺与卡铂或顺铂联合(32.0%～98.0%、2.0%～42.0%)。BarrettLee报道，各种癌症放疗后贫血的发生率分别为：乳腺癌45.0%、大肠癌63.0%、肺癌77.0%、前列腺癌26.0%、宫颈癌和泌尿系统肿瘤79.0%、头颈癌32.0%。

肿瘤患者出现贫血时应及时对症治疗，更重要的是发现贫血原因，才能从根本上进行纠正。发生贫血原因主要为以下几种。

(一)肿瘤相关性贫血

此类贫血为肿瘤发生、发展中引起的慢性贫血。研究认为，肿瘤细胞和宿主免疫系统相互作用可致巨噬细胞活化，使γ干扰素、白细胞介素1、肿瘤坏死因子等炎性细胞因子表达和分泌增加。其引起贫血的机制如下。

1.直接抑制红细胞生成

肿瘤坏死因子、白细胞介素1、γ干扰素是抑制红细胞生成的特异性细胞因子，其升高可直接或间接抑制体内红系祖细胞生成，导致红细胞生成减少，引起贫血。

2.抑制促红细胞生成素产生

有学者提出，肿瘤患者促红细胞生成素产生受抑为癌性贫血的重要原因之一，感染可加剧其恶化，肺癌、乳腺癌、神经系统实体瘤中均可见酷似慢性肾衰竭贫血的现象。

3.破坏铁的利用和分布

恶性肿瘤患者多数血清铁降低，但骨髓铁染色正常，说明其贫血原因是铁利用障碍，而非铁缺乏。其可能机制为肿瘤促使炎性细胞因子分泌增加，诱导白细胞产生乳铁蛋白，乳铁蛋白与铁结合，妨碍铁的分布与利用。

4.恶性肿瘤患者对促红细胞生成素的反应性降低

据报道，多数恶性肿瘤（尤其是晚期）贫血患者促红细胞生成素增高，其原因可能如下。

（1）正常时血中促红细胞生成素受肾组织氧分压影响，低氧和贫血是促红细胞生成素升高的主要因素。肿瘤患者多有不同程度的组织缺氧和贫血可导致肾氧分压降低，刺激促红细胞生成素产生。

（2）肿瘤坏死因子、白细胞介素1、γ 干扰素等可降低红原祖细胞对促红细胞生成素的反应能力，故血清促红细胞生成素保持较高水平。另外，机体靶细胞上的促红细胞生成素受体对促红细胞生成素产生耐受，使促红细胞生成素受体对促红细胞生成素刺激阈值提高，促红细胞生成素不能充分利用。

（3）部分非贫血肿瘤患者血清促红细胞生成素升高可能与肿瘤异质性和自发性分泌有关。

（4）肿瘤患者肝脏分泌促红细胞生成素增加。

（5）肿瘤患者血管紧张素、肾上腺素、血管升压素等不同程度升高，刺激血清促红细胞生成素升高。促红细胞生成素较高时发生癌性贫血与患者对促红细胞生成素反应性降低有关。

（二）治疗相关性贫血

放疗、化疗引起的骨髓抑制为恶性肿瘤患者最常见的贫血原因。顺铂是最容易引起贫血的化疗药物，其他化疗药物多疗程治疗后也会导致贫血。有证据表明，顺铂会对肾小管造成损伤而使促红细胞生成素产生减少，是导致贫血的原因之一。脊髓和盆腔放疗，因照射范围包括了主要造血的部位，因此也会导致贫血。

（三）营养缺乏性贫血

铁、叶酸、维生素 B_{12} 缺乏可致红细胞成熟障碍，以消化道肿瘤最多见。其慢性失血或胃肠功能下降造成的吸收障碍均可致铁吸收减少、丢失增加，引起缺铁性贫血。消化道肿瘤可使体内因子生成减少或内因子抗体或肠道细菌过度繁殖，导致肠道吸收功能下降，引起维生素 B_{12} 缺乏而致贫血。消化道肿瘤可影响叶酸、维生素 B_{12} 吸收，肿瘤细胞增生时叶酸或维生素 B_{12} 需要量增加，均可致机体叶酸或维生素 B_{12} 绝对或相对缺乏，引起贫血。

（四）急性或慢性失血

急性失血常见于肿瘤破裂或肿瘤侵蚀血管，使血管破裂而致大出血；慢性失血常见于胃肠道肿瘤。

（五）恶性肿瘤侵犯骨髓及其导致的骨髓纤维化

骨髓是肿瘤转移好发部位，肿瘤细胞浸润可直接抑制骨髓造血干细胞增殖，消耗造血物质；释放癌性代谢产物损伤骨髓。骨髓涂片可见增生低下及与原发病相应的瘤细胞。肿瘤细胞浸润还可导致骨髓纤维化。

（六）自身免疫性溶血

恶性肿瘤导致溶血的确切机制尚不明了，可能与单核-吞噬细胞功能过度活跃及肿瘤细胞产生某种溶血性产物有关。

二、治疗原则

（一）病因治疗

首先要尽可能明确癌性贫血的原因，对营养缺乏性贫血者可适当补充铁剂、叶酸、维生素 B_{12} 等；对失血引起者应找出出血部位，采取针对性治疗；对骨髓转移引起者应给予全身化疗，部分患者可获短期缓解。

(二)输血治疗

癌性贫血是一个慢性过程,患者对贫血的耐受性明显好于急性失血者。因此,血红蛋白>100 g/L很少考虑输血。当血红蛋白<70 g/L 时可考虑输注红细胞。血红蛋白 70～100 g/L 时应根据患者具体情况决定是否输血。一般老年患者耐受性较差,如伴有其他心肺疾病者,输注红细胞改善贫血症状可能使患者获益。

输血可引起许多并发症,可出现输血反应,还可增加肝炎、艾滋病、梅毒、人类 T 淋巴细胞病毒等病原体感染机会。多次输血后患者体内常产生抗体,导致输血后血红蛋白水平维持时间缩短,还可致血色病。输血后产生的免疫抑制作用可能促进肿瘤生长。

(三)重组人红细胞生成素治疗

内源性促红细胞生成素产生于肾脏,对红细胞的生成起调节作用。当发生缺氧或红细胞携带氧的能力下降时,促红细胞生成素生成增加并促进红细胞生长。基因重组促红细胞生成素最早被批准用于治疗慢性肾衰竭导致的贫血。临床试验表明,促红细胞生成素可缓解癌性贫血,减少输血需要,改善患者的一般状况。化疗引起的骨髓抑制,使红系造血祖细胞凋亡,而促红细胞生成素可阻止祖细胞凋亡。然而,对外源性促红细胞生成素的反应取决于患者发生贫血后自身促红细胞生成素的产生能力。当内源性促红细胞生成素产生数量不足时,机体才对外源性促红细胞生成素有反应。血液肿瘤患者的外周血中促红细胞生成素水平超过 500 mU/L 时,外源性促红细胞生成素不能改善患者的贫血。另一个影响疗效的是机体是否产生对促红细胞生成素的抗体。

化疗后血红蛋白≤100 g/L 可治疗性给予促红细胞生成素;当血红蛋白<120 g/L 时,可根据临床情况决定是否使用促红细胞生成素。促红细胞生成素使用剂量为 150 U/kg,每周 3 次,连续 4 周。如果对上述剂量无反应,可提高剂量为 300 U/kg,每周 3 次,连续 4～8 周。另一种比较方便的用法为促红细胞生成素每周 40 000 U。促红细胞生成素治疗超过6 周仍然无效的患者应停药,继续治疗将无临床获益,应检查患者是否存在缺铁。

(范振华)

第七节　骨 髓 抑 制

肿瘤患者的骨髓抑制,除肿瘤侵犯骨髓,损害骨髓功能外,主要发生在肿瘤治疗过程中,由放疗、化疗等治疗手段对骨髓造成抑制。随着肿瘤研究的深入,肿瘤的治疗方法也逐渐增多,治疗方案更加个性化,但最常用的仍然是化疗和放疗。化疗和放疗在杀伤癌细胞的同时,也会对机体的骨髓造血系统和造血微环境造成损伤。骨髓抑制可导致患者的化疗药物剂量降低、化疗时间推迟甚至终止化疗,影响肿瘤治疗效果,缩短生存期,增加医疗费用。

本病临床以支持对症治疗为主,常规疗法有西药口服、成分输血、集落刺激因子注射等。中医疗法具有稳定性强、不良反应小的特点,可以单独用于化疗引起的骨髓抑制的防治,亦可和集落刺激因子注射联合或序贯使用,提高总体疗效。

一、病理机制

各类血细胞均起源于造血干细胞，之后形成各系定向祖细胞，定向祖细胞已经限定了进一步分化方向，从原始的粒细胞到分化成熟的粒细胞经历了早幼粒细胞、中幼粒细胞和晚幼粒细胞，最后发育为成熟的粒细胞进入血液中。从原始粒细胞到发育成熟的粒细胞需要7～14天。正常骨髓每天产生中性粒细胞，并释放到循环血液中来维持血细胞的数目的稳定。骨髓中储备的中性粒细胞是外周血中的12～20倍，在疾病或感染发生时，骨髓中的中性粒细胞数被释放到外周循环的血液中。当血液中的中性粒细胞数减少时，机体抵抗力降低，容易发生感染。中性粒细胞半衰期为8～12小时，因此骨髓必须不断产生中性粒细胞，补充到循环血液中。放化疗抑制骨髓造血功能，成熟的中性粒细胞凋亡后不能得到及时的补充，导致循环中的中性粒细胞数减少。各种药物和治疗方法对骨髓的巨核细胞的抑制作用可导致血小板生成不足或过度破坏。循环血液中红细胞的半数生存期为120天，所以放化疗对红细胞抑制不明显，或出现晚。

二、诊断

肿瘤治疗中，如果应用了对骨髓有抑制作用的治疗方法，当循环血液中血细胞计数低于正常范围，即可诊断为骨髓抑制。

三、预防与治疗

（一）白细胞减少症的治疗

化疗引起的白细胞减少是最常见的骨髓抑制。白细胞计数$<4.0\times10^9/L$为白细胞减少症。中性粒细胞计数$<2\times10^9/L$为中性粒细胞减少症，$<0.5\times10^9/L$为中性粒细胞缺乏症。中性粒细胞减少伴有发热，体温>38 ℃，称为中性粒细胞减少性发热（FN）。中性粒细胞的减少的程度和持续时间与患者感染风险和死亡风险密切相关。当白细胞计数低于$3\times10^9/L$，需要停止化疗，给予相应的治疗，待白细胞恢复正常或$>3\times10^9/L$再继续化疗。对于中性粒细胞减少性发热可以应用抗生素治疗。

中性粒细胞减少症的发生风险与化疗方案显著相关，对于初治者发生中性粒细胞减少伴发热的发生率$>20\%$的化疗方案、既往化疗周期中发生过中性粒细胞减少性发热的患者，建议预防性应用重组人粒细胞集落刺激因子或聚乙二醇化重组人粒细胞集落刺激因子。

1.预防性使用聚乙二醇化重组人粒细胞集落刺激因子和重组人粒细胞集落刺激因子

（1）重组人粒细胞集落刺激因子：化疗后次日至化疗后3～4天开始使用重组人粒细胞集落刺激因子，5 μg/kg，皮下或静脉注射，1天1次，持续用药，直到中性粒细胞从最低点恢复至正常或接近正常水平。

（2）聚乙二醇化重组人粒细胞集落刺激因子：每周期化疗后次日使用1次，（不建议在化疗前14天到化疗后24小时内用药），固定剂量6 mg，每个化疗周期使用1次。

对于接受预防性使用重组人粒细胞集落刺激因子的患者出现FN后，应继续应用重组人粒细胞集落刺激因子治疗。对于接受过预防性聚乙二醇化重组人粒细胞集落刺激因子的患者不建议再次给予重组人粒细胞集落刺激因子治疗，如果中性粒细胞计数$<0.5\times10^9/L$持续时间≥3天，可以给予重组人粒细胞集落刺激因子进行补救治疗。

2.抗感染治疗

对于中性粒细胞减少性发热和Ⅳ度白细胞减少的患者无论发热与否,都应予以预防性应用抗生素,予以隔离并做好个人防护,避免因为粒细胞缺乏而引起感染。对于不伴有感染和发热的患者给予青霉素类抗生素预防感染,当发生感染或发热时使用三代头孢或碳青霉烯类广谱抗生素,如有真菌感染加用抗真菌的药物。

3.监测与健康宣教

对粒细胞减少的患者,除了积极治疗外,对患者的健康教育及监测也非常重要。如果没有发热,患者没有明显的临床表现,应嘱咐患者每周复查 1～2 次血常规,检测白细胞和中性粒细胞的水平,化疗后 7～14 天自行监测体温,当发现中性粒细胞减少性发热症状尽快就诊。

(二)血小板减少症的治疗

其包括输注血小板和给予促进血小板生长的因子。促进血小板生长的因子有重组人白细胞介素 11、重组人血小板生成素、血小板生成素受体激动剂罗米司汀和艾曲泊帕。

(1)输注血小板:Ⅱ度血小板减少伴有出血倾向和Ⅳ度血小板减少(无论是否伴有出血倾向)均应输注血小板。在进行颅脑手术时,要求血小板计数$\geqslant 100\times10^9$/L,在进行其他侵入性操作时要求血小板计数$\geqslant 50\times10^9$/L。一般首次输注 2 个单位血小板,随后隔天 1 个单位,尽量使血小板计数$>50\times10^9$/L,使血小板计数维持在安全范围。输注血小板是治疗血小板减少症最快速有效的方法,但有可能因输血而感染血液传播性疾病的风险,而且还可能产生血小板抗体,导致血小板输注无效或输注后出现免疫反应。

(2)对于没有血小板输注指征的血小板减少症患者,在血小板$<75\times10^9$/L 时可以用重组人血小板生成素,可于化疗结束后 6～24 小时皮下注射,计量为 300 U/kg,1 次/天,连续应用 14 天。当血小板计数$\geqslant 100\times10^9$/L 或血小板较用药前升高 50×10^9/L,应及时停药。重组人白细胞介素 11 可以降低血小板减少症的严重程度,缩短血小板减少的病程,减少血小板输注。实体瘤患者应在血小板计数为$(25\sim75)\times10^9$/L 时应用重组人白细胞介素 11,25～50 μg/kg,皮下注射,1 天1 次,至少连用 7 天,至化疗抑制作用消失且血小板计数$\geqslant 100\times10^9$/L 或血小板较用药前升高 50×10^9/L 以上时停药。重组人白细胞介素 11 的不良反应是可能发生变态反应,肾功能受损者、老年人和心脏病史者要减量。

(3)血小板监测及患者教育:应用重组人血小板生成素时定期复查血常规,每周 1～2 次,必要时隔天 1 次或每天 1 次,直到血小板$\geqslant 100\times10^9$/L 或血小板较用药前升高 50×10^9/L 以上。健康宣教也非常重要,当血小板降低$<50\times10^9$/L 时嘱咐患者活动要慢,不要猛烈改变体位,防止跌倒,有明显出血倾向时避免刷牙,改成漱口等。

(三)红细胞抑制的治疗

一般情况下,血红蛋白水平$\leqslant$80 g/L 不建议化疗。贫血既可导致对放疗的不敏感又可以使肿瘤演变成侵袭性更强的表型。所以对骨髓抑制引起的贫血要积极干预,提高患者的生活质量,并可以使患者的放化疗继续进行,以达到更好的治疗效果和生存质量。

1.补充铁剂

32%～60%的肿瘤患者存在绝对性缺铁,而且肿瘤患者还存在铁利用障碍。所以治疗肿瘤患者贫血时要及时补充铁剂。铁剂有静脉和口服两种剂型,静脉补铁利用率高,无胃肠道反应,肿瘤患者推荐使用静脉补铁。

2.红细胞生成刺激剂

红细胞生成刺激剂的应用,能明显地减少输血的需求,并降低输血并发症。血红蛋白水平<90 g/L时可以使用红细胞生成刺激剂,同时要给予补充铁剂,改善肿瘤患者的缺铁状态,并为骨髓造血提供原材料,如果造血原料不足,则会影响红细胞生成刺激剂药物的作用。红细胞生成刺激剂使用方法:推荐剂量为 3 001 U/kg 或 200 000 U,每周3 次;或 36 000 U,每周 1 次,皮下注射,疗程 4~6 周。推荐红细胞生成刺激剂的治疗目标值为血红蛋白水平 100~120 g/L。注意红细胞生成刺激剂使用时可增加肿瘤患者血栓的风险。

3.输血治疗

当血红蛋白水平<60 g/L,或临床紧急纠正缺血状态时,或对促红细胞生成素(ESAs)无效的严重贫血患者,或者继续治疗(手术、放、化疗)的患者,需考虑输血治疗。无症状的肿瘤性贫血患者的血红蛋白目标值在70~90 g/L,有症状患者的输血目标是维持血流动力学稳定或使血红蛋白维持在 80~100 g/L。

(范振华)

第三章

肿瘤的病理技术与诊断

第一节　组织的取材与固定方法

一、取材

从大体标本上按照病理检查的目的和要求切取适当大小的组织块，供制片进行显微镜检查。为达到诊断的目的，取得适量的组织是关键。这不仅要求材料要尽可能新鲜，而且要有一定的数量和良好的质量。

（一）取材时对送检组织的要求

送检组织标本在手术切下或活检后应立即放入10%甲醛中固定（电子显微镜标本则用适当的固定液固定）。尸检标本应争取在死亡后尽可能短的时间内取材。送检组织需全部取材者应在送检单注明。有特殊要求（如细菌培养、结石的化学成分分析等）必须事先联系，在标本未固定前进行处理。

（二）取材

在对送检组织标本进行详细检查的基础上，根据诊断的需要，确定取材的部位和块数。切取的组织要按不同部位分别给予不同编号或标记，以便镜检时查对。有条件的单位，尽可能在取材前对有意义的大标本进行表面及剖面摄影，并编号存档。用于教学的标本，应尽量保留原标本的形态，取材后另行放置。

（三）取材时注意事项

1.注意防止人为因素的影响

切取组织时，应用锋利的刀、剪，刀刃宜薄，并足够长。切取组织块时，一般从刀的根部开始，向后拉动切开组织，避免用钝刀前后拉动或用力挤压组织。用镊子夹取组织时动作应轻柔，不宜过度用力，否则会挫伤或挤压组织，引起组织结构的变形和损伤。应避免使用有齿镊。

2.标本大小

一般标本，切取的组织块厚0.2～0.3 cm。根据情况可略做调整。若过厚则固定不好，组织结构不佳，过薄则切片张数有限。如用于读片会的切片则难以满足需要。大小以1.5 cm×1.5 cm×(0.2～0.3)cm为宜。用于免疫组化染色的组织块，以1 cm×1 cm×0.2 cm大小为好，不要太大，以免浪费试剂。对于冰冻切片，取材组织块略厚，可达 0.3～0.4 cm。

3.取材时间

原则上，应尽快取材，但对于外科手术切除的较大标本，如胃、肺和肠等器官，最好先固定再取材。

4.注意包埋方向

需指定包埋面时应做记号标明。如有皮肤组织，包埋面必须与表面垂直，这样才能保证皮肤的各层结构都能被观察到。

5.边缘标记

肿瘤标本的边缘可涂 1%硝酸银或碳素墨汁作为镜检时的标记。

6.标本的处理方法

胃镜材料和各种穿刺材料等一般组织块较小，常常用易透水的薄纸包好，在取材时将标本染上伊红液，以免包埋过程中遗失。

7.注意特殊情况

取材应避免过多的坏死组织或凝血块，如有线结应拔除，有钙化时应经脱钙后再取材，否则进行切片时会损伤切片刀。组织块上如有血液、黏液和粪便等污物，应先用水冲洗干净再取材。

8.取材数量

不同的标本取材的组织块多少不同，原则是凡可疑处均应取材，不要遗漏。

如标本为数块不规则的肿瘤组织，应选择组织的致密区、疏松区、出血区和坏死区分别取材。一般，肿瘤标本的取材，应选择肿瘤主体部分、肿瘤组织及其邻近的组织（包括表面、基底面和侧面）及其肿瘤两端的切缘组织分别取材，远离病灶的正常组织也应取材。注意切取肿瘤组织和正常组织交界处。刮宫得到的子宫内膜标本，大多是成堆的碎片，在测量其总体积后，组织较少时，一般包起后全部包埋，若组织量多，可留出一部分。有膜状组织，应取 1～2 块。

9.清除多余成分

取材时，应注意清除组织周围的多余脂肪组织，否则会对以后的切片过程和观察带来一定影响。

10.重复取材

第 1 次取材组织不能作出确诊时，必须再次甚至多次取材。每次取材均应将送检单加以记录。

11.核对

取材完毕，应核对无误，并签署取材者和记录者的姓名和记录日期。

12.组织存放

取材完毕，标本应按序存放，并加足固定液以备复查之用。通常保留 1 个月后，再清理销毁。

（四）冰冻切片取材

1.取材

负责冰冻切片诊断的医师亲自检查大体标本，多做切面，详细检查，必要时可在体视镜下观察。在详细检查的基础上选取最有代表性的组织制片，必要时应取 2 块或更多组织块，如有特殊包埋面，应向技术人员说明。取材后应立即用液氮速冻，于－70 ℃或－40 ℃低温冰箱保存。制作冰冻切片的同一块组织（“冰对”）及其剩余组织（“冰剩”“冰余”）必须进一步做常规石蜡切片进行对照，尤以“冰对”为重要，一方面可能因为病灶小，可能全部取在冰冻组织块中，另一方面有利于病理医师对照阅片，不断提高观察冰冻切片的能力。

2.组织速冻方法

组织速冻的方法很多，常用方法为液氮和干冰-丙酮法。

(1)液氮法：将组织块平放于瓶盖或标本盒等适当容器内，缓慢放入盛有液氮的小杯(可用保温杯)内。当组织块接触液氮开始汽化沸腾后，使组织块保持原位，组织即由底部向表面迅速冷冻形成冻块。取出后，用铝箔包好，编号后存入液氮罐或－70 ℃低温冰箱保存。可保存数月至数年。如短期内应用。可保存于－30 ℃冰箱。

(2)干冰-丙酮法：将组织块放进内盛 OCT 包埋剂或甲基纤维素糊状液的容器内，组织块完全浸没即可。将丙酮倒入盛有干冰的保温杯调成糊状。将装有组织块的标本盒放入保温杯，待包埋剂成白色冻块时，取出如上法保存。丙酮可用乙醇或异戊烷代替，用异戊烷时，最好将异戊烷将先倒入小烧杯，将烧杯浸入丙酮-干冰中，最后将组织块放入异戊烷内速冻，此法组织速冻快，组织结构保存好。

(3)异戊烷-液氮法：先用甲基纤维素包埋组织块。将盛有异戊烷的小烧杯放入装有液氮的大保温杯或冰壶内，搅拌异戊烷待杯底出现一层白色糊状物时，放入包埋好的组织块，数秒钟即可取出，按上述方法保存。

3.注意事项

(1)液氮速冻时，标本盒不能直接浸入液氮，以免组织膨胀破碎。

(2)速冻的包埋剂应适量。

(3)新鲜组织不能放－10 ℃冰箱内缓慢冷却，否则组织内水分可逐渐析出形成冰晶，造成组织结构破坏。

(4)冷冻后的组织块应密封保存，防止失水。

(5)在组织块复温时，应在 37 ℃加温速溶，自然复温将造成组织结构破坏。

(五)不同组织取材方法

1.尸检组织的取材

对成人进行尸检取材时，各器官组织的取材部位和组织块数大致如下。

(1)心和大血管左右心室各 1 块，主动脉 1 块，可距主动脉瓣 5 cm 处取材。

(2)肺右下叶 1 块，切成正方形，左下叶 1 块，切成长方形。

(3)肝右叶 1 块，切成正方形，左叶 1 块，切成长方形。

(4)脾 1～2 块。

(5)胰 1 块。

(6)肾：右肾 1 块，切成正方形，左肾 1 块，切成长方形。都应包括皮、髓质和肾盂。

(7)膀胱 1 块，肉眼无变化时，可不做切片，但组织块应保存。

(8)肾上腺左右各取 1 块。

(9)消化道食管、胃窦部、小肠及小肠有淋巴结处和直肠各取 1 块。

(10)骨：脊椎骨 1 块。

(11)胸腺 1 块。

(12)子宫：宫颈 1 块，宫体 1～2 块。处理同膀胱。

(13)睾丸或卵巢 1 块。处理同膀胱。

(14)脑左侧运动区、左侧豆状核和小脑各 1 块。

（15）脑垂体1块，前叶或包括前后叶。

注意：如某些脏器有严重病变，或有特殊情况，应增加取材组织块数，以便彻底检查明确诊断。

2.活检组织取材

活检组织取材多用于临床肿瘤组织，除以上各点外，还应注意肿瘤的部位、形状、大小、颜色以及与周围组织的关系，观察包膜是否完整，测量肿瘤的体积（长宽高），甚至重量。对于浅表肿瘤，应注意其与皮肤的关系，如是否突出皮肤表面，与皮肤有无粘连，四周皮肤是否正常；评估肿瘤的质地（硬、软或中等），各处质地是否一致。检查实性肿瘤是否有囊性区域；观察肿瘤的切面性状，以及有无出血和坏死，是否浸润周围组织等。

对肝、肾穿刺的标本，因其材料较少，而且一份标本既要做常规石蜡切片[用于苏木精-伊红染色（HE染色）和特殊染色等]，还要进行免疫组化染色甚至电子显微镜观察，因此其材料应特殊处理。首先，在取材前，应准备一块用生理盐水浸透的纱布潮湿，不要太多水，否则肾组织浸在水中易自溶。另外，还应准备装有固定液的青霉素小瓶（根据目的不同，分别应用光镜和电镜固定液）。光镜固定液可用甲醛或Mossman液，电镜标本用2.5%戊二醛和2.5%多聚甲醛的混合固定液，最好在4 ℃进行电镜标本固定。取下后，立即用生理盐水或PBS冲洗掉血迹，放入装有固定液的小瓶。

3.细胞标本的取材

细胞标本取材和制片方法一般有印片法、穿刺法、沉淀法等。

（1）印片法：常用于活检和手术标本，新鲜标本沿病灶中心剖开，将病灶区轻压于载片上，吹干后将其立即浸入固定液内5～10分钟，取出自然干燥，低温储存，优点是操作简单，细胞抗原保存好。

（2）穿刺法：常用于淋巴结、软组织、肝、肾和肺等，穿刺液少，可直接涂在载片上，细胞尽量涂均匀，穿刺液多，细胞丰富，可滴入装有1～2 mL Hanks液或RPMI1640液的试管内，轻轻搅拌后，以500 r/min低速离心5～10分钟，弃上清，将沉淀制成细胞悬液（每毫升2×10^5个细胞）。吸一滴涂于载片上，镜检以细胞较密不重叠为好。干燥后即可固定，此法细胞保存好，操作简单，注意涂片时，尽量涂均匀。

（3）沉淀法：主要用于胸腔积液、腹水、尿液和脑脊液等体液多而细胞少的标本。制备方法如下：①常规细胞标本制备细胞多时，可直接吸取少量液体直接涂片；细胞少时，可吸取底部自然沉淀液5 mL，以1 500 r/min离心10分钟，再涂片。有细胞离心仪时，可先用离心沉淀法制成每毫升2×10^5个细胞的细胞悬液，吸取50 μL加入涂片器，离心后即可制成分布均匀的细胞涂片。②单个核细胞分离法。主要用于周围血和胸腹水中淋巴细胞的分离。如为血性胸腹水，经1 500 r/min离心10分钟，沉淀中加入15 mL RPMI1640液。再用淋巴细胞分离液分离。在5 mL RPMI1640液内，37 ℃培养30分钟，离心沉淀取上清，制成浓度为每毫升2×10^6个细胞的细胞悬液，吸50 μL后滴在载片上干燥后固定10分钟。

4.活细胞标本的制备

活细胞标本的制备多用于科研，用于常规病理诊断的较少。标本主要来源于健株的培养细胞、短期培养细胞和外周血等。细胞可直接培养在盖玻片上，固定后即可进行染色观察或进行免疫组织化学染色或扫描电镜标本制备。也可培养于培养瓶或培养板内，制成细胞悬液，收集一定的细胞还可进行涂片。可以经离心后，进行透射电镜标本制备。

二、固定方法

(一)固定的意义

将组织浸入某些化学试剂,使细胞内的物质尽量接近其生活状态时的形态结构和位置,这一过程称为“固定”。凡需病理检验的各种组织都需经过固定。组织的正确固定具有重要意义,因为机体死亡后,如处理不及时,细胞在自身溶酶体酶的作用下会溶解破坏,组织细胞的结构将难以保持。若有细菌繁殖则极易引起组织腐败。若用于免疫组化染色,固定的重要意义是保存组织细胞的抗原性,使抗原物质不发生弥散和抗原性丧失。所以,良好组织学切片的基础取决于适当而完全的固定,若组织固定不良,在以后的标本制备过程中则无法加以纠正,因此应特别加以注意。对于电镜标本,适当而又及时的固定显得尤为重要,即使延迟几分钟,对其超微结构也有严重影响。固定的作用如下。

(1)保持细胞与生活时的形态相似,防止自溶与腐败。

(2)保持细胞内特殊的成分与生活状态时相仿。经过固定,细胞内的一些蛋白质等可沉淀或凝固,使其定位在细胞内的原有部位,有利于物质的确切定位。对于不同的物质应选用不同的固定剂和固定方法。

(3)便于区别不同组织成分、组织细胞内的不同物质,不同物质经固定后产生不同的折光率,对染料产生不同的亲和力,经染色后容易区别。

(4)有利于切片固定剂的硬化作用,使组织硬度增加,便于制片。固定能使细胞的正常的半液体状(胶体)变为半固体状(凝胶),有固化作用,使其可经受随后的组织处理过程。

(5)固定剂的不良影响。①影响常规染色:如用福尔马林固定时,常有福尔马林色素的异常沉积,福尔马林也影响水溶液的染色;②固定造成物质损失:不同的固定剂和固定方法会引起不同程度的细胞内蛋白质、黏多糖、脂类、核酸和低相对分子质量物质的损失,因此应根据研究目的的不同选择合适的固定剂和固定方法,以使所研究的物质损失达到最小;③组织皱缩:四氧化锇和福尔马林固定的组织均有不同程度的皱缩。单用戊二醛也会引起组织皱缩。

(二)细胞内物质成分与固定剂和固定方法的选择

1.细胞内物质成分与固定剂的关系

组成细胞的主要成分为蛋白质、脂类和糖类。根据研究目的不同分别选用不同的固定剂和固定方法。如进行 Masson 染色,最好用甲醛升汞、Zenker 液或 Bouin 液固定;检查嗜铬细胞宜用含铬的固定液(如 Zenker 液等);要保存细胞内糖原则用 Camoy 液固定。用于免疫组化染色时,应根据不同的抗原特性选择不同的固定液。如 T 淋巴细胞表面抗原为不稳定抗原,极易被固定液破坏,因此常用冰冻切片进行染色;而乙型肝炎表面抗原、癌胚抗原等一般很稳定,其抗原性几乎不受固定液类型的影响。

2.固定时注意事项

(1)固定液的量:固定组织时,固定液要足量,一般应为组织块总体积的 4～5 倍,也可达 15～20 倍。而且应在组织取下后立即或尽快放入适当固定液中。对于有特殊要求组织(如神经染色及酶组织化学染色等)的固定,应特别注意。组织块的大小、固定时间、固定温度都应考虑。酶组织化学染色组织的固定应置于冰箱低温固定。配制混合固定液时,一般要求氧化剂不要与还原剂混合,以免引起化学反应,使其失去固定作用。但 Helly 混合固定液,虽然含有氧化剂和还原剂,可在临用时配制,有良好的固定效果,久置后则失效。

(2)固定液的穿透性：一般固定液在 24 小时内不能穿透厚度＞3 mm 的实体组织或0.5 cm 的多孔疏松组织。

(3)组织块的大小厚度：可根据组织类型而不同，但组织要得到良好的固定。原则上不应超过4 mm，3 mm一般较合适。

(4)固定时间：大多数组织应固定 24 小时，然后保存于 70%乙醇中。当然固定的时间不能一概而论，也不是固定不变的。固定的时间与使用固定液的种类、组织块大小、温度等有关，不同的固定液有不同的固定时间。一般固定时间为 3～24 小时。

(5)固定温度：大多数可在室温(25 ℃)固定，在低温(如 4 ℃)固定时，固定时间应相应延长。

(6)加热：加热可使蛋白质凝固，但一般不要求加热，因为加热可加速组织的自溶。

(7)特殊固定：用于确诊病变，保证在诊断时特殊结构得以保存。如尿酸盐结晶则需要特殊固定。

3.固定的容器

固定的容器宜相对大些，防止组织与容器粘连造成固定不良。瓶底常垫以棉花，使固定剂能均匀渗入组织块。并在固定期间轻轻搅动或摇动容器，有利于固定液的渗入，用自动石蜡脱水包埋机有同样效果。

4.常用的固定方法

(1)蒸汽固定法：要固定组织中的可溶性物质，一般选用蒸汽固定法；较小而薄的标本，也可用锇酸或甲醛蒸汽固定时可选用此法。主要用于某些薄膜组织以及血液或细胞涂片的固定。冷冻干燥组织，一般用三聚甲醛加热产生的蒸汽固定。

(2)注射、灌注固定法：某些组织块体积过大或固定剂难以进入内部，或需要对整个脏器或动物进行固定时可选用此法。如肺切除标本，可经气管或支气管注入固定液，使肺各部分均得到良好固定，有利取材。肝、肾可从相应动脉注入固定液。进行动物实验时，可通过左心进行灌注固定，使全身各组织脏器都能得到良好的固定。对小动物(如大鼠和小鼠等)进行全身灌注固定时，可在容器中(最好是透明的，便于观察麻醉情况)放入含乙醚的棉花等，然后将动物放入容器中。当动物完全麻醉后，固定于木板上，剪开胸腔，暴露心脏。用抽取固定液的 30～50 mL 注射器配以适当针头，从左心室向主动脉方向刺入，注意不要移动。必要时，可用线在动脉弓下打结固定针头。一边缓慢注射固定液，一边在右心房剪口放血。可先用生理盐水冲洗至无血液流出时，再注射固定液，直至固定液分布到全身。也可直接用固定液注射到不见血液流出。速度一般 15～20 d/(20～30)mL 液体。

(3)细胞涂片的固定方法：可采用浸入法和滴加法。用浸入法时，可将新鲜而湿润的涂片直接浸入固定液内，如可能，应每个病例单独固定，以免交叉污染。涂片较多须同时固定时，应注意玻片的放置，防止互相摩擦而脱落。还应注意防止编号混淆。用滴加法时，将固定液滴在平放的玻片上，待自然挥发干燥后即可染色。一般，用浸入法固定效果较好，但应注意每次用后，都应过滤，防止脱落于固定液的细胞黏附到其他涂片上。

(4)微波固定法：微波固定的组织具有核膜清晰、染色质均匀、组织结构收缩小的优点，目前已用于病理诊断。但应用时应严格控制温度，否则会影响组织固定的质量。由于各器官的组织结构差别很大，因此固定的时间和温度也各不相同。对于尸检组织和活检组织等也有一定差别，应在实践中进一步摸索。

(三)固定液

用于固定组织的化学物质称为固定液或固定剂,一般,由单一化学物质组成者称为固定剂或单纯固定液。由多种化学物质混合组成者称为混合固定液或复合固定液。常用的单纯固定液和混合固定液介绍如下。

1.单纯固定液

(1)甲醛:是一种无色、有刺激性气味的气体,易挥发,在水中的溶解度约为40%。市售的40%的甲醛水溶液,也称为福尔马林。此液久存自行分解,形成白色沉淀,即副醛(三聚甲醛或多聚甲醛),可过滤后使用滤液。这种溶液中有甲酸产生,使溶液呈酸性,影响细胞核的染色,因此储存时间长的甲醛应放入少量碳酸镁或碳酸钠,或用大理石中和。在40%甲醛中加入甲醇可阻止聚合作用。一般,作为固定剂使用的10%的甲醛,是用水和40%甲醛(9∶1)混合而成,实际上是4%甲醛。40%的甲醛主要由甲醛的聚合形式构成,10%的甲醛主要由单体形式构成。聚合形式严重影响固定效果,因此不应使用新鲜非缓冲福尔马林作为固定剂。用作固定剂之前,应先用pH为7.2的磷酸盐缓冲液配制,或在溶液中加入醋酸钙,使溶液呈中性或弱碱性,可显著增加对铁离子的检出速度并且可完全避免福尔马林色素的形成。其不能保存组织内的尿酸盐类结晶,对铁质和其他色素不利。

甲醛水溶液渗透能力强,固定均匀,组织收缩小,但经乙醇脱水后收缩较大。甲醛为非沉淀性固定剂,不能使白蛋白和核蛋白沉淀。甲醛通过使蛋白质分子发生交联血产生固定作用。甲醛能与蛋白质中许多氨基酸反应,如赖氨酸、精氨酸、组氨酸、半胱氨酸和色氨酸等。并能保存脂类和类脂体,但必须用冰冻切片法。也可固定高尔基体、线粒体,是糖的保护剂。其价格较低,可用于固定和保存大标本。

根据组织块大小掌握固定时间,一般小块组织仅需数小时。温度高时(如夏季),固定时间可适当缩短。对于细胞涂片的固定,固定时间一般15分钟即可。胸腔积液、腹水和尿液涂片不含黏液,固定时间可短些。含黏液较多的标本(如食管、胃、痰液和阴道涂片等),固定时间可适当延长。长时间固定的标本,甲醛氧化产生的蚁酸在组织中可与血红蛋白结合形成棕色的福尔马林色素。在制片前应注意使用流水充分冲洗,否则可能影响染色效果。组织中的福尔马林色素,可用以下方法去除:①Schridde法,用75%乙醇200 mL,加浓氨水1 mL配成溶液。石蜡切片脱蜡后在该溶液中处理30分钟,用流水冲洗后染色。若色素仍存在,延长处理时间即可解决。该法对组织无损害;②Verocay法,用80%乙醇100 mL和1%氢氧化钾1 mL配成溶液,切片脱蜡后在其中处理10分钟,再用流水冲洗两次,每次5分钟。而后用80%乙醇浸洗后,即可染色。

(2)重铬酸钾:为橘红色结晶,具有毒性,常用其1%～3%水溶液作为固定剂。未酸化的重铬酸钾不能使蛋白质沉淀,但可以使蛋白质变为不溶性,保持其生活时的状态,此时染色体可被保存,但线粒体破坏。因此,应根据研究目的选择酸化或未酸化的重铬酸钾。重铬酸钾的穿透速度快,用重铬酸钾固定的组织几乎完全不收缩,但经乙醇脱水后明显收缩。经重铬酸钾固定的组织,酸性染料着色良好,但碱性染料的着色较差。而且,不能与还原剂如乙醇等混合,与甲醛混合时也不能长久稳定。固定的组织需经流水冲洗12小时左右,可根据情况适当延长。组织经重铬酸钾固定后用流水冲洗12～24小时,或用亚硫酸盐进行洗涤。

(3)苦味酸:为黄色结晶体,是一种强酸,易燃易爆。一般应配成饱和溶液储藏。常用其饱和溶液作为固定剂。苦味酸能沉淀一切蛋白质,穿透慢,组织收缩明显,但组织无明显硬化。对脂肪和类脂无固定作用,用乙醇溶解可固定糖类。固定后的组织经乙醇脱水即可,也可用50%或

70%的乙醇浸洗。苦味酸可软化火棉胶，因此用苦味酸或其混合固定液固定的组织不宜用火棉胶包埋。苦味酸可使皮肤软化，因此皮肤组织用苦味酸或其混合固定液固定时，易制作完整的切片。

用含苦味酸固定液固定组织时，时间不宜超过 24 小时，固定后的组织应尽快放入 70%乙醇，并在乙醇中滴加少量饱和碳酸锂水溶液或浓氨水，有助于除去苦味酸固定产生的黄色物质。

(4)升汞纯晶：为针状结晶。一般用其 5%～7%饱和水溶液作为固定剂。单独应用组织收缩显著；因此常与醋酸和铬盐配成混合固定液使用。升汞的穿透能力低，只宜固定薄片组织。对蛋白质有沉淀作用，可固定蛋白质，但对类脂和糖类无固定作用。用升汞的饱和水溶液固定时，应在临用时加 5%冰醋酸。固定 2～3 mm 的组织需 6～18 小时，流水冲洗 24 小时后，保存于 80%乙醇中。

用含升汞的固定液固定的组织易产生汞盐沉淀，在切片脱蜡后，应浸入 0.5%碘酒(用 70%乙醇配制)脱汞，而后用 0.5%硫代硫酸钠水溶液脱碘，用流水彻底冲洗，再用蒸馏水洗后，进行染色。

(5)醋酸：纯醋酸为带有刺激性气味的无色液体，低于 15 ℃时为冰醋酸。醋酸可以各种比例与水或乙醇混合。常用其 0.3%～5.0%溶液作为固定液，醋酸不能沉淀白蛋白、球蛋白，但能沉淀核蛋白。5%的醋酸 pH 为 2～8，可抑制细菌和酶的活性，可防止合溶；醋酸的穿透力强；不能保存糖，也不能固定脂肪和类脂，固定线粒体和高尔基复合体时不要用高浓度的醋酸。醋酸可较好地保存染色体的结构，因此固定染色体的固定液多含有醋酸。其可把未分裂细胞核的染色质沉淀为块状体，清楚地显示细胞核。缺点是组织膨胀较明显，尤其对于胶原纤维和纤维蛋白。一般很少单独使用。

(6)铬酸：为三氧化铬的水溶液，用于固定的浓度为 0.5%～1%。铬酸为强氧化剂，不能与乙醇甲醛等混合，否则会还原为氧化铬失去固定作用。铬酸能沉淀蛋白质，核蛋白固定良好。对脂肪无固定作用，但对线粒体和高尔基复合体有固定作用。对组织的穿透能力弱，一般组织需固定 12～24 小时。固定的组织有收缩作用。而且，铬酸固定的组织宜避光保存，以防蛋白质溶解。铬酸的沉淀作用强，一般常与混合固定液应用。经铬酸固定的组织必须用流水彻底冲洗(≥24 小时)，否则影响染色效果。

(7)饿酸：特别适用于线粒体和内质网的固定。有时，经锇酸固定的标本需进行脱色处理：切片经脱蜡入水后，先用新鲜配制的 0.25%的高锰酸钾水溶液浸泡 5 分钟，此时切片呈深褐色，经自来水洗后立即浸入草酸-亚硫酸钾水溶液(1%草酸和 1%亚硫酸钾水溶液分别存放，用时等量混合)5 分钟，流水冲洗 20 分钟。也可再用 2%过氧化氢处理 30 分钟，流水冲洗后染色效果更好。电镜标本常用 1%高锰酸钾脱碘，锇酸固定的组织对碱性染料的亲和力强，细胞核的染色效果好，但会减弱细胞质的染色效果，因此常配成混合固定液应用。用锇酸固定或用含锇酸的混合固定液固定的组织，固定后须应用流水冲洗 12～24 小时，否则会影响染色效果。

(8)丙酮：为易挥发易燃的无色液体，可与水、醇、氯仿和醚等混合。可使蛋白质沉淀，渗透力强，对核的固定差。广泛用于酶组织化学方法中各种酶的固定(如磷酸酶、脂酶和氧化酶等)。作用基本与乙醇相同，但对糖原无固定作用。

(9)三氯醋酸：为无色易潮解的结晶体，水溶液为强酸性，易溶于醇和醚。其应密封于冷处保存。其作用与醋酸相似，常在混合固定液应用，可使蛋白质沉淀。其是 Susa 液的主要成分。同时，它也是一种良好的脱钙剂。

(10)乙醇:为无色液体,可与水无限相溶。有固定兼脱水作用,固定速度较慢,易使组织变脆。乙醇是一种还原剂,易氧化为乙醛和醋酸,不能与强氧化剂如铬酸、重铬酸钾和锇酸等混合。用于固定的浓度为80%～95%。乙醇用于糖原的固定,如肝组织、阿米巴原虫和尤文瘤的糖原染色。对纤维蛋白和弹性纤维等固定效果好,其渗透力弱,能沉淀白蛋白、球蛋白和核蛋白。但核蛋白经沉淀后,能溶于水,不利于染色体的固定。用无水乙醇固定时,其穿透速度快,可固定糖原,但取材宜薄。乙醇渗透能力差,可使组织收缩,且易挥发和吸收空气中的水分,在使用时应盖好容器。可加入一些无水硫酸铜粉末吸去其中水分。高浓度乙醇固定的组织硬化显著,时间过长组织变脆,收缩明显。用70%乙醇可较长时间保存组织。50%以上乙醇可溶解脂肪和类脂体,并可溶解血红蛋白,对其他色素也有破坏,因此有上述物质需要固定时,不能用乙醇固定。乙醇一般不作常规固定剂,用乙醇固定时,常先用30%乙醇固定数小时,再换95%乙醇继续固定。

2.混合固定

(1)B-5固定液:即醋酸钠-升汞-甲醛固定液。多用于固定淋巴组织。用该液固定的组织,在染色前应进行脱汞处理。固定液配方:无水醋酸钠1.25 g,升汞6 g,甲醛10 mL(用时加入),蒸馏水90 mL。如不用甲醛,则称为B-4固定液。

(2)Bouin液:是一种常规用于外科活检标本固定的良好固定液。用于固定大多数器官和组织,适用于结缔组织染色,尤其是三色染色时更为理想。固定效果好,组织细胞结构完整。细胞核着色鲜明,但细胞质着色较差。对脂肪的固定效果好,尤其适用于含脂肪的淋巴结、乳腺组织和脂肪瘤标本的固定。固定液偏酸,pH为3.0～3.5,对抗原有一定损害,可使组织收缩,不适宜于标本的长期保存。有一定毒性,应避免吸入或与皮肤接触。固定时间12～24小时。固定后组织被染成黄色,需用70%～80%乙醇洗涤。在乙醇中加入饱和碳酸锂水溶液有助于清除组织块的黄色物质。固定液比例:饱和苦味酸水溶液∶甲醛水溶液∶冰醋酸为15∶5∶1。也可用乙醇混合配制。配方为80%乙醇150 mL、甲醛水溶液60 mL、冰醋酸15 mL和结晶苦味酸1 g。此液用前配制,比经典Bouin液渗透力强,固定时间约24小时,固定后可直接转入95%乙醇。

(3)Carnoy液:固定胞质和细胞核,对于染色体固定佳,显示DNA和RNA效果好,也常用于糖原和尼氏体的固定。糖原储积病的标本可用此固定位固定。但不能保存脂类,不适用于脂肪染色。该液有防止乙醇硬化和收缩作用,增加渗透力,外膜致密不易渗透的组织可用其固定。该液固定速度快,3 mm厚的组织块1小时内即可固定,大块材料最好不超过4小时。固定液配方:冰醋酸10 mL,氯仿30 mL,无水乙醇60 mL。

(4)Mtiller液:此液作用缓慢,固定均匀,组织收缩小,多用于媒染和硬化神经组织,固定时间可很长(数天到数周)。固定过程中,需常更换新鲜液体。固定后用流水冲洗,乙醇脱水。固定液配方:重铬酸钾2.0～2.5 g,硫酸钠1.0 g,蒸馏水100 mL。

(5)Orth液:为常用的常规固定液,可用于胚胎组织、神经组织和脂肪组织的固定。该液渗透力强,组织收缩小。但固定液应在临用时配制,在暗处固定,固定24小时左右。固定液变为黑色时即不能再用。固定后用流水冲洗12～24小时,可存于70%乙醇中。固定液配方:重铬酸钾2.5 g,硫酸钠1.0 g,蒸馏水100 mL,37%～40%甲醛10 mL(用时加入)。

(6)PFG液:适用于多种肽类抗原的固定,多用于免疫电镜研究。对细胞抗原性和结构的保存较好。固定液配方:对苯鲲20 g、多聚甲醛15 g、25%戊二醛40 mL、0.1 mol/L二甲胂酸钠缓冲液1 000 mL。配制方法:用适量二甲胂酸钠缓冲液溶解对苯醌和多聚甲醛,然后加入戊二醛,最后用二甲酸钠缓冲液补足1 000 mL。

(7)PLP液和PLPD液:PLP液即过碘酸盐-赖氨酸-多聚甲醛固定液。适用于富含糖类组织的固定。对细胞结构和抗原性保存好。固定液中的过碘酸可氧化糖类形成醛基,而后与赖氨酸的二价氨基结合形成交联,从而使糖类固定。因为抗原多为糖蛋白,固定了糖类,也使抗原得以原位固定。固定时间为6～18小时。固定液配方:①储存液A(pH7.4,含有0.1 mol/L的赖氨酸与0.5 mol/L的Na_2HPO_4液)。赖氨酸盐酸盐1.827 g,溶于50 mL蒸馏水中,即为0.2 mol/L的赖氨酸盐酸盐溶液;而后加入Na_2HPO_4至0.1 mol/L,将pH调至7.4,用0.1 mol/L的PB补足100 mL,使赖氨酸浓度也为0.1 mol/L,4 ℃冰箱保存。②储存液B(8%多聚甲醛液)。多聚甲醛8 g,蒸馏水100 mL。过滤后4 ℃冰箱保存。临用时,取3份A液和1份B液混合后,加入结晶过碘酸钠,使过碘酸钠终浓度为2%,此时pH为6.2。较好的配比为0.01 mol/L的过碘酸盐、0.075 mol/L的赖氨酸、2%的多聚甲醛和0.037 mol/L的磷酸缓冲液。PLPD液的配方:PLP液25 mL,2.5%的重铬酸钾25 mL。4 ℃冰箱固定36～54小时。

(8)Rossman液:对糖原固定好。固定12～24小时后,用95%乙醇洗。固定液配方:无水乙醇苦味酸饱和液90 mL、甲醛10 mL。

(9)Zenker液:为形态学研究常用的固定液。其可用于固定多种组织,使细胞核和细胞质染色较清晰,常用于三色染色,对免疫球蛋白染色最好。其用于一些肿瘤标本(如横纹肌肉瘤和恶性畸胎瘤)的固定效果好。其对于病毒包涵体的固定效果也较好。但对于含血量较多的标本,如充血的脾脏和肺梗死等标本则不合适。固定时间为12～36小时,加热可加快固定作用。固定后用流水冲洗12小时,在使用70%乙醇脱水时加入碘(配成0.5%碘酒)脱汞。固定液配方:储存液由重铬酸钾2.5 g,升汞5 g,蒸馏水100 mL组成,用时加入冰醋酸5 mL。配制该液体时,可将重铬酸钾和升汞一起加入蒸馏水中,加温40～50 ℃溶解,冷却过滤后存于棕色瓶内。用时,取此液95 mL,加入冰醋酸5 mL即可。此液在醋酸加入后可与重铬酸钾作用产生铬酸。铬酸、醋酸和升汞均为染色质的沉淀剂,且铬酸可防止升汞对组织的过度硬化,醋酸可减少铬酸对组织的收缩作用,并可增加固定液的穿透速度。此固定液不能用金属容器盛放,组织固定后,也不要用金属镊夹取。进行磷钨酸-苏木精染色的组织应用该固定液固定。此液中的冰醋酸用甲醛代替即为Helly液。在Zenker储存液中加入10 mL甲醛水溶液,即变成Maximow液。

(10)4%多聚甲醛-0.1 mol/L磷酸缓冲液(pH 7.3):该固定液适用于光镜免疫组织化学方法。动物先用此液进行灌注固定,取材后,再用该液浸泡固定2～24小时。该液也可用于组织标本的较长时间的保存。固定液配方:将40 g多聚甲醛溶于1 000 mL 0.1 mol/L的PB液,加热至60 ℃,边搅拌边加温至透明即可(一般可滴加少量1 mol/L的NaOH以辅助溶解)。

(11)4%多聚甲醛-磷酸二钠/氢氧化钠液:该固定液适用于光镜和电镜免疫组织化学方法。用于免疫电镜标本时,应加入新鲜配制的戊二醛,使其终浓度为0.5%～1%。此固定液性质温和,可长期保存组织。固定液配方:甲液——多聚甲醛4.0 g,蒸馏水400 mL;乙液——$NaH_2PO_4 \cdot 2H_2O$ 16.88 g,蒸馏水300 mL;丙液——NaOH 3.86 g,蒸馏水200 mL。先将甲液中多聚甲醛完全溶解,再将乙液倒入丙液混合后倒入甲液,用1 mol/L NaOH或1 mol/L HCl将pH调至7.2～7.4。补充蒸馏水至1 000 mL,充分混合后,4 ℃保存。

(12)甲醛-钙液:特别适用于固定脂肪组织和组织化学染色。固定液配方:甲醛10 mL,无水氯化钙1 g,蒸馏水90 mL。

(13)乙醇-甲醛液:此液有脱水作用,固定后可直接加入95%乙醇脱水。对皮肤组织中肥大细胞的固定效果好。配方:95%乙醇或无水乙醇90 mL,40%甲醛10 mL。

(14)乙醚-乙醇液：固定液渗透性强，固定效果好，用于细胞涂片等固定。固定液配方：95%乙醇49.5 mL，乙醚 49.5 mL，冰醋酸 1 mL。

(15)中性缓冲甲醛液：为免疫组织化学中最常用的固定液，其对组织穿透性好，收缩小；对大多数抗原物质保存较好，对细胞膜的通透性有影响，可能使某些大分子抗原失去活性。固定时间以24 小时以内为宜。固定液配方：40%甲醛 10 mL，0.01 mol/L、pH 7.4 的 PBS 90 mL。

(16)中性甲醛液：是最常用的固定液之一，固定效果好。固定液配方：40%甲醛 120 mL，蒸馏水880 mL，磷酸二氢钠($NaH_2PO_4 \cdot H_2O$)4 g，磷酸氢二钠(Na_2HPO_4)13 g，pH 7.0。10%的甲醛中含饱和碳酸钙也称中性甲醛。

(四)组织固定后的洗涤

1.用水配制的固定液固定的组织洗涤法

常用的固定液为 10%的甲醛水溶液，可用流水冲洗。冲洗的时间与标本的种类、组织块大小和固定时间长短有关。对于尸检组织和大动物组织，一般冲洗 24 小时，小动物组织冲洗 2～10 小时。新鲜标本固定时间短，冲洗时间也相应缩短；反之，固定时间长的标本，冲洗时间也应延长。冲洗时，将组织放在广口瓶中，瓶口用纱布罩好并扎紧，防止组织块漏出。用一根适当的管子，一端接自来水龙头，一端插入瓶底，开启水龙头，使水缓缓流出即可。对于过小的组织、穿刺组织和小动物组织，多次换水浸泡即可，可不用流水冲洗。

2.用含乙醇固定液固定的组织洗涤法

用乙醇或含乙醇的固定液固定的组织一般不可冲洗。如须冲洗，要用乙醇冲洗，乙醇浓度与固定液中乙醇浓度近似。

3.特殊固定液固定的组织洗涤法

(1)重铬酸钾：用流水冲洗 12～24 小时，或用亚硫酸钠溶液冲洗，也可用 1%的氨水溶液洗涤。

(2)铬酸固定液：用流水冲洗 12～24 小时，应注意须洗涤干净，否则影响染色。

(3)苦味酸：用 50%或 70%的乙醇浸洗。可脱去苦味酸的黄色。洗涤时，乙醇中可加入少量饱和碳酸锂水溶液，直至乙醇不变色即可。

(4)氯化汞：含氯化汞固定液固定的组织，常形成一种菱形结晶(氯化亚汞)或不规则的物质(金属汞)，使组织变脆或造成染色不良。组织经流水冲洗后用 70%或 80%的乙醇洗涤，再加入少许 70%乙醇配制的 0.5%的碘酒溶液，待棕色消失后继续冲洗，直至脱汞乙醇无色。最后用5%的硫代硫酸钠溶液除去碘。切片经脱蜡至 70%的乙醇时，浸入用 70%乙醇配制的 1%碘酒中10 分钟，而后用 5%硫代硫酸钠水溶液去碘即可。

(李　慧)

第二节　特殊染色方法

现代病理诊断中免疫组织化学、电子显微镜及其他细胞和分子生物学技术的应用日益广泛，但简便的特殊染色在病理诊断中仍然有重要的应用价值。特殊染色技术用以帮助判断肿瘤的组织来源、分化程度和良恶性等。判断肿瘤的组织来源通常根据肿瘤细胞胞质的特种成分和特殊的胞质产物及特殊的酶。判断肿瘤组织的分化程度一般根据细胞核染色质核酸的含量，而胞质所含某些特有的酶或其他成分的出现和变化，对肿瘤细胞分化程度的判断也有一定参考价值。近年来用细胞核核酸含量判断肿瘤的良恶性的各种技术日益增多，但将其应用于日常病理诊断工作尚需进一步探索。常用的特殊染色方法如下。

一、PAS染色(过碘酸希夫染色)

其用以显示糖原、一些中性黏多糖、富于涎酸的酸性黏多糖以及一些黏蛋白。糖原呈PAS阳性(淀粉酶消化后呈阴性)。富含糖原的肿瘤，如卵巢透明细胞癌、肝细胞癌等；富含中性黏多糖的肿瘤，如结肠腺癌；富含涎酸黏液的肿瘤，如涎腺多形性腺瘤；含黏蛋白的肿瘤，如垂体嗜碱性腺瘤，PAS多为阳性。此外，一些真菌荚膜、肾小球基膜也呈PAS阳性。PAS染色阳性结果呈现为红色或紫红色。

二、亲银染色

肠嗜铬细胞及其他胺类激素(5-羟色胺)细胞用亲银染色可显示为棕色胞质颗粒，亲银染色呈阳性的细胞称为亲银细胞，亲银细胞形成的肿瘤称为亲银细胞瘤，属于APUD瘤或神经内分泌瘤。亲银染色是银染法中的一种，通常用Masson-Fontana银染法。

嗜银染色：胺类激素和肽类激素细胞可用嗜银染色显示(黑色颗粒)。阳性细胞也称嗜银细胞。通常用Bodian银染法或Grimelius银染法。大部分神经内分泌肿瘤都呈嗜银染色阳性。

神经内分泌肿瘤或APUD瘤可用亲银染色和嗜银染色结合进行评价。一般以含胺类激素(或神经递质)为主的神经内分泌肿瘤细胞多为亲银染色阳性，以含肽类激素为主者多为嗜银染色阳性。相当一部分神经内分泌肿瘤细胞亲银和嗜银染色呈双阳性。肠道类癌呈亲银和(或)嗜银染色阳性。支气管类癌多为嗜银染色阳性。

三、Van Gieson染色

Van Gieson染色用于鉴别纤维组织和肌组织。纤维组织(胶原纤维)呈粉红色，肌组织呈黄色。其常用于鉴别纤维肉瘤和平滑肌肉瘤。

四、Masson三色染色

Masson三色染色可用于鉴别梭形细胞肿瘤，通常用于鉴别纤维组织肿瘤和肌组织肿瘤。纤维组织肿瘤或各种肿瘤中的胶原纤维呈绿色，肌组织呈红色。

五、PTAH染色

PTAH染色通常用于寻找骨骼肌中的横纹，以确定横纹肌肉瘤的诊断。在PTAH染色中，肌纤维(平滑肌和骨骼肌)和神经胶质纤维都呈深蓝色。

六、网状纤维染色

网状纤维纤细，HE染色中很难辨认，通常多用镀银法显示(黑色)，例如Foot或Gomer氨银染色法。

七、弹力纤维染色

弹力纤维在身体中广泛存在，如皮肤、动脉壁都有丰富的弹力纤维，通常用 Verhoeff 或 Weigert 弹力纤维染色，呈黑色或蓝黑色。

八、类淀粉染色

类淀粉或称淀粉样物，是由轻链多肽组成的蛋白。许多肿瘤的间质有类淀粉样物质沉着，如甲状腺髓样癌、胃肠道类癌和胰岛细胞瘤等。在肿瘤组织中显示类淀粉样物质常用刚果红和甲紫染色，有时加用 Van Gieson 染色。刚果红呈橘红色，甲紫呈紫红色，Van Gieson 呈橘红色。

结缔组织包括纤维组织、骨组织和平滑肌组织、脂肪组织、血管组织以及软骨、骨组织等。这些组织来源于间叶组织，它们形成的高分化肿瘤均可用特殊染色鉴别(表 3-1)。

表 3-1　结缔组织染色反应

结缔组织	Van Gieson	Masson	PTAH
胶原	红	绿/蓝	蓝
肌组织	黄	红	深蓝
网状纤维	(—)	绿/蓝	棕红
软骨	(—)/粉红	(—)	棕红
骨样组织	红	(—)	棕红

九、铵银染色

通常用 Masson-Fontana 染色，用于显示肿瘤组织中的黑色素(呈棕黑色颗粒)，对诊断恶性黑色素瘤很有帮助。

十、酪氨酸酶染色(DOPA 反应)

DOPA(3,4-二羟苯丙氨酸)是酪氨酸酶的底物。酪氨酸存在于黑色素细胞中，利用 DOPA 反应可证明黑色素细胞中酪氨酸酶的存在，特别有助于发现在 HE 染色中观察不到黑色素的无色素性黑色素瘤。

十一、其他染色

(一)革兰氏染色

革兰氏阴性菌呈红色，革兰氏阳性菌呈蓝色。

(二)抗酸染色

抗酸杆菌在 Ziehl-Neelsen 法中呈红色，如在结核病及麻风的诊断中，找到抗酸染色呈阳性的杆菌就能准确诊断。

(三)Grocott 氯铵银真菌染色

真菌呈黑色，菌丝体呈灰红色。

(四)Feulgen 染色

近年来多用核酸染色判断肿瘤的增殖活性和恶性度，胞核主要成分为 DNA，核仁为 RNA。

DNA 经盐酸水解后释放出醛基，再与 Schiff 试剂作用而呈紫红色，着色程度可大致反映 DNA 含量的多少。

（陈晓童）

第三节 组织切片方法

组织切片方法包括石蜡切片法、冰冻切片法、火棉胶切片法、石蜡包埋半薄切片法、树脂包埋薄切片法和大组织石蜡切片法等。常用的切片工具包括组织切片机、切片刀和自动磨刀仪器等。以下分别加以叙述。

一、石蜡切片法

用切片机将组织经石蜡包埋后制成的蜡块制成切片的过程称为石蜡切片法。本法为现在病理诊断常用的制作切片方法。在切片前应先切去标本周围过多的石蜡（此过程称为“修块”），但也不能留得太少，否则易造成组织破坏，连续切片时分片困难。一般，切 4～6 μm 的切片，特殊情况可切 1～2 μm。要观察病变的连续性可制作连续切片。除此之外，石蜡包埋的组织块便于长期保存，因此石蜡切片仍是目前各种切片制作方法中最常用、最普遍的一种方法。

（一）切片前的准备

（1）固定后的标本经脱水、透明、浸蜡和包埋后，制成蜡块。高质量的蜡块和锋利的切片刀是保证切片质量的关键环节。检查切片刀是否锋利，简便的方法是用头发在刀锋上碰一下。如一碰即断，说明刀锋锋利。用显微镜观察可确定刃口是否平整，有无缺口。

（2）准备充足的经过处理的清洁载玻片和恒温烤片装置，用大中号优质狼毫毛笔和铅笔（用于在载玻片的粗糙端写编号）进行书写，如用普通载玻片，可用碳素墨水和蛋白甘油按 3∶1 体积混合后进行书写。

（二）切片制作过程

（1）预先修好的组织块先在冰箱中冷却，而后装在切片机固定装置上。将切片刀装在刀架上，刀刃与蜡块表面呈 5°夹角。将蜡块固定，调整蜡块与刀至合适位置，并移动刀架或蜡块固定装置，使蜡块与刀刃接触。

（2）切片多使用轮转式切片机，使用时左手执毛笔，右手旋转切片机转轮。先修出标本，直到组织全部暴露于切面为止，但小标本注意不要修得太多，以免无法切出满意的用于诊断的切片，大标本应注意切全。切出蜡片后，用毛笔轻轻托起，而后用齿科镊夹起，正面向上放入展片箱（展片温度根据使用的石蜡熔点进行调整，一般低于蜡熔点），待切片展平后，即可进行分片和捞片。切片经 30％的乙醇初展后，再用载玻片捞起放入展片箱展片更易展平。为减少切片刀与组织块在切片过程中产生的热量，使石蜡保持合适的硬度，切片时可用冰块冷却切片刀和组织块，尤其在夏季高温季节更为必要。

（3）轮转式切片机切取组织是由下向上切，为得到完整的切片，防止组织出现刀纹裂缝，应将组织硬脆难切的部分放在上端（如皮肤组织，应将表皮部分向上；而胃肠等组织，应将浆膜面朝上）。

(4)捞片时注意位置,要留出贴标签的空间,并注意整齐美观。捞起切片后,立即写上编号。

(5)切片捞起后,在空气中略微干燥后即可烤片。一般,在 60 ℃左右烤箱内烤 30 分钟即可,也可用烤片器烤片。血凝块和皮肤组织应及时烤片。但对于脑组织(人体较大组织)须待完全晾干后,才能进行烤片。否则,可能产生气泡影响染色。

(三)切片的注意事项

1.组织的取材和固定

取材时,组织块的大小厚薄应适当,过大、过厚的组织,固定液不易渗透,易引起固定不良。过小、过薄的组织,在固定和脱水的过程中易变硬或产生弯曲扭转,同样影响切片质量。陈旧、腐败和干枯的组织不宜制作切片。用陈旧腐败组织制成的切片往往核浆共染,染色模糊,组织结构不清,无法进行观察。固定不及时和固定不当的组织,染色时常出现核质着色较浅,轮廓不清的情况,且有不同程度的片状发白区。组织固定时,固定液的量应充足,至少要在 4 倍以上,同时注意组织块不要与容器贴壁。至于组织固定的时间,应根据具体情况加以掌握。

2.组织脱水、透明和浸蜡

组织脱水用的各级乙醇,应保证浓度准确,以便组织脱水彻底。组织块在无水乙醇中,放置时间不宜过长,否则会导致组织过硬,切片困难。若遇到此情况,可将组织浸在香柏油中软化,用二甲苯洗去香柏油后,再重新浸蜡和包埋。若脱水用的无水乙醇中混有水分,则会导致组织脱水不彻底。经二甲苯处理时,组织也无法透明化,呈现浑浊。此时,应将组织置于新的乙醇中重新脱水。二甲苯透明步骤也应充分,否则不利于石蜡的浸透。组织在二甲苯内的时间应严格掌握,时间过长组织易碎,无法切出好的切片;时间不足,则石蜡不易浸透。浸蜡的温度也不宜过高,时间长短也应加以控制。总之,若组织脱水、透明和浸蜡对于切片质量都有一定影响,组织脱水、透明和浸蜡过度,组织块会变硬变脆;但若时间不够,组织块硬化不够,也不利于切片和染色,给诊断带来困难。因此,应注意各具体环节的操作,并注意保证各种试剂的质量。

3.切片

组织块固定不牢时,切片上常形成横皱纹。切片刀要求锋利且无缺口,切片自行卷起多由切片刀不锋利所致,切片刀有缺口时,易造成切片断裂破碎和不完整。骨组织切片时,用重型较好。全钢刀或单面钨刀也适用于石蜡或火棉胶包埋的骨组织切片。

4.切片刀和切片机

切片刀放置的倾角以 20°～30°为好。倾角过大切片上卷,不能连在一起,过小则切片皱起。应注意维护切片机,防止因螺丝松动产生震动,否则切片时则会造成切片厚薄不均。遇硬化过度的肝、脑和脾等组织时,应轻轻切削,防止组织由于震动产生空洞现象。

5.特殊要求切片的制作

石蜡切片虽然有很多优点,但制片过程中要经过乙醇和二甲苯等有机溶剂处理,因此很易造成组织内抗原性的丧失,在用于免疫组化染色时影响结果的准确性。因而,有人采用冷冻干燥包埋法,即将新鲜组织低温速冻,利用冷冻干燥机在真空和低温条件下除去组织内的水分,然后用甲醛蒸汽固定干燥后的组织,而后再进行浸蜡、包埋和切片。此法可保存组织内的可溶性物质,防止蛋白质变性和酶的失活,减少抗原的丢失。其可用于免疫荧光标记、免疫酶标记和放射自显影。

二、冰冻切片法

冰冻切片在组织学技术中应用广泛，对临床手术患者的术中快速病理诊断尤其具有重要意义。另外，冰冻切片制作时不经各级乙醇的脱水及二甲苯的透明等过程，因此对脂肪和类脂的保存较好，在脂肪染色和神经组织髓鞘的染色中常用。

（一）直接冰冻切片法

冰冻切片适用于新鲜组织、用甲醛固定的组织和低温冰箱冷藏的组织块等。组织块可不经任何包埋剂处理直接放在制冷台上冷却后即可进行切片。

1.恒冷箱切片法

将组织块放在恒冷箱的切片机上切片。恒冷箱切片机的种类较多，可根据实际情况加以选用。一般调节温度为－25 ℃左右。箱内温度下降后，打开观察窗，将组织固着器放置到速冻台上，先放少量 OCT 或羧甲基纤维素，待冻结后将组织块放上，并在其周围加适量包埋剂，将组织块包埋。组织冻结后将组织固着器装到切片机上，调整组织的切面与刀刃平行并贴近刀刃，将厚度调至适当位置后，关闭观察窗。初步修出组织切面后放下防卷板，开始切片。切片用载玻片贴附后，进行吹干或固定。此法可用于科研和教学的连续切片，效果较好。在切片前，应预先启动进行预冷，同时准备多个冷却头，用于多块组织切片。

2.半导体制冷冰冻切片法

将组织块放置在半导体制冷台上，加少许蒸馏水，调好切片的厚度。接通循环流水后，再接通电源，而且在使用的全过程中流水不能中断，关闭电路后才能停水。还应注意电源正负极不能接反，用整流电源控制温度。冰冻组织周围的水不宜过多，用手检查组织块的硬度，当可切成厚薄一致的切片时，即可正式切片。切片用毛笔展平后，立即用载玻片贴附，待切片刚要融化时，即刻放入固定液内固定 1 分钟。已固定的组织切片收集于清水中。然后根据目的进行染色，暂时不染色的切片用载玻片敷贴。

3.甲醇制冷器切片法

甲醇制冷器为附有带导管的制冷台和制冷刀的甲醇循环装置。其冷却速度较快，属开放式，做一般常规冰冻切片用。

4.二氧化碳冰冻切片法

将组织块放在冰冻切片机的冷冻台上，加少许 OCT。打开冷冻台的二氧化碳开关，二氧化碳气体喷出，待组织出现冷霜时，关闭二氧化碳，即可切片。组织冷冻过硬易碎，若冷冻不够，则组织块硬度不足，切片呈粥糜状，无法成片，应用间歇冷却法继续冷却。硬度一般在刚开始解冻时最适合，故应迅速切片。

（二）冰冻切片粘片法

1.蛋白甘油粘片法

冰冻切片粘片法基本按石蜡切片的粘片处理，但烤片温度不宜超过 40 ℃。烤干后立即取出，温度过高，时间过长，则切片易碎。烤干后用 70％乙醇和自来水略洗后即可染色。

2.Lillie 明胶粘片法

将切片放入 1％明胶水溶液数分钟，取出放于载玻片上，倾去多余液体。用 5％甲醛水溶液固定5 分钟，水洗 10 分钟，即可染色。

3.乙醇明胶粘片法

切片浸于0.1%或0.75%明胶溶液(用40%乙醇配制)数分钟,取出后,室温干燥,放入氯仿中1分钟,经95%和75%乙醇洗去氯仿,再经蒸馏水洗后即可染色。

三、火棉胶切片法

(一)切片方法

火棉胶切片使用滑动式切片机。切片前应检查切片机情况,保证刀片锋利,无缺口,胶块硬度也应合适。切片刀与滑行轨道的角度以20°～40°为好,组织较硬者,角度要小。清除角(刀刃与胶块平面的夹角)为4°～6°,切片时,用右手推刀,左手用毛笔蘸70%或80%乙醇,随时湿润胶块和切片刀。切片时,右手来回推拉切片机的滑动部分(有刀架滑动和标本台滑动两种)进行切片,用力尽量均匀,不要中途停顿,速度过慢可能造成锯齿不平,过猛易引起切片碎裂。当修块到组织块切面全部露出时,即可正式切片。切片厚度一般为10 μm。连续切片时,切好的胶片应先放在70%或80%的乙醇中,而不立即贴在载玻片上。同时做好号码标记(书写液配方:丙酮∶乙醚∶浓墨汁=5∶5∶3)。余下的胶块也应保存在80%乙醇中。

(二)切片的注意事项

火棉胶切片是采用湿切的方法,与石蜡切片法不同。用火棉胶包埋的组织块,在切片前后均应保存在70%乙醇中,防止火棉胶继续挥发,影响硬度。切片时,也应随时用70%或80%乙醇涂在火棉胶组织块和切片刀上,以保持一定的湿度和硬度。在支持器上固定火棉胶组织块的方法是用乙醚先溶解组织块的底部,而后用8%的液体火棉胶粘贴组织块。

(三)火棉胶切片粘片法

1.蛋白甘油粘片法

将切片放在涂有薄层蛋白甘油的载玻片上,用滤纸吸干,加几滴丁香油,放置数分钟,用滤纸沾去丁香油,经95%乙醇和蒸馏水冲洗,即可染色。

2.明胶粘片法

明胶4 g,溶于20 mL冰醋酸,在65～70 ℃水浴内加温溶化。加70%乙醇70 mL和5%铬矾水溶液1～2 mL。将以上混合液滴在载玻片上,干燥后即形成一层明胶膜,遇水后明胶膜溶化产生一定黏性,将切片贴附。

3.火棉胶粘片法

将切片从70%乙醇中移到载玻片上,展平后,用滤纸吸干,在切片上薄涂一层0.5%火棉胶溶液,用蒸馏水洗后染色。

四、大组织石蜡切片法

制备大组织块可观察完整的组织病变情况,以及保持结构上的连续性。有时在病理诊断上有重要的意义。因为有些病变用肉眼无法分辨正常组织和病变组织的界限,尤其像甲状腺组织肿瘤,观察有无包膜浸润或包膜是否完整时,如不用大组织块,则必须将一完整肿瘤的断面分成若干小组织块,如果包埋不当或切面不正,则无法全面观察病变组织的分布情况而影响诊断。因此,制备大石蜡组织切片很有必要。制备方法简介如下。

(一)取材

组织取材厚度为0.3～0.5 cm,也可为0.5～0.8 cm。

(二)冲洗

陈旧性标本应用自来水冲洗 24～48 小时，而后用蒸馏水充分洗涤，再用乙醇氨水溶液浸泡组织10 小时。

(三)脱水、透明和浸蜡

对于不同厚度的组织块此步骤所需时间也不同。

(四)包埋

用 52～54 ℃石蜡包埋，包埋时注意放平整，否则切片不易切完整。

(五)切片

为降低大块组织块切片难度，可考虑采用以下方法：①用较软的蜡包埋，适当减小蜡块硬度；②切片前不用冰箱预冷；③切片刀尽量锋利，蜡块略倾斜。

(六)展片和烤片

切片切出后，用毛笔轻轻移到纸上，放入冷蒸馏水中，稍等片刻后用大载玻片捞至 20 ℃温水中，而后再浸入 40～50 ℃温水中。完全展平后，捞片，晾干后烤片 5 分钟。

(七)染色

对于 HE 染色，切片脱蜡后，为防止脱片，可用 5%火棉胶薄层覆盖，再用 85%乙醇和水洗硬化。Harris 苏木精液染色 3～5 分钟，经盐酸乙醇适度分化后，胞质用伊红乙醇饱和溶液染色，最后用中性树胶封片。根据需要，也可做特殊染色和免疫组化染色。

五、石蜡包埋半薄切片法

切片与常规方法相同，但切片刀要锋利，最好用一次性切片刀。气温高时，可将蜡块和切片刀冷却后切片。

六、树脂包埋半薄切片法

切片时用钢锉修整聚合块，露出组织。普通切片机一般用硬质钨钢刀，切成 1～2 μm 的切片。于常温水中展平后，贴附于载玻片，充分烤干后即可按需要染色。

七、振动切片

用振动切片机，可把新鲜组织(不固定、不冰冻)切成 20～100 μm 厚的切片。可用漂染法在反应板进行免疫组化染色，而后在立体显微镜下检出免疫反应阳性部位。经修整组织、后固定处理，再按电镜样本进行制备、脱水、包埋、超薄切片和染色观察。该方法可较好地保存组织内脂溶性物质和细胞膜抗原，用于显示神经系统抗原分布。这种切片法尤其适用于免疫电镜观察。

八、塑料切片

塑料包埋组织的切片方法与常规切片方法相同。可同时进行光镜和电镜检测，定位准确。塑料包埋切片厚度可达 0.5～2.0 μm(半薄切片)。塑料切片主要用于免疫电镜的超薄切片前定位。包埋前染色的标本，切半薄切片后不需染色，可直接在相差显微镜下观察。免疫反应部位呈黑点状，定位后进一步做超薄切片，这样可明显提高免疫电镜阳性检出率。

九、碳蜡切片

按石蜡切片法切片，但操作时注意碳蜡块尽量不要接触水和冰块，储存应密封干燥冷藏。该方法的缺点是夏季室温高时，切片困难，连续切片不如石蜡切片容易；且碳蜡吸水性较强，也不易长期保存。

十、超薄切片

用于电镜标本的制备。

（李　慧）

第四节　免疫组织化学技术

在生物学、组织学、胚胎学和病理学曾广泛使用组织化学技术，该技术通过分解置换、氧化和还原等化学变化，经呈色反应显示组织细胞内化学成分。而免疫组织化学技术则是利用免疫学中的抗原抗体反应，借助可见的标志物，对相应抗原或抗体进行定位、定性和定量检测的一种免疫检测方法。

常用的免疫组织化学技术有酶免疫组化技术和荧光免疫组化技术、免疫金(银)组化技术等。在免疫组织化学检查中，现在仍以免疫荧光标记法和免疫酶标记法的应用最为广泛。

一、酶免疫组织化学技术

酶免疫组织化学技术是利用酶标记已知抗体(或抗原)，然后与组织标本中相应抗原(或抗体)在一定条件下相互结合形成带酶分子的复合物，酶遇到底物时，能催化底物水解，或氧化或还原，产生有色的不溶性产物，出现显色反应，在显微镜下进行细胞与组织表面或内部某种抗原成分的定位观察分析。

(一)组织切片的处理

待检组织要尽可能新鲜，经速冻储存于－70 ℃冰箱内，绝大多数待检物的抗原性可保持数年不变。用恒温冷冻切片机将组织切成 4 μm 厚的薄片，用铝箔包裹后放入－20 ℃冰箱可保存约 1 个月。

酶免疫染色的标本必须固定，其目的是防止切片上的细胞脱落，去除干扰抗原抗体结合的类脂。另外，标本一经固定，可保证在染色和反复清洗切片过程中抗原不致释放，从而可获得良好的染色效果，且固定后的标本便于保存。

(二)直接法(一步法)

1.原理

在处理过的组织切片上，直接加酶标记抗体，再用底物二氨基苯胺和 H_2O_2 进行显色，置普通光学显微镜下观察。

本法简便、快速、特异性强，非特异性背景反应低，结果可靠，可精确定位抗原，切片可较长期保存。

2.操作

(1)冷冻切片贴附后，吹干固定。冷丙酮固定 5 分钟，95％乙醇固定 10 分钟，PBS 洗涤 3 次后，用二甲苯脱蜡 2 次，用无水乙醇洗涤 2 次。

(2)用新配制的3% H_2O_2 处理切片10分钟,以封闭内源性过氧化酶,再经无水乙醇处理。

(3)用0.1 mol/L PBS充分洗涤2次,每次20分钟。

(4)滴加最适浓度的HRP标记抗体,室温下于湿盒内反应60分钟。

(5)用PBS洗涤3次,边洗边振荡,每次5分钟。

(6)用0.05 mol/L Tris-HCl缓冲液(pH 7.6)洗涤5分钟。

(7)用新配制的DAB反应液(3,3-二氨基联苯胺,内含0.005% H_2O_2)于室温下,与组织切片反应5~30分钟。显微镜下观察染色情况。

(8)先用Tris-HCl缓冲液,后用自来水冲洗。

(9)必要时可用Mayer苏木精复染细胞核。

(10)进行脱水、透明和封固,抗原阳性部位有棕黑色沉淀。

(三)间接法(二步法)

1.原理

在直接法的基础上,为了增加敏感性和实用性而在酶标抗体与组织内抗原之间增加抗体反应层次。即先用未标记的特异性抗体与标本中相应抗原反应,再用酶标记的抗特异性抗体与之反应,形成抗原-抗体-酶标抗抗体复合物,加底物显色。该方法的敏感性比直接法高。

2.操作

切片及其处理同直接法的操作(1)~(3)步。

(1)滴加1∶10(3%)的产生Ⅱ抗的正常动物血清,置温湿盒中反应10分钟,然后倾去多余血清。此步目的为减少非特异性背景。

(2)滴加特异性Ⅰ抗,室温下于湿盒内反应30~60分钟或4 ℃过夜。

(3)用PBS充分冲洗3次。

(4)滴加HRP标记的Ⅱ抗,于温湿盒内反应30~60分钟。

(5)先用PBS,再用Tris-HCl缓冲液各冲洗10分钟。

(6)用新配制的DAB染色5~30分钟。

(7)用Tris-HCl缓冲液、自来水冲洗。

(8)用苏木精或甲基绿复染。

(9)进行脱水、透明、封固和镜检。

(四)过氧化物酶-抗过氧化物酶(PAP)法

过氧化物酶-抗过氧化物酶法的基本原理是先用足量的过氧化物酶与抗过氧化物酶结合,制成由3个酶分子和两个抗酶抗体分子组成的环形复合物,即PAP,其相对分子质量为432 000,直径20.5 μm,结构非常稳定,在染色冲洗过程中酶分子不会脱落。PAP中不存在游离的免疫球蛋白,不易产生非特异性染色,因而特异性、敏感性和重复性良好,可用于抗原损失较多的石蜡包埋组织的免疫组织化学检测。

(五)亲和素-生物素-酶复合物法

1.原理

亲和素-生物素-酶复合物法的基本原理是特异性的Ⅰ抗体与细胞或组织抗原结合后,再通过生物素标记的桥抗体,即第Ⅱ抗体与Ⅰ抗体结合将生物素带到抗原部位,生物素与HRP标记的亲和素可自行结合,于是形成酶-生物素-亲和素复合物,通过酶反应显示抗原。此法不仅非特异性着色少,背景清晰,对比效果佳,而且是目前最敏感的免疫组化方法,有广阔的应用前景。

2.操作

(1)如系石蜡切片应当用胰蛋白酶消化，以消除甲醛固定所致的掩盖作用，减少背景反应，通常用0.134% $CaCl_2$(pH 7.8)配制的0.1%酶液，于37 ℃条件下处理切片15～60分钟。

(2)用PBS洗3次，每次5分钟。

(3)滴加1∶10正常羊血清，于温湿盒内反应10分钟，然后倾去多余血清液。

(4)滴加适当稀释的Ⅰ抗，于温湿盒内反应1小时或4 ℃过夜。

(5)用PBS洗3次。

(6)滴加生物素标记的Ⅱ抗(如羊抗兔Ig抗体)，于湿盒内37 ℃下保温30分钟。

(7)用PBS洗3次，每次5分钟。

(8)滴加亲和素-过氧化物酶复合物，湿盒内37 ℃下保温1小时。

(9)依次用PBS和0.05 mol/L Tris-HCl缓冲液(pH 7.6)冲洗10分钟。

(10)用含0.03%～0.05% H_2O_2 的DAB液显色，室温下反应5～10分钟，用光镜监测显色。

(11)依次用Tris-HCl缓冲液和水冲洗。

(12)用2%甲基绿或苏木精复染。

(13)进行脱水、透明、封片和观察。

二、荧光免疫组织化学技术

(一)原理

荧光免疫组织化学技术采用荧光素标记已知抗体(或抗原)作为探针，检测组织与细胞标本中的靶抗原(或抗体)。在此法中，以荧光素为标志物，当标记抗体与其相应抗原反应时，就将荧光素带到抗原的部位，在荧光显微镜下可观察到荧光信号。

常用的荧光素标记物有异硫氰酸和罗丹明B200。前者的最大激发光λ=495 nm，最大发射光λ=525(490～619)nm，呈黄绿色；罗丹明B200的最大激发光λ=560 nm，最大发射光λ=595(540～660)nm，呈橙红色。异硫氰酸和罗丹明B200常用以标记免疫球蛋白(Ig)。

(二)分类

荧光免疫组织化学技术也分直接法和间接法。

1.直接法

将荧光素(或其他标志物)标记在第1抗体(Ⅰ抗)上，然后用标记的Ⅰ抗直接显示相应的抗原，其优点是特异性高、快速和简便，缺点是灵敏性差、抗体用量大和需标记每一种抗体。直接法多用于检测IgG、IgA、IgM，以及 C_3 和 C_4。

2.间接法

用荧光素(或其他标志物)标记第2抗体(Ⅱ抗)，先让Ⅰ抗与抗原相结合，再通过Ⅱ抗与Ⅰ抗结合显示抗原。间接法灵敏度高，抗体用量少，一种标记抗体可显示多种抗原，但非特异性高，多用于检测自身抗体，以及某些细菌与寄生虫抗体的筛查。

(三)操作

1.荧光素标记抗体直接法检测B细胞表面Ig(SIg)

(1)取静脉抗凝血经Ficoll液离心分离。

(2)将淋巴细胞洗净悬浮于含5%小牛血清的PBS或Hanks液中，浓度为(2～3)×10^6/mL。

(3)加入异硫氰酸-抗人 Ig 抗体(测鼠 SIg 时用异硫氰酸-抗鼠 Ig 抗体),以 3 000 r/min 离心30 分钟,除去聚合的 Ig。

(4)取 0.1 mL 细胞悬液,加稀释适度的 0.1 mL 异硫氰酸-抗人 Ig 抗体,37 ℃下于湿盒中静置30 分钟。

(5)用预温为 37 ℃的含 5%血清的 0.01 mol/L PBS(pH 7.4)洗 2 次,以洗去游离的荧光素标记抗体。

(6)荧光显微镜观察:将细胞悬液滴于载玻片上加盖片,使用蓝紫激发滤片(或紫外滤片)及510 nm 隔阻滤片,SIg 阳性细胞呈现黄绿色荧光。荧光定位于 B 细胞表面,呈环状、斑块或帽状分布。

(7)计数时先计视野中带荧光的 B 细胞,再在普通光源下计淋巴细胞总数,求 200～500 个淋巴细胞中 B 细胞数。正常人外周血中 SIg 阳性细胞占 12%～30%。

2.免疫荧光间接法检测组织特异抗原

(1)将组织制成 2～4 μm 的冷冻切片,并黏附于载玻片上。

(2)将标本干燥,用丙酮固定 5～10 分钟,95%乙醇固定 10～30 分钟(勿用戊二醛固定,因其有自发荧光)。

(3)用 0.01 mol/L PBS 洗涤 3 次,每次 5 分钟。

(4)滴加Ⅰ抗,置湿盒中 37 ℃下保温 30 分钟或 4 ℃下过夜。

(5)用 0.01 mol/L PBS 洗涤 3 次,每次 5 分钟,边洗边振荡。

(6)滴加荧光标记的Ⅱ抗,置湿盒中 37 ℃下保温 30 分钟。

(7)洗净,封片待检。

(8)于荧光显微镜下观察。

三、免疫金(银)组织化学技术

Faulk 和 Taylor 最先将胶体金技术应用于免疫组化研究,Romano 等用胶体金标记第Ⅱ抗体,建立了间接免疫胶体金染色法,Dascller 建立了用银显影液增强光学显微镜下金颗粒可见性的方法。此后亲和素金银染色法及固相金银染色法也相继建立。

免疫胶体金制备简便,能与多种蛋白稳定结合,既可用于光学显微镜,又可用于电子显微镜。在用于前者时,染色操作简单,显色底物没有致癌性,染色结果可长期保存,是非常灵敏的免疫组化方法;用于电子显微镜时,由于金颗粒的电子密度高,使电镜的分辨率提高,有益于超微结构的观察。另外,免疫胶体金技术还可通过用不同粒径的胶体金颗粒进行双重和多重标记。这种技术适用于研究各种生物分子在细胞表面和细胞内的定位分布,也适于检测体液中的抗原或抗体。而且,这种技术不需要复杂仪器设备,试剂已国产化,便于推广应用。

(一)原理

通过不同的方法和实验条件,可将氯金酸($HAuCl_4$)制成粒径不同的胶体金,再与抗原或抗体结合。这种结合可能是由金颗粒表面带负电荷,蛋白质分子表面带正电荷,产生静电吸引造成的。胶体金标记的抗原或抗体,可用于检测与之相应的抗体或抗原,也可以在金标记抗体染色后,进一步用银显影液处理,金粒子还原银粒子生成银颗粒,在光学显微镜检查时,阳性部位呈现金属银的黑褐色,在电镜检查时,标记抗体的金颗粒沉着于相应抗原处。免疫胶体金还可用于免疫凝集试验,当胶体金标记的抗体与相应抗原相遇发生凝集时,胶体金颗粒越聚越大,引起散射光变化，产生肉眼可见的颜色变化，用分光光度计可进行定量测定。

(二)操作

1.胶体金制备

(1)维生素C还原法：将20 mL三蒸水、1 mL 0.1 mol/L K_2CO_3 和1 mL 1%氯金酸水溶液，在冰水浴上混合，并立即加入1 mL 7.0 g/L的维生素C，充分摇动至呈紫红色，再加三蒸水至100 mL，煮沸至显红色即可。此法制得的胶体金粒径为10～15 nm。

(2)枸橼酸三钠还原法：将125 mL三蒸水煮沸，加7.5 mL 1%的枸橼酸三钠后再煮5分钟，立即加入1.25 mL 1%的氯金酸，在100 ℃水浴上反应15分钟，放冷备用。此法可制备粒径为8～10 nm的胶体金。

(3)枸橼酸钠-鞣酸还原法：往100 mL三蒸水中加入1 mL 1%的氯金酸，煮沸，加入1.25 mL枸橼酸钠-鞣酸液(2 mL 1%枸橼酸钠+0.45 mL 1%的鞣酸)，继续煮沸15分钟即可。所得胶体金粒径为5～6 nm。

(4)枸橼酸三钠法：将100 mL 0.01%氯金酸煮沸，边搅拌边加入0.7 mL 1%的枸橼酸三钠溶液，在2分钟内金黄色的氯金酸变为紫红色，接着再煮15分钟，冷却后用蒸馏水恢复到原体积。此法与枸橼酸三钠还原法反应条件不同，所得胶粒直径为60～70 nm。在可见光区的最高吸收峰在535 nm。胶体金的粒径随加入的枸橼酸三钠的量的多少而变化，加入量越大粒径越小。

为了获得大小均匀的胶体金颗粒，在按上述方法制备之后，可用蔗糖密度梯度离心法再分级。在制备胶体金过程中，应注意所用容器的清洁、水的纯度、pH和温度。

一般而言，5～15 nm粒径的胶体金可用于免疫组化实验，20 nm以上者适用于免疫凝集试验。

2.免疫胶体金制备

(1)抗体蛋白的预处理：用超速离心的方法除去低温贮存过程中可能形成的聚合物，并对0.05 mol/L NaCl液(pH 7.0)进行透析，以去除磷酸根或硼酸根。

(2)胶体金的预处理：根据标记蛋白的不同，调制胶体金的pH，使之接近或略高于欲标记蛋白质的等电点。抗血清IgG标记时pH调为9.0，单抗IgG标记时pH调为8.2，亲和层析纯化抗体结合时pH调为7.6，而SPA纯化抗体标记时pH调为5.9～6.2。

(3)确定胶体金与蛋白的合适比例：可将欲标记蛋白质配成一系列不同的浓度，各取0.1 mL加到1 mL胶体中，对照管只有胶体金不含蛋白。5分钟后，向各管各加0.1 mL 10%NaCl溶液，混匀后室温静置2小时，不稳定的胶体金将发生聚沉。然后加入0.1 mL 1%的PEG(相对分子质量20 kD)终止凝聚。此时，溶液由红变蓝色或无色。保持红色不变的最低的蛋白量的110%～120%，为稳定1 mL胶体金的实际蛋白用量。

(4)胶体金与蛋白质的结合：在搅拌条件下，往处理过的胶体金溶液中，加入预处理过的蛋白质，足量后再搅拌5～10分钟。加入50 g/L的BSA使其终浓度达到10 g/L。亦可用终浓度为0.5 g/L的PEG代替BSA。

(5)纯化：可用超速离心或凝胶过滤法纯化。离心30～60分钟，沉淀悬浮于含0.2～0.5 mg/mL PEG的缓冲液中，洗涤，最终将浓度调整为 $A_{1\ cm/540\ nm}=1.5$ 左右，加0.5 mg/mL NaN_3 防腐，4 ℃保存。

(6)凝胶过滤：可用丙烯葡聚糖S-400柱，用含0.1% BAS的0.02 mol/L Tris缓冲液(pH 8.2)洗脱。

(7)保存:保存缓冲液的离子浓度不能过高,加 BAS 或 PEG 有利于胶体金的稳定,低浓度下保存更稳定。4 ℃下加 NaN_3 防腐可贮存数月,若加少量甘油-70 ℃下储存时间更长。

(陈晓童)

第五节 免疫电子显微镜技术

免疫电子显微镜技术(简称免疫电镜技术)是将免疫化学技术与电镜技术相结合,在超微结构水平研究和观察抗原、抗体结合定位的一种方法。它主要分为两大类:一类是免疫凝集电镜技术,即采用抗原抗体凝集反应后,再经负染色直接在电镜下观察;另一类则是免疫电镜定位技术,利用带有特殊标记的抗体与相应抗原相结合,在电子显微镜下观察,由于标志物形成一定的电子密度而指示出相应抗原所在的部位。免疫电镜的应用使得抗原和抗体定位的研究进入到亚细胞的水平。

用于电镜观察的标志物有 3 类:第 1 类是电子密度致密的标志物,如铁蛋白、辣根过氧化物酶(HRP)等。第 2 类则是放射性同位素,如 ^{125}I、^{35}S、^{32}P、^{14}C 和 ^{3}H 等。第 3 类则是有独特形状的标志物,如血蓝蛋白、噬菌体等。标志物应具有特定的形状、不影响抗原抗体复合物的特性与形状。目前,用于免疫电镜的标志物主要是铁蛋白和 HRP。两者各有其特点,铁蛋白电子密度致密,观察时反差大,优于酶标记;但铁蛋白相对分子质量大(460 kD),穿透能力差,所以适于细胞表面抗原的定位,且铁蛋白的标记过程比较复杂。HRP 相对分子质量小(40 kD),穿透力强,有利于标记抗体进入细胞内,适于细胞内的抗原定位。

一、影响免疫电镜效果的因素

(一)固定

固定是免疫电镜技术中较关键的一步,免疫电镜技术中的固定步骤与一般超薄切片中的固定步骤的不同之处在于既要保存细胞的超微结构,又要考虑到抗原的失活问题。

1.固定剂的要求

不损害细胞内抗原的活性;固定速度快、效果好;相对分子质量小,易于渗透;固定后,不引起交联,造成空间的阻碍,影响标记抗体进入抗原位。

常用的固定液有:4%聚甲醛;1.5%~2%戊二醛;1%多聚甲醛+1%戊二醛;4%多聚甲醛+0.5%苦味酸+0.25%戊二醛;96%乙醇+1%醋酸。不论采用哪种固定液,使用前必须用已知效价的抗原做一系列预实验,以优化固定剂的种类、浓度、温度、pH 及固定时间等参数。

2.影响固定的因素

固定剂的种类;固定剂的浓度,浓度过大,对抗原的活性有影响,浓度过小,固定效果差;固定剂的 pH;固定剂的温度,一般采用 2~4 ℃冷固定,这样能降低细胞的自溶作用和水分的抽提;固定的温度,温度高固定快;缓冲系的离子强度,离子强度大,渗透压大,穿透力强,固定也快;被固定的细胞类型。

(二)非特异性吸附

非特异性吸附与酶标抗体、抗血清的稀释度、染色时间、温度及介质等有关,其中最主要的是抗血清及标记抗体的稀释。一般认为,高效价抗血清或标记抗体稀释到低蛋白浓度,用于标记染色可获得最理想的结果。因为低蛋白浓度有利于降低非特异性吸附。实际应用的蛋白浓度大致在0.50～2.00 mg/mL，工作效价一般在1∶400～1∶20。在实际工作中，将标记抗体或抗血清稀释到1∶100以上则可获得理想的阳性结果。

工作浓度的选择方法是将标记抗体或抗血清进行稀释，观察已知阳性标本的标记染色，取阳性沉积物明显，而非特异性吸附最低的稀释度作为工作浓度。

(三)标记染色法

标记染色法分为直接染色法与间接染色法两种。前者的特点是特异性较高，敏感性低，标记抗体只能用于检测一种抗原。后者敏感性较强，一种标记抗体可用于多种抗原的检测。其缺点是特异性较差。

二、免疫染色

免疫染色的方法有包埋前染色、包埋后染色和超薄切片染色。

(一)包埋前染色

可先用振动切片机切出厚切片，再进行免疫染色，在解剖镜下将免疫反应阳性部位检出，再按常规电镜方法处理，进行锇酸后固定、脱水、包埋和制片。包埋前染色的组织，以中层较为理想。表层结构往往不完整，深层因抗体不能透入，免疫反应较弱或无反应。应先制作半薄切片，以帮助定位阳性部位。PAP染色的材料，可在相差显微镜下对半薄切片进行不染色观察，免疫反应部位呈黑点状。经HE或甲苯胺蓝染色后，阳性部位呈棕黄色。

该法的优点是切片染色前不经过锇酸后固定、脱水和树脂包埋等，抗原保存好，免疫反应效果好。另外，可以在反应阳性部位定位超薄切片，提高了电镜的检出率。特别适合于含抗原量较少的组织。但经过一系列的免疫染色步骤，常造成一定的超微结构损伤。

(二)包埋后染色

组织标本经过固定、脱水、树脂包埋和切片后，再进行免疫组化染色。由于是用贴在载网上的超薄切片进行免疫染色，又称为载网染色。载网应该选用镍网或金网代替铜网，以避免其与化学物质起反应，在免疫组化染色的过程中，应保持网面湿润，避免因干燥影响抗原活性。但是否应用锇酸还存在争议。

该法的优点是超微结构保存较好，阳性结果有高度的可重复性，可以在同一张切片上进行多重免疫染色。但抗原活性在电镜制样过程中可能减弱或丧失；环氧树脂中的环氧基，在聚合过程中可能与组织成分发生反应而改变抗原性质；包埋在环氧树脂中的组织不易进行免疫反应等。现普遍在进行免疫染色前，用H_2O_2液蚀刻数分钟，以去除锇酸和增强树脂的穿透性。但H_2O_2对细微结构有损伤，能使反应部位产生空洞。

(三)超薄切片染色

据Tokuyasu建立的方法，将组织放入2.3 mol/L蔗糖中，用液氮速冻，在冷冻超薄切片机上切片，切片厚度可略厚于常规树脂切片。该种切片不经过固定、脱水和包埋等程序，直接进行免疫染色，抗原性保存较好，兼有前两种方法的优点。

三、常用免疫电镜技术

(一)酶免疫电镜技术

1.原理

免疫酶细胞化学技术是以酶作为抗原抗体反应的标志物，在不改变抗原抗体的免疫反应及不影响酶活性的条件下，与相应的酶底物作用，形成不溶性的反应产物。光镜观察，要求反应的终末产物是不溶性的有色物质，电镜观察则要求终末产物有较高的电子密度。HRP具有稳定性强和反应特异性高等优点，是目前应用最多的酶标志物。

2.材料与试剂

(1)PBS液：NaCl 8.5 g，Na_2HPO_4 0.85 g，KH_2PO_4 0.54 g，加水至1 000 mL。

(2)DAB溶液：取5 mg DAB(3,3 二氨基联苯胺)加入10 mL Tris-HCl缓冲液(0.05 mmol/L，pH为7.6)，加1% H_2O_2 0.5～1 mL。配制时，避光进行，现用现配。在显色完成冲洗过程中，要保持流水冲洗，防止非特异性物质积于标本上。

(3)戊二醛固定液。

3.操作方法

(1)制备酶标抗体。

(2)取材：将培养细胞或悬浮细胞用0.1 mol/L PBS液冲洗，离心沉淀后，立即转入固定液(2%甲醛液或2%戊二醛液均可)，pH为7.2，4 ℃固定5～30分钟(依抗原性质所定)。如病料为组织块，则取适当大小，先固定1小时，然后取出，以锋利的双面刀片切成50～100 μm的薄组织后再固定1～2小时。

(3)漂洗：以PBS液漂洗过夜，换液3～4次。

(4)血清孵育：25 ℃，1小时或4 ℃过夜，孵育的标本放置于加盖的瓷盘内，底层垫数层纱布。

(5)用PBS冲洗3～4次，每次10分钟。

(6)用2.5%戊二醛再固定15～30分钟。

(7)用PBS液冲洗3～4次，每次10分钟。

(8)酶标记抗体孵育：用适当稀释的酶标抗体于25 ℃湿盒内孵育1小时或4 ℃过夜。

(9)用PBS液冲洗3～4次，每次10分钟或4 ℃漂洗过夜。

(10)酶显色处理：将漂洗后的标本浸入DAB-H_2O_2底物溶液中，20 ℃，10～30分钟。显色强弱与戊二醛的固定有关。若显色弱则可减少固定时间。

(11)常规包埋、切片、电镜观察：在经过脱水包埋确定抗原性不致引起失活的前提下可在包埋切片后做标记染色，切片厚度一般在2～4 μm，切片后染色不存在通透困难的问题。无论在标记染色后切片还是在切片后标记染色，最好在光镜下定位选择后，再做电镜定位包埋，这样目的性强，可减少工作量。

4.结果判定

在已知阳性、阴性样品成立的前提下，凡出现棕色颗粒，即指示抗原抗体的存在，判为阳性(+)，否则判为阴性(-)。

(二)铁蛋白免疫电镜技术

1.原理

铁蛋白是一种含铁(约23%)的蛋白质，相对分子质量为460×10^3，直径为10～12 μm。免疫铁蛋白技术利用铁蛋白标记抗体形成一种双分子复合物，其既保留抗体的免疫活性，又具有很高的电子密度，便于电镜观察。铁蛋白抗体与待检抗原结合后，通过电镜可观察到铁蛋白抗体所在的位置，即抗原所在。

2.操作方法

(1)铁蛋白的纯化：①配制2%硫酸铵液，并以1 mol/L的NaOH或HCl调pH为5.85，取1 g铁蛋白溶于100 mL的2%硫酸铵液中；②加入20%硫酸镉，使最终浓度为5%，混匀，4 ℃过夜；③1 500 g×离心（4 ℃）2 小时，去上清。加 2%硫酸铵至 100 mL，混匀，离心，去除不纯沉渣；④于上清液中重新加入 20%硫酸镉，重复步骤②，离心，去上清；⑤检查沉渣，置显微镜下检查，应具有典型的黄褐色结晶，结晶为六角形，如结晶不典型，应继续重复以上步骤；⑥以少量的蒸馏水溶解，再加 50%饱和硫酸铵溶液，使之沉淀，离心，去上清；⑦重复步骤⑥1 次；⑧以少量蒸馏水溶解，常规透析 24 小时后，以 0.05 mol/L pH 为7.5的 PBS 透析 24 小时；⑨100 000 r/min 离心 2 小时，去除无色上清液（约 3/4 总量），置冰箱内4 ℃过夜；⑩用微孔滤膜（孔径 0.45 μm）过滤，使铁蛋白含量为 65～75 mg/mL，分装后置冰箱内4 ℃保存，不要冻干保存，以免铁蛋白结构遭破坏。

（2）铁蛋白-抗体交联法：一般用低相对分子质量的双功能试剂把两者连接起来，常用的双功能试剂有双异氰酸镉二甲苯（Metaxylene dlisocyante，XC）、甲苯 2，4-二异氰酸盐（TC）、邻茴香胺（BDD）和戊二醛等。戊二醛作为连接剂效果较好，对抗体活性影响小，标记抗体产量高。

3.铁蛋白-抗体结合物处理标本

（1）将标本用 pH 为 7.2（4 ℃）的 5%甲醛-PBS 液固定 40～60 分钟。

（2）用冷的 PBS 液洗涤后，离心。

（3）若为组织块，则在立体显微镜下切成较小块，放入试管中，加入铁蛋白-抗体结合物于室温下孵育 20 分钟，不时振荡。

（4）以冷 PBS 液洗涤 3 次，离心。

（5）沉淀以 2.5%戊二醛固定 20 分钟，再用 PBS 洗涤。

（6）随后用锇酸固定，脱水包埋。也可以先进行超薄切片，再进行铁蛋白-抗体结合物染色。操作如下：①将培养细胞用 1%福尔马林-PBS 液固定（4 ℃）；②用 PBS 液洗涤后离心；③以 0.5 mL30%牛血清蛋白-PBS 液悬浮细胞，置入胶透析膜袋中，再将袋置于吸水剂粉末上，待牛血清蛋白形成胶状物后，将透析袋移至 2%戊二醛-PBS 液（pH 为 7.5）中固定3 小时；④取出后切成小块，以 PBS 液洗涤；⑤置干燥器中以硅胶干燥；⑥包埋、切片，在水上收集切片，将其置于经 4%牛血清蛋白-PBS 液处理的、带有胶膜的载网上（牛血清蛋白处理的目的在于减少铁蛋白结合物非特异性吸附于载网上）；⑦滴1 滴铁蛋白-抗体结合物于载网上；⑧5 分钟后，将载网浮于 PBS 液面上，标本面向下，以除去多余的结合物；⑨晾干后，滴 1 滴醋酸双氧铀或氢氧化铅以复染；⑩水洗、晾干后进行电镜观察。

4.结果判定

在已知对照样品成立的前提下，凡是出现黑色的铁分子颗粒即表示抗原的存在，判定为阳性（＋），否则判为阴性（－）。

（三）免疫电镜胶体金标记法

金标法是 Faulk 和 Taylor 提出的，并首先用于免疫电镜。它是利用胶体金在碱性环境中带有负电的性质，使其与抗体相吸附，从而将抗体标记。免疫电镜胶体金标记法已被应用于生物学的各个方面。胶体金标记抗体技术在电镜水平应用有许多优点：流程没有 PAP 法烦琐，不需用 H_2O_2 等损伤微细结构的处理步骤，对微细结构的影响较少。金颗粒具有很高的电子密度，在电镜下金颗粒清晰可辨，易于与其他免疫产物相区别。金标法还可以和 PAP 法相结合进行双重或多重染色的定位。利用不同直径的金颗粒标记不同的抗体，是研究突触小泡内神经递质共存的有力工具。抗原抗体反应部位结合金颗粒数量的多少可进行粗略的免疫细胞化学定量研究。金标抗体还可加入培养液中，对培养细胞内抗原进行标记定位。金具有强烈的激发电子的能力，可以用于透射电镜的超薄切片观察及扫描电镜对细胞表面的抗原、受体的标记定位观察。金标液无毒性，对人体无损伤。

1.电镜水平的免疫金染色法

应用于电镜水平的免疫法，可分为包埋前染色和包埋后染色，由于包埋前染色对细胞膜的穿透性差，一般只用于细胞表面的抗原标记，如需穿透细胞膜，则需辅以冻融法或加入 Triton X-100、皂素等活性剂，但会破坏细胞超微结构，现常采用包埋后染色。

(1)包埋后染色。①将厚 50～70 nm 的超薄切片，载于 200～300 目的镍网上；②置于 1% H_2O_2 内10 分钟到1 小时(据树脂的硬度和切片的厚度而定)，以除去锇酸和增进树脂穿透性，如切片很薄或于低温包埋时，此步可省略；操作时，滴 1 滴 1% H_2O_2 液于蜡板上，将载网有切片面浮于液滴上；对中枢神经系统切片，有研究主张以 1%过碘酸钾(KIO_4)代替 H_2O_2；③用双蒸馏水洗 3 次，每次 10 分钟，第 1、2 次浮于液滴上冲洗，第 3 次以盛双蒸馏水的注射器沿镍网面冲洗，水流应有适当压力，但不宜过强，用滤纸在镍网边缘将水吸干；④将其浮于正常羊血清(1∶50～1∶100)上，于室温孵育 30～60 分钟，以饱和固定剂中的游离醛基占据非特异性结合部位，随后用 PBS 漂洗 3 分钟；⑤用滤纸吸干，滴上第一抗体血清，先室温预孵 1 小时，再于 4 ℃孵育24～36 小时，PBS 漂洗 3 次，每次3 分钟；⑥放入 pH 为 8.2 的 PBS(内含 1%的牛血清蛋白)中处理 5 分钟；⑦浸入胶体金标记抗体液(1∶30～1∶100)，室温孵育 10 分钟至 1 小时，用双蒸水洗 3 次，每次3 分钟，如做双重染色，则应将镍网翻过来，用另一类抗体血清，重复上述步骤②～⑦；⑧用 5%醋酸铀(双蒸水配制)染 5 分钟后用双蒸水冲洗；⑨用枸橼酸铀(或醋酸铅)染色 5 分钟后用双蒸水冲洗；⑩进行电镜观察。

(2)包埋前染色。①组织经过适当固定后，为增强细胞穿透性，可在固定液中加入皂角素(Saponin)，使其浓度为 0.01%，经含皂角素的固定剂处理 8 分钟后，应用 0.01 mol/L PBS(pH 为 7.4)冲洗 12 小时左右，中间换洗 3～4 次；②将切片贴于涂有明胶的载玻片上，细胞可制成混悬液，用离心法操作或制成涂片，用 0.05 mol/L PBS(pH 为 7.4)洗 3 分钟；③室温下，以 1∶5 正常羊血清处理切片 30 分钟，以阻断非特异性吸附；④4 ℃下，第一抗体孵育 20 小时，后室温孵育 2 小时或过夜，用0.05 mol/L TBS(pH 为 7.4)洗 3 次，每次3 分钟；⑤用 0.02 mol/L TBS(pH 为 8.2)洗 3 次，每次 3 分钟，为与胶体金结合做准备；⑥再次阻断非特异性吸附(同步骤③)；⑦以金标记的第二抗体(工作浓度1∶40左右)在室温下孵育 1 小时，后用 0.05 mol/L TBS(pH 为 8.2)洗3 分钟，然后再用0.05 mol/L TBS(pH 为 7.4)洗 3 次，每次 3 分钟；⑧用 1% 锇酸(0.1 mol/LPBS 溶液)固定 1 小时，然后用双蒸水洗15 分钟；⑨通过系列乙醇或丙酮脱水后进行包埋、超薄切片；⑩用枸橼酸铅进行对照染色。

理想的免疫金染色切片，背景应清洁，无残留的金或其他无机盐颗粒，金粒集中在抗原、抗体反应部位。要获得理想的免疫金染色切片，需注意的因素很多，如抗体血清的高度特异性和亲和力；被检组织应有较高浓度的抗原；冲洗液的清洁度，冲洗的彻底程度以及整个过程中应用的各种器皿的清洁度等；所有溶液最好用微孔过滤器过滤，滤膜孔径为 0.20～0.45 μm，所有器皿应清洁和专用。整个操作过程应在湿盒内进行，以使载网保持湿润。

2.胶体金标记蛋白 A 技术(Protein A-gold technique，PAg 法)

该法具有灵敏度高、方法简便和背景染色淡等优点。PAg 复合物制备方法简便，作为第二抗体，无种属特异性，可以避免不同种属动物要制备不同的特异性免疫球蛋白。PAg 复合物与包埋剂和细胞成分都极少发生非特异性的交互作用，蛋白 A 和金粒间非共价的结合特性既不影响蛋白 A 的活性，又能保持高度的稳定性，PAg 复合物分子小，易于穿透组织。

（1）PAg 复合物的制备：① 制备胶体金液。② 准备待标记蛋白质和金溶液，注意用 0.2 mol/L K_2CO_3 将金溶液 pH 调至 5.9～6.2。③确定胶体金与蛋白 A 的结合用量比例，取一系列盛有0.1 mL胶体金液的小玻璃管，分别加入不同量的蛋白 A，5 分钟后，再各加0.25 mL 10%的 NaCl。如加入的蛋白 A 浓度不够，不能稳住金粒，在电解质 NaCl 的影响下，金粒会聚合沉淀，溶液由红变蓝；应选择能防止溶液由红变蓝的最低浓度的蛋白 A 的量作为两者的结合比例，以枸橼酸钠法制成的胶体金每毫升约需要 5 μg 蛋白 A 来结合，方能保证其稳定性。④胶体金与蛋白 A 的结合和纯化。依上法测得所需的比例超过 10%，即每 30 mL 胶体金中加入 2 mg 蛋白 A，5 分钟后，加入0.3 mL聚乙二醇（PEG）作为稳定剂，以15 000 r/min离心 45 分钟（不同方法制备的金离心速度不同），略带红色的松散的复合物沉淀即为 PAg 复合物。小心弃去上清液，加入 PBS 冲洗，将松散的 PAg 复合物置于 PBS 溶液中，按 0.2 mg/mL 的比例加入 PEG 作为稳定剂，保存于硅化的玻璃器皿中备用。PAg 复合物的原液在 4 ℃下可保存达 1 年之久。

（2）电镜水平的 PAg 染色法：PAg 法在电镜技术的应用原则是二步标记法，可用于包埋前和包埋后染色。

它与一般胶体金免疫染色的主要区别在于：用 1%卵清蛋白-PBS（pH 为 7.4）或 1%卵清蛋白-PBS 0.05 mol/L Tris 缓冲液（pH 为 7.4）来封闭非特异性的结合部位，而不是采用羊或其他动物的正常抗血清，因为 PAg 复合物能够与正常血清组中的 Ig 结合，从而给出假阳性结果；在应用第一抗血清孵育和 PBS 冲洗后做第二抗血清即 PAg 复合物孵育前的准备时，应用的 PBS 或 TBS 的 pH 应变更为 7.4。

可采用下列步骤进行包埋后染色：①将载有超薄切片的镍网或金网浮于 1%卵清蛋白-PBS 液滴上，室温下孵育约 5 分钟；②载网不冲洗，直接移至第一抗血清液滴上，在室温下孵育 2 小时或 4 ℃ 18～24 小时；③用 PBS冲洗 2 次，每次 3 分钟；④将 PAg 原液稀释 10～20 倍，载网浮于该液滴上，室温下孵育 1 小时；⑤用 PBS冲洗2 次，每次 5 分钟；⑥用 5%醋酸铀水溶液染色，水洗；⑦用枸橼酸铅染色；⑧进行电镜观察。

（四）扫描免疫电镜技术

扫描免疫电镜技术可为研究细胞或组织表面的三维结构与抗原组成的关系提供可能性。

应用于扫描电镜的标志物应在扫描电镜可分辨的范围内，并能对细胞或组织抗原有较好的定位能力。在选择标志物时应根据研究目的而定，如标记细胞体积较大，可用体积大的标志物，如鉴别阳性（标记细胞）与阴性（未标记细胞），而要定位受体等则需选用较小的、易于辨认的标志物。

常用的标志物为颗粒性标志物。依其特性可分为：蛋白类（如血蓝蛋白、铁蛋白等）；病原体类（如烟草花叶病毒、南方莱豆花叶病毒、噬菌体 T_4、大肠埃希菌 f_2 和噬菌体等）；金属颗粒胶体金；免疫金银标记技术和同位素放射性自显影的银颗粒等。

其中，以金属类颗粒标志物应用最为广泛。最常用的是胶体金，胶体金商品的直径在 3～150 nm，扫描免疫电镜常用的金颗粒直径在 30～60 nm。由于金本身为重金属，有较强的发射二次电子的作用，故不需喷镀金属膜，这是胶体金应用于免疫扫描电镜的标记优于其他标志物之处。免疫金银染色能加强细胞或组织表面金属颗粒聚集的密度。金、银粒在电镜下显示为电子密度高、外形清晰的颗粒，易于识别和定位。病原体标志物主要利用其特殊的外形和结构达到标记定位的目的，如噬菌体 T_4 形似星形的球拍，头部直径大约 100 nm，呈六角形星状，尾长约

100 nm，由颈部与头部相接；烟草花叶病毒为15 nm×30 nm 的杆状病毒，而南方菜豆花叶病毒是直径 25 nm 的圆形颗粒，这些病原体的典型外形易于辨认。铁蛋白由于含有致密的铁离子核心具有较高的电子密度，从而达到标记定位的目的。血蓝蛋白是从海螺类软体动物中提取的多分子聚合物，其外形为 35 nm×50 nm 的柱状体，多应用于病毒研究，但也有利用血蓝蛋白与过氧化物等的糖蛋白部分可与凝集素相结合的特性，进行细胞膜受体的定位研究。

扫描免疫电镜的具体操作步骤如下。

1.标本处理

(1)细胞悬液：用 10 mL 内含 1 mg/mL 牛血清蛋白的 PBS(PBS-BSA)悬浮细胞，250×g 离心2 次，每次 5 分钟。加入 PBS-BSA 至每毫升含 10^5～10^6 个细胞，振摇成单细胞悬液。牛血清蛋白能减少生物标本的非特异性吸附，但注意浓度应适宜，过高会减弱特异性反应。

(2)细胞附着于固体支持物：由于固定与免疫标记的孵育过程会引起细胞凝集，妨碍细胞表面的暴露，而且反复离心与悬浮会导致细胞表面形态的改变。因此，通常将悬液中的细胞黏附于过滤膜或涂有带正电荷聚合物的盖玻片上，在黏附之前可依(1)法清洗标本，以除去细胞表面的附着物。固体支持物可用涂有多聚-L-赖氨酸薄膜的载玻片或直径为 13 nm，孔径为 0.22 μm 或 0.45 μm的过滤膜。将细胞悬液(如细胞数少可事先离心，取沉淀细胞)滴于滤膜或载玻片上，由于多聚赖氨酸具有黏附性，在固定及免疫标记过程中细胞不至于脱落。但注意勿使细胞干燥。

(3)组织切片与固体组织：组织切片如为石蜡包埋应预先脱蜡。组织切片与固体组织(勿过大)均应以 PBS-BSA 冲洗，并保持湿润避免干燥。

2.固定

(1)固定前用 PBS-BSA 冲洗 3 次，每次 5 分钟。

(2)加入适合的固定剂，可为 4%多聚甲醛加 0.1%～0.5%戊二醛(pH 为 7.4 的磷酸盐缓冲液配制)。室温下固定 10～60 分钟，或 4 ℃下 30～120 分钟。

(3)用 PBS-BSA 冲洗 3 次，每次 5 分钟。

(4)为除去残留的自由醛基，可选以下任一方法：用 0.5 mg/mL 硼氢化钠-PBS 处理 10 分钟(新鲜配制)；或者用0.05～0.2 mol/L 甘氨酸或赖氨酸-HCl/PBS 处理 30～60 分钟；或者用0.1～0.5 mol/L 氯化钠/PBS 处理 30～60 分钟；或者用 PBS-BSA 冲洗 3 次，每次 5 分钟。

(五)冷冻蚀刻免疫电镜技术

从 20 世纪 70 年代初期开始，冷冻蚀刻免疫电镜技术已开始在应用，但由于免疫标记必须在冷冻蚀刻步骤以前进行，所以仅能标记细胞外表面。20 世纪 80 年代开始建立了断裂-标记细胞化学方法，将细胞膜劈开后，中央的两侧断面以及各种细胞器的膜的各个表面及细胞质与核质都能被标记，这为此技术的广泛应用创造了条件。应用此法还可对抗原与受体分子进行定量统计。

1.冷冻蚀刻表面标记免疫电镜技术

(1)对新鲜或固定的细胞采用直接法或间接法免疫标记。

(2)用 PBS(pH 为 7.5)冲洗 2 次，每次 3 分钟，加入 1 mmol/L $MgCl_2$ 蒸馏水洗 3 次，每次 3 分钟，离心沉积细胞。

(3)将细胞团置于小纸板上，放入液氮冷却的氟利昂中，取出后放入冷冻蚀刻仪中进行断裂操作，再于－100 ℃蚀刻 1 分钟。

(4)制作断裂面复型。

(5)再次用氯酸钠清洗复型,经蒸馏水洗后进行观察。

本法的标志物只出现在细胞外表面上。

2.断裂-标记免疫电镜技术

先进行冷冻断裂,再做免疫标记,从而可以对断裂开的各种膜结构及细胞质断面进行标记。

(1)临界点干燥法:①固定,用1.0%~2.5%戊二醛-PBS液固定1~2小时(4 ℃),PBS冲洗3次,每次3分钟。如为细胞悬液,可加入30%BSA后加入1%戊二醛,使BSA凝胶化,将凝胶切成2 mm左右的小块,用30%的甘油-PBS浸透后置于用液氮冷却的氟利昂中冷却。②冷冻断裂。将冰冻的凝胶小块放在盛有液氮的培养皿中,培养皿放置于二氧化碳-液氮槽中,用预冷的解剖刀切割凝胶小块进行冷冻断裂。③解冻。置碎块于30%甘油-1%戊二醛磷酸缓冲液中解冻。④置换甘油。放入1 mmol/L氨基乙酰甘氨酸磷酸液去甘油,PBS冲洗2次,每次3分钟。⑤免疫标记。⑥后固定。用1%锇酸室温固定30分钟;⑦进行系列梯度乙醇脱水、临界点干燥、喷镀铂-碳膜、次氯酸钠清洗复型,然后进行透射电镜观察。

(2)超薄切片法:步骤①~⑤同临界点干燥法。⑥后固定。用1%锇酸室温固定2小时。⑦脱水包埋。用系列乙醇或丙酮脱水,进行常规电镜包埋。⑧切片与染色观察,先切半薄切片,光镜下定位合适的断裂部位,再切超薄切片,经铅-铀染色后,进行透射电镜观察。断裂标记法目前应用较多的是植物凝集素-胶体金免疫标记技术,常用的如刀豆球蛋白(ConA)-胶体金免疫标记技术,ConA能与细胞膜中的甘露糖结合,有助于糖蛋白在超微结构水平的定位。为保证实验结果的准确性,每组实验在免疫标记阶段均应设立对照组。

(李　慧)

第六节　原位杂交技术

一、基本原理

原位杂交技术是将核酸分子杂交技术与组织化学技术相结合来检测和定位核酸的一项新技术。它的基本原理是根据核酸碱基互补的原则,利用已知碱基序列并带有标志物的核酸(如DNA、RNA或寡聚核苷酸)作为探针,在一定条件下在组织细胞原位与待测核酸序列如RNA和DNA特异性结合而形成杂交体,然后通过与标志物相应的检测系统即应用组织化学或免疫组织化学的方法去检测带有标志物的核酸探针与待测核酸杂交体,从而达到在原位对组织细胞中的待测核酸序列进行定性、定位和相对性定量的目的。其生物化学基础是DNA变性、复性和碱基互补配对结合。

二、类型

根据所用探针和靶核酸的不同,原位杂交可分为DNA-DNA杂交、DNA-RNA杂交和RNA-RNA杂交三大类。根据探针的标志物是否能直接被检测,原位杂交又可分为直接法和间接法两类。所谓直接法,即探针用放射性核素、荧光素或一些酶标记,探针与组织细胞内靶核酸所形成的杂交体可分别通过放射自显影、荧光显微镜术或呈色的酶促反应直接显示；而间接法一般都用半抗原来标记探针，最后通过免疫组织化学对半抗原的定位，间接地显示探针与组织细胞内靶核酸所形成的杂交体。

三、优点

与其他形态学技术相比，原位杂交技术具有下列优点。

(1)既具有分子杂交技术特异性强、灵敏度高的特点，又具有组织细胞化学染色的可见性。

(2)既可用新鲜组织做，又可用石蜡包埋组织做回顾性研究。

(3)所需标本量少，可用活检穿刺和细胞涂片标本。

(4)探针易于制备、特异性强、敏感性高。

(5)应用范围广泛，既可对组织细胞内特定基因和 mRNA 的表达进行定位、定性和定量检测，又可对病毒核酸进行组织分布、细胞及亚细胞定位研究。

四、操作流程

原位杂交技术的操作流程：①杂交前准备，包括固定、取材、玻片和组织的处理，如何增强核酸探针的穿透性、减低背景染色等；②杂交；③杂交后处理；④显示，包括放射自显影和非放射性标记的组织化学或免疫组织化学显色。

(一)固定

进行原位杂交，组织常需要用化学固定剂固定，目的是保持组织细胞形态结构，最大限度地保存细胞内的 DNA 或 RNA 的水平及增加组织的通透性。化学固定剂有沉淀固定剂和交联固定剂两类。常用的沉淀固定剂有乙醇、甲醇和丙酮等，交联固定剂有多聚甲醛、甲醛和戊二醛等。经过沉淀固定剂固定的组织通透性较好，利于探针穿入组织。但是，沉淀固定剂可能引起 RNA 的丧失，而且组织的形态结构保存也不十分理想。醛类交联固定剂可较好地保存组织中的 RNA，对组织形态结构的保存也优于沉淀固定剂，但是，组织经戊二醛这样的强交联剂固定后，通透性很低，致使探针进入组织较为困难。在大多数情况下，一般首选 4% 多聚甲醛溶液作为固定剂，可获得较好的原位杂交效果，也可将交联固定剂和沉淀固定剂联合应用。采用 4% 多聚甲醛溶液固定 1 分钟并将载玻片放在 70% 乙醇溶液中的方法，可获得最好的交联度和 RNA 序列的有效检测。固定方法可采用灌注法或浸渍法，适宜的固定时间取决于固定剂的种类以及组织对固定剂的可透性，一般为室温下 1 小时。也可将新鲜组织先制备成冷冻切片，然后再固定，这种处理方法的杂交结果一般较好。

尽可能使用新鲜组织，由于多数 mRNA 降解速度很快，所以一般尽可能在离体或停止血液供应 30 分钟内将需要的组织块固定。如是动物实验最好进行灌流固定后取材，这样可使材料保持最新鲜状态。如是手术材料应在术后立即取材，用 10% 甲醛浸泡固定，组织块最好在 0.5～1 cm^3，过大将影响组织块中央部分的固定效果。如手术后不能立即固定可将材料保存在低温环境下，尽量减少由于组织自溶导致的mRNA降解。

(二)取材

组织应尽可能新鲜。固定应尽早进行，要求组织离体断血至进入固定液的间隔时间越短越好，一般新鲜组织和培养细胞应在 30 分钟内固定。如用手术切除标本或临床活检，应立即取材，标本运输时应把组织置于一个密闭的容器内，再放在冰上，然后可置液氮内速冻保存或固定处理。

(三)玻片和组织切片的处理

1.玻片的处理

用于原位杂交分析的玻片应予彻底清洁，去除灰尘及油脂，因为原位杂交过程步骤繁杂，处理条件苛刻，所以样品有可能会从载玻片上脱落下来，特别是采用甲醛固定、石蜡包埋的组织更有可能发生。玻片包括盖玻片和载玻片，应用热肥皂水刷洗，自来水清洗干净后，置于清洁液中浸泡 24 小时，清水洗净烘干，95%乙醇溶液中浸泡 24 小时后用蒸馏水冲洗、烘干，烘箱温度最好在 150 ℃或以上，以去除 RNA 酶。盖玻片在有条件时最好用锡箔纸包裹无尘存放。

要应用黏附剂预先涂抹在玻片上，干燥后待切片时应用，以保证在整个实验过程中切片不致脱落。常用的黏附剂有铬矾明胶液，其优点是价廉易得，但黏附效果较差。多聚赖氨酸液具有较好的黏附效果，但价格昂贵。一种新的黏附剂 APES 黏附效果好，价格较多聚赖氨酸便宜，制片后可长期保存应用。

2.增强组织的通透性和核酸探针的穿透性

增强组织通透性常用的方法如应用稀释的酸、去垢剂或称清洗剂 Triton ×100、乙醇或某些消化酶如蛋白酶 K、胃蛋白酶、胰蛋白酶、胶原酶和淀粉酶等洗涤。不经蛋白酶消化一般不会得到杂交信号。蛋白酶消化能使固定后被遮蔽的靶核酸暴露，以增加靶核酸的探针可及性。这种广泛的去蛋白作用无疑可增强组织的通透性和核酸探针的穿透性，提高杂交信号，但同时也会降低 RNA 的保存量和影响组织结构的形态，因此，在用量及孵育时间上应谨慎。蛋白酶 K 的消化作用的浓度及孵育时间视组织种类、应用固定剂种类、切片的厚薄而定。一般应用 1 μg/mL 蛋白酶 K，37 ℃孵育 15～20 分钟，以达到充分的蛋白消化作用而不致影响组织的形态为目的。蛋白酶 K 还具有消化包围着靶 DNA 的蛋白质的作用，从而提高杂交信号。甘氨酸是蛋白酶 K 的抑制剂，常用 0.1 mol/L 的甘氨酸溶液(在 PBS 中)清洗以终止蛋白酶 K 的消化作用。为保持组织结构，通常用 4%多聚甲醛溶液再固定。蛋白酶消化的程度要根据不同的实验条件经试验后确定，过度的蛋白酶消化会引起细胞形态结构的破坏及靶核酸的减少，也会导致标本从载片上脱落。

3.降低背景染色

背景染色的形成是诸多因素构成的。杂交后的酶处理和杂交后的洗涤均有助于降低背景染色。在多聚甲醛固定后，浸入乙酸酐和三乙醇胺中以减低静电效应，减少探针对组织的非特异性背景染色。预杂交是减低背景染色的一种有效手段。预杂交液和杂交液的区别在于前者不含探针和硫酸葡聚糖。将组织切片浸入预杂交液中可达到封闭非特异性杂交点的目的，从而降低背景染色。在杂交后洗涤中采用低浓度的 RNA 酶溶液(20 μg/mL)洗涤一次，以减低残留的内源性的 RNA 酶，降低背景染色。

4.防止 RNA 酶的污染

在标本处理过程中对内源性核酸酶的灭活和原位杂交全过程中避免外源性核酸酶的污染十分重要。特别是 RNase 普遍存在且十分耐热，由于在手指皮肤及实验用玻璃器皿上均可能有 RNA 酶，为防止其污染影响实验结果，在整个杂交前处理过程都需戴消毒手套。所有实验用玻璃器皿及镊子都应于实验前一天置高温(240 ℃)烘烤以达到消除 RNA 酶的目的。要破坏 RNA 酶，其最低温度必须达 150 ℃。

(四)杂交

杂交是将杂交液滴于切片组织上,加盖硅化的盖玻片或无菌的蜡膜,以防止孵育过程中杂交液的蒸发。在盖玻片周围加液状石蜡封固或加橡皮泥封固。硅化盖玻片的优点是清洁无杂质,光滑不会产生气泡和影响组织切片与杂交液的接触,盖玻片自身有一定重量能使有限的杂交液均匀覆盖。可将复有硅化盖玻片进行杂交的载玻片放在盛有少量 5×SSC 或2×SSC溶液的湿盒中进行孵育。

(五)杂交后处理

杂交后处理的目的是除去未参与杂交体形成的过剩探针,消除与组织或细胞非特异结合的探针,降低背景信号,增加信/噪比。杂交后处理包括系列不同浓度、不同温度的盐溶液的漂洗。特别是大多数的原位杂交实验是在低严格度条件下进行的,非特异性的探针片段黏附在组织切片上,从而增强了背景染色。RNA 探针杂交时产生的背景染色特别高,但能通过杂交后的洗涤有效地降低背景染色,获得较好的反差效果。杂交后漂洗中的 RNA 酶液洗涤能将组织切片中非碱基配对 RNA 除去。一般遵循的共同原则是盐溶液浓度由高到低且温度由低到高。必须注意的是,漂洗过程中切勿使切片干燥,干燥的切片即使用大量的溶液漂洗也很难减少非特异性结合,从而增强了背景染色。

(六)显示

探针与靶核苷酸结合形成杂交体,对其检测的方法因探针的标志物不同而异,根据核酸探针标志物的种类分别进行放射自显影或利用酶检测系统进行不同显色处理。当带有酶的抗半抗原抗体(或者抗生物素蛋白)通过搭桥(或直接)与探针连接后,酶催化底物混合液中的底物发生反应,使其产生有色沉淀物即为阳性反应。目前大多数学者都采用碱性磷酸酶和辣根过氧化物酶与抗半抗原抗体(或抗生物素蛋白)连接进行检测。

细胞或组织的原位杂交切片在显示后均可进行半定量的测定,如放射自显影可利用人工或计算机辅助的图像分析检测仪检测银粒的数量和分布的差异。非放射性核酸探针杂交的细胞或组织可利用酶检测系统显色,然后利用显微分光光度计或图像分析仪对不同类型数量的核酸显色强度进行检测。但做半定量测定必须注意严格控制实验的条件相同,如切片的厚度和核酸的保存量、取材至固定的间隔时间等。如为放射自显影,核乳胶膜的厚度与稀释度等必须保持一致。

(七)对照实验和结果的判断

与免疫组织化学一样,为了确保原位杂交实验操作和结果的准确性、特异性、敏感性和重复性,需要设置一系列阳性对照和阴性对照。

1.组织对照

(1)阳性对照:用已知含靶核酸序列的组织做对照。

(2)阴性对照:用已知不含待测靶核酸序列的组织做对照。

(3)组织结构对照:用复染和基因产物的抗体作免疫组织化学检测的方法确定杂交信号的分布情况。

2.探针对照

(1)从被检测组织中提取总 RNA 或 DNA,然后分别用 Northern 或 Southern 印迹法分析。

(2)应用标记的和不标记的探针混合试剂与组织切片杂交,进行竞争性对照分析。

3.杂交对照

(1)省去标记探针。

(2)杂交前用核酸酶处理切片。这两种情况均应为阴性。

4.非放射性检测系统对照

类似免疫组织化学检测的一系列阳性对照和阴性对照。如省去检测反应中的一个步骤或多个步骤等,应当获得阴性结果。

五、原位杂交技术的应用

原位杂交技术既可从分子水平研究DNA或RNA的性质及其病理变化,又能在细胞水平进行形态学观察,不仅可利用新鲜组织标本、培养细胞,而且可用于石蜡包埋切片进行回顾性研究。因此,随着该技术的发展和方法的不断改进与完善,其在医学生物学的各个领域得到广泛的应用。

(一)病毒性疾病研究中的应用

病毒感染的诊断,最可靠的证据是在组织、细胞中直接证明病毒的存在。与病毒分离培养、形态学观察和血清学检查相比,原位杂交技术显得更加快速、敏感和有效,它既能在受感染的组织、细胞内显示特定病毒的DNA或RNA序列,确定感染病毒的类型,又可同时观察到组织病理变化,确定受感染细胞的类型,这有助于了解病毒性疾病的发病机制和病理过程。

1.乙型肝炎病毒

目前,应用原位杂交技术检测HBV,是诊断乙型肝炎的最佳方法。乙型肝炎病毒(hepatitis B virus,HBV)DNA主要存在于肝细胞的胞质中,也可存在于肝脏非实质性细胞内,最近有人在肝外组织、细胞中也找到HBV DNA,说明HBV不仅仅是嗜肝组织病毒。引起广泛关注的是,肝癌细胞内发现有整合型HBV DNA及游离的HBV DNA,在原发性肝癌中其整合率达90%,在癌旁组织中也发现有HBV DNA存在,这些结果对进一步阐明HBV与原发性肝癌的关系有重要意义。

2.EB病毒

EB病毒(Epstein-Barr virus,EBV)是一种亲人B淋巴细胞性疱疹病毒。经原位杂交技术证实,EBV还可在口咽上皮细胞、宫颈上皮细胞内复制;EBV能引起传染性单核细胞增多症,并与Burkitt淋巴瘤和免疫功能受损患者淋巴瘤的发病有关,约50%获得性免疫缺陷综合征相关淋巴瘤与EBV有关。在鼻咽癌的研究中,已发现EBV与未分化型和非角化型鼻咽癌的发生密切有关。关于EBV与其他类型上皮肿瘤的关系,如唾液腺癌、乳腺髓样癌、胸腺瘤、胃癌、肺癌等有一些研究报道,尚有待于深入探讨。

3.巨细胞病毒

巨细胞病毒(cytomegalo virus,CMV)是一种人类疱疹病毒,在免疫功能受损患者中,它是引发多种疾病的一个主要致病因子。对于艾滋病、恶性肿瘤及器官移植患者,常常可发生CMV感染。其他方法对CMV的检测阳性率和敏感性均较低,且细胞培养的时间较长。如应用原位杂交技术可很方便地在活检组织的石蜡切片上检出CMV,与组织培养相比,敏感性为94%,特异性为100%。

4.人乳头瘤病毒

人乳头瘤病毒(human papilloma virus,HPV)与多种良、恶性上皮肿瘤相关。目前发现的HPV亚型有100多种,主要分为皮肤型和生殖道黏膜型,可以感染多种组织和器官。新近的研究证明，HPV参与一些肿瘤的发病，特别是宫颈上皮肿瘤。使用各种亚型HPV-DNA探针检测子宫颈涂片，发现HPV-DNA阳性率高达66%。鉴定病变组织中HPV的类型非常重要，因为HPV中有些型与良性肿瘤有关，而有些型则与癌或癌前病变有关。例如16型和18型HPV与宫颈癌以及宫颈上皮内肿瘤有关。发现有HPV存在的肿瘤还有肺癌、消化系统肿瘤和泌尿系统肿瘤等。

（二）肿瘤研究中的应用

肿瘤的发生与控制细胞正常生长和分化的基因受到损伤而变异有关，这种损伤的累积导致了原癌基因的激活和抑癌基因的缺失或失活。原位杂交技术已用于肿瘤的病理诊断，探求恶性细胞的来源；研究基因表达、突变、丢失、插入对癌细胞分化、分裂、受体特性的影响以及和恶性变及转移机制的关系。

应用原位杂交技术结合染色体显带技术可进行正常细胞基因和癌基因的染色体定位。用上述方法检出的癌基因有近30种，其中大部分已定位于人类染色体的特定区域。用原位杂交技术检测肿瘤细胞内癌基因mRNA，可检出激活的癌基因，用不同种类的癌基因探针检测同一种癌组织内癌基因mRNA，可以明确肿瘤内有哪些癌基因被激活；同样，用癌基因特异的DNA探针可检测癌组织中癌基因的扩增情况。已有报道发现胃癌、肺癌细胞内H-ras和c-myc癌基因被激活；肝癌、大肠癌、淋巴瘤中c-myc扩增；乳腺癌和肺癌中c-erbB-2扩增。应用基因探针检测肿瘤细胞，不仅有助于探讨肿瘤的发生机制，而且有利于病理诊断、临床分期以及指导治疗、估计预后。例如，神经母细胞瘤患者早期没有癌基因扩增，晚期有N-myc基因扩增；小细胞肺癌如果c-myc基因扩增，c-myc mRNA表达提高，就完全不同于典型的小细胞肺癌，而以低分化、高恶性度为其临床特征。

运用双重原位杂交技术，还可以探讨癌基因和病毒感染在肿瘤的发生过程中是否具有协同作用。例如，在皮肤、黏膜良性病变和恶性肿瘤中HPV感染情况与c-myc和H-ras癌基因活性的对比研究中发现：癌基因myc和ras与HPV感染在皮肤致癌方面可能有协同作用。另外，原位杂交检测肿瘤标志物mRNA，对肿瘤的早期诊断及治疗均有重要意义。例如，人们在肝癌细胞和癌旁细胞中均发现了甲胎蛋白mRNA，但癌组织中甲胎蛋白mRNA阳性细胞较均匀，而癌旁肝组织中甲胎蛋白mRNA阳性细胞呈散在分布。

（三）细胞生物合成及遗传疾病研究中的应用

原位杂交检测组织细胞内mRNA，不仅可以测定细胞质中mRNA和核中mRNA的含量，还可以反映细胞合成某种蛋白质或多肽的能力；其敏感性要比直接测定蛋白质高1 000倍左右。以cDNA作为探针的原位杂交技术结合免疫组织化学技术，可以了解单个细胞内mRNA的翻译水平，即蛋白质的合成能力，从而了解组织器官的代谢和功能状态，以及器官组织内不同细胞群的功能差异，并能同时进行形态学观察。这些应用的内容在研究正常细胞向癌细胞演进过程中的生物学特征方面有着十分重要的价值。核酸分子杂交技术结合其他DNA重组技术可准确地确定基因的核苷酸序列和基因突变的位置，直接分析遗传缺陷，如可应用DNA探针进行产前诊断，对提高人类的优生率具有深远意义。

总之，原位杂交是生物学和病理学研究的新手段，其技术日趋成熟。尤其是非放射性标记探针的广泛应用以及与其他分子生物学和免疫组织化学技术相结合，在基础研究方面起着重要作用并具有很好的临床应用价值。

（李　慧）

第七节　神经系统上皮组织肿瘤的病理诊断

全部颅内肿瘤中大约60%是神经系统上皮组织肿瘤。

一、星形细胞肿瘤

星形细胞肿瘤是具有星形胶质细胞分化特点的肿瘤。星形细胞瘤和由星形胶质细胞衍化来的胶质母细胞瘤是最常见的中枢神经系统肿瘤，它们占神经上皮组织肿瘤的61.4%。

星形细胞瘤占神经上皮组织肿瘤的37.7%，各个年龄期都可发生，有两个年龄发病率高峰，小脑星形细胞瘤在8～18岁间，大脑星形细胞瘤在35～45岁间。男女发病的比例是1.8∶1.0。星形细胞瘤是由分化程度不一的星形细胞构成，瘤组织内有丰富的胶质纤维，在实际工作中将星形细胞瘤修正为如下9个亚型：①纤维型星形细胞瘤；②原浆型星形细胞瘤；③肥大细胞型星形细胞瘤；④毛细胞型星形细胞瘤；⑤室管膜下巨细胞型星形细胞瘤；⑥多形性黄色瘤型星形细胞瘤；⑦星形母细胞瘤；⑧大脑胶质瘤病；⑨分化不良(间变型)星形细胞瘤。

星形细胞瘤依据有或无下列特征进行分级，包括：①核的非典型性；②核分裂；③血管内皮增生；④坏死灶。将星形细胞肿瘤分成四级：如果上述四个标准都没有的是Ⅰ级星形细胞瘤，有一项的是Ⅱ级星形细胞瘤，有两项的是Ⅲ级星形细胞瘤，有三项或四项的是Ⅳ级星形细胞瘤。纤维型、原浆型、肥大细胞型、毛细胞型、室管膜下巨细胞型及多形性黄色瘤型星形细胞瘤都属于Ⅰ级和Ⅱ级星形细胞瘤，分化不良(间变型)星形细胞瘤属于Ⅲ级星形细胞瘤，分化差的胶质母细胞瘤则是属于Ⅳ级星形细胞瘤。WHO分类中强调了肿瘤的分级并给出了分级的标准。Ⅰ级肿瘤具有较低的增殖潜能，相对局限生长，通过手术切除就可能治愈。Ⅱ级肿瘤一般浸润性生长，尽管增殖活性较低，但常复发，有些肿瘤可以进展到高级别。Ⅲ级肿瘤在组织学上有恶性的证据，如核的异型性、核分裂。这个级别肿瘤一般要进行手术后的放化疗。Ⅳ级具有明确的细胞学上的恶性表现，如核分裂显著增多、坏死，常进展迅速，并导致死亡。另外，周围组织的广泛浸润和脊髓播散是很多Ⅳ级肿瘤的特征。

星形细胞肿瘤早先的病理组织学检查除了采用常规的HE染色观察细胞形态学和组织学改变以外，常需要辅助PTAH染色观察胶质纤维的情况和Cajal氯化金浸染观察星形细胞的特点。近二十年来大量采用免疫组化检查，GFAP即胶质原纤维酸性蛋白是星形胶质细胞的中间丝蛋白，是星形细胞和星形细胞肿瘤的很好的标志物，在病理诊断中很有价值。在同一个肿瘤中GFAP和Vimentin阳性表达的强弱和肿瘤细胞的分化程度有关，为肿瘤组织病理上的恶性程度提供一个新的佐证。近年来大多采用Ki-67/MIB-1免疫组化来标记增殖指数，其优点强于PCNA免疫组化标记。

(一)分化好的弥漫性星形细胞瘤(WHOⅡ级)

1.临床要点

其又名低级别的弥漫性星形细胞瘤或成人大脑内的纤维型星形细胞瘤。大约占大脑半球内胶质瘤的25%，患者的发病年龄多在30～40岁。男性比女性稍多。常见的临床症状是癫痫发作，有时出现言语困难、视觉障碍以及感觉和运动异常。此外还有颅内压增高的症状。神经影像学检查：CT 显示大脑内可见边缘不清的低密度病变，伴明显增强或出现囊性变、钙化灶。MRI 显示 T_1 相呈低信号，T_2 相呈高信号的占位病变。

2.大体

肿瘤多位于大脑半球的额、顶、颞部的白质内，侵及大脑皮质。瘤组织呈灰红色，边界不清，内有微小囊肿或较大的囊肿，囊内有浅黄色蛋白性囊液。瘤组织可经胼胝体侵犯对侧大脑半球。

3.光镜

常见的组织学亚型是纤维型星形细胞瘤（图 3-1）。瘤细胞不密集，但分布不均，胞质不多，有轻度异型性，核布列在胶质纤维网上，核分裂很少见，有微囊。免疫组化：GFAP 标记呈阳性。电镜核周和细胞突起内见有胶质微丝。Ki-67/MIB-1 标记指数常低于 4%。

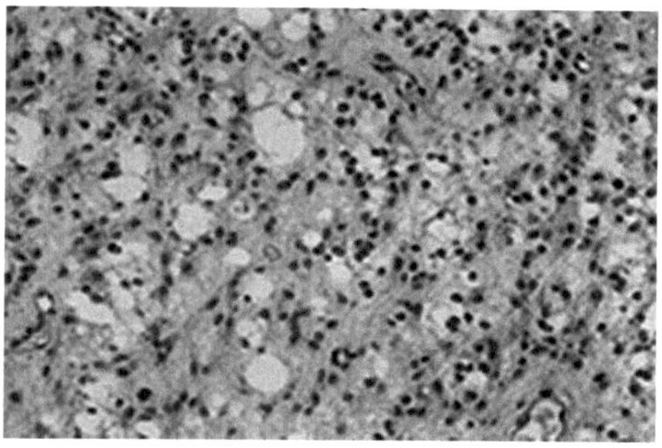

图 3-1 分化好的弥漫性星形细胞瘤

HE 染色中倍

弥漫浸润的星形细胞瘤另一组织学亚型是肥胖细胞型星形细胞瘤，瘤组织内可见多数肥胖胞质嗜伊红染色的星形细胞瘤，核小，偏位，其间为粗糙的胶质纤维网，血管周围淋巴细胞浸润。免疫组化：GFAP 标记呈阳性，Ki-67/MIB-1 标记指数也常低于 4%。这一亚型星形细胞瘤易恶变成胶质母细胞瘤（图 3-2）。

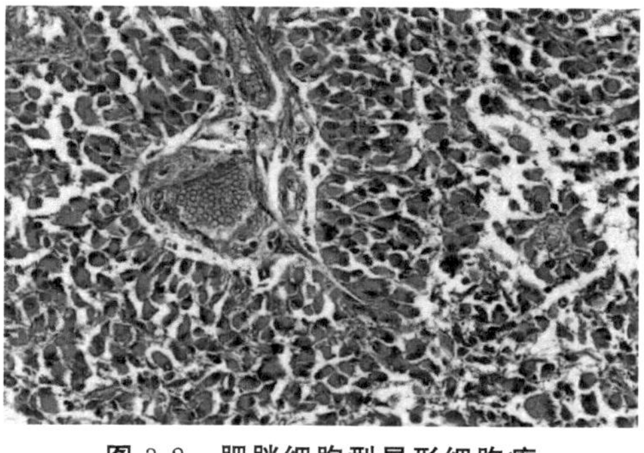

图 3-2 肥胖细胞型星形细胞瘤

HE 染色中倍

小脑纤维型星形细胞瘤，大多在小脑内局限且浸润性生长，瘤内常囊性变，可显示囊内附壁瘤结节。光镜下瘤细胞均为分化较好的纤维型星形细胞，胶质纤维丰富，有微囊形成（图 3-3）。

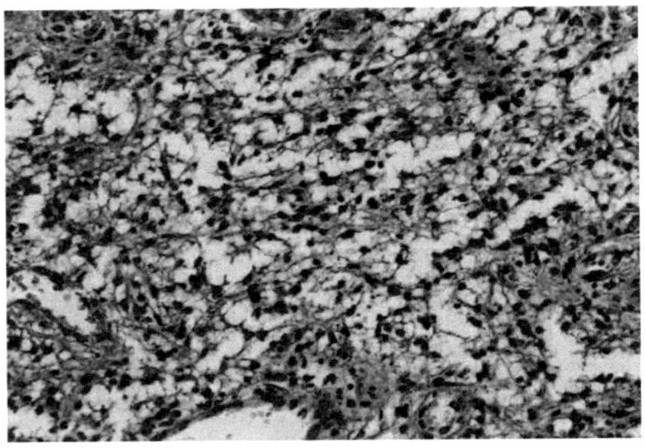

图 3-3　小脑纤维型星形细胞瘤

HE 染色中倍

再有一少见的组织学亚型是原浆型星形细胞瘤。瘤组织内星形细胞大多见有嗜伊红染色的胞质，细胞分化好，很少见核分裂。

低级别的弥漫性星形细胞瘤的病理鉴别诊断，特别是定向穿刺活检时要鉴别胶质增生。后者是反应性病变，细胞数量虽多，但形态一致，大多是肥胖的星形细胞，异型性不明显，胶质纤维突起明显（图 3-4、图 3-5）。近年来有文献报道，免疫组化 IDH-1 配合 P53 和 Ki-67 标记有助于鉴别星形细胞肿瘤和反应性胶质增生。星形细胞肿瘤的瘤细胞 IDH-1 和 P53 呈阳性表达，Ki-67 标记指数高，反应性胶质增生 IDH-1 和 P53 均呈阴性，Ki-67 标记指数低。

低级别的弥漫性星形细胞瘤相当于 WHOⅡ级。目前的手术条件，局部放疗、X 刀或γ刀都难以切尽，因此术后常复发。据统计术后平均生存时间为 6～8 年。这一型星形细胞瘤的分子生物学研究常提示有*P53* 抑癌基因的突变。

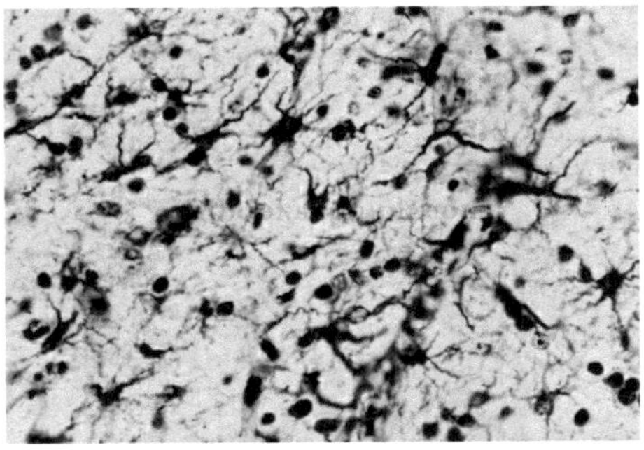

图 3-4　星形细胞增生 Cajal 浸染

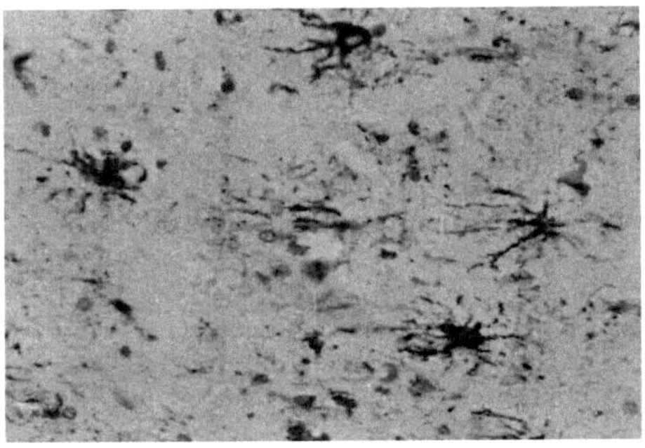

图 3-5　星形细胞增生 GFAP 免疫组化标记（高倍）

（二）分化不良的星形细胞瘤（WHOⅢ级）

1.临床要点

其又名间变性星形细胞瘤或恶性星形细胞瘤，是大脑半球内比较常见的胶质瘤，患者的发病年龄多在 30～40 岁。其常见的临床症状就是颅内压增高，如头痛、呕吐等，局灶性症状有癫痫发作、言语困难、感觉和运动障碍。一般病程较短。神经影像学检查：CT 显示大脑内可见边缘不清的低密度病变，伴明显增强，有瘤周脑水肿和占位效应，MRI 显示 T_1 相呈低信号，T_2 相呈高信号的占位病变。

2.大体

肿瘤多位于大脑半球的额、顶、颞深部白质内，瘤组织呈灰红色，有出血，边界不清，可有囊性变，瘤组织可经胼胝体侵犯对侧大脑半球。

3.光镜

分化不良的星形瘤细胞密集分布不均，明显核异型性，核分裂易见，可见有核内包涵体和多核细胞，瘤组织内小血管增生，血管内皮增生，相当于WHOⅢ级。免疫组化：GFAP标记呈阳性（图3-6）。Ki-67/MIB-1标记指数常在5%～10%。部分病例可以出现肿瘤性坏死灶，说明已经变成胶质母细胞瘤。

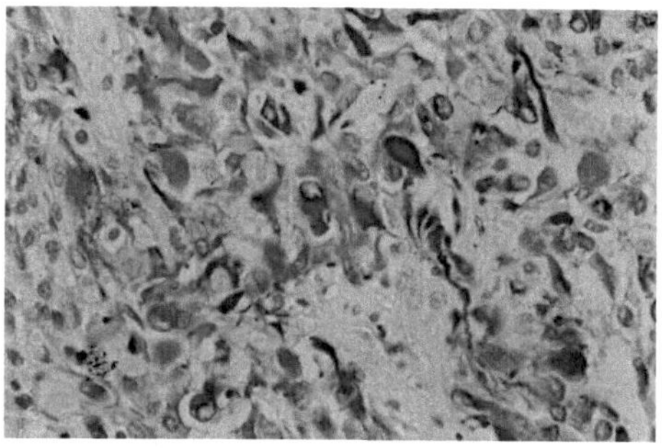

图3-6　分化不良星形细胞瘤GFAP标记阳性

（三）胶质母细胞瘤（WHOⅣ级）

1.临床要点

胶质母细胞瘤又名多形性胶质母细胞瘤，是颅内很常见的恶性肿瘤，胶质母细胞瘤占颅内肿瘤的8.78%，占神经上皮组织肿瘤的23.7%。患者的发病年龄在45～70岁，临床病史较短，有50%的胶质母细胞瘤患者的病程不足3个月，主要症状是急剧进展的颅内压增高和一些非特异性的神经科症状。神经影像学检查：CT显示脑内可见不规则的中央区低密度，周边有环状增强的病变，瘤周脑水肿，占位效应明显。

2.大体

肿瘤最常见位于大脑半球内，尤多见于额、顶、颞叶，常侵及深部结构或经胼胝体侵犯对侧大脑半球，呈“S”形生长或蝶形生长。文献中记载7.5%的胶质母细胞瘤是多中心性生长。瘤组织在脑内浸润性生长，因出血和坏死呈多彩状，部分患者肿瘤侵及皮质，脑回增宽，甚至侵及软脑膜和硬膜。

3.光镜

组织结构变异很大，有的表现为多形性胶质母细胞瘤的特点，瘤细胞密集，核异型性和多形性，见有多数单核和多核瘤巨细胞（图3-7）。有的表现为小细胞增殖性胶质母细胞瘤的特点，密集的小型瘤细胞增殖，多数核分裂和坏死灶，坏死灶周围瘤细胞呈栅状排列（图3-8）。有的表现为血管坏死型胶质母细胞瘤的特点，瘤组织内小血管增生，血管壁变性、坏死，血管内皮细胞和外膜细胞增生，甚至形成肾小球样结构，血管内血栓形成，大片瘤组织坏死。瘤周脑组织水肿，有时见有瘤周组织内瘤细胞在软膜下增生，神经元周围增生和血管周围增生，即所谓的继发结构（图3-9）。有的胶质母细胞瘤组织内出现分化的星形细胞瘤结构，说明很可能是继发性胶质母细胞瘤病例。有的胶质母细胞瘤瘤组织内出现大量怪异型巨细胞，既往文献中称为怪细胞肉瘤，经免疫组化GFAP标记，这些怪异型巨细胞标记呈阳性，说明是星形细胞源性，现称巨细胞型胶质母细胞瘤(图 3-10)。有的胶质母细胞瘤组织内出现肉瘤结构,肉瘤的组织形态可以表现为纤维肉瘤、恶性纤维组织细胞瘤或肌源性肉瘤。亦有少数胶质母细胞瘤病例的瘤组织内出现大量脂质细胞,称富于脂质的胶质母细胞瘤,还有出现上皮化生的胶质母细胞瘤。

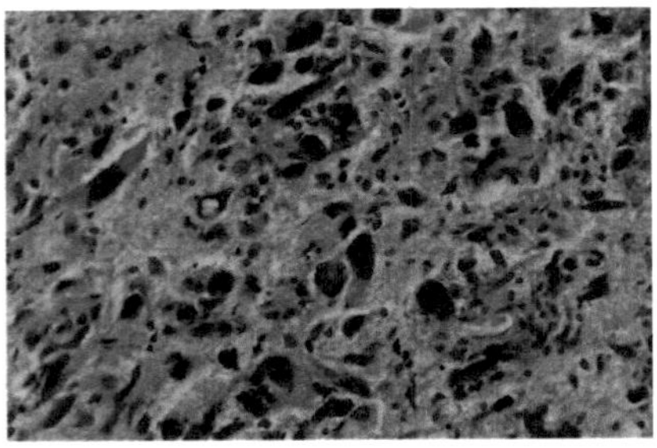

图 3-7　多形性胶质母细胞瘤

HE 染色中倍

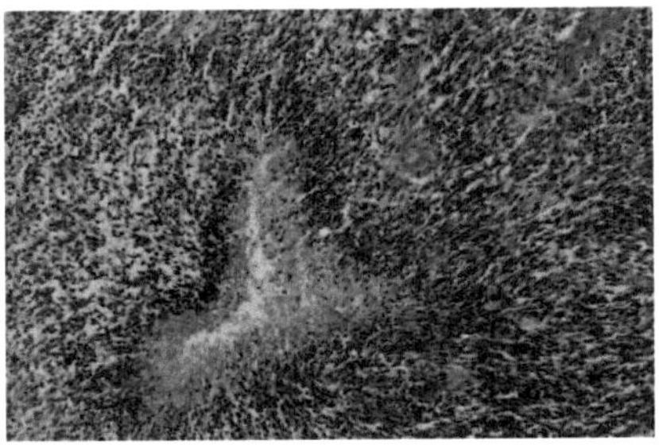

图 3-8　小细胞增殖型胶质母细胞瘤

HE 染色中倍

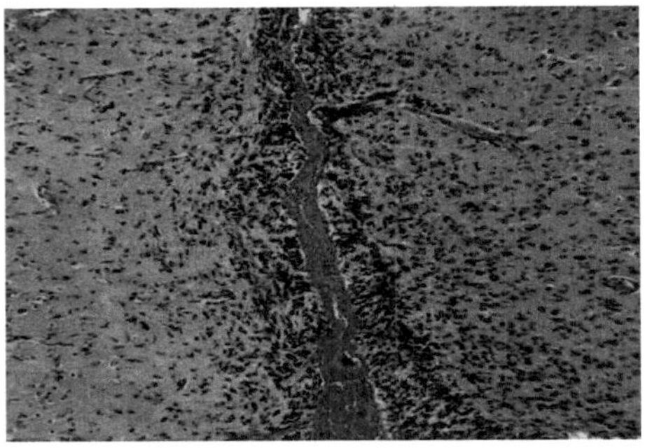

图 3-9　胶质母细胞瘤瘤周软膜下浸润

HE 染色低倍

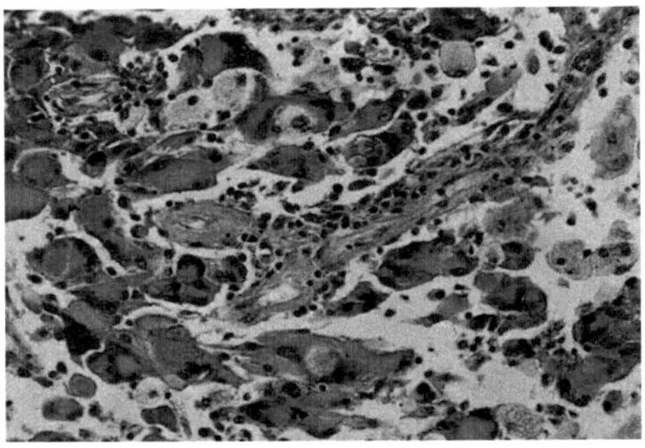

图 3-10　巨细胞型胶质母细胞瘤

HE 染色低倍

胶质母细胞瘤的免疫组化常采用 GFAP 标记呈阳性,但强弱不一,未成熟分化的瘤细胞还可用Vimentin做标记。Ki-67/MIB-1 标记指数为 15%~20%。

(四)毛细胞型星形细胞瘤(WHO Ⅰ 级)

1.临床要点

毛细胞型星形细胞瘤是儿童中常见的胶质瘤。常见的类型有:①视神经胶质瘤;②视交叉/下丘脑胶质瘤;③小脑星形细胞瘤;④脑干背侧外向性胶质瘤。还有少数肿瘤部位是在大脑半球和基底节部位。该肿瘤常见的临床症状是局灶性神经功能障碍,如视觉障碍等。还可见颅内压增高的症状。神经影像学检查显示该部位有局限性肿块。

2.大体

肿瘤质软,灰红色,有的病例瘤内呈囊状变性。视神经的毛细胞型星形细胞瘤可经蛛网膜下腔播散。

3.光镜

有两种组织学亚型,一型是所谓的成年型毛细胞型星形细胞瘤,瘤组织内紧密排列,由交织成束的单极或双极的成胶质细胞组成,胶质纤维聚集成团,囊状变性,可见 Rosenthal 纤维。另一型是幼年型毛细胞型星形细胞瘤,瘤组织也是由成胶质细胞组成,细胞丰富,黏液变性结构疏松,血管成分较多,有的呈血管球样增生(图 3-11),散在存在 Rosenthal 纤维。免疫组化:GFAP 标记呈阳性,相当于 WHO Ⅰ 级,很少见有核分裂,无坏死灶,有的瘤组织内散在存在少突胶质细胞样的细胞，Ki-67/MIB-1 标记指数值很低。

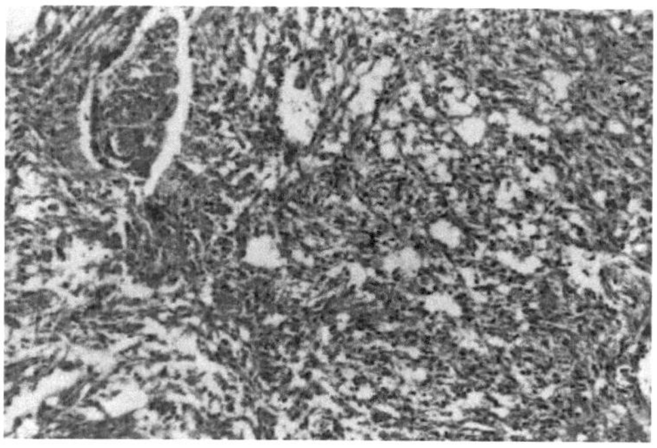

图 3-11　毛细胞型星形细胞瘤

HE 染色低倍

大约 15％的神经纤维瘤病Ⅰ型病例出现毛细胞型星形细胞瘤，特别是视神经的毛细胞型星形细胞瘤。将近 1/3 的毛细胞型星形细胞瘤病例合并神经纤维瘤病Ⅰ型。

（五）脑干胶质瘤（WHOⅠ～Ⅱ级）

脑干胶质瘤多见于儿童和青年人，70％的病例位于脑桥，中脑和延髓部位比较少见，胶质瘤在脑干实质内特别是脑干基底部弥漫浸润而肥大，临床上出现交叉性偏瘫，一般是到了后期才影响第四脑室，而出现颅内压增高的症状，病理上瘤组织内大多由毛细胞型星形瘤细胞或是纤维型星形瘤细胞组成，相当于 WHOⅠ～Ⅱ级。

毛状黏液样星形细胞瘤临床上多见于幼儿，常见的部位在下丘脑、视交叉、鞍上，亦有大脑和小脑的病理报道。病理组织学上瘤细胞为单一形态的小梭形细胞，纤维型基质，伴有明显的黏液样变性，出现以血管为中心的菊形团，血管周围放射状排列的细胞 GFAP 呈强阳性和 S-100 蛋白阳性，CgA 和 Syn 均为阴性，瘤组织内可见微血管增殖，见不到 Rosenthal 纤维和嗜酸性小球，有别于毛细胞型星形细胞瘤。

（六）多形性黄色瘤型星形细胞瘤（WHOⅡ级）

1.临床要点

肿瘤起源于软膜下星形细胞，在星形细胞肿瘤中占比将近 1％。由 Kepes 等人最早报道，所以又称 Kepes 瘤。该病常见于儿童和年轻人，2/3 患者见于 18 岁以前。肿瘤位于大脑半球的浅表部位，尤多见于颞叶处。临床上常出现较长的癫痫病史。CT 或 MRI 显示可见示边界清楚的瘤块和囊肿，瘤周脑水肿一般不明显。

2.病理变化

肿瘤位于脑表，和脑膜相连，有时伴一大囊，囊内附壁瘤结节。显微镜检查显示，瘤细胞呈多形性，多数为梭形细胞，散在分布单核和多核巨细胞，另外还可见多少不一的含脂质的泡沫状细胞，很少见到核分裂，血管反应不明显，见不到坏死，即便是见到坏死，也不应视作恶性，相当于 WHOⅡ级。网状纤维染色可见大量网织纤维，表明存在促纤维增生现象。免疫组化：GFAP 标记呈阳性（图 3-12）。Ki-67/MIB-1 和 PCNA 标记指数一般少于 1％。不过文献中亦有报道恶性变的病例，肿瘤恶变成胶质母细胞瘤。

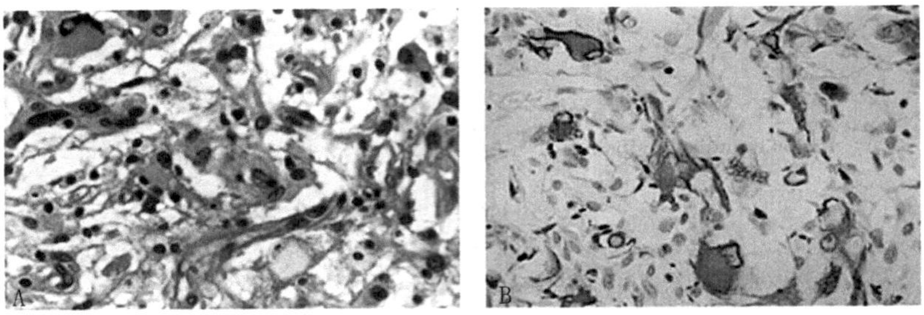

A.HE 染色中倍;B.GFAP 标记阳性

图 3-12 多形性黄色瘤型星形细胞瘤

(七)室管膜下巨细胞星形细胞瘤(WHOⅡ级)

1.临床要点

其多伴发于结节性硬化病例中,是常染色体显性遗传的疾病,又属错构瘤性、良性肿瘤性疾病。临床症状包括癫痫、智力发育迟缓和行为异常。婴儿病例出现特征性婴儿痉挛。文献中报道 6%~16%的结节性硬化病例出现室管膜下巨细胞星形细胞瘤。

2.大体

肿瘤瘤块突入侧脑室内或累及室间孔,局限性生长,有的病例出现钙化或出血。

3.光镜

瘤细胞大且有胶质纤维突起的多角形或不规则形状的瘤细胞围绕小血管排列,核内染色质呈细颗粒状,可见有核仁,且可见核的多形性和多核巨细胞,瘤细胞间有纤维基质(图 3-13)。免疫组化:GFAP 和S-100 蛋白标记呈阳性,部分瘤细胞 NF 标记或是神经元相关Ⅲ级 β-管蛋白标记阳性,表明既有胶质分化的特征,又有神经元分化的特征,相当于 WHOⅠ级、Ⅱ级,Ki-67/MIB-1 标记指数很低。复发病例并不提示已经发生恶性变。

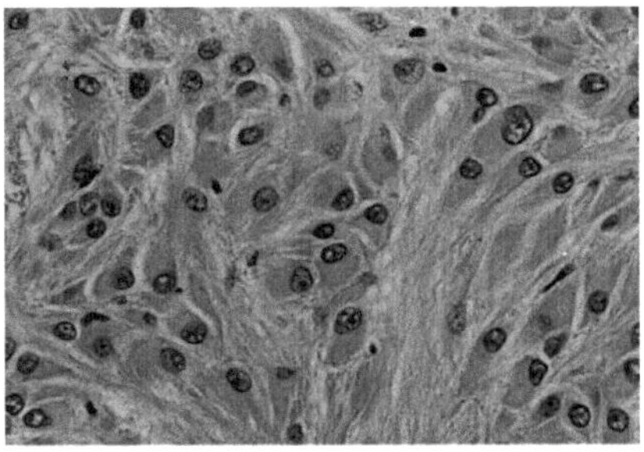

图 3-13 室管膜下巨细胞星形细胞瘤

HE 染色高倍

二、少突胶质细胞肿瘤

(一)少突胶质细胞瘤(WHOⅡ级)

1.临床要点

少突胶质细胞瘤约占原发性脑肿瘤的 4.39%,占神经上皮组织肿瘤的 11.8%。多见于成年人,发病年龄高峰在 40~50 岁。少突胶质细胞瘤多位于大脑半球的白质内,50%~65%的病例侵犯额叶,很少侵犯小脑、脑干和脊髓。临床病程一般较长,5 年以上病史的并不少见。大多数患者诉有头痛和癫痫发作。神经影像学检查:CT 显示可见低密度或混杂密度病灶,有轻度增强，常有钙化。MRI 显示 T_1 相呈低信号、T_2 相呈高信号的边界清楚的病灶，病灶周围水肿不明显，有的病例出现出血或囊状变性。

2.大体

瘤组织在脑实质内浸润，浅灰红色，有的病例因黏液变性而半透明。肿瘤可侵及邻近的大脑皮质和软脑膜，常有钙化，尤多见于瘤周，还可见有囊状变性和瘤内出血。

3.光镜

瘤组织内细胞成分呈中等密度的，形态比较一致。石蜡切片在光镜下可见细胞核呈正圆形，核周空晕，胞质透亮。冷冻切片不一定有此特点。毛细血管丛状增生，鸡爪状血管穿插在瘤细胞群之间，核分裂很少见，没有坏死(图 3-14)。有一些少突胶质细胞瘤中混杂胞体较小的肥胖细胞，这类细胞免疫组化显示 GFAP 为阳性。还有少数少突胶质细胞瘤中出现印戒状细胞。镜下还可见微小钙化。瘤周出现继发结构如微菊形团或瘤内出现拟似极性成胶质细胞瘤栅状结构的特点。少突胶质细胞瘤尚无特异性免疫组化标志物，Olig2、S-100 蛋白和 Leu-7 对诊断有一定帮助。Ki-67/MIB-1 的标记指数很低，相当于 WHOⅡ级。少突胶质细胞瘤患者术后平均生存期 3～5 年。

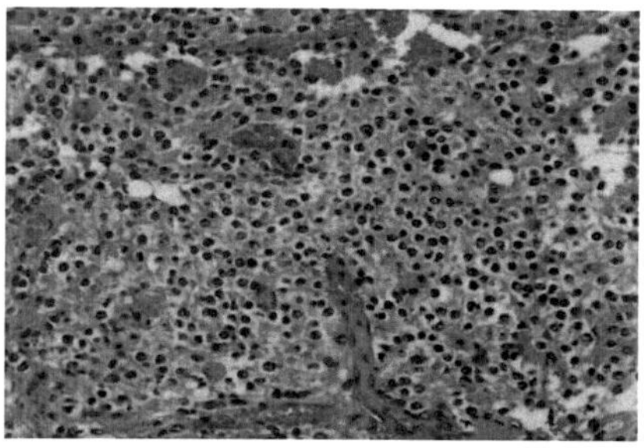

图 3-14　少突胶质细胞瘤

HE 染色中倍

(二)分化不良少突胶质细胞瘤(WHOⅢ级)

在颅内少突胶质细胞肿瘤中分化不良者占 20%～51%。大多发生在成年人中，其患者比一般的少突胶质细胞瘤患者的年龄要大一些。肿瘤部位也大多为额叶(60%)，其次是颞叶(33%)。临床病程比较短，不过也有较长病史的。CT 或 MRI 检查和一般的少突胶质细胞瘤没有多少区别。

病理变化：瘤细胞密集，基本组织结构和一般的少突胶质细胞瘤相似，不过，核分裂易见，甚至见有单核或多核巨细胞，出现微血管增殖或见有坏死，相当于 WHOⅢ级。Ki-67 和 PCNA 标记指数高于 3%和 4%。近年的文献中对于分化不良少突胶质细胞瘤，特别是伴有 1P/19q 的杂合性缺失，临床上主张采用 PCV 化疗，能取得相对较好的疗效。5 年生存率为 41%，10 年生存率为 20%。一部分病例经脑脊液播散，大多因局部复发而死亡。

三、混合性胶质瘤

混合性胶质瘤是指瘤内混合两种或以上的胶质瘤成分，最常见的是少突星形细胞瘤。少突星形细胞瘤(WHOⅡ级)在幕上低级别的胶质瘤中占 10%～19%，多见于成年人，肿瘤多位于大脑半球内，尤多见于额、颞叶。临床病史大多表现为较长病程的癫痫发作、轻瘫、人格异常和颅内压增高。光镜下瘤组织细胞呈中等密度，有少突胶质细胞瘤为主型、星形细胞瘤为主型以及少突胶质细胞瘤-星形细胞瘤两者兼等型，核分裂少，常见微小钙化和微囊变性。免疫组化：GFAP 标记呈阳性，相当于 WHOⅡ级。分化不良少突星形细胞瘤同样多见于成年人，多位于大脑半球内，病理组织学和少突星形细胞瘤相似，出现瘤细胞密集、核的异型性、细胞的多形性以及多数核分裂，有时还可见血管内皮增殖和坏死，相当于 WHOⅢ级。此外，还可见混合型少突-室管膜瘤以及室管膜瘤-星形细胞瘤。

四、室管膜肿瘤

(一)室管膜瘤(WHOⅡ级)

1.临床要点

颅内室管膜瘤占颅内肿瘤的 3.87%，占神经上皮组织肿瘤的 10.4%。在脊髓胶质瘤中 50%～60%是室管膜瘤，各年龄期的患者都有，常见发生于脑室系统内。成年人的室管膜瘤多见于幕上侧脑室和脊髓部位，儿童的室管膜瘤则是以幕下第四脑室部位多见。文献报道也有脑室外室管膜瘤。该肿瘤主要的临床症状是颅内压增高，有头痛、恶心、呕吐，幕下的室管膜瘤还会导致局灶性神经症状和癫痫发作。神经影像学检查：CT 或 MRI 显示可见较局限的不同密度、有增强的占位病变，伴有脑室系统扩大。

2.大体

肿瘤在脑室内或突入脑实质内，灰红色，质软，有时见出血、坏死或囊性变。

3.光镜

瘤组织细胞呈中等密度，特点是排列成各种菊形团结构，有真的菊形团，也有围绕血管的假菊形团。其可以分为若干亚型：上皮型(图 3-15)、细胞型(图 3-16)、乳头型、透明细胞型和伸展细胞型，瘤内可继发黏液样变性、出血、坏死和钙化，相当于 WHOⅡ级。免疫组化：GFAP 和 S-100 蛋白标记呈阳性，有的病例 CK 和 EMA 呈阳性，特殊染色 PTAH 染色切片中可见 blepharoplasts。Ki-67 标记指数为 2.6%，随访资料表明儿童的室管膜瘤比成年人的室管膜瘤预后要差，术后随访5 年生存率为 57.1%，10 年生存率为 45%，肿瘤细胞可经脑脊液播散。

(二)分化不良型室管膜瘤(WHOⅢ级)

其常见于脑室内的室管膜瘤中。文献报道，大约 25%的颅内室管膜瘤是分化不良型室管膜瘤，其临床症状和一般的室管膜瘤差不多。肿瘤组织呈灰红色，有出血和坏死，经常侵犯邻近的脑组织，可经脑脊液播散。光镜观察：在室管膜瘤的特征性病变基础上瘤细胞密度高，可见核异型性，核分裂多，微血管内皮增殖和出现坏死灶，增殖指数大多超过 6%，相当于 WHOⅢ级(图 3-17)。但是不少临床随访资料结果表明患者预后和组织形态上的恶性程度之间并无关联。

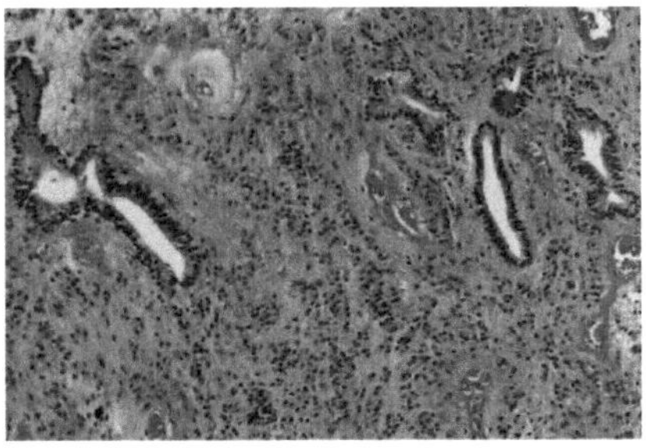

图 3-15　室管膜瘤组织内出现腺管样结构

HE 染色低倍

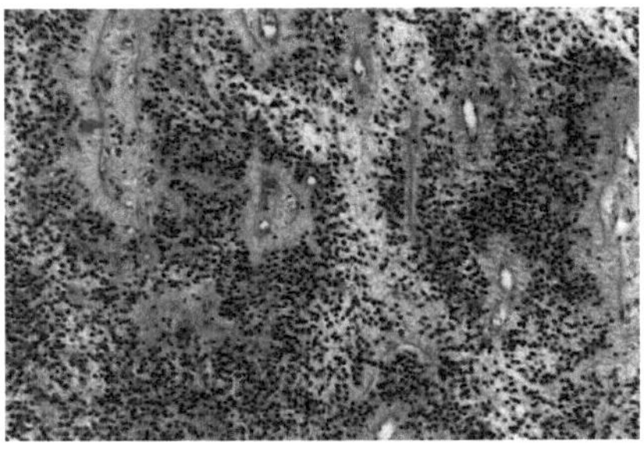

图 3-16　细胞型室管膜瘤

HE 染色低倍

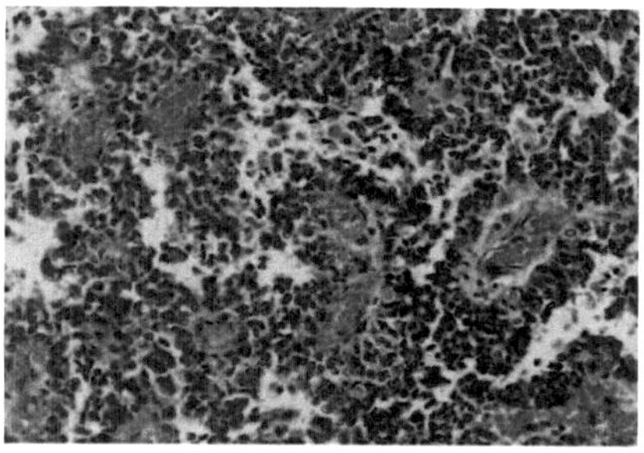

图 3-17　分化不良室管膜瘤

HE 染色低倍

(三)黏液乳头型室管膜瘤(WHOⅠ级)

其多见于比较年轻的患者,肿瘤多发生于脊髓的圆锥和终丝部位。肿瘤呈灰红色,质软分叶状,可以侵入椎管抵达皮下软组织内。光镜观察:瘤组织呈乳头结构,被覆柱状或立方上皮,血管和结缔组织轴内可见玻璃样变和黏液变性(图 3-18)。免疫组化:GFAP 和 Vimentin 标记呈阳性,相当于 WHOⅠ级。

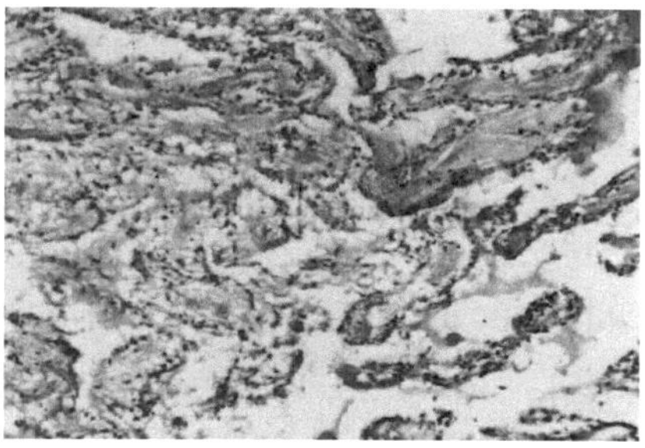

图 3-18　黏液乳头型室管膜瘤

HE 染色低倍

(四)室管膜下瘤(WHOⅠ级)

室管膜下瘤又名室管膜下球状星形细胞瘤,不少患者生前并没有症状,一般于尸检时偶然被发现。大多数患者是中年人。最常见的部位是第四脑室,其次是侧脑室,少数见于第三脑室、透明隔和脊髓等。临床上多数没有症状,少数可出现颅内压增高或肿瘤内自发性出血。肿瘤呈结节状,质硬,灰白色,多数瘤体较小,也有较大的占据脑室腔内。光镜观察:在致密的胶质纤维基质内瘤细胞核呈丛状分布,形态一致,瘤组织内可见围血管的假菊形团结构,出现微血管增殖,或可见钙化和出血,相当于 WHOⅠ级。免疫组化:GFAP 标记呈阳性,病理性核分裂很少,外科手术切除可以治愈。

五、脉络丛乳头瘤(WHOⅠ级)

脉络丛乳头瘤是在脉络丛发生的肿瘤,占颅内肿瘤的 0.62%,占神经上皮组织肿瘤的 1.7%。该肿瘤较多见于儿童,脉络丛乳头瘤多位于侧脑室和第四脑室内。其临床症状是脑室系统的脑脊液循环梗阻,脉络丛乳头瘤能分泌过量的脑脊液,加重脑积水导致颅内压增高,使患者出现头痛、恶心和呕吐。肿瘤呈局限性菜花样肿块,浅灰红色,和脑组织分界清,有时见出血和囊性变,组织学上和脉络丛相似，少数患者有脉络丛乳头瘤上皮细胞嗜酸性变，瘤组织黏液变性，黄色瘤变和钙化。免疫组化：GFAP、S-100 蛋白、CK 和 EMA 标记呈阳性，部分病例转甲状腺素（前蛋白）标记阳性，Ki-67/MIB-1 标记指数大多<2%，相当于 WHO Ⅰ级。

六、组织来源未定的神经胶质肿瘤

（一）星形母细胞瘤

星形母细胞瘤多见于成年人，且多位于大脑半球内，其组织结构特征是星形细胞肿瘤组织内出现以血管为轴心的假菊形团结构，血管壁玻璃样变。免疫组化：GFAP、Vimentin 和 S-100 蛋白标记呈阳性。WHO 的分类中虽将其列为组织来源未定的神经胶质肿瘤，但多数学者还是将其列入星形细胞瘤中。

（二）极性成胶质母细胞瘤

极性成胶质母细胞瘤少见，多发生于是儿童中，肿瘤大多位于颅后窝内，组织结构特征：单极和双极成胶质细胞构成疏松的胶质网，瘤细胞核平行栅状排列。免疫组化：GFAP、S-100 蛋白和 NSE 标记呈阳性。

（三）大脑胶质瘤病

大脑胶质瘤病少见，多发生于 40～50 岁的患者中，肿瘤主要位于大脑内，可侵及脑干、基底节、丘脑和小脑，瘤组织在受侵犯的脑组织内弥漫浸润，主要临床症状有锥体束征、痴呆、癫痫发作、脑神经症状和颅内压增高。病理：一种是瘤区弥漫浸润而局部体积增大，并无限局性瘤块；另一种是除了具有弥漫浸润的特点以外，还可见局限性瘤块，大多是恶性胶质瘤。光镜下瘤组织结构变异很大，其中有一些似星形细胞，还有一些似少突胶质细胞，少数病例中还可见血管异常和少数核分裂。免疫组化：GFAP 和 S-100 蛋白标记呈阳性，Ki-67/MIB-1 标记指数平均为 7.6%，相当于 WHOⅢ级，患者的预后很差。

（四）脊索样胶质瘤

脊索样胶质瘤是一种少见的肿瘤，多发生于中年人，女性多见。肿瘤部位多为第三脑室前部，也有一些患者的肿瘤位于鞍上/下丘脑部位。临床上可因肿瘤占位造成梗阻性脑积水而引起头痛、恶心和运动失调等症状，也可因下丘脑和视交叉受累引起甲状腺功能低下和视力障碍。MRI 显示第三脑室内可见球形边界清楚的肿块，增强后均匀强化。病理组织学上肿瘤由形态比较一致的上皮样细胞构成。瘤细胞呈索条状排列或是小叶状结构。瘤细胞胞质富于嗜伊红物质，有大量嗜碱性、黏液空泡状基质，组织结构类似脊索。瘤组织内有多数淋巴浆细胞浸润和 Russell 小体，没有微血管增殖和坏死，核分裂少见，但肿瘤有向周边脑组织微浸润的倾向。免疫组化显示 GFAP 呈弥漫强阳性，Vimentin 呈强阳性，CD34 膜呈阳性，CK 和 EMA 局灶性呈阳性，Syn 和 CgA 均为阴性。MIB-1 标记指数低，相当于 WHOⅡ级。治疗上应尽可能全切除，部分病例次全切除后残余肿瘤会再增大，导致复发。

（五）血管中心型胶质瘤

血管中心型胶质瘤大多见于儿童和青少年，临床表现为难治性癫痫。肿瘤好发于额叶，其次是顶叶和颞叶，通常病灶位置较为浅表，主要累及皮质，但也可以扩展到白质或邻近脑室。病理组织学上肿瘤由单一形态的梭形肿瘤细胞围绕血管生长，可以平行于血管排列，也可以垂直于血管壁形成类似菊形团结构，呈室管膜分化的特征，核分裂少见。免疫组化：GFAP 呈阳性，也可以表达 S-100 和 EMA，不表达神经元抗体。Ki-67 标记指数很低。其生物学行为表现呈良性过程，相当于 WHO Ⅰ级。

七、神经元和混合型神经元-神经胶质肿瘤

(一)神经节细胞瘤和节细胞胶质瘤

1.临床要点

神经节细胞瘤和节细胞胶质瘤在颅内肿瘤中占1.3%,好发于青年人。神经系统各个部位都可能发生,以幕上为多,常侵犯颞叶。其临床症状多和颞叶癫痫有关。CT 显示可见一局限的实性肿块或是囊肿,囊内附壁瘤结节。MRI 显示 T_1 相呈低信号,T_2 相呈高信号的局限性占位病变。

2.大体

实性或囊性瘤块,占位效应不明显,有时见钙化和出血。

3.光镜

神经节细胞瘤主要由排列不规则的大的多极神经细胞组成。神经细胞大多结构不良,形态变异。间质内是非肿瘤性星形细胞和胶质纤维网。血管周围呈淋巴细胞浸润,核分裂很少,有时在间质内可见圆形的嗜酸性颗粒,微囊形成,有钙化和促纤维增生反应,相当于 WHO Ⅰ级。肿瘤中的神经细胞可以作 Nissl 染色或银染证明。免疫组化:Synaptophysin 和 NF 标记呈阳性。间质内星形细胞可以 GFAP 标记。节细胞胶质瘤除了多少不一的神经细胞以外,其间为肿瘤性胶质细胞,大多是分化较好的星形细胞瘤,相当于 WHO Ⅰ ~ Ⅱ级。Ki-67/MIB-1 标记指数常低于 3%。一般患者的预后较好。若是 MIB-1 和 P53 标记指数高,则表明肿瘤有侵袭性生长的生物学行为。文献中曾报道,分化不良的节细胞胶质瘤,相当于 WHOⅢ级,甚至最后恶化成胶质母细胞瘤。

(二)胚胎发育障碍的神经上皮肿瘤

此肿瘤少见,大多数病例肿瘤位于颞叶,而且是因为难治性、抗药性癫痫做手术被证实。还有少数病例肿瘤位于尾状核和小脑内。近年来,由于影像学和癫痫外科的开展,报道的病例越来越多。肿瘤结节多位于皮质内,也可侵犯皮质下白质。光镜下显示出特异性胶质神经元结构,呈明显的多形性,有星形细胞、少突胶质细胞和不规则的神经元,病变组织内还可见微血管网、血管球形成和黏液变性,神经上皮细胞漂浮在黏液池内。此外,还可见非特异性组织反应。免疫组化:NF、Synaptophysin、S-100 蛋白和 GFAP 标记呈阳性,瘤组织内还可见淋巴细胞浸润,相当于 WHO Ⅰ级,患者预后较好,术后长期随访存活率高。

(三)乳头状胶质神经元肿瘤

乳头状胶质神经元肿瘤比较少见,多见于青年人和中年人。肿瘤多位于大脑白质内,颞叶多见。肿瘤多表现为边界清楚的囊实性肿块或囊内附壁结节。有的病例肿瘤侵及皮质。临床上患者多出现头痛、癫痫症状,神经影像学检查显示可见大脑半球的界限清楚的囊性病变,伴有增强的结节影或环形增强。病理组织学上见假乳头结构和乳头中心玻璃样变性的厚壁血管。乳头表面是单层胶质细胞,瘤细胞核呈圆形,胞质少,偶尔见到比较大的神经节样细胞。免疫组化:GFAP 和 S-100 蛋白均呈阳性。核分裂少见,MIB-1 指数很低,相当于 WHO Ⅰ ~ Ⅱ级。这类病例手术治疗效果好,很少有复发。

(四)中枢神经细胞瘤

中枢神经细胞瘤比较少见,占颅内肿瘤的 0.25%~0.50%。大多数患者为 20~40 岁。肿瘤位

于幕上，在室间孔区、侧脑室内和(或)第三脑室内，有少数患者侵及透明隔、胼胝体、丘脑和下丘脑部位。临床上主要症状是颅内压增高，少数病例会出现视觉障碍、精神症状和内分泌功能障碍。CT 显示肿块为稍高密度病变，注射对比剂后增强，还可见钙化和囊性变。MRI 显示 T_1 相和 T_2 相高信号病变。瘤组织呈灰红色，易碎，钙化。光镜下瘤组织形态和少突胶质细胞瘤相似，瘤组织内还可见神经胶质纤维丛无核区、Homer-Wright 菊形团和神经节细胞样细胞(图 3-19)，后者在文献中又称节细胞神经细胞瘤，相当于 WHO Ⅱ级。免疫组化：Synaptophysin、tau 和 MAP2 呈标记阳性。电镜下可以见到发育好的突触结构和微管、中间丝、致密核心小泡。Ki-67 和 PCNA 标记指数均低于 2%。有一部分中枢神经细胞瘤，在瘤组织内出现细胞非典型性、微血管增殖和坏死灶，Ki-67 标记指数高于 2%，称非典型性中枢神经细胞瘤或是增殖型中枢神经细胞瘤，随访资料表明预后较好，属 WHO Ⅱ级。WHO 的分类中增加了脑室外神经细胞瘤的名称。瘤组织内常含有神经节细胞或核仁比较大的小神经节样细胞，也属于Ⅱ级。

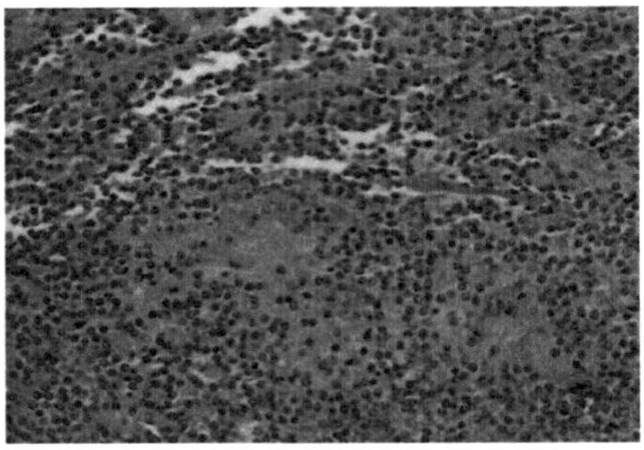

图 3-19　中枢神经细胞瘤

HE 染色中倍

(五)小脑发育不良性节细胞瘤

小脑发育不良性节细胞瘤比较少见，和 Cowden 病有潜在联系。Cowden 病是一种常染色体显性遗传的疾病。小脑发育不良性节细胞瘤是中枢神经系统的主要病变，周围性病变有疣状皮肤病、鹅卵石样丘疹和口腔黏膜纤维瘤、多发性面部毛外根鞘瘤、结肠的错构瘤性息肉、甲状腺肿瘤和乳癌。

小脑发育不良性节细胞瘤在病理上表现为小脑局部脑回的弥漫性肥大。在光镜下病灶内小脑颗粒层和 Purkinje 细胞层结构改建，以外层的异常有髓纤维束和内层大量结构不良和形态异常的神经元代之，相当于 WHO Ⅰ级。免疫组化：Synaptophysin、NF、Leu-4、PEP19 标记呈阳性。

(六)小脑脂肪神经细胞瘤

文献中曾称为脂肪瘤型髓母细胞瘤、小脑神经母细胞瘤/脂肪细胞瘤(神经脂肪瘤)、脂肪瘤型胶质神经细胞瘤和小脑脂肪化成熟神经外胚层肿瘤。此瘤十分少见，见于成年人，肿瘤部位都为小脑。临床上患者出现颅后凹占位症状。

病理组织学检查：细胞密度高，肿瘤细胞大小一致，核分裂少见，拟似少突胶质瘤细胞，脂肪瘤细胞灶性分布。免疫组化：NSE、Syn 和 MAP2 呈阳性，GFAP 灶状呈阳性提示有星形细胞分化，肿瘤细胞增殖指数低。相当于 WHO Ⅰ～Ⅱ级。大部分患者存活超过 5 年，临床预后好。

(七)副神经节瘤

此肿瘤实属神经内分泌肿瘤，起源于周身和阶段性或集中分布的自主神经节相关的特殊化的神经嵴细胞，比较常见的是颈动脉体瘤（化感瘤）、颈静脉球副神经节瘤，还有脊髓终丝的副神经节瘤。此肿瘤通常发生于成人。肿瘤位于脊髓马尾硬膜内，与终丝粘连或与马尾神经根相连。瘤体呈卵圆形或香肠形，有包膜，可见囊腔，肿瘤偶尔可穿破硬膜侵及骨组织。光镜下分化好的肿瘤拟似正常的副神经节，由大小和形状一致、核染色质细致的细胞形成致密的巢状结构，周围环绕支持细胞和纤细的血管网。半数病例的马尾副神经瘤含成熟的节细胞，类似节细胞型副神经瘤。免疫组化：NSE 阳性，CgA 阳性，Syn 阳性，NF 阳性。值得注意的是核分裂和核的多形性都不具有诊断价值。大部分马尾副神经节瘤生长缓慢，全切后可治愈。

（八）神经母细胞肿瘤

此肿瘤是少见的儿童恶性胚胎性肿瘤，25％的病例出现在 2 岁以内，半数以上的病例是在 5 岁以内。肿瘤多位于大脑内，侵犯额叶和额顶区。肿瘤较大，灰红色，质硬，有出血、坏死和囊性变。光镜下瘤组织由密集的原始小圆形细胞组成，有部分的神经元分化，瘤组织内可见 Homer-Wright 菊形团呈平行的流线型排列，相当于 WHOⅣ级。NF 和 Synaptophysin 可以标记为阳性。有一部分病例瘤组织内出现成堆的分化成熟的神经节细胞，可以称为节细胞神经母细胞瘤。

八、松果体实质肿瘤

（一）松果体细胞瘤

松果体细胞瘤是由分化成熟的松果体实质细胞构成的肿瘤，多见于成年人。肿瘤位于松果体区，可以压迫大脑导水管、脑干和小脑。临床上出现神经-眼功能障碍即所谓的 Parinaud 综合征和颅内压增高的症状，还可见内分泌功能异常。CT 显示可见第三脑室后部圆形低密度占位病变，外周有钙化伴脑积水。MRI 显示可见 T_1 相呈低信号、T_2 相呈高信号的肿瘤病变。松果体细胞瘤边界清，灰红色，内有出血和囊性变。光镜下瘤细胞为中等密度，呈片或呈不规则小叶结构，瘤细胞分化成熟，有松果体菊形团，间质成分是纤细的血管网，核分裂少，偶见多核瘤巨细胞和微小钙化灶。部分病例的瘤组织内有神经节细胞、胶质细胞和光感受器分化的特点。少数病例的瘤组织内有乳头结构。相当于 WHOⅡ级。免疫组化：神经元的标记 NSE、NF、Synaptophysin、tau 蛋白和 PGF9.5 呈阳性，星形胶质细胞的标记 GFAP、S-100 蛋白呈阳性，光感受器的标记视网膜 S-抗原呈阳性。

（二）松果体母细胞瘤

松果体母细胞瘤是原始的松果体实质细胞肿瘤，多见于儿童。肿瘤位于松果体区。临床病程一般较短，症状和松果体细胞瘤的症状相似。肿瘤组织为灰红色，质软，边界不清，有出血和坏死，可侵入周围组织。光镜下瘤细胞密度高，和髓母细胞瘤结构相似，可见 Homer-Wright 菊形团或 Flexner-Wintersteiner 菊形团，核分裂多，可见出血和坏死灶，相当于 WHOⅣ级。患者预后差。

（三）混合性松果体细胞瘤/松果体母细胞瘤

其少见，具有双相分化的特征。更常见的是松果体实质细胞肿瘤伴有中间型分化。成年人多见。这一类肿瘤多有光感受器分化，肿瘤肉眼全切后患者生存时间较长。

（四）松果体区乳头状瘤

成人多见，肿瘤部位为松果体区。临床症状主要是头痛，影像学表现为境界清楚的占位。病理检查示瘤体较大（2.5～4.0 cm），可以有囊性成分。组织学上形成特征性的乳头状结构，常表现为假复层柱状上皮细胞围绕玻璃样变性的血管壁，有时也可形成实性巢，核分裂多少不一，可见坏死灶。免疫组化：CK 阳性，GFAP 灶状阳性。超微结构提示有室管膜分化，推测此瘤来源于联合下器的特殊室管膜细胞。术后肿瘤复发率较高，偶尔出现脊髓播散。相当于 WHOⅡ～Ⅲ级。

九、髓母细胞瘤和幕上原始神经外胚叶肿瘤

(一)髓母细胞瘤

1.临床要点

髓母细胞瘤是儿童中多见于小脑的原始神经外胚叶肿瘤，占颅内肿瘤的 4.29%，在儿童颅内肿瘤中占 22.2%。髓母细胞瘤中 78.1%发生于儿童，至少 75%的儿童髓母细胞瘤发生于小脑蚓部。

2.病理变化

肉眼观察：瘤组织灰红色，质软，有些肿瘤如黏鼻涕状，易在术中被吸引器吸走。亦有的肿瘤质稍硬，或可见有大块出血。

显微镜检查有若干亚型，如下。

(1)经典型髓母细胞瘤：是密集的小细胞肿瘤，胞质少，核深染，核分裂多，间质成分少，相当于 WHOⅣ级(图 3-20)。

(2)促纤维增生型髓母细胞瘤：瘤组织大多分布在小脑半球内，侵及表面的软脑膜，伴有促纤维增生反应。瘤组织内网状纤维和胶原纤维丰富，瘤细胞成串排列其间(图 3-21)或是形成结节状的“苍白岛”，其内瘤细胞拟似神经细胞，文献曾称小脑神经母细胞瘤，又或称神经母细胞瘤型髓母细胞瘤，相当于 WHOⅣ级。免疫组化：Nestin 和 Synaptophysin 标记呈阳性，如果瘤组织内出现神经元分化，则 NF 标记呈阳性。如果瘤组织内出现胶质细胞分化，则 GFAP 和 Vimentin 标记呈阳性，出现光感受器分化，则视网膜-S-抗原标记呈阳性。另外，Ki-67 标记指数常超过 20%。

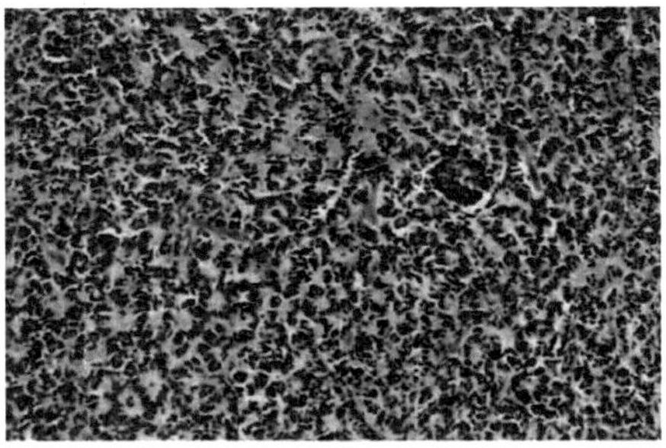

图 3-20　经典型髓母细胞瘤，有多数 Homer-Wright 菊形团

HE 染色中倍

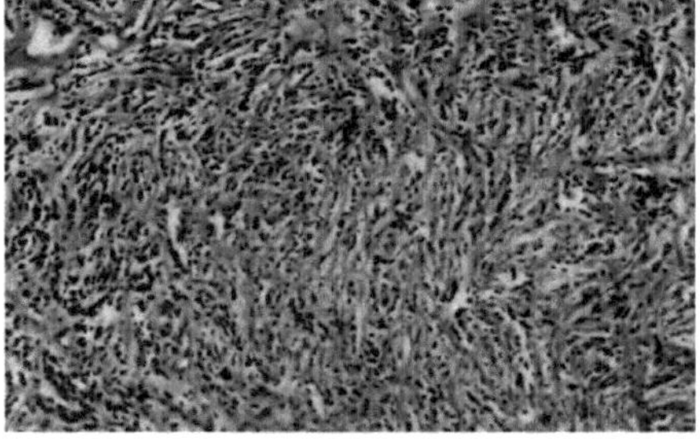

图 3-21　促纤维增生型髓母细胞瘤

HE 染色中倍

(3)髓肌母细胞瘤：瘤组织内出现横纹肌纤维，或排列成束或围血管排列。Myoglobin 和 Desmin 标记呈阳性。文献中有的报道是平滑肌成分，相当于 WHOⅣ级。

(4)黑色素型髓母细胞瘤：髓母细胞瘤组织内出现黑色素细胞，或呈上皮样排列，或呈管状、乳头状，相当于 WHOⅣ级。S-100 蛋白标记呈阳性，有时也可以是阴性。

(5)大细胞/分化不良髓母细胞瘤：瘤组织内见有胞体大、圆形核和鲜明核仁的细胞，还常出现大片坏死。核分裂多见，期间有不少成堆不典型的多形性细胞核，免疫组化 Syn 和 CgA 标记呈阳性，GFAP、EMA 和 SMA 均阴性。临床上恶性进展病程，手术不能完全切除，术后经常复发、播散和转移。文献中还有报道髓母细胞瘤的一个特殊亚型，在髓母细胞瘤组织内有大量的结节状结构，此瘤多见于婴幼儿，预后稍好。

(二)幕上原始神经外胚叶肿瘤

其又名大脑髓母细胞瘤或大脑神经母细胞瘤或“蓝瘤”。文献资料中儿童中枢神经系统肿瘤中具有原始神经外胚叶肿瘤组织特点的肿瘤大约 15%位于幕上，其中包括大脑、鞍区和松果体区。幕上原始神经外胚叶肿瘤多见于儿童。临床症状因肿瘤部位不同而异。大脑的原始神经外胚叶肿瘤常见癫痫、意识障碍和颅内压增高，鞍区的原始神经外胚叶肿瘤常见视觉损害和内分泌异常。松果体区的原始神经外胚叶肿瘤常会造成脑脊液循环梗阻。瘤组织呈灰红色，可见出血或囊性变。光镜下和小脑髓母细胞瘤相似，具有神经元和胶质细胞分化的特点，也可以见到 Homer-Wright 菊形团、lexner-Wintersteiner 菊形团或室管膜管状结构，出血和坏死灶，相当于 WHOⅣ级。免疫组化可以采用 GFAP、NF、Synapto-physin、Nestin 和视网膜 S-抗原标记。Ki-67 标记指数高。患者预后不好。

颅内胚胎性肿瘤中除了髓母细胞瘤和原始神经外胚叶肿瘤外，还有髓上皮瘤、室管膜母细胞瘤和非典型畸胎样/横纹肌样肿瘤。后者是中枢神经内一种罕见的高度恶性肿瘤，好发于儿童，偶见于成年人，呈异源性组织学和免疫组化学表型。具有特征性的横纹肌样细胞，伴有不同程度的原始神经外胚叶、上皮和间质分化的特点。

(李　伟)

第八节　呼吸系统非上皮组织肿瘤的病理诊断

一、良性软组织肿瘤

(一)黏液瘤及微囊性纤维黏液瘤

黏液瘤罕见，一般发生在肺实质内，呈结节状，可有薄的包膜，有黏液感。其多发于成人，女性更多见。微囊性纤维黏液瘤发生在外周部，境界清楚，直径 1.0～2.3 cm。

光镜：与其他部位的黏液瘤相同，由短梭形、星芒状细胞及黏液样间质构成，其中血管稀少。如梭形、星芒状细胞散布在纤维黏液样间质中，伴有微独的囊形成，可称为微囊性纤维黏液瘤。

免疫组化：肿瘤对 vimentin 表达，但对 S-100 和 desmin 不表达。

鉴别诊断：包括一些以黏液瘤样变为继发特征的肿瘤，如脂肪肉瘤、恶性纤维组织细胞瘤、软骨肉瘤、平滑肌瘤、胚胎性横纹肌肉瘤、神经纤维瘤和侵袭性血管黏液瘤。

(二)孤立性纤维性肿瘤

孤立性纤维性肿瘤是与脏层胸膜相连的胸膜下肿瘤。由梭形成纤维细胞组成，瘤细胞有时像周细胞那样围绕纤细的脉管系统，在其周围排列；玻璃样变是其常见特点。以前所谓的胸膜“良性纤维性间皮瘤”及肺的“纤维瘤”这些局部纤维性肿瘤，现认为是倾向发生于胸膜而不常发生于肺和其他部位的软组织肿瘤。3%～38%的胸膜孤立性纤维性肿瘤可累及肺，但真正全部位于肺内的肿瘤却很少。肺内纤维性肿瘤和胸膜纤维性肿瘤在年龄、性别和临床症状方面几乎无区别。大多数患者是通过胸部X线偶然发现的钱币样病变。

1.大体

一般位于肺内胸膜下，通常是孤立的，也可有多个结节。直径一般＜8 cm，为圆形或卵圆形，切面较硬，界限清楚，呈旋涡状和纤维样外观。国内文献有支气管纤维瘤的个例报道，在支气管内形成息肉状肿物。

2.光镜

肿瘤与胸膜的纤维性肿瘤组织学表现相似，由梭形细胞组成，核卵圆形，染色质弥漫而细，胞质少，瘤细胞内可含有糖原。瘤细胞多排列成短束状或杂乱的形式，但也可有局部车辐状或血管周细胞样排列(图3-22A～图3-22C)。细胞之间可有不等量的胶原。无细胞不典型性及坏死。核分裂少于4/10HPF。

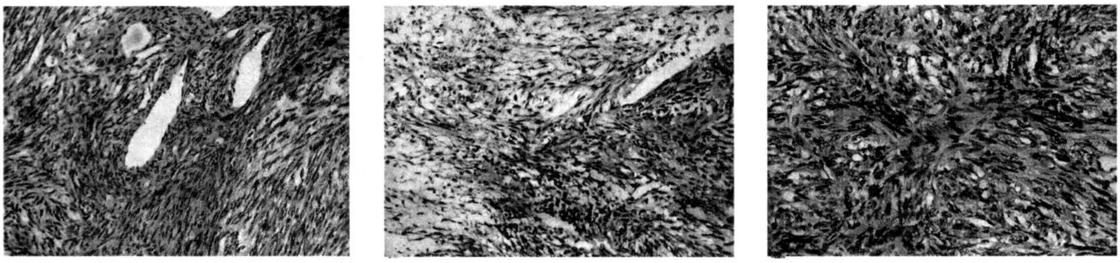

A　　　　B　　　　C

A.瘤组织由梭形成纤维细胞构成，排列无序，之间富于薄壁血管；B.瘤组织中细胞密集区与细胞稀疏区相间存在；C.局部瘤组织呈车辐状结构

图3-22　孤立性纤维性肿瘤

3.免疫组化

瘤细胞保留肌成纤维细胞或成纤维细胞的表型。表现为vimentin强(＋)，CD34、Bcl-2、CD99常为(＋)，keratin一般为阴性。

4.鉴别诊断

(1)恶性纤维性肿瘤：胶原纤维少或无，梭形瘤细胞显示异型性，核分裂象易见(通常＞4/10HPF)，有坏死。其中核分裂象和坏死对良恶性鉴别最有意义。

(2)炎性假瘤：炎性假瘤虽然通常表现为肺内孤立结节和间质明显胶原化，但还有浆细胞、巨噬细胞和黄瘤细胞等炎性成分。

(3)弥漫性恶性间皮瘤：不同之处在于keratin呈阳性，表现为累及胸膜的弥漫性生长方式。

(三)脂肪瘤

肺脂肪瘤少见。此瘤发生在大支气管，呈息肉状突入腔内，而引起阻塞的症状和体征。男性患者多见。发生于周围肺的脂肪瘤更为少见(图3-23)。

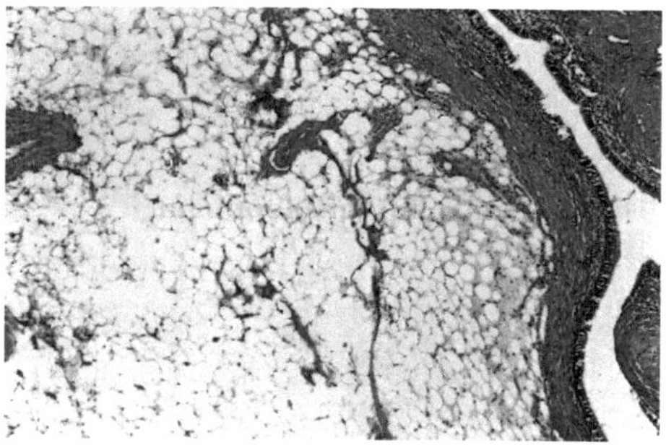

图 3-23　支气管脂肪瘤

支气管壁内瘤组织由分化好的脂肪细胞构成，支气管腔受压呈裂隙状

1.大体

支气管内病变常累及近端叶和段支气管，肿瘤可能界限不清而与邻近支气管黏膜混为一体。可能出现纤维化、炎症、淋巴组织、软骨和其他间叶成分。

2.光镜

见肿瘤表面被覆正常支气管上皮，其下为分化成熟的脂肪组织，其中有时可见残留的支气管腺体。无包膜，但与周围肺组织分界清楚。

3.免疫组化

与其他部位的脂肪瘤相同，可显示 S-100 蛋白阳性。

4.鉴别诊断

(1)错构瘤除分叶状脂肪组织外，尚有衬覆上皮的裂隙、软骨、黏液样基质。

(2)脏层胸膜的脂肪化生常见于纤维化的间质性肺疾病，不应与胸膜下脂肪瘤混淆。

(四)平滑肌瘤及平滑肌瘤病

1.平滑肌瘤(图 3-24)

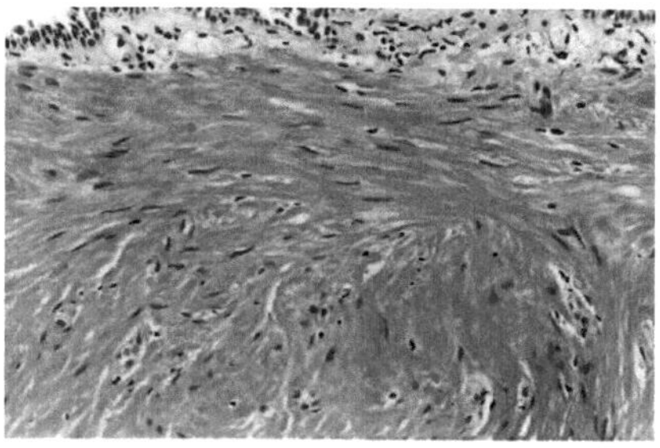

图 3-24　支气管平滑肌瘤

在支气管黏膜上皮下，见瘤组织由分化好的平滑肌细胞构成

此瘤少见，患者平均年龄 40 岁(范围 5～67 岁)，多见于中年妇女，男女比例 1.5∶1。支气管内生长者有阻塞相关的症状，而肺实质的肿块多无症状。

1.大体

发生在主支气管者占 45%，向腔内突出；亦可见于肺外周实质内(占 55%)，呈孤立性结节，一般直径为 1.5 cm 左右，与周围肺组织分界清楚。

2.光镜

与其他部位的平滑肌瘤相同，位于主支气管者，由成束的平滑肌细胞相互交织构成，其表面被覆假复层纤毛柱状上皮。肿瘤位于肺实质内者，瘤组织富含薄壁血管，考虑是从血管平滑肌发生的。

3.免疫组化

与其他部位的平滑肌瘤相同，表达 vimentin、actin、desmin 和平滑肌肌球蛋白。

2.平滑肌瘤病(图 3-25A、图 3-25B)

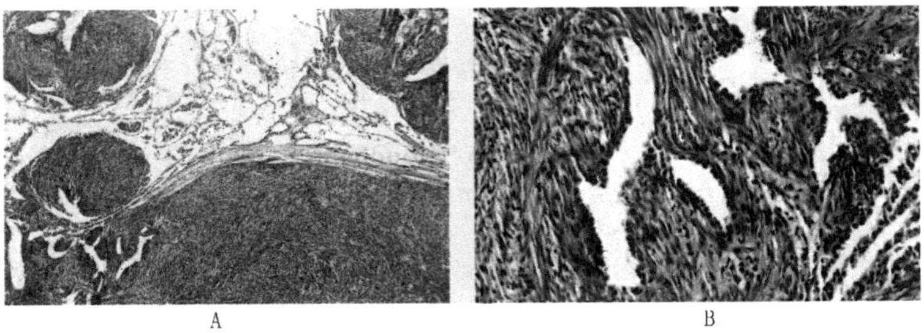

A.在肺实质内，见多数大小不一的瘤结节，分界清楚；B.同上放大，瘤组织中残留的肺泡形态不规则，肺泡上皮清楚可见

图 3-25 肺平滑肌瘤病

肺多发性平滑肌瘤亦称平滑肌瘤病或良性转移性平滑肌瘤，是由分化好的平滑肌组成的多发结节。

(1)临床表现：患者几乎均为女性，许多患者有子宫平滑肌瘤的病史。平均年龄为 47 岁(范围 30～74 岁)。1/3 的患者有咳嗽或呼吸困难等症状。有学者认为它是因对雌激素反应而导致的多发性平滑肌原位增生，为良性病变；也有学者认为是分化好的子宫平滑肌肉瘤的肺转移，其预后依据组织学分级和个体对激素的反应程度而不同，一些肿瘤进展缓慢，对肺功能影响较小；而另一些随着肿瘤的不断扩展、增大可引起呼吸功能不全。

(2)大体：多为双肺弥漫受累，单侧肺受累者占 30％。肿瘤结节的大小从粟粒大到 10 cm，大者可出现囊性变。

(3)光镜：在肺实质内见有多数由平滑肌组织形成的瘤结节，呈圆形，大小不等，境界清楚，但无包膜。平滑肌细胞分化良好，未见核分裂象，亦无坏死。在瘤结内尚可见少数残留的肺泡结构，内衬肺泡上皮，清楚可见，有的腔内还含有尘埃细胞。有的病例细胞成分多，偶见分裂象，但分裂象少于 5/50HPF。也有报道分裂象大于 5/50HPF 者，所以有学者认为是转移性分化好的平滑肌肉瘤。

(4)免疫组化：显示平滑肌细胞的免疫组化特征，vimentin、actin、desmin 和平滑肌肌球蛋白阳性。

(5)鉴别诊断：包括伴有明显的平滑肌成分的错构瘤、原发性平滑肌瘤及平滑肌肉瘤、转移性高分化平滑肌肉瘤，以及淋巴管平滑肌瘤病。

(五)软骨瘤

此瘤非常少见。大多数发生于患 Carney 三联症[肺软骨瘤(病)、上皮样平滑肌瘤(病)和肾上腺外副节瘤(病)]的人群。肿瘤可发生于大支气管壁的软骨组织，也可位于肺实质。肿瘤位于支气管内者有阻塞症状，肺实质者常无症状。Car-ney 三联症者的肺内软骨瘤可为单个或多发，且多为年轻女性；而一些孤立的软骨瘤发生于 50 岁以上人群(图 3-26)。

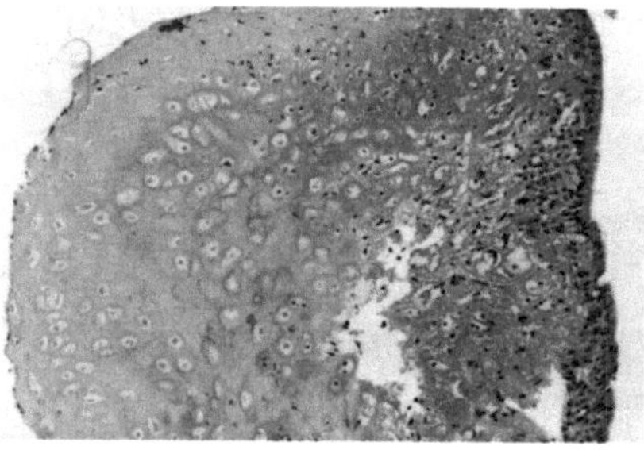

图 3-26　软骨瘤

瘤组织位于支气管上皮下，由分化成熟的软骨组织构成

1.大体

表现为孤立的、偶尔是多发性的结节。常与支气管软骨环相连接，直径为 1～2 cm，略呈分叶状，质较硬，呈灰白色半透明状，可伴有钙化或囊性变。

2.光镜

肿瘤由单一的分化成熟的软骨组织构成，可为透明或黏液样透明软骨、纤维软骨或弹力软骨，亦可各种软骨混合存在。有时瘤组织可发生钙化、骨化。肿瘤中细胞量中等，偶可见双核细胞，但无分裂象，小叶周边常为成熟软骨和骨。

3.免疫组化

S-100 阳性。

4.鉴别诊断

需与错构瘤作鉴别诊断，肺软骨瘤缺乏软骨样错构瘤中所见到的被覆上皮的裂隙和混合性间叶成分。

(六)错构瘤

错构瘤(图 3-27A、图 3-27B)较常见，过去认为是肺的正常成分的异常混合，是一种瘤样畸形，故称为错构瘤。现认为是一种真性良性间叶性肿瘤。因其由纤维、软骨及脂肪组织构成，故称为纤维软骨脂肪瘤。此瘤一般发生于成人，儿童少见，高峰年龄在 60 岁。男性发病率为女性的 4 倍。肿瘤于支气管内生长者可出现阻塞性肺炎或肺不张。

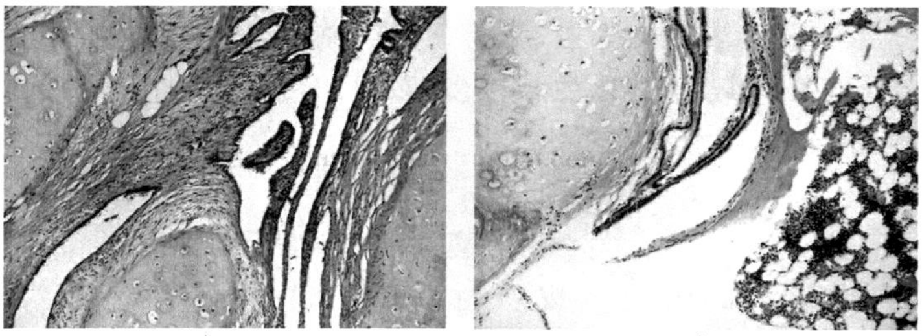

A　　B

A.在被覆上皮裂隙间，瘤组织包含软骨、脂肪，纤维及平滑肌组织；B.同上例，在被覆上皮裂隙间，瘤组织包含软骨、骨及骨化生

图 3-27　错构瘤

1.大体

此瘤大多位于肺外周胸膜下实质内，常呈孤立的球形或不规则分叶状，境界十分清楚，直径

1～7 cm(平均 2 cm),大多小于 4 cm;中央支气管也可累及,占 10%～20%,常呈广基的分叶状结节突入腔内。

2.光镜

瘤组织由多种间叶成分构成,包括疏松黏液样成分及其分化的富于细胞的结缔组织、脂肪组织、不同成熟阶段的软骨及骨、平滑肌,其杂乱地混合在一起,但软骨占主要成分。在病变的周边尚可见纤毛上皮、无纤毛上皮或产生黏液的上皮内衬的不规则裂隙。肿瘤位于肺实质内者被覆上皮的裂隙可能为主要成分。亦可见软骨发生钙化、骨化。偶尔软骨完全缺如,主要成分为脂肪、原始纤维黏液样间质或平滑肌。周围肺可显示阻塞性肺炎。肿瘤于支气管内生长者,脂肪可能更丰富,肿瘤表面可有浆液腺,有时软骨可显示细胞和核染色质增多。

3.免疫组化

其内不同组织成分各自显示其不同的免疫组化表型。

(七)纤维平滑肌瘤样错构瘤

纤维平滑肌瘤样错构瘤甚罕见,一般发生于成人,为肺实质的孤立性结节,直径 2.0 cm 左右,患者通常无症状,查体时偶然发现。

光镜:可见位于肺外周境界清楚的结节,由立方状上皮、纤维组织、大量平滑肌组织及少量脂肪组织混合构成,排列杂乱无序;部分区域上皮及纤维组织可形成乳头状结构(图 3-28A～图 3-28C)。

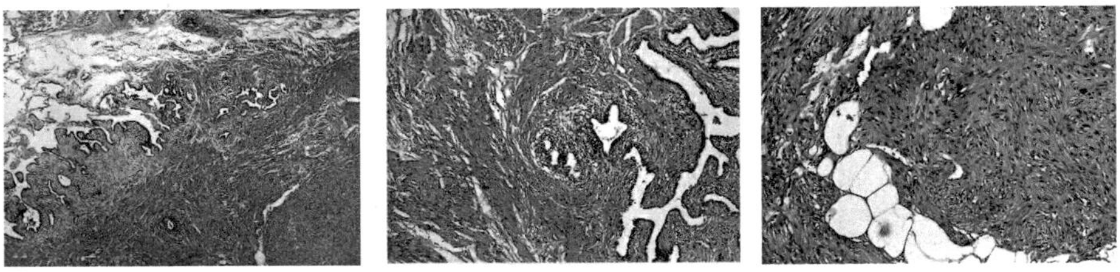

A　　　　B　　　　C

A.瘤组织由排列无序的立方状上皮及大量平滑肌组织构成;B.同上放大,立方状上皮形成不规则腔隙;C.瘤组织中的脂肪、纤维组织

图 3-28　纤维平滑肌瘤样错构瘤

(八)间叶性囊性错构瘤

1.临床表现

可见于儿童及成人。临床表现为咯血、胸痛、气胸、血胸等;影像学特征为多发肺结节,伴有大小不等的囊肿,亦可累及双侧肺;此瘤生长缓慢,数年间可长至 1.0 cm,变成囊性;此瘤较严重的并发症是胸膜下囊肿破裂,可引起突然出血。

2.光镜

肿瘤位于胸膜下,呈结节状,伴有大小不等囊性腔隙,境界清楚。结节主要由幼稚的原始间叶细胞构成,被正常或化生的呼吸上皮所衬的小气道丛分成乳头状结构,并形成囊腔(图 3-29A～图 3-29C)。据报道,有 1 例发生恶性变,呈肉瘤表现。

3.免疫组化

肿瘤的原始间叶组织 vimentin(+),其他 desmin、SMA、S-100 均(-)。

(九)淋巴管平滑肌瘤病

此瘤罕见,是一种特殊的平滑肌错构瘤样增生。患者均为女性。病变累及肺和中线的胸部、腹部和腹膜后的淋巴管及淋巴结。软组织的淋巴管肌瘤和肾的血管平滑肌脂肪瘤也与此病相关。发病的妇女绝大多数均在生殖年龄，偶尔可见绝经后妇女（多数服用性腺外激素）。

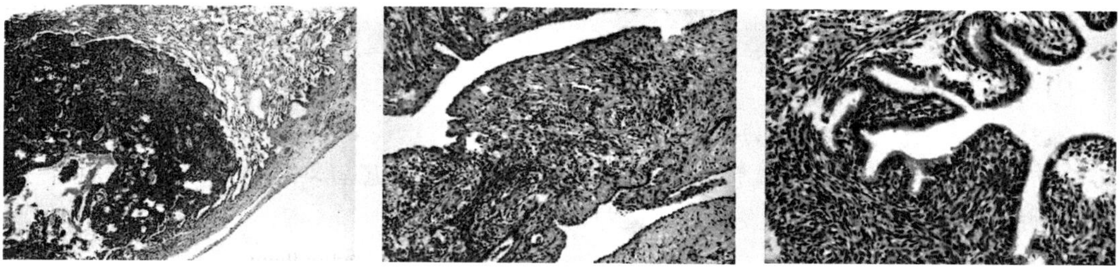

A　　　　　　B　　　　　　C

A.瘤组织位于胸膜下，呈含有大小不等囊腔的结节状；B.瘤组织由原始间叶组织构成，其间见衬以正常呼吸上皮的不规则腔隙；C.瘤组织中形成的乳头状结构，表面被覆正常上皮

图 3-29　间叶性囊性错构瘤

1.大体

早期病变显示肺气肿，进展期病变显示类似蜂窝状的弥漫囊性改变。病变可弥漫累及双肺。

2.光镜

病变位于胸膜下或沿支气管、血管束分布。表现为肺间质中不成熟样的平滑肌细胞的多灶性增生，常有囊腔（图 3-30A、图 3-30B）。瘤细胞类似上皮细胞、组织细胞或蜕膜细胞，胞质丰富呈嗜酸性。瘤细胞常包绕嗜酸性均匀一致的无形物质，有时见有钙化。平滑肌细胞比完全分化的平滑肌细胞短、胞质少，增生的细胞为梭形或多角形，细胞之间常有淋巴样间隙，核卵圆形，核仁明显，胞质淡染。这些肌细胞与血管平滑肌脂肪瘤中的肌细胞有共同特点，二者可能都是错构瘤性质的。有的瘤组织中可见淋巴细胞聚集。累及淋巴结的显示淋巴结实质被平滑肌取代，淋巴结附近的淋巴管显示同样的变化。

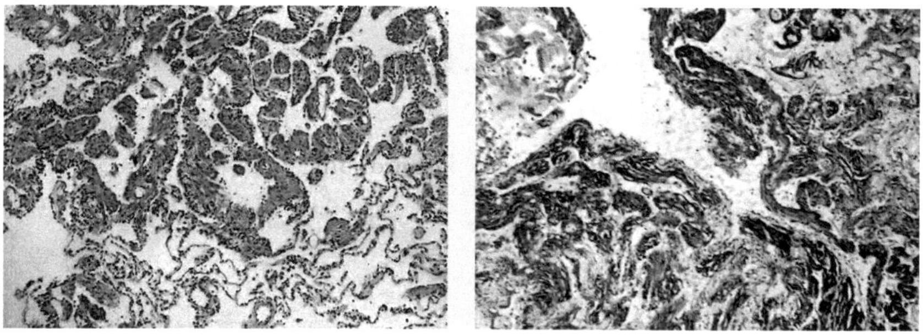

A　　　　　　B

A.瘤组织由呈不规则腔隙的淋巴管及其壁上的平滑肌组织构成，并见淋巴细胞聚集；B.瘤组织 SMA 强（+）

图 3-30　淋巴管平滑肌瘤病

3.免疫组化

最新资料认为，与一般的平滑肌细胞不同，此瘤是由血管周上皮样细胞构成的。免疫组化显示，肿瘤细胞具有同时表达 HMB45 和 actin 的特点。瘤组织中异常增生的平滑肌细胞的雌、孕激素受体可呈阳性表达。近年报道，Cathepsin-K 可在此瘤表达，具有诊断意义。

4.鉴别诊断

淋巴管平滑肌瘤病与囊性间隙有关，囊壁内伴有平滑肌束，无大体结节形成。而良性转移性平滑肌瘤却是肺实质内无囊性间隙的结节，但结节内可发生囊性变。

(十)弥漫性肺淋巴管瘤病

此瘤是一种特殊的、形态完好的淋巴管、血管的弥漫性增生，可伴有或不伴有较少平滑肌成分，影响肺(胸膜、肺泡间隔、支气管血管束)的淋巴通道。男女患者均可患病，受累的患者一般是患有间质性肺疾病的儿童，也有发生于40岁成人的报道。

1.临床表现

患者表现为呼吸困难或肺功能不全，咯血也是其常见症状，并可有胸膜腔积液及纵隔受累。胸部放射线检查：患者肺内无肺气肿样囊肿。大多数患者为进展性疾病，大约半数患者死亡，特别是幼儿。

2.大体

由于相互吻合的淋巴管增生而致支气管血管束增厚而明显。

3.光镜

主要病变是发育良好的淋巴管在肺及胸膜内呈弥漫性增生，尤以肺间隔及支气管、血管周围间质为著。扩张的淋巴间隙可透过支气管壁或围绕大的肺静脉。病变之间有正常肺组织。瘤组织中可有少量或无平滑肌成分，不见淋巴滤泡。一些管腔内可含有红细胞，邻近的间质内可见含铁血黄素。

4.免疫组化

与淋巴管平滑肌瘤病相反，如有平滑肌存在，则免疫组化染色 HMB45 为阴性。

5.鉴别诊断

本病需要与弥漫性血管瘤病、弥漫性肺淋巴管扩张症、淋巴管平滑肌瘤病、间质性肺气肿、Kaposi 肉瘤、血管肉瘤鉴别。

(十一)毛细血管瘤病

肺毛细血管瘤病(图3-31A、图3-31B)罕见，是一种特发性肺疾病。

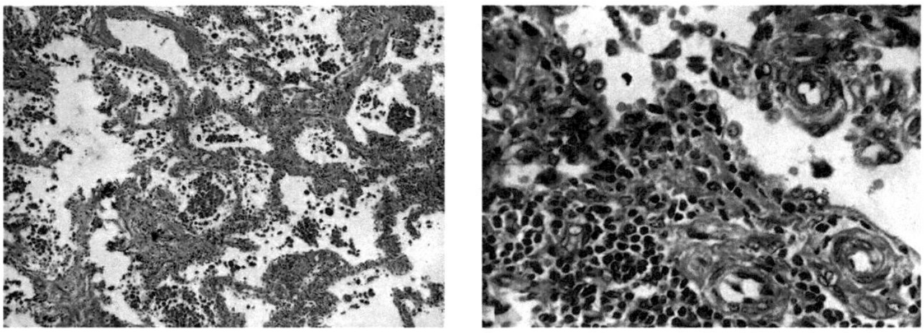

A　　　　B

A.肺泡壁增厚，毛细血管增生，平滑肌增生；B.肺泡壁毛细血管的内皮细胞显著增生呈多层，淋巴细胞浸润

图3-31　毛细血管瘤病

1.临床表现

多见于年轻人，以双肺弥漫性毛细血管增生，导致肺动脉高压为突出特征，可出现呼吸困难，并呈进行性发展，预后不良。

2.光镜

双肺呈弥漫性毛细血管增生，见于肺泡壁及大血管和气道周围间质；毛细血管的内皮细胞显著增生，层次增多，可称为不典型内皮细胞增生病。间质平滑肌增生，轻度淋巴细胞浸润，并有出血及肺泡腔内噬含铁血黄素巨噬细胞聚集。有的伴有静脉内膜纤维化，导致继发性静脉闭塞。

（十二）血管周细胞肿瘤

良性血管周细胞瘤样肿瘤包括血管球瘤及肌周细胞瘤，一般发生在四肢远端的皮肤及浅部软组织，也可见于身体各部位包括各种器官，发生在肺部者罕见。

1.血管球瘤

（1）临床表现：此瘤青年人、老年人均可发生，胸部影像在肺实质呈孤立结节。除咳嗽外，一般无明显症状。

（2）光镜：肺血管球瘤的组织形态与发生在其他部位者基本相同，基于血管球细胞、血管结构及平滑肌细胞在肿瘤中数量多少的不同，可分为实性血管球瘤、球血管瘤及球血管肌瘤。

2.肌周细胞瘤（图 3-32A、图 3-32B）

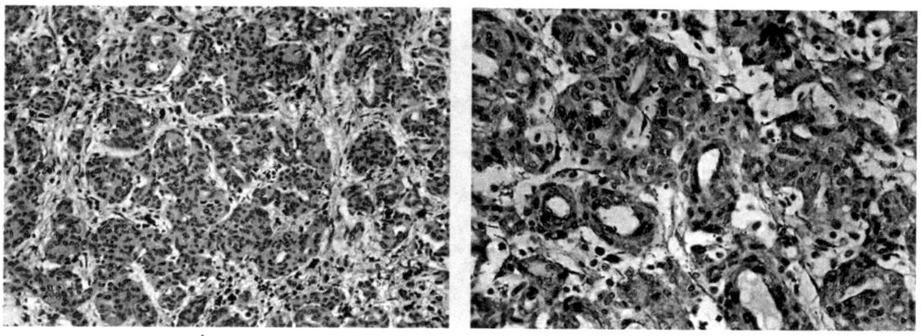

A　　B

A.卵圆形、梭形肌样瘤细胞围绕小血管呈同心圆生长；B.免疫组化染色，瘤组织 SMA（+）

图 3-32　肌周细胞瘤

（1）光镜：肌周细胞瘤无包膜，瘤组织有较丰富大小不等的薄壁血管腔隙，瘤细胞为具有嗜酸性胞质的卵圆形及梭形肌样细胞，环绕小血管呈多层同心圆生长，有的呈洋葱皮样，具有特征性。瘤组织部分基质黏液样变，未见核分裂象及坏死。

（2）免疫组化：与血管球瘤基本相同，瘤细胞 SMA（+）、vimentin（+）、calponin（+），CK 及 S-100（-）。

（十三）炎性肌成纤维细胞瘤

炎性肌成纤维细胞瘤（图 3-33A～图 3-33C）曾被认为是肺的“炎性假瘤”中的一个亚群，大多数发生于年轻人，主要由肌成纤维细胞和成纤维细胞构成。因有的瘤组织中常有明显的浆细胞、淋巴细胞浸润，而成为肿瘤的主要成分，故以往称为浆细胞肉芽肿。现认为它是儿童中最常见的支气管内间叶性良性肿瘤。

光镜：瘤组织中成纤维细胞或肌成纤维细胞排列成束，或呈席纹状结构，梭形细胞胞核呈卵圆形，染色质细，核仁不明显，核分裂象不常见。其间有各种炎细胞，如淋巴细胞、浆细胞和组织细胞（包括 Touton 型巨细胞）浸润，有的浆细胞可能成为肿瘤的主要成分，将梭形瘤细胞掩盖。组织学特征包括局部浸润、血管侵犯、细胞成分增加，有奇异巨细胞并出现核分裂象（大于 3/50HPF）和坏死等，可能与预后差有关。

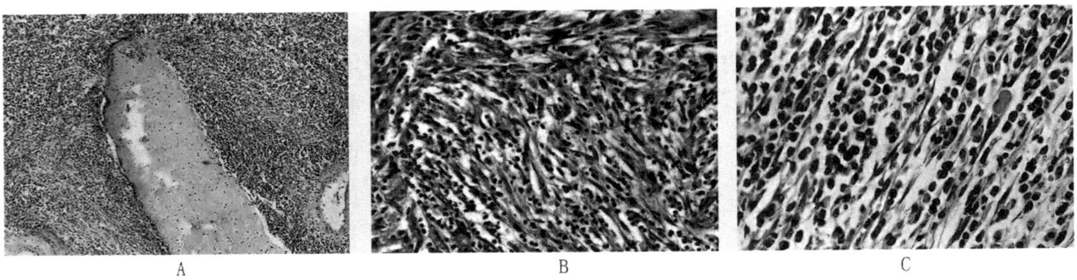

A.环绕支气管壁软骨的瘤组织弥漫分布；B.瘤组织由梭形肌成纤维细胞构成，其间有较多淋巴细胞浸润；C.瘤组织中浆细胞浸润占优势，并见 Russell 小体，梭形细胞稀少

图 3-33　炎性肌成纤维细胞瘤

(十四)神经鞘瘤

肺的神经鞘瘤(图 3-34A～图 3-34C)罕见，此瘤于 1998 年由 Kindblom 首先描述。文献仅见个例报道。有学者在医院日常病理检验工作中遇到 1 例肺的上皮样神经鞘瘤，更为罕见，报道如下。

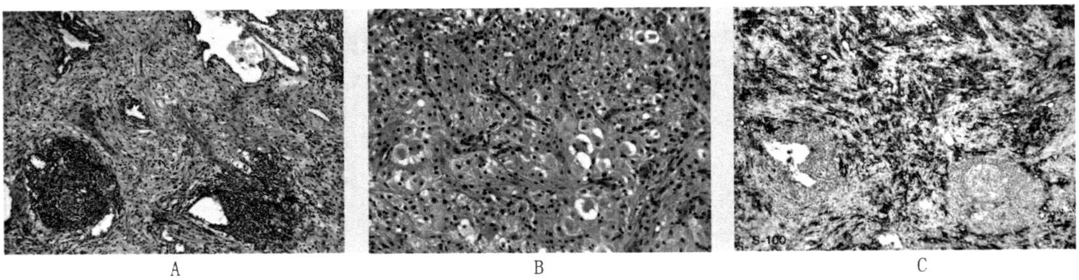

A.位于胸膜下的肿瘤周边有较多淋巴细胞聚集，或形成淋巴滤泡；B.瘤组织由小圆形上皮样施万细胞构成；C.免疫组化染色，瘤组织 S-100 强(＋)

图 3-34　上皮样神经鞘瘤

1.临床表现

患者女性，18 岁，发现右肺中叶外周部有一结节状肿物，手术切除。

2.大体

肿瘤位于胸膜下，境界清楚，大小为 4.0 cm×2.5 cm×2.0 cm，切面呈灰白色。

3.光镜

瘤组织由小圆形上皮样施万细胞构成，其周边部见有较多淋巴细胞聚集，或形成淋巴滤泡。瘤细胞呈单个、小巢状或条束状排列，核圆形，浆较丰，呈上皮样，细胞分化好，大小较一致，未见核分裂象及坏死；肿瘤的局部间质胶原纤维丰富。

4.免疫组化

瘤组织 S-100 强(＋)。

二、其他良性肿瘤

(一)所谓硬化性血管瘤

所谓硬化性血管瘤(图 3-35A～图 3-35H)是一种不少见的肺良性肿瘤，占良性肿瘤的

22%～32%。近几年对此瘤的性质有了一些新的认识。

1.临床表现

此瘤多见于青年及中年妇女，平均年龄46岁，右肺较左肺常见，尤以中叶和下叶为多。肿瘤位于肺的外周部，通常不引起症状，偶有咳嗽、胸痛或咯血。在X线胸片上，表现为一个孤立结节。连续照片观察下生长非常缓慢。4%～5%的病例为多结节性，亦有双侧者。

2.大体

此瘤为位于肺外周部境界清楚的结节状肿块，直径为0.3～8.0 cm，大多<3.0 cm，色泽质地不等，从呈海绵状出血性病变到较实性的褐色或黄白色结节均有，质柔软如橡皮样，结节内常见出血区，亦可见囊性变和钙化。如发生在段支气管周围，可侵入支气管腔内呈息肉状。

3.光镜

此瘤位于肺实质内，无包膜，与肺组织分界清楚。其突出特征是组织形态多变，呈多样性，易误诊为其他肿瘤。

4.形态特点

(1)乳头状增生区：表面被覆肺泡上皮呈立方状或低柱状，在其间质中可见卵圆形瘤细胞(图3-35A)。免疫组化及电镜观察证实乳头表面上皮为Ⅱ型肺泡上皮。偶见增生的肺泡上皮异型性显著，呈不典型增生，或发生透明细胞变，易误为恶性。

(2)实性细胞区：肺间质内实性细胞区大小不等，有的弥漫成片，其中主要是大小一致的上皮样瘤细胞，胞质丰富，淡染或呈嗜酸性，有的胞质透明，胞核为圆形或卵圆形，呈泡状，有的可见核仁。此种瘤细胞多镶嵌排列，或呈小巢状，其间常见多少不等的肥大细胞散在分布(图3-35B)。

(3)肺泡出血区：有些区可见大的血液湖，即在扩大的腔隙内充满红细胞，犹如海绵状血管瘤。免疫组化证实其为肺泡上皮而非内皮细胞。血液湖之间的间质中，亦可见上述瘤细胞存在(图3-35C)。

(4)硬化区：瘤内小血管局灶性增生，血管壁常硬化，有的由于纤维化而管腔闭锁，其间亦可见瘤细胞包绕(图3-35D)。在大多数病例中，4种形态常混合存在，也可以某种形态为主。此外，部分病例的卵圆形瘤细胞可伴有神经内分泌分化，免疫组化及电镜观察均得到证实。

瘤组织内尚可见其他相伴随的或继发的变化，包括局灶性淋巴细胞浸润，局灶性黄色瘤细胞聚积，含铁血黄素及胆固醇结晶沉着，多核巨细胞或局灶性纤维化。个别病例间质中见少量脂肪组织，亦可有肉芽肿形成。

5.免疫组化

肺泡及乳头状结构的表面上皮：SPA/B、Clara抗原(+)，AE1/AE3、CK-L、癌胚抗原(+)，EMA、TTF-1(+)，vimentin(−)。间质中的圆形细胞：SPA/B，Clara抗原(−)，AE1/AE3、CK-L(−)，EMA、TTF-1(+)，vimentin(+)；部分病例卵圆形瘤细胞可分别表达神经内分泌标记CgA、Syn、NSE及GH、降钙素、促胃液素等(图3-35E～图3-35G)。

6.电镜

超微结构亦证实，卵圆形瘤细胞含有神经分泌颗粒(图3-35H)。

到目前为止，国外已有多例发生转移的报道。近年有学者也遇到1例硬化性血管瘤，除淋巴结转移外，还侵及心包(图3-36)。

(二)透明细胞瘤

透明细胞瘤亦叫“糖瘤”，和血管周细胞瘤为同一家族，因其瘤细胞胞质内含有大量糖原而得名，较罕见，仅有个例报道。

1.临床表现

患者年龄 5～73 岁，以 50～60 岁老人居多，男女无差别，一般无症状，多偶然发现。

2.大体

肿瘤通常位于肺外周部，为境界清楚的结节，无包膜，直径 2～45 cm。较大者中心部可发生坏死。

3.光镜

瘤组织由胞质透亮的大细胞构成，大小较一致，呈多角形、圆形或梭形，胞界清楚，胞质有的呈嗜酸性颗粒状。因其胞质内含有糖原，PAS 染色呈强阳性，对淀粉酶消化敏感。胞核为圆形或卵圆形，居中，深染，分裂象无或罕见。瘤细胞多围绕薄壁血管呈片状分布，血管周围间质可有透明变性或钙化灶（图 3-37）。

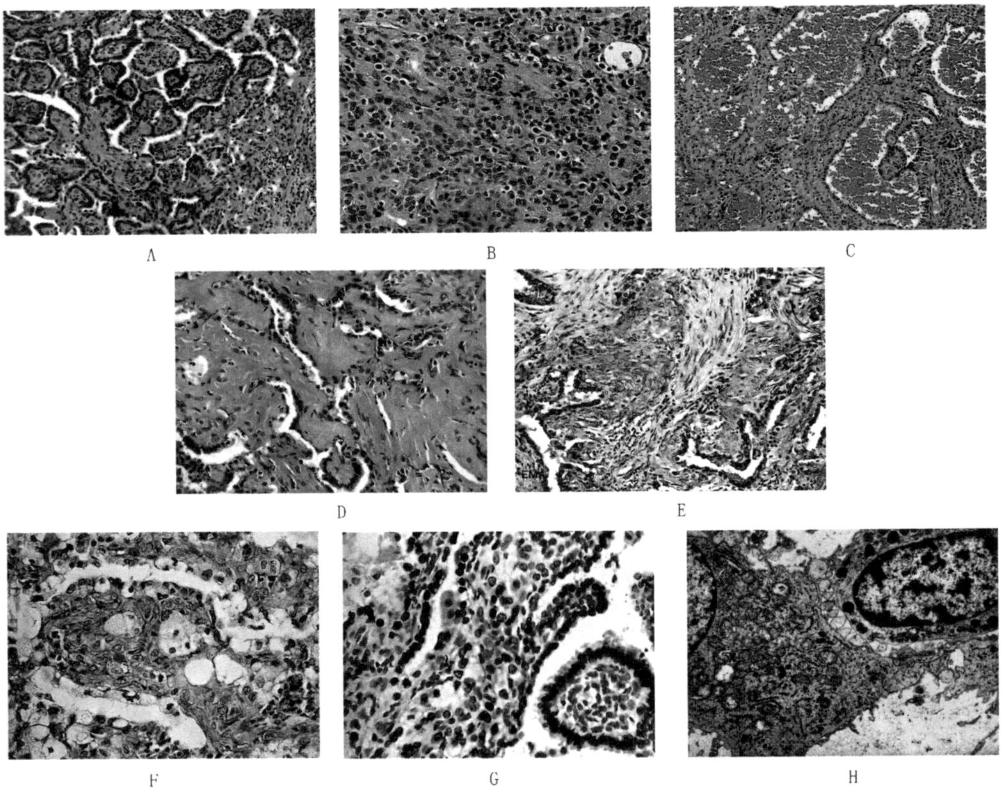

A.瘤组织呈乳头状增生，表面被覆明显增生的立方状肺泡上皮；B.实性区的瘤细胞呈圆形，弥漫排列，其间见肥大细胞；C.肿瘤组织中的肺泡腔扩大、出血，犹如海绵状血管瘤；D.肿瘤组织的硬化区，其中仍可见少数卵圆形瘤细胞；E.免疫组化染色，上皮及间质的卵圆形瘤细胞 EMA 均呈（＋）；F.免疫组化染色，间质中卵圆形瘤细胞 vimentin（＋）；G.免疫组化染色，上皮及间质的卵圆形瘤细胞 TTF-1 均呈（＋）；H.所谓硬化性血管瘤超微结构，左下为间质中的瘤细胞含有神经分泌颗粒，其旁为一肥大细胞

图 3-35　所谓硬化性血管瘤

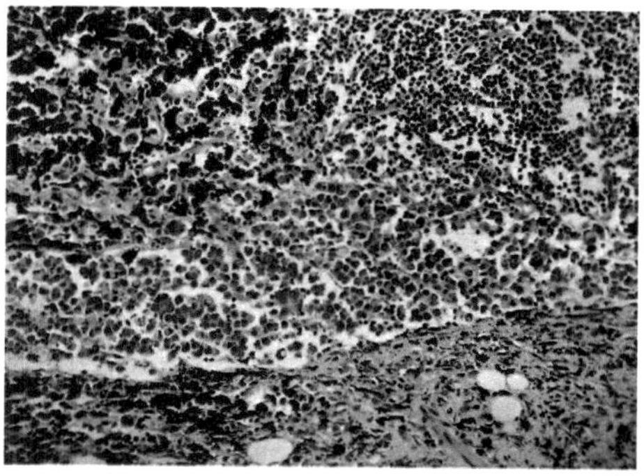

图 3-36 所谓硬化性血管瘤淋巴结转移

局部淋巴结边缘窦内见转移性卵圆形瘤细胞

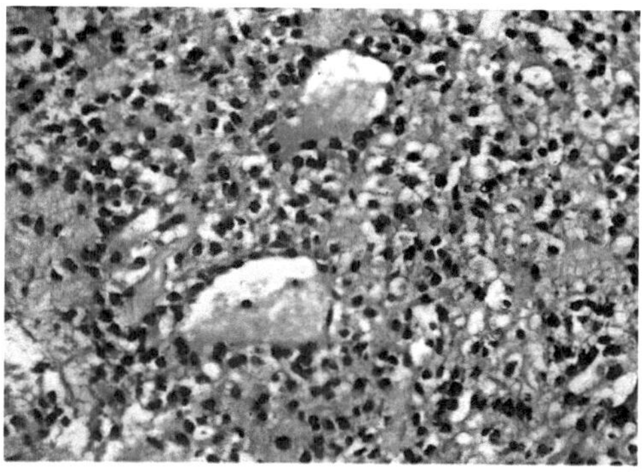

图 3-37 透明细胞瘤

瘤细胞呈透明状，其间富于薄壁血管

4.免疫组化

此瘤大多数病例抗黑色素细胞标记 HMB45 呈强阳性；S-100 呈局灶性阳性；少数病例 NSE、Syn 及 Leu7 呈阳性；而 CK、EMA、GFAP 及 CgA 均为阴性。新近认为，CD34 有助于确定诊断。

5.电镜

发现多数病例的瘤细胞内有发育不同阶段的黑色素小体。这些均提示肺透明细胞瘤有黑色素细胞分化。这在与其他透明细胞肿瘤的鉴别上具有重要意义。

(三)颗粒细胞瘤

颗粒细胞瘤通常发生在皮肤、舌及喉部，亦可见于支气管，较罕见。患者多为中年人，可出现支气管局部阻塞症状。

1.大体

肿瘤突入气管或支气管腔内，呈息肉样，亦可多发。阻塞可致远端肺萎陷。

2.光镜

瘤细胞较大，呈多角形或梭形，胞质丰富且呈嗜酸性颗粒状或泡沫状，胞核为小圆形或卵圆形，或轻度多形性(图 3-38)。瘤细胞 PAS 染色呈阳性反应。

3.免疫组化

S-100 蛋白、组织蛋白酶 B、髓鞘相关蛋白和 NSE 染色呈阳性。

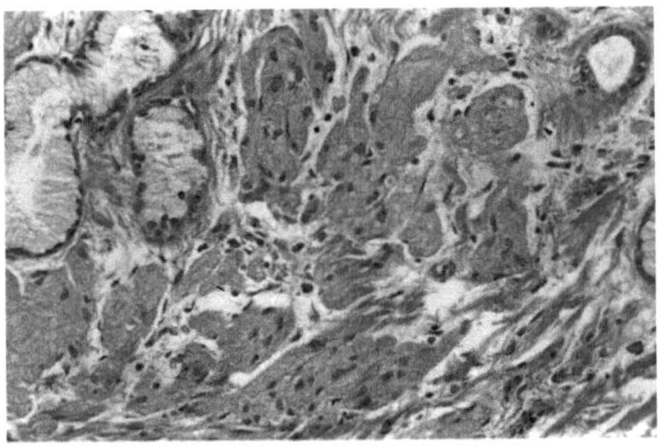

图 3-38 **颗粒细胞瘤**

支气管壁内瘤细胞呈嗜酸性颗粒状

4.电镜

此瘤的细胞来源一直不清，曾称为颗粒细胞肌母细胞瘤。现认为此瘤来自神经鞘细胞而非肌细胞。此瘤与神经鞘瘤之间在超微结构上有相似点：①两种肿瘤均见含退变髓鞘的溶酶体；②瘤细胞均有明显的细胞外基膜；③间质中均见长间距胶原，即 Luse 小体；④胞质内的带角小体含有微丝、微管及脂质。

(四)副节瘤

副节瘤亦叫化学感受器瘤(化感瘤)，少见。在临床上一般无症状。

1.大体

此瘤常位于肺外周部，为实性孤立结节，直径 1～4 cm，其形态与外周型类癌类似；亦可发生于支气管。但如肿瘤与动脉壁关系密切，则提示此瘤为副节瘤。

2.光镜

肿瘤的组织结构及细胞形态与其他部位的副节瘤(如颈动脉体瘤)相似，瘤组织呈巢状排列，其间富于血窦(图 3-39)；瘤细胞可见胞质空泡及细胞在细胞内的包围现象。在细胞巢周边部有 S-100阳性的支持细胞存在。

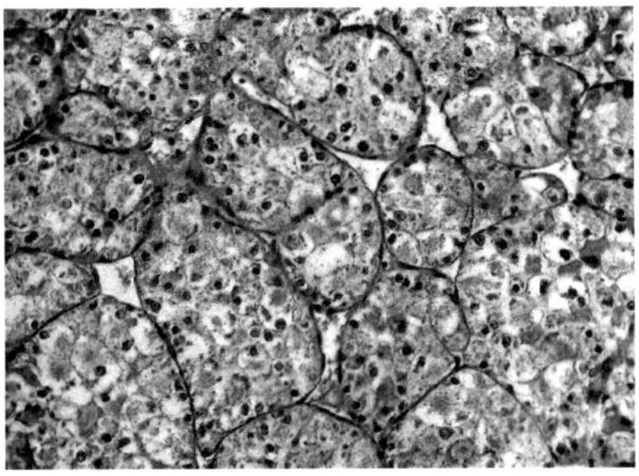

图 3-39 **副节瘤**

瘤组织呈实性巢，瘤细胞胞质丰富，其间富于血窦

3.免疫组化

keratin 呈阴性(与类癌不同)，神经内分泌标记(NSE、CgA、Syn、降钙素、VIP)及S-100蛋白、GFAP 可呈阳性。

鉴别诊断：首先要确定其他部位无原发性副节瘤，因副节瘤为恶性者，可发生转移至肺。此外，主要是与外周型类癌相鉴别。但鉴别较困难，因二者均属神经内分泌肿瘤。应用免疫组化及电镜观察，二者也有相同之处。不过，仔细观察光镜下各自的形态特点，并辅以免疫组化 CK 染色，还是可以鉴别的。类癌可有小梁状、腺样、菊形团结构，免疫组化 CK 呈阳性反应；而副节瘤 CK 呈阴性，细胞巢周边有 S-100 阳性的支持细胞存在，而类癌则无。

（五）脑膜瘤

脑膜瘤发生于颅外者罕见，而原发性肺脑膜瘤更为罕见。文献中仅有少数病例报道。患者为年龄较大的成年人或老人，一般表现为无症状的孤立性结节，也有双肺多发性脑膜瘤的报道。

1.大体

肿瘤位于肺外周部实质内，为境界清楚的结节，直径 2～3 cm，呈灰褐色、实性。其与支气管、血管及胸膜均无明显联系。

2.光镜

瘤组织呈移行型脑膜瘤结构，梭形及卵圆形细胞混杂排列，有的梭形细胞排列成束，并可见富于细胞的上皮样细胞巢及旋涡状结构，有的伴有砂粒体，其间有少量胶原纤维（图 3-40A）。

3.免疫组化

肿瘤成分 CK、EMA、vimentin、PR（＋）（图 3-40B），ER（－），可作为检测脑膜瘤预后是否良好的因子。

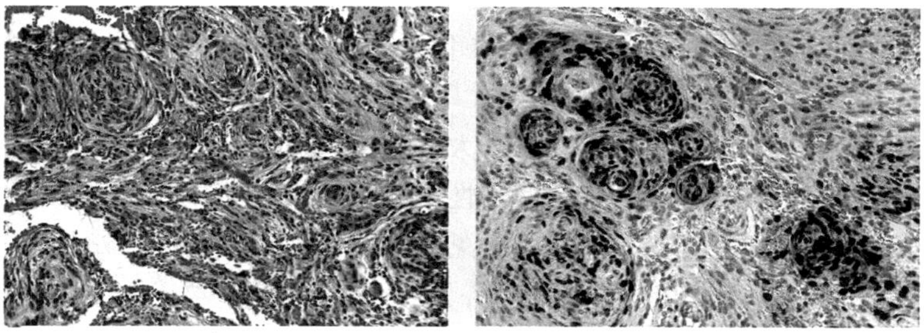

A　　　　　　　　　　B

A.瘤组织位于肺实质，由梭形细胞及旋涡状上皮细胞巢构成，瘤细胞大小一致；B.旋涡状瘤组织 PR 呈强阳性

图 3-40　脑膜瘤

（六）胸腺瘤

原发性肺内胸腺瘤非常罕见。确诊之前，必须排除原发性纵隔胸腺瘤的存在。文献中仅有少数病例报道，患者年龄为 25～77 岁。

1.大体

肺的胸腺瘤可分为肺门型和外周型两类。肺门型多见于左肺，外周型多见于右肺。多为单发孤立的结节，直径 1.7～12 cm（平均 3 cm），有包膜，亦可多发。肿瘤切面常为分叶状，可局部呈囊性。

2.光镜

瘤组织由具有特征性的胸腺瘤细胞成分构成，即由不同比例的上皮细胞和淋巴细胞相混合，被纤维组织带分隔成小叶状（图 3-41A）。

3.免疫组化

肿瘤的上皮细胞：keratin（图 3-41B）、EMA、vimentin 呈阳性。神经内分泌标记为阴性。上皮细胞：CD5 呈阳性，淋巴细胞：CD1a 呈阳性。

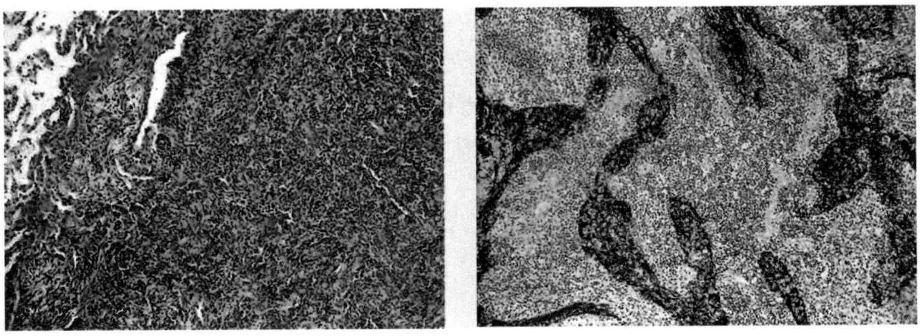

A.此瘤位于肺实质内，由不等量的淋巴细胞及上皮细胞构成；B.肿瘤中的上皮性瘤组织 keratin 呈阳性

图 3-41　胸腺瘤

(七)畸胎瘤

肺部畸胎瘤极罕见，在确定诊断时，首先要排除卵巢、睾丸、纵隔等部位的畸胎瘤转移至肺的可能。患者可有咳嗽、咯血等症状，有的甚至咯出豆渣样物和毛发。影像学上，病变呈典型的囊性肿块，常有局部钙化。

1.大体

肿瘤直径 2.8～30 cm，大多呈囊性和多房性，很少有以实性为主者。囊腔常与支气管相通，囊内可含有毛发、皮脂；实性部分可见脂肪及骨组织等。

2.光镜

肺畸胎瘤的组织结构与其他部位者相同。大多数为成熟型，通常呈皮样囊肿表现，囊壁内衬有角化的鳞状上皮，壁内见皮脂腺等；有的呈实性，由内胚层、中胚层及外胚层来源的各种不同的组织成分杂乱混合构成，其中胰腺、胸腺组织常见。如某些组织成分分化不成熟，似胚胎性组织(如软骨组织、神经组织)，则为不成熟型畸胎瘤，具有恶性潜能。

三、恶性软组织肿瘤

(一)纤维肉瘤

此瘤亦甚罕见，多见于成人，患者年龄为 23～69 岁，平均 49 岁。它和平滑肌肉瘤基本类似，可发生在支气管内或肺实质内。肿瘤位于支气管内者可致咳嗽、呼吸困难及咯血，肺实质者大多无症状。有通过细针穿刺活检进行诊断的报道。

1.大体

肿瘤位于支气管内者多发生在叶支气管或主干支气管内，一般较小，直径 1～3 cm，呈灰白色或橘红色息肉状或带蒂肿物，增大时也可累及肺实质；位于肺实质者，大小不一，直径 2～23 cm，境界清楚但无包膜，切面质硬呈灰白色或黄色，可有出血，有时可见大囊腔。

2.光镜

此瘤通常富于细胞，由梭形细胞构成，有时与平滑肌肉瘤区别困难，但纤维肉瘤的瘤细胞排列成人字形或呈宽的束，细胞境界不清，核呈长尖状，分裂象及坏死区可见，细胞之间有多少不一的胶原化间质。如分化较差，则更富于细胞，核分裂象易见，多者可达(8～40)/10HPF，胶原纤维稀少。网织纤维染色显示网织纤维丰富，纤细的网织纤维围绕在各个细胞之间(图 3-42A、图 3-42B)。

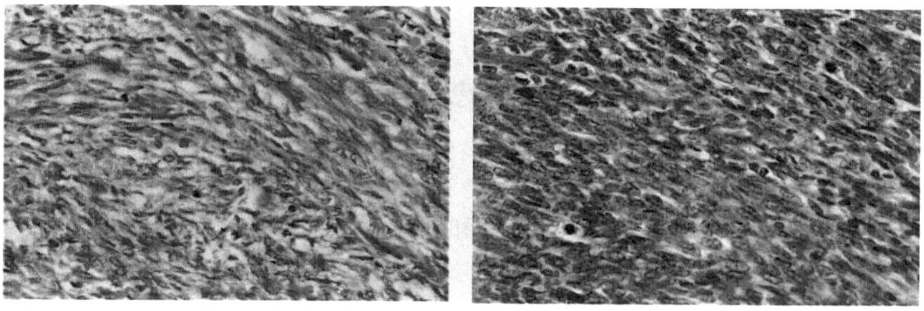

A　　　　B

A.肿瘤分化较好部分，由梭形成纤维细胞构成，其间可见胶原纤维；
B.同上例，肿瘤分化较差部分，瘤细胞密集，核分裂象多见

图 3-42　纤维肉瘤

3.免疫组化

有助于与其他恶性肿瘤如平滑肌肉瘤、恶性神经鞘瘤相鉴别。纤维肉瘤的瘤细胞只与 vimentin 呈阳性反应，而对平滑肌肉瘤呈阳性反应的 SMA 及对恶性神经鞘瘤呈阳性反应的 S-100 蛋白均为阴性。

4.鉴别诊断

(1)转移性肉瘤：最重要的一点是，转移性肉瘤远较原发性肉瘤多见。因此在确定纤维肉瘤的诊断前，必须排除其他部位的原发性肉瘤转移的可能性，特别是转移性纤维肉瘤、单相性滑膜肉瘤。单相性滑膜肉瘤的组织学表现与纤维肉瘤相似，但其免疫组化特征可资鉴别。

(2)原发性肉瘤：包括平滑肌肉瘤、恶性神经鞘瘤，免疫组化和电镜有助于把它们区别开来。

(二)平滑肌肉瘤

肺原发性平滑肌肉瘤甚少见，平均年龄 50 岁，男女比例 2.5∶1。多数患者有疼痛、咳嗽、咯血、呼吸困难表现。手术切除后患者 5 年生存率为 50%，而 1/4 患者发病时已不能切除。国内有肺平滑肌肉瘤的个例报道。

1.大体

肿瘤多位于肺实质内，呈结节状，直径 2.5～15 cm；此瘤也可发生在大支气管，肿瘤可突入腔内呈息肉样，可有囊性变，较大者常伴出血、坏死，并可侵至肺实质。

2.光镜

其组织形态与发生在其他部位的平滑肌肉瘤相同，瘤细胞多呈梭形，胞质红染，核呈卵圆形或长梭形，可见核分裂象。有的肿瘤可发生自血管平滑肌组织，可见瘤细胞主要环绕薄壁血管分布的特征，可称为血管平滑肌肉瘤。如平滑肌肉瘤的瘤细胞呈多形性，可称为多形性平滑肌肉瘤。如肿瘤直径大于5 cm，又富于细胞，分裂象可达(2～5)/10HPF，并伴有出血、坏死，对判断是否为恶性有重要意义。

3.免疫组化

免疫组化与其他部位的平滑肌肉瘤相同，vimentin、actin、SMA、desmin 和平滑肌肌球蛋白可呈阳性表达。

有学者在会诊工作中，遇到一例发生自支气管壁血管平滑肌的平滑肌肉瘤。患者为男性，60 岁，肿瘤位于左肺上叶，突入支气管腔内呈息肉样，并侵及邻近肺实质。瘤组织具有以血管为中心分布的特点，环绕由单层内皮细胞构成的较大血管分布。瘤细胞异型性明显，大小不等，核分裂象多见。可称为支气管的血管平滑肌肉瘤(图 3-43A、图 3-43B)。免疫组化染色瘤组织

SMA 呈强阳性反应。

4.鉴别诊断

转移性平滑肌肉瘤如原发性平滑肌肉瘤的患者为女性，则应首先排除来自生殖道平滑肌肉瘤转移的可能性。

(三)横纹肌肉瘤

肺横纹肌肉瘤更为罕见。其可发生在儿童和成人，儿童的横纹肌肉瘤为实性或多囊性肿块，有时累及胸壁，大多数与胸膜肺母细胞瘤有关。成人横纹肌肉瘤比儿童稍多见，大多数患者在50～60岁，男性稍多于女性。

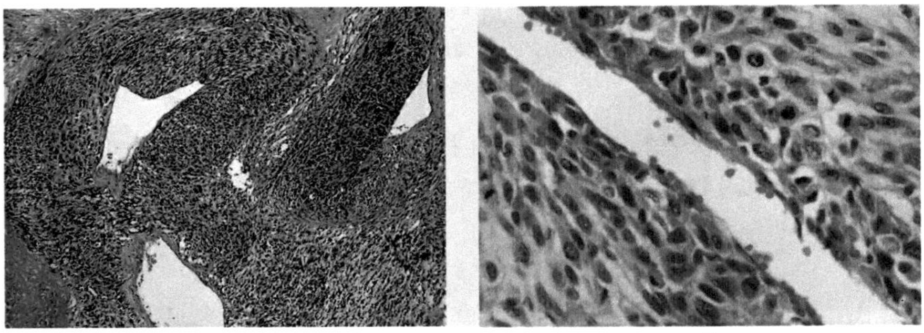

A　　　　B

A.瘤组织在支气管壁内呈环绕血管的现象；B.一条血管内皮细胞下的瘤细胞呈梭形、卵圆形，胞质红染，核分裂象多见

图 3-43　支气管血管平滑肌肉瘤

1.大体

肿瘤为大的实性肿块，可累及一个以上肺叶，并侵及支气管血管结构。

2.光镜

肺横纹肌肉瘤的组织学表现与其他部位的横纹肌肉瘤相同，成人者多为多形性横纹肌肉瘤，小儿则为胚胎性横纹肌肉瘤。

3.免疫组化

与其他部位横纹肌肉瘤相同，可表达 MyoD1、myogenin、myoglobin、desmin、myosin、actin、vimentin。

(四)脂肪肉瘤

肺脂肪肉瘤极罕见。故在诊断此瘤时必须首先排除转移性脂肪肉瘤的可能。因为身体其他部位如四肢、胸腹壁、腹膜后等处的脂肪肉瘤并不少见，可经血路转移至肺。

1.大体

可为单个或多个包块，切面可呈浅黄色，有油腻感。

2.光镜

其组织结构特点与软组织的脂肪肉瘤相同，可表现为黏液脂肪肉瘤(图 3-44)、多形性脂肪肉瘤等。

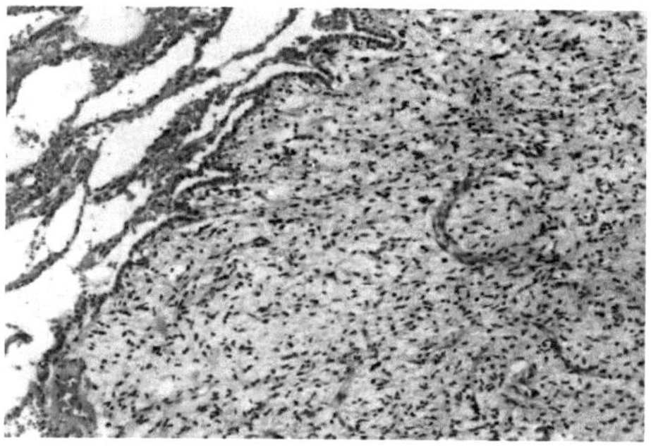

图 3-44 黏液脂肪肉瘤

瘤组织呈黏液脂肪肉瘤表现，左上可见肺组织

(五)上皮样血管内皮瘤

此瘤多见于青年成人，大多为女性。多数患者临床上表现为轻度咳嗽和呼吸困难、进行性肺功能不全。最初将此瘤认为是细支气管肺泡癌的一个亚型，后经免疫组化及电镜观察，显示此瘤是由内皮细胞构成，故认为是肺型上皮样血管内皮瘤。

1.大体

在肺内的典型表现是具有软骨样外观的多发结节，1/3 的病例表现为孤立结节。多数肿瘤直径小于 1 cm，切面为实性、灰白色似软骨的透明样结节，有的可伴钙化。

2.光镜

病变为界限清楚的嗜酸性结节，中心可见类似淀粉样变或软骨瘤的透明变性或凝固性坏死。结节周围细胞成分较多，位于黏液软骨样基质中的细胞团可伸入肺泡腔、细支气管、血管和淋巴管。瘤细胞具有突出的上皮样特征，类似上皮细胞、组织细胞或蜕膜细胞，胞质丰富呈嗜酸性或明显的胞质内空泡。细胞核为圆形，偶见单个胞质小泡，被认为是血管腔分化(图 3-45A、图 3-45B)。有些肿瘤显示中度细胞不典型性坏死，可见分裂象，这时需要与血管肉瘤及分化差的癌鉴别。有时可见钙化。免疫组化：肿瘤细胞 CD34(图 3-45C)、CD31、Fli-1、F8 和 vimentin 呈阳性，而 cytokeratin 一般为阴性。

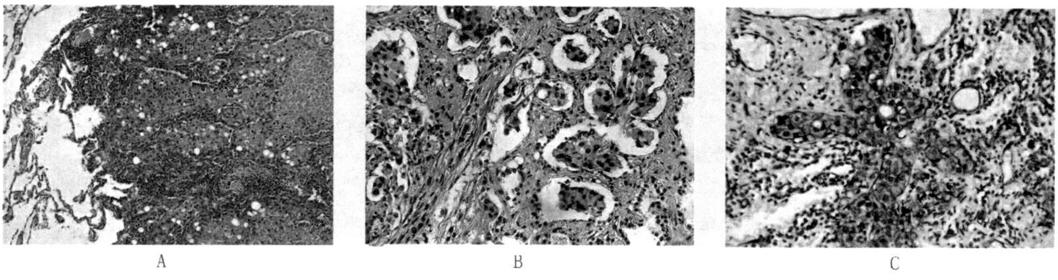

A.肺实质瘤组织呈结节状，瘤细胞见有大小不等的空泡，伴凝固性坏死；B.瘤组织充满肺泡腔，呈上皮样实性巢；C.免疫组化染色：瘤组织 CD34(+)

图 3-45 上皮样血管内皮瘤

(六)血管肉瘤

肺血管肉瘤极罕见，可为单个或多数包块，患者可伴有呼吸困难及咯血。虽然肺可能是最初发病的部位，但大多数肺的血管肉瘤表现为转移性的，其原发部位是心脏、心包脏层、乳腺、肝、

脾、肾、肾上腺、骨及脑等。患者平均年龄为45岁。

1.大体

原发及转移性血管肉瘤呈出血性结节，累及肺或胸膜，周围肺组织可见不等量的出血。

2.光镜

其特点是瘤组织与其他部位的血管肉瘤相似，由不典型内皮细胞形成大小不等、形状不规则的血管腔隙，偶尔呈实性梭形细胞或上皮样细胞结节，在肺实质内呈弥漫浸润。瘤细胞异型性明显，分裂象易见，可有出血与坏死。

3.免疫组化

内皮细胞的标记如第Ⅷ因子、CD31、CD34、UEA等可呈阳性表达。

4.鉴别诊断

包括Kaposi肉瘤、弥漫性肺淋巴管瘤和血管瘤病、肺毛细血管瘤病、转移性肺动脉肉瘤结节、上皮样血管肉瘤等。

(七)Kaposi肉瘤

此瘤亦名多发性特发性出血性肉瘤，其发生一般与机体免疫状态有关，免疫功能低下者易发。如艾滋患者易并发Kaposi肉瘤，可发生在皮肤、淋巴结、肠道及其他内脏器官，但肺Kaposi肉瘤极罕见。

1.大体

呈出血性结节。

2.光镜

与其他部位者相同，在肺实质中瘤组织亦由增生的毛细血管及纵横交错的梭形细胞构成，梭形细胞之间可见红细胞及透明小体。瘤细胞分化较好，分裂象不多见。瘤组织可向周围肺间质浸润生长，故可见残留的肺泡，腔内可见吞噬了含铁血黄素的巨噬细胞(图3-46A、图3-46B)。

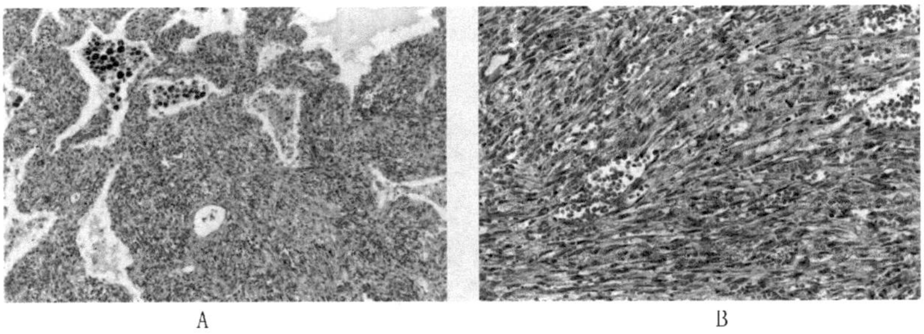

A.瘤组织由富于血管的梭形细胞构成，在肺泡间质中生长；B.同上例放大，梭形细胞间富于增生的小血管及红细胞

图3-46 Kaposi肉瘤

(八)恶性血管外皮细胞瘤(图3-47)

此瘤发生在肺，亦较罕见，大多数患者为50～69岁，男女发病率相等，常见症状是咯血及胸痛，近半数无症状，于常规胸片检查时发现。

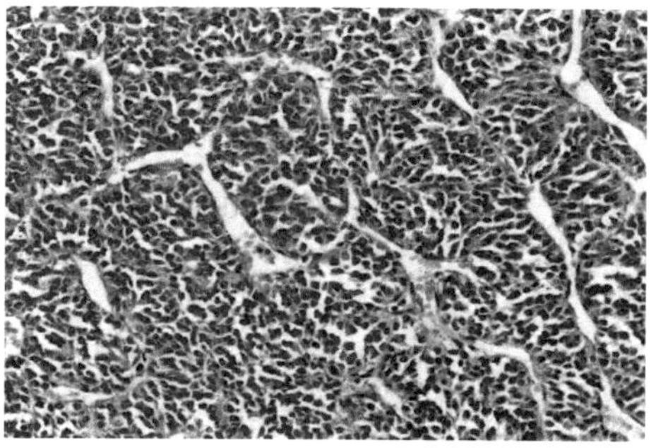

图 3-47　恶性血管外皮细胞瘤

瘤组织富含分支状血管，其周围瘤细胞呈卵圆形

1.大体

在肺实质内大多为孤立性包块，一般直径为 2 cm 左右，最大者直径可达 16 cm，可见出血及坏死。有的也可为多数结节。

2.光镜

主要特征是肿瘤内薄壁血管丰富，卵圆形或短梭形瘤细胞围绕血管分布，呈旋涡状或车辐状排列，偶可见多核巨细胞，核分裂象少见。网织纤维染色显示，瘤细胞间网织纤维丰富，且以血管为中心呈放射状分布，有助于诊断。

此瘤为潜在恶性，如肿瘤大于 8 cm，侵至胸膜及支气管，出现瘤巨细胞及坏死，核分裂象多于3/10HPF，则具有侵袭性生物行为。

3.免疫组化

肿瘤细胞 vimentin 呈现不同程度阳性，但 actin 和 desmin 阳性者少见，且只呈局部阳性。肿瘤对第Ⅻa 因子和 HLA-DR 也呈阳性，CD34 可有散在反应。

（九）恶性纤维组织细胞瘤（图 3-48A、图 3-48B）

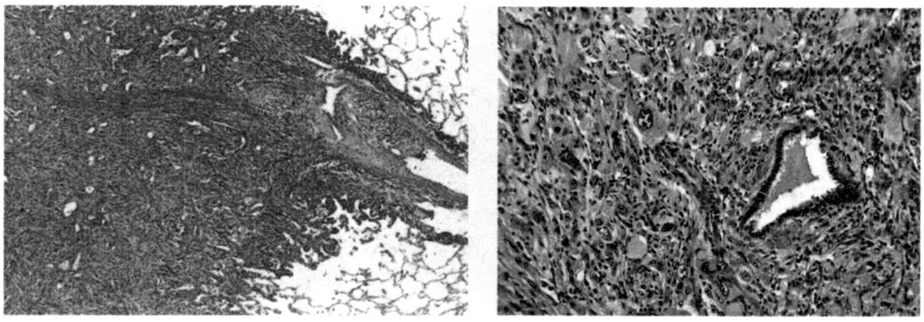

A　　　　B

A.瘤组织在肺实质内浸润性生长，右上见血管内瘤栓；B.在细支气管周围的瘤组织，可见成纤维细胞、瘤巨细胞及炎细胞浸润

图 3-48　恶性纤维组织细胞瘤

此瘤是老年人中最常见的恶性软组织肿瘤。最常累及四肢、腹膜后、躯干，肺的恶性纤维组织细胞瘤亦甚罕见。

1.临床表现

发病年龄为 41～75 岁，最常见于 60～70 岁，男女比例大致相等。2/3 患者有咳嗽、胸痛、气短、咯血和体重减轻表现。60％～70％的患者有复发或转移。

2.大体

肿块一般在肺实质内或胸膜下,为孤立性肿块,直径为 2～10 cm,常见黄色坏死灶,少数情况出现空洞。

3.光镜

肿瘤可呈分叶状向周围肺组织生长。其组织形态与发生在身体软组织者相似,组织形态多样,呈车辐状、束状、多形性,排列不一。细胞成分有成纤维细胞样的卵圆形和梭形细胞,有不典型性的组织细胞样细胞及不规则形的黄瘤细胞,还有多形性的单核和多核巨细胞。淋巴细胞和浆细胞常散在于瘤细胞之间,中性粒细胞可存在于坏死周围。偶尔可见明显的黏液样基质或多量弥漫的中性粒细胞(炎症亚型)。核分裂象易见(可多至 48/10HPF),包括不典型核分裂象,广泛坏死常见。

4.免疫组化

肿瘤细胞 vimentin、α-1-AT 和 α-1-ACT 呈阳性,而 keratin、EMA、癌胚抗原、S-100、desmin、myoglobin 呈阴性。

5.鉴别诊断

(1)转移性恶性纤维组织细胞瘤:原发于软组织转移至肺的恶性纤维组织细胞瘤明显多于肺原发性恶性纤维组织细胞瘤,故在诊断时应首先排除转移性恶性纤维组织细胞瘤的可能。

(2)炎性假瘤的纤维组织细胞型:此病变缺乏恶性纤维组织细胞瘤的异型性,包括核染色质深、多形性、奇异的多核细胞,以及坏死和核分裂象。如肿瘤坏死大于 15%,核分裂象多于 3/50HPF,则支持恶性纤维组织细胞瘤的诊断。

(十)骨肉瘤

肺原发骨肉瘤罕见,文献报道不足 10 例。诊断骨肉瘤之前必须排除转移性骨肉瘤及其他伴有骨形成的转移性肿瘤(如子宫内膜癌肉瘤)、胸壁原发性骨肉瘤侵及肺、骨肉瘤性间皮瘤累及肺。

1.临床表现

患者均为成年人,年龄 35～83 岁,男女发病率几无差别。患者可有咳嗽、呼吸困难、胸痛、咯血或肺炎史。

2.大体

肿瘤较大,可位于中央或外周部,为孤立性肿块,境界清楚,最大者直径可超过 16 cm。

3.光镜

与其他部位的骨肉瘤一样,瘤组织中有肿瘤性骨或骨样组织,但其他区域有其他成分存在。

(十一)软骨肉瘤

肺软骨肉瘤罕见,肿瘤位于主支气管和肺实质者人数几乎相等。多数患者有非特异性症状,如咳嗽、胸痛及呼吸困难。肿瘤位于支气管者较早可出现阻塞症状。

1.大体

肺原发性软骨肉瘤与发生在其他部位者相似,肉眼观察难以区分其良、恶性。在肺实质者较支气管者为大。此瘤生长缓慢,切除后可局部复发,胸外转移不常见。

2.光镜

其组织形态和其他部位者相同,也可见黏液样软骨肉瘤结构。在确定诊断前应排除转移性软骨肉瘤、软骨瘤、上皮样血管内皮细胞瘤、胸膜肺母细胞瘤伴有软骨肉瘤灶、原发性及转移性癌具有软骨样特征,以及伴有软骨肉瘤分化的间皮瘤。

（十二）滑膜肉瘤

肺的滑膜肉瘤罕见，通常发生于青年到中年成人，无性别差异。其常见表现是咳嗽，可伴有咯血，其次是胸痛，低度发热和体重减轻少见。

1.大体

常为外周型实性肿块，界限清楚，无被膜。直径介于 0.6～17 cm（平均 5.6 cm）；少数病例可累及气管支气管树，在支气管内形成肿块。偶见肿瘤弥漫浸润至胸壁或纵隔。肿瘤切面可见囊性变和坏死。

2.光镜

与发生在软组织的滑膜肉瘤相同，可有双向型和单向型之分。单向型由卵圆形、梭形细胞构成，相互交织、密集成束，可伴黏液样区，并显示明显的血管周细胞瘤的结构，以及局灶性少量致密透明变的纤维化区。双向型由上皮和梭形细胞成分二者组成。上皮区含有裂隙样的腺样间隙，伴有散在的管状、乳头状分化。细胞呈立方形，胞质中等呈嗜酸性，核为圆形，染色质呈颗粒状，偶见核仁，核分裂象多见（5～25/10HPF）。瘤组织大多有局灶性坏死，也可见钙化及肥大细胞浸润。

3.免疫组化

大多数双相型滑膜肉瘤表达 CK、EMA，但 EMA 表达比 CK 更常见，上皮细胞比梭形细胞染色强度更显著。单向型病变中的梭形细胞，可表达 CK7 和 CK19，而在其他类型梭形细胞肉瘤中一般为阴性，故在鉴别诊断上特别有用。vimentin 通常在梭形细胞中表达，30％以上的肿瘤亦表达 S-100（核及胞质），有的可灶性表达 calretinin 及 SMA。另外，Bcl-2 及 CD99 通常为阳性，CD34、desmin 为阴性。

（十三）肺动脉肉瘤及肺静脉肉瘤

1.临床表现

肺动脉肉瘤是一种少见肿瘤，只有几百例报道，发病率不清，许多病例术前被误诊为肺动脉血栓，如果不做组织学检查就不能确诊。诊断时平均年龄 49.3 岁（范围 13～81 岁），性别无差异。最常见的症状是气短，其次为胸背痛、咳嗽、咯血、体重降低、不适、晕厥、发热和罕见的猝死。这些临床表现通常与慢性血栓疾病不能区别。肺静脉肉瘤远比肺动脉肉瘤少见，已报道患者少于 20 例。多在女性中发生，年龄范围为23～67 岁（平均 49 岁）。其最常见的表现是呼吸困难、咯血和胸痛。

2.大体

肺动脉肉瘤最常见于右肺动脉、左肺动脉、肺瓣膜，最少见于右心室流道，但也可使双侧肺动脉受累。肿瘤表现为在血管腔内随血管分支呈分支状的黏液样或胶样凝块。肺静脉肉瘤一般呈肉褐色，阻塞受累的肺静脉，大小为 3.0～20.0 cm。可侵犯静脉壁而累及其周围肺实质。

3.光镜

在组织形态上，肺动脉肉瘤可分为内膜肉瘤和管壁肉瘤 2 型。内膜肉瘤在腔内呈息肉状生长，表现为黏液样背景上梭形细胞增生与细胞少的胶原化间质相交替，梭形细胞显示成纤维细胞性或肌成纤维细胞性分化；管壁肉瘤则显示分化较差的肉瘤灶，可伴骨肉瘤、软骨肉瘤或横纹肌肉瘤成分。大多数肺静脉肉瘤显示平滑肌分化，因此相当于平滑肌肉瘤，可见核分裂象及坏死。

4.免疫组化

肺动脉肉瘤对 vimentin 呈强阳性表达，也可表达 SMA。当显示平滑肌或血管分化时，也可表达 desmin 或内皮细胞标记。肺静脉肉瘤对 vimentin、desmin 和 actin 呈阳性表达。40%病例可异常表达 keratin。

四、其他恶性肿瘤

(一)恶性黑色素瘤

肺原发性黑色素瘤极罕见，患者均为白种人，无性别差异。故在诊断肺原发性黑色素瘤时要特别慎重，应密切联系临床，首先要排除潜在的皮肤黑色素瘤转移至肺的可能性。

肺的黑色素瘤常发生于支气管黏膜，以大支气管为多，也可发生在外周小支气管，与近端大支气管没有联系。可来自胚胎期支气管黏膜上皮间迷离的黑色素母细胞。

1.光镜

无论是中央型还是外周型，均在肺实质形成肿块，与支气管紧密相连。瘤组织在支气管黏膜上皮下浸润生长，并侵至肺实质，充满肺泡腔内。其瘤细胞形态结构与身体常见部位者相同，瘤细胞含黑色素者较少。故应仔细观察，寻找含黑色素的瘤细胞，以便确诊(图 3-49A、图 3-49B)。也可借助免疫组化明确诊断。

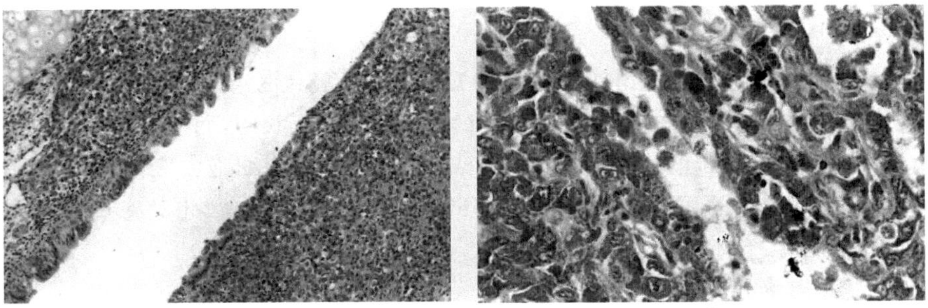

A　　　　　　B

A.瘤组织在支气管黏膜上皮下弥漫浸润，左上见支气管软骨；B.同上例，在支气管上皮下浸润的瘤细胞含有黑色素

图 3-49　黑色素瘤

2.免疫组化

瘤组织 HMB45、Melan A、vimentin 等(+)。

(二)绒癌

肺的原发性绒癌甚罕见。鉴于子宫原发性绒癌不少见，且常表现为早期的血行转移，以肺转移最为多见(约 55.9%)。因此，诊断肺的原发性绒癌更要十分谨慎，必须从各方面排除转移性绒癌的可能，始可作出诊断。

1.病理

肺原发性绒癌的大体形态表现与转移性者无差异，癌组织亦有明显的出血、坏死。

2.光镜

癌组织的形态特点与其他原发部位的绒癌相同，由细胞性滋养叶细胞和合体性滋养叶细胞混合构成(图 3-50)，常有大片出血、坏死。

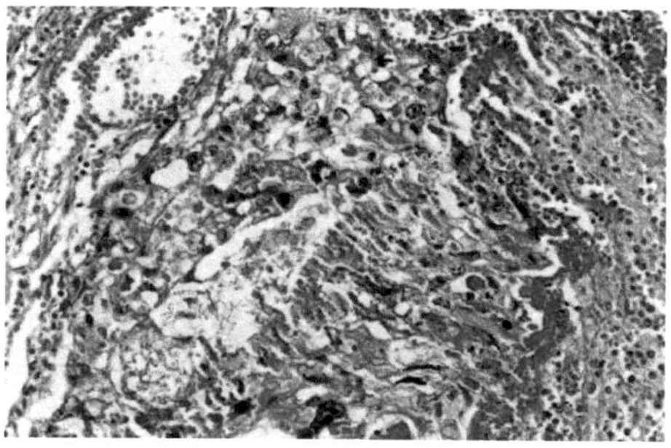

图 3-50　**绒癌**

绒癌组织位于肺实质内，由细胞性及合体性滋养叶细胞构成

3.免疫组化

癌组织人绒毛膜促性腺激素检测结果呈阳性。

（杜晓楠）

第四章

神经系统肿瘤

第一节　脑胶质瘤

一、概述

脑胶质瘤是颅内肿瘤中的原发性肿瘤。年发病率为7.8/100 000～12.5/100 000，种类繁多，WHO和北京神经外科研究所的分类均是以肿瘤的组织起源为标准进行划分，如果仅从治疗的角度，可分为良性肿瘤、交界性(变形性)肿瘤、恶性肿瘤。良性肿瘤对人体的危害主要是占位压迫，交界性(变形性)肿瘤和恶性肿瘤除了占位压迫之外，还呈进行性生长，并可发生局部或远处转移，甚至对患者造成致命性伤害，传统治疗方法一般为降低颅内压、手术切除、放疗、化疗、基因药物治疗。

脑胶质瘤尤其是交界性(变形性)肿瘤、高分级胶质瘤，是临床治疗的难点，虽然不断涌现出新的治疗技术和手段，但是，只有部分患者的局控率和生存期得到改善。内放疗术属放疗的一部分，特点鲜明，丰富了颅内肿瘤的治疗方法，为其治疗开创了新途径。

^{125}I粒子植入治疗颅内肿瘤国外已有大量报告。20世纪80年代早期，立体定向头架的研制成功、计算机治疗计划系统的出现，使放射性粒子组织间精确放疗成为可能。从那时起，大量的前瞻性研究和回顾性分析都证明放射性粒子近距离放疗可不同程度地提高脑胶质瘤的局部控制率和延长患者的生存期。Gaspar等对37例脑胶质母细胞瘤和22例退行性星形细胞瘤术后或放疗后复发患者进行了粒子植入治疗研究，胶质母细胞瘤1年和2年生存率分别为44%和13%，退行性星形细胞瘤1年、2年和3年生存率分别为76%、55%和32%。Halligan等对22例高分级的复发胶质瘤患者进行^{125}I粒子植入治疗，粒子活度为0.752 mCi，平均植入粒子54个，结果全组中位生存期为65周，1年实际生存率为57%，18例4级恶性胶质瘤患者中位生存期为64周，1年实际生存率为59%。而同期复发的4级恶性胶质瘤再手术加化疗的中位生存期为30周，1年生存率为18%，有1例出现与粒子照射相关的并发症，激素治疗后缓解。Shrieve等回顾性分析了^{125}I粒子组织间近距离治疗与立体定向放射外科治疗复发4级恶性胶质瘤的结果，中位生存期分别为11.5个月和10.2个月，两组生存期相似。有研究报道21例复发4级恶性胶质瘤行立体定向放射加外科治疗后，中位实际生存期为10.2个月，12和24个月的生存率分别为45%

和 19%；5 例粒子治疗的中位生存期为 11.5 个月，12 和 24 个月的生存率分别为 44%和 17%，两组生存率相似，并认为较大的肿瘤更适于粒子治疗，而较小的肿瘤适于立体定向放射外科。

国内有关类似治疗的报道较少，有研究报道 14 例脑胶质瘤在开颅手术或立体定向仪引导下直接植入 8～24 颗粒子，病灶周边剂量 50～80 Gy，平均随访 10 个月，CT 或 MRI 显示 11 例粒子聚集，病灶明显缩小或消失。有学者对 22 例颅内肿瘤行 CT 引导下经皮穿刺组织间植入^{125}I放射性密封籽源治疗，包括脑胶质瘤 5 例，脑胶质瘤术后复发 6 例，单发脑转移瘤9 例，脑膜瘤 2 例，结果肿瘤在 1 个月内有效率，即完全缓解和部分缓解率为 50%，缩小的肿瘤内部强化程度明显降低，说明发生了不同程度的坏死，血供降低。2 个月有效率为66.67%(14/21)，3 个月有效率为 75%(15/20)，6 个月有效率为 77.78%(14/18)。在肿瘤致周围水肿的恢复方面，亦有一定疗效，并认为原因为肿瘤缩小后，压迫缓解，6 个月周围水肿减轻率为 77.78%。也有学者对54 例脑胶质瘤患者进行该治疗，其中包括原发性脑胶质瘤 16 例，脑胶质瘤术后复发 21 例，脑胶质瘤外放疗后复发17 例。近期疗效方面：1 个月有效率 50%，2 个月有效率 59%，3 个月有效率 70%，6 个月有效率 77%；远期疗效方面：1 年有效率 61%，2 年有效率 50%。生存率方面：全组中位生存期为 18 个月，其中 1～2 级脑胶质瘤中位生存期为 28 个月，3～4 级中位生存期为 16 个月。全组 1 年生存率 75%，其中 1～2 级生存率为 88%，3～4 级生存率为 37%。2 年生存率 25%，其中 1～2 级生存率为 51%，3～4 级生存率为 18%。

组织间植入^{125}I放射粒子治疗脑胶质瘤的优势是：脑胶质瘤的病程通常为持续进展，常规治疗难以控制，局部控制率和生存率均较差，手术切除和外照射放疗是治疗脑胶质瘤的主要手段，但前者创伤大，更主要的是肿瘤组织在脑内呈浸润性生长，不易完全切除，术后复发早；后者由于脑胶质瘤对放射敏感性差，要想完全杀灭肿瘤至少需要 90 Gy 的照射剂量，可是正常脑组织无法耐受如此高的照射剂量，因此使照射的疗效随着剂量减少而降低。而植入^{125}I放射粒子治疗具有以下优势：治疗区定位精确，与肿瘤形状非常“适形”；粒子种植范围之外，照射剂量迅速下降，有很好的肿瘤和危及器官的实际受量比，使靶区剂量很高，且不增加正常脑组织的损伤。要达到需要的处方剂量，就必须有足够长的照射时间，延长照射时间和低剂量率都会使正常组织损伤明显减少，但是对肿瘤细胞的杀伤没有任何影响。

二、介入治疗适应证

(1)原发性交界性(变形性)肿瘤(1～2 级)。

(2)原发性恶性肿瘤(3～4 级)。

(3)胶质母细胞瘤。

三、介入治疗禁忌证

(1)出血倾向。

(2)全身衰竭。

(3)KPS 评分小于 60 分。

(4)肿瘤超过 2 个。

(5)肿瘤最大直径大于 6 cm。

(6)有室管膜下或脑膜转移。

(7)肿瘤累及间脑和基底神经节结构。

四、介入治疗术前准备

(1)器械准备:除常规穿刺包外,还应备好专用穿刺针(可以在普通粒子植入针的基础上自己加工,磨平尖端,为了在穿刺过程中尽量不损伤血管和神经)、骨钻和根据术前计划相匹配型号的钻头。

(2)患者准备:提前 6 小时禁饮食,穿刺部位备皮。

(3)适量应用镇静药物。

(4)放疗计划系统的应用:首先制定处方剂量。根据影像学资料,进行三维重建,再结合 CT、MRI 和三维重建资料,确定肿瘤的大小、形态、位置、与大血管关系,为选定穿刺点、设计进针路线、方向做充分准备,同时模拟布源,划出等剂量曲线。①粒子活度大小的选择:病灶中心选择较大活度的粒子(0.7 mCi、0.8 mCi),病灶边缘及重要器官附近选择较小活度的粒子(0.5 mCi、0.6 mCi),以最大限度地提高疗效。②肿瘤匹配周边剂量(MPD):1～2 级胶质瘤粒子治疗 MPD 为80～100 Gy,3～4 级胶质瘤粒子治疗 MPD 为 100～130 Gy。计划靶体积(PTV)为临床靶体积(CTV)外放 1.0 cm,同时勾画肿瘤周围危及器官,根据剂量体积直方图(DVH)得出肿瘤和危及器官的实际受量。

五、介入治疗操作过程

(一)CT 引导定位方法

根据病灶不同位置和术前计划,选取适当体位,如俯卧、左侧卧、右侧卧、仰卧,斜卧等。扫描前用自制栅格贴于进针大体位置,定位后做标记,常规消毒,铺无菌巾,局麻,钻孔。

(二)植入过程

选取适当体位,根据病灶的位置,兼顾最近距离、最佳层面、无重要器官(如脑内大血管、静脉窦、脑重要功能区、脑室系统等),在 CT 引导下将 18G 穿刺针进至靶点,如有囊液应先抽出,一方面减轻占位效应,另一方面,有利于粒子的固定。然后用植入枪依次释放籽源,尽量使放射源呈直线排列,相互平行且距离相等,以 0.5～1.0 cm 间隔将 ^{125}I粒子植入到瘤体内,即刻使用 CT 扫描观察,再退针至肿瘤边缘,调整角度后再次进针,同法逐颗释放粒子。必要时多点平行进针。

(三)即刻扫描观察

观察的重点是有无并发症(如出血)、粒子位置,通过调整窗宽窗位进一步观察,必要时补充布源;满意后结束手术并重新扫描病灶,以备术后验证和复查。

(四)术后处理

常规缝合穿刺点,以免脑脊液漏出,术后绝对卧床 24 小时,常规给予抗炎、脱水、激素、止血治疗3～5 天。

六、并发症的预防和处理

术中术后的主要并发症有以下几种:针道出血、粒子脱落(有时为肿瘤缩小所致)、局部脑坏死。

(一)并发症的预防

穿刺时,要尽量提高穿刺成功率,减少穿刺次数。角度调整,第一角度释放完毕后,只要退针至病灶边缘,即可轻轻变换角度重新穿进病灶,必要时选取多点平行进针,以尽量满足布源的需要。

钻孔注意事项：由于定位的要求，钻头的方向要与扫描平面平行，而该进针点往往与颅骨的弧凸面不垂直，二者之间呈一定角度，钻孔时不好固定钻头，易造成相应处筋膜撕裂，此时可先垂直钻孔，待颅骨上形成小孔，钻头不易滑动，再重新调整钻头方向钻透颅骨即可。钻头型号的选择：原则上应尽量选择直径较小的钻头，以减少并发症，但考虑到要调整植入针角度的需要，对于体积较大的肿瘤或者较表浅的位置，应选择直径较粗的钻头。术毕，进行腱膜缝合，防止脑脊液外漏。

（二）并发症的处理

针道出血是最主要的并发症，减少穿刺次数，选取合理进针点，避免突然用力，是操作中的基本要点。出现针道出血后应停止手术，并立即给予内科保守治疗，密切随诊观察，直到吸收，一般4～14天完全吸收。后根据情况择期再次手术或放弃此种治疗。粒子脱落为肿瘤缩小所致，尽管当初将粒子放置于病灶内，且距病灶边缘1.0 cm以上，但由于病灶大小发生变化，仍可造成粒子脱落，但是，随着时间的延长，粒子的活度逐渐下降，并未出现癫痫、脑功能异常等情况。局部脑坏死主要发生于病灶局部，因此植入时应避免正常脑组织内植入粒子，以免发生正常脑组织的坏死。

另外，期待粒子链的早日上市，有望能解决粒子分布不合理的部分问题。

八、治疗评价

关于^{125}I粒子植入治疗脑胶质瘤有关的报道国内很少，近年才兴起粒子治疗脑胶质瘤的临床研究。该方法在CT导引下完成，受设备影响少，对脑胶质瘤有明显效果，创伤小，易于推广，但属局部治疗，其更远期效果有待随访。

从总体上看，粒子植入法与手术治疗、介入化疗、外放疗相比，具有鲜明的特点，开辟了新的颅内肿瘤治疗途径。

（范振华）

第二节　垂体腺瘤

一、概述

垂体腺瘤是来源于垂体前叶细胞的肿瘤，是一种常见的良性肿瘤，20岁到50岁的人群多见。男女发病率没有显著差异，一般为青壮年高发，占颅内肿瘤的10%，仅次于胶质瘤和脑膜瘤。

二、病因与病理分类

（一）病因

垂体腺瘤起源于垂体前叶细胞，病因不明，可能与垂体本身的缺陷或下丘脑刺激分泌功能紊乱有关。

(二)病理分类

(1)按肿瘤大小分,<10 mm 者为微腺瘤。

(2)按细胞染色及形态可分为嗜酸性、嗜碱性、嫌色性及混合性腺瘤。

(3)按分泌激素的功能和种类可分为功能性或无功能性腺瘤及某种激素分泌瘤。

(4)按性质可分为良性或恶性,以良性者多见。

三、临床表现

脑垂体为重要的内分泌器官,内含数种内分泌细胞,可分泌多种内分泌激素,如果某一内分泌细胞发生腺瘤,则可发生特殊的临床表现。其详细情况分别叙述如下。

(一)不同种类垂体腺瘤的内分泌表现

1.生长激素细胞腺瘤

早期瘤仅数毫米大小,主要表现为分泌生长激素过多。未成年患者可发生生长过速,甚至发育成巨人症。成人则表现为肢端肥大症,如面容改变、额头变大、下颌突出、鼻大唇厚、手指变粗。有的患者也有饭量增多、毛发皮肤粗糙、色素沉着、手指麻木等表现。严重者感全身乏力、头痛、关节痛、性功能减退、闭经不育,甚至并发糖尿病。

2.催乳素细胞腺瘤

女性主要表现为闭经、溢乳、不育。严重者会出现腋毛脱落、皮肤苍白细腻、皮下脂肪增多,还有乏力、易倦、嗜睡、头痛、性功能减退等表现。男性则表现为性欲减退、阳痿、乳腺增生、胡须稀少,重者出现生殖器官萎缩、精子数目减少、不育等。

3.促肾上腺皮质激素细胞腺瘤

临床表现为身体向心性肥胖、满月脸、水牛背、多血质、腹部大腿部皮肤有紫纹、毳毛增多等。严重者会出现闭经、性欲减退、全身乏力,甚至卧床不起。有的患者合并高血压、糖尿病等。

4.甲状腺刺激素细胞瘤

少见,垂体甲状腺刺激素分泌过盛,引起甲状腺功能亢进症状。在垂体腺瘤摘除后甲状腺功能亢进症状即消失。另外甲状腺功能低下反馈引起垂体腺发生局灶增生,渐渐发展成垂体腺瘤,长大后也可引起蝶鞍扩大、附近组织受压迫的症状。

5.滤泡刺激素细胞腺瘤

这种情况非常少见,仅有个别报道显示,临床上存在性功能减退、闭经、不育、精子数目减少等表现。

6.黑色素刺激素细胞腺瘤

罕见,仅有个别报道提及患者出现皮肤黑色素沉着,但不伴有皮质醇增多的情况。

7.内分泌功能不活跃腺瘤

早期患者通常无特殊症状,随着肿瘤逐渐增大,可能会压迫垂体,进而引发垂体功能不足的相关临床表现。

8.恶性垂体腺瘤

病史短,病情进展快,肿瘤长大压迫垂体组织,并且向四周侵犯,致鞍底骨质破坏或侵入海绵窦,引起动眼神经麻痹或展神经麻痹。有时肿瘤穿破鞍底长至蝶窦内,短时期内神经症状不明显。

（二）视力视野障碍

早期垂体腺瘤患者通常无视力和视野障碍。当肿瘤逐渐增大并向上方伸展，对视交叉产生压迫时，便会出现视野缺损，其中最先受影响的是双颞侧偏盲的外上象限，且红视野最先表现出异常。随着病变进一步发展，压迫程度加重，白视野也会受到影响，缺损范围逐渐扩大，最终发展为双颞侧偏盲。若未能及时治疗，视野缺损还会进一步扩大，同时视力也会逐渐减退，严重时可导致全盲。

垂体腺瘤多为良性肿瘤，在初期病变阶段，病情可在相当长的一段时间内保持相对稳定。然而，当病情恶化时，视力和视野障碍可能会突然加剧。若肿瘤偏向一侧，还可能导致单眼偏盲或失明。

（三）其他神经系统症状和体征

若垂体腺瘤向后上方生长，压迫垂体柄或下丘脑，可导致患者出现多饮、多尿的症状；若肿瘤向侧面生长，侵犯海绵窦壁，会引发动眼神经或展神经麻痹；若肿瘤穿过鞍膈并继续向上生长至额叶腹侧部，患者有时会出现精神症状；若肿瘤向后上方生长，阻塞第三脑室前部和室间孔，会出现头痛、呕吐等颅内高压症状；若肿瘤向后生长，压迫脑干，可致使患者昏迷、瘫痪或出现去大脑强直等症状。

四、辅助检查

（一）内分泌学检查

应用内分泌放射免疫超微量法直接测定脑垂体的生长激素、催乳素、促肾上腺皮质激素、甲状腺刺激素、黑色素刺激素、黄体生成激素等，对垂体腺瘤的早期诊断有很大帮助。

（二）影像学检查

1.X 线

通过 X 线检查蝶鞍区域，当垂体腺瘤体积非常小时，蝶鞍形态可能无明显改变；随着肿瘤逐渐增大，可导致蝶鞍扩大、骨质遭到破坏、鞍背受到侵蚀等情况。

2.CT

垂体大腺瘤可大部或全部充盈鞍上池内，密度多变，通常和灰质呈等密度，常见坏死、囊变，出血占 10%，钙化占 1%～2%，肿瘤向上生长时，呈典型的“8”字形，可使鞍膈抬高而压迫视交叉，向鞍旁生长时，可推移颈内动脉或将其包裹在内，较大的腺瘤可使蝶鞍扩大、可侵蚀鞍底，侵袭性腺瘤可向下生长，侵及蝶窦；增强后多呈明显均匀强化。垂体微腺瘤小于 1.0 cm，如果肿瘤未合并出血、囊肿，微腺瘤一般为中等密度，不易显示。增强后瘤体强化较慢，在动态扫描时，近 2/3 的微腺瘤相对正常垂体表现为低密度。

3.MRI

MRI 是垂体腺瘤诊断和评估的首选影像学检查方法，具有高分辨率、多平面成像能力以及对软组织的优异显示效果。MRI 能够清晰显示肿瘤的大小、位置、形态及其与周围结构（如视交叉、海绵窦、垂体柄）的关系，区分肿瘤的囊性、实性或出血性成分，并评估肿瘤对周围组织的压迫或侵袭情况。增强 MRI 通过注射对比剂（如钆）进一步提高肿瘤与正常组织的对比度，尤其适用于微小腺瘤的检测。MRI 的无辐射特性使其可重复进行，适用于术前评估、术后随访以及放疗计划的制定，是垂体腺瘤综合诊疗中不可或缺的工具。

4.PET

用于评估肿瘤的代谢活性，但应用较少。

五、诊断

垂体腺瘤的诊断主要根据患者的临床表现、视力视野障碍、其他神经系统所见，以及内分泌学检查和放射学检查等，典型的垂体腺瘤诊断不难。但早期垂体腺瘤症状不太明显，诊断并不容易，甚至很难发现。

六、治疗

垂体腺瘤的治疗主要包括药物治疗、手术治疗和放疗。以下是对这三种治疗方式的简要叙述。

(一)药物治疗

药物治疗主要用于控制垂体腺瘤的症状和缩小肿瘤体积。常用的药物包括多巴胺激动剂(如卡麦角林)和生长抑素类似物(如奥曲肽)。这些药物通过调节激素分泌或抑制肿瘤生长来发挥作用，适用于某些功能性腺瘤。

(二)手术治疗

手术治疗是垂体腺瘤的主要治疗手段，尤其是对于大型肿瘤或压迫周围结构的肿瘤。常用的手术方法是经鼻蝶窦手术，通过鼻腔进入蝶窦切除肿瘤。手术可以迅速缓解症状并缩小肿瘤体积，但可能存在复发风险。

(三)放疗

放疗在垂体腺瘤的治疗中扮演着重要角色，尤其是在手术无法完全切除肿瘤或肿瘤复发的情况下。以下是放疗的详细叙述，包括其操作、基本原理、适应证、类型、疗效、不良反应及注意事项。

1.放疗的基本原理

放疗利用高能射线(如 X 射线、γ 射线或质子束)破坏肿瘤细胞的 DNA，使其失去增殖能力，最终导致肿瘤细胞死亡。正常细胞虽然也会受到一定影响，但由于其修复能力较强，能够在治疗后恢复。放疗的目标是最大限度地杀伤肿瘤细胞，同时尽量减少对周围正常组织的损伤。

2.放疗的操作流程

(1)评估与计划：通过影像学检查(如 MRI 或 CT)确定肿瘤的位置、大小和形状。由放射肿瘤科医师、物理师和剂量师共同制定治疗计划，确定照射剂量、照射范围和照射次数。

(2)定位与固定：使用特殊的固定装置(如头架或面罩)确保患者在治疗过程中保持同一姿势，以提高照射的精确性。通过影像引导技术(如 CT 模拟定位)确定肿瘤的精确位置。

(3)实施照射：患者躺在治疗床上，放疗设备(如直线加速器或 γ 刀)根据计划进行照射。每次治疗时间通常为几分钟到半小时不等，具体取决于治疗类型和肿瘤特点。

(4)监测与调整：在治疗过程中，定期通过影像学检查和临床评估监测肿瘤的变化。根据肿瘤的反应和患者的耐受情况，必要时调整治疗计划。

3.放疗的类型

(1)常规外照射放疗：通过外部设备发射射线，分多次照射肿瘤区域。治疗周期通常为 5～6 周，每天一次。适用于较大的肿瘤或需要广泛照射的情况。

(2)立体定向放射外科：如 γ 刀，通过精确定位和高剂量射线一次性或少数几次照射肿瘤。适用于小型肿瘤(通常直径＜3 cm)。

(3)质子治疗：利用质子束的高精度和高能量，减少对周围正常组织的损伤。适用于复杂位置的肿瘤或需要高精度照射的情况。

4.放疗的适应证

手术后残留的肿瘤组织；无法手术的肿瘤(如位置特殊或患者身体状况不适合手术)；复发性肿瘤；对药物治疗无效的功能性腺瘤。

5.放疗的疗效

放疗的疗效因肿瘤类型和患者情况而异。

(1)对于功能性腺瘤，放疗可以有效控制激素分泌。

(2)对于非功能性腺瘤，放疗可以抑制肿瘤生长。研究表明，放疗后 5 年肿瘤控制率为 80%～90%。

6.放疗的不良反应

(1)急性不良反应：头痛、恶心、疲劳等，通常在治疗结束后缓解。

(2)长期不良反应。垂体功能减退：由于垂体受到照射，可能导致激素分泌不足，需长期激素替代治疗。视力损害：如果肿瘤靠近视神经，放疗可能对视神经造成损伤。认知功能障碍：罕见，但可能影响记忆和注意力。

7.放疗的注意事项

(1)个体化治疗：根据肿瘤类型、大小、位置和患者身体状况制定个性化治疗方案。

(2)多学科协作：内分泌科、神经外科、放射肿瘤科等多学科团队协作，确保治疗效果和患者安全。

(3)长期随访：定期监测激素水平和影像学检查，及时发现和处理复发或并发症。

(褚海英)

第五章

呼吸系统肿瘤

第一节　鼻　咽　癌

一、概述

鼻咽癌是来源于人鼻咽上皮的恶性肿瘤，每年全球约有13万人罹患鼻咽癌，其中超过50%的病例发生在我国，其中广东、广西及港澳地区尤为高发，年龄标准化率（世界）在中国为3.0/100 000人，在广东四会地区，男性发病率高达15.0/100 000，而在白种人中，仅仅是0.4/100 000人。鼻咽癌发病率男性高于女性，且好发于40～50岁青壮年，社会影响大。

鼻咽癌的发病与遗传、EBV、环境等因素关系密切，但其致病机制迄今未完全阐明，难以做到一级预防。鼻咽癌对放化疗比较敏感，Ⅰ期患者5年总生存率高达95%，而ⅣA期约为60%，因此，早期诊断、早期治疗显得尤为重要。然而，鼻咽癌起病隐匿，容易发生局部浸润和颈部淋巴结甚至远处转移，一经发现，多为晚期。全面了解鼻咽癌流行病学特点、临床病理生物学特征、治疗前评估流程、综合分层治疗理念、治疗后随访程序及功能康复知识，简言之为筛诊治访全周期管理，将有助于科学、合理、有效地诊治鼻咽癌。

（一）病因学上与EBV感染的高相关性

鼻咽癌与EBV感染密切相关。尤其在高发区（如中国南方地区），几乎所有鼻咽癌细胞都可见EBV的感染，EBV与鼻咽癌发生发展有着密切的关系。

（二）生物学行为上的高侵袭性

鼻咽癌局部侵袭性强，易向周围组织侵犯。鼻咽癌区域和远处转移能力强，初诊时颈部淋巴结转移率高达80%以上，远处转移率在5%～11%，放疗后远处转移发生率在13%～48%。局部复发和远处转移是鼻咽癌致死的主要原因。

（三）放化疗高敏感性

在高发区，95%的鼻咽癌属于未分化或低分化鳞癌，对放化疗具有较高的敏感性，因此疗效较好。

（四）临床疗效高治愈性

随着放疗技术的进步，以及诊断技术和多学科综合治疗的发展，鼻咽癌的疗效大幅提高，

5 年生存率达 80%以上，早期患者 5 年生存率达 90%以上。

(五)放疗后遗症的高危害性

由于鼻咽部邻近结构复杂，危及器官多，放疗在给予肿瘤高剂量电离辐射以杀伤肿瘤的同时，不可避免地会损伤照射区内的正常组织细胞，从而引起一系列全身和局部的放射反应。

二、临床表现

鼻咽是呼吸道的一部分，鼻咽癌所引起的症状主要是肿瘤增大所引起的生物“占位效应”，即癌灶堵塞、挤压或侵蚀鼻咽及其周围组织器官引起继发性生理和病理性效应。

(一)鼻咽局部症状

1.涕血或鼻衄

病灶位于鼻咽顶后壁者，用力回吸鼻腔或鼻咽分泌物时，软腭背面与肿瘤相互摩擦，即可引起涕血(又称回吸性涕血)。此外，也可由于原发癌的浸润，瘤体表面黏膜发生溃破、感染和水肿而导致较大量的鼻出血，就会出现涕血或鼻衄。此表现需与感冒引起的涕血鉴别，感冒引起的涕血为鼻腔黏膜的毛细血管破损所致，多出现于感冒后期，一般感冒好转时，涕血状况会好转或消失。

2.鼻塞

鼻塞是肿瘤浸润至后鼻孔区发生机械性堵塞所致，肿瘤发生感染、水肿时更甚，病灶位于鼻咽顶前壁者更易出现此症状。随着肿瘤的不断增大，鼻塞也呈进行性加重。

3.耳鸣与听力减退

位于鼻咽侧壁和咽隐窝的肿瘤浸润、压迫咽鼓管，使鼓室形成负压，出现分泌性中耳炎的体征(耳镜下可见鼓膜内陷，甚至鼓室积液)，机械堵塞引起传导性听力障碍，此时患者可有耳鸣和(或)听力下降的症状，同时耳内有闷塞感。

4.头痛

临床上常表现为持续性偏于一侧的头痛，以颞、顶和枕部为多，产生的原因有：①颅底骨质受侵破坏；②三叉神经第一支(眼支)的末梢在硬脑膜处受压、刺激所致；③颈淋巴结肿块压迫颈内静脉致回流障碍，引起神经血管反射性头痛；④鼻咽部肿物的炎症感染。这种头痛以颅底骨质破坏或脑神经受侵时的头痛更剧烈为特点，持续时间长，难以缓解。

5.张口受限

鼻咽部肿瘤广泛侵及翼内肌、翼外肌、翼腭窝时，患者可出现张口困难。

(二)脑神经受累相关症状

人体的 12 对脑神经均可受鼻咽肿瘤的压迫或侵犯，但有以下几点需要注意：①鼻咽癌所引发的脑神经损害发生于离颅(或更下方)的位置，而非该脑神经的中枢处；②脑神经症状多见于鼻咽原发病灶的同侧，仅少数病例可出现对侧，甚至双侧的同时受损；③虽然临床上常见多对脑神经相继或同时受累，但其中三叉、外展、舌咽、舌下等脑神经受侵较多，而嗅、面和听神经受累较少。脑神经受侵犯的主要症状，见表 5-1。

表 5-1 脑神经受侵犯的主要症状

脑神经	主要症状
嗅神经	嗅觉减退。临床少见
视神经	单侧或双侧视力减退，甚至失明。体检可见瞳孔扩大，光反射消失。眼底镜可见视盘萎缩，颅内压升高者可见视盘水肿。临床少见
动眼神经	内、上、下直肌以及下斜肌和提上睑肌瘫痪，眼球处于半固定状态（只能向外及外下方移动），同时上眼睑下垂，瞳孔散大，对光及调节反应消失。临床少见
滑车神经	眼球不能向外下方侧视，常见与动眼神经同时受损害。临床少见
三叉神经	患侧面部（由前额至下颌部）的感觉障碍（外眦以上由眼支分布；外眦至口角间由上颌支分布；口角以下由下颌支分布），咀嚼肌萎缩，张口时下颌向患侧偏斜，甚至张口障碍。少数患者可有面部三叉神经分布区的剧痛。临床较为常见
外展神经	眼球不能外展，产生复视，并可呈明显的内斜视。临床较为常见
面神经	茎乳孔周围侵犯表现为单侧面肌瘫痪，致患者不能皱额、闭眼，口角歪斜，无法吹口哨，与末梢性面瘫（贝尔麻痹）的表现一致；茎乳孔以上侵犯表现为舌前 2/3 味觉丧失、听觉过敏，但较为罕见。临床少见
听神经	听力障碍。临床少见
舌咽神经	患侧软腭下塌，悬雍垂偏向健侧，发“啊”音时软腭不能收缩，同时咽部及舌后 1/3 感觉减退。少数患者可有舌咽神经痛，疼痛为阵发性，与三叉神经痛类似，可由咳嗽、吞咽所诱发，始于咽喉，并可放射至咽鼓管区和耳后部。临床较为常见
迷走神经	吞咽障碍、呛咳、咽反射消失、声嘶（喉镜检查时可见患侧声带固定于旁正中位）。临床少见
副神经	患侧斜方肌上方萎缩，耸肩无力，久之则可见肩外形改变。同时胸锁乳突肌无力、萎缩。临床少见
舌下神经	伸舌时舌尖偏向患侧，可见患侧舌肌萎缩和肌纤维震颤。临床较为常见

除上述脑神经外，鼻咽癌亦可累及颈交感神经，尤其当病变累及茎突后间隙内Ⅸ、Ⅹ、Ⅺ和Ⅻ对脑神经时，因颈交感神经亦处于该间隙内，常一并受累。临床上当同侧颈交感神经链或胸髓上段交感神经受损时，均可出现同侧眼球内陷、眼裂变窄、瞳孔缩小及同侧额部少汗或无汗，又称霍纳综合征。

（三）颈部淋巴结转移症状

颈部淋巴结肿大为鼻咽癌最常见的初发症状，40%～50%患者是以颈淋巴结肿大为首发症状来诊。最典型的表现是耳垂下方无痛性、进行性淋巴结肿大。但由于浅面有胸锁乳突肌覆盖，且为无痛性肿块，初发时常不易被发现。该症状开始呈无痛性、活动的小结节，逐渐增大，发展至后期可与周围组织粘连、浸润，甚至侵犯皮肤，发生溃破；也可向下颈、锁骨上窝扩展。临床上，无特别原因地出现无痛性颈深上淋巴结肿大，特别是经抗感染治疗后未消退且逐渐增大者，应高度警惕是否有鼻咽癌发生。

（四）远处转移症状

鼻咽癌恶性程度高，细胞分化差，放疗后 13%～48%的患者出现远处器官的转移，5%～11%的病例初诊时已有远处转移。

在大多数情况下，远处转移灶出现之前先有颈淋巴结转移。虽然全身各处均可出现鼻咽癌的转移，但其中以骨（包括颈椎、腰椎、胸椎、骨盆、股骨等）、肺、肝最为常见，其临床表现如下。

1.骨转移

主要表现为局部固定性疼痛和压痛，X线片往往在疼痛症状出现后才发现病变。其多为溶骨性表现，部分可见成骨性表现。放射性核素全身骨显像则可在临床症状出现前2～3个月发现转移灶。

2.肺转移

患者可有咳嗽、咯血丝痰、胸痛等症状，后期可出现胸腔积液及严重呼吸困难。如纵隔受累压迫喉返神经则引起声嘶。X线或CT可见单侧或双侧散在性结节状的转移灶，部分患者同时有纵隔淋巴结转移。少数病例可出现杵状指。

3.肝转移

主要表现为肝区痛，肝大、硬实或呈结节状，后期出现肝功能下降且全身情况迅速恶化。B超或CT检查对了解病灶情况具有重要价值。

(五)副肿瘤综合征

常见的有皮肌炎，在鼻咽癌患者中的发生率仅0.1%。表现为皮肤肌肉炎症性改变，包括日光性皮炎、皮肤异色症、手和皮肤皱褶处炎性损害、疼痛和触痛等。

三、体格检查

(一)一般体格检查

包括患者的一般状况评估、生命体征测定、身高、体重、视力、心、肺、肝、脾、肾及神经系统的检查。

(二)专科检查

1.耳鼻喉检查

检查外耳道、鼓膜、鼻腔、软腭、口咽、喉咽。

2.鼻咽检查

使用鼻咽镜观察鼻咽部形态及病变具体情况。

3.眼部检查

眼眶也是鼻咽癌常见的扩展部位，观察患者有无眼球运动障碍、视力减退或消失、突眼、眶内肿块、上眼睑下垂伴眼球固定等症状。

4.脑神经检查

对脑神经的检查需要逐项认真进行，对疑有眼肌、咀嚼肌和舌肌瘫痪者，有时还需反复检查才能引出阳性结果。

5.颈淋巴结检查

检查者面向被检查者。检查左颈时，检查者将左手放于被检查者头顶，以便根据需要转动头颈。系统的检查自颏下及颌下开始，先使被检查者低头并屈向检查侧，以使肌肉松弛，然后检查者将右手四指(除拇指外)以屈曲位由颌下向下颌骨内进行触诊，若淋巴结肿大，可在手指与颌骨间触到。用右手指沿胸锁乳突肌由上向下进行触诊，必要时配合拇指沿该肌的前及后缘进行对握样触诊，同法检查颈后三角区。检查右颈用左手，方法同前。如发现肿大淋巴结时，应详细记录其部位、大小、活动度、硬度、压痛等情况并绘图表示。

四、影像学检查

影像学检查在鼻咽癌临床应用中的意义有：①协助诊断；②评估原发病灶范围、颈部淋巴结转移情况及远处转移病灶情况，准确分期；③帮助设计放疗射野，确定治疗靶区；④动态监测和评价肿瘤的治疗反应；⑤治疗后跟踪随访，帮助判断病灶性质。

(一)CT 检查

CT 图像上骨结构为高密度影，因此 CT 对诊断颅底骨质的侵犯破坏有重要价值。鼻咽腔所含气体为极低密度影，但鼻咽部各壁黏膜、肌肉、血管和淋巴组织等结构均表现为软组织密度影而不易分辨。正常鼻咽各壁结构左右对称，颅底骨质结构完整，双侧卵圆孔、棘孔、破裂孔对称，骨质边缘清晰。鼻咽癌好发于鼻咽部咽隐窝，CT 主要表现总结如下。

1.局部肿块效应

肿瘤浸润鼻咽顶后或侧壁，使鼻咽腔变形、狭窄，咽隐窝变浅、消失，鼻咽壁增厚或形成肿块向腔内突出，CT 平扫呈软组织密度，增强后肿块呈中等程度强化(图 5-1)。

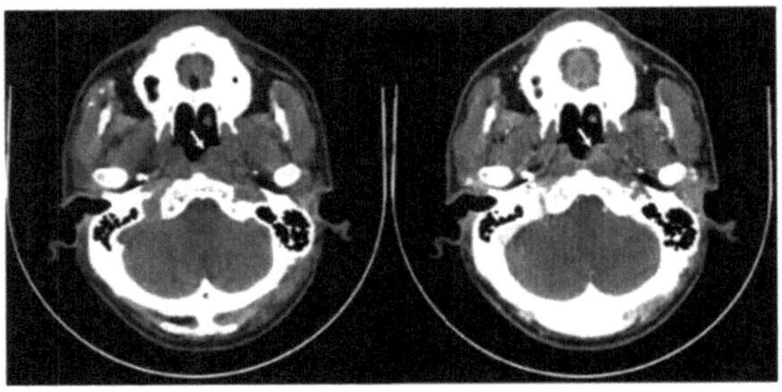

A　　　　B

A.鼻咽部平扫 CT；B.增强扫描

图 5-1　鼻咽癌 CT 表现

2.深部浸润

肿瘤可向邻近结构侵犯，局部出现异常软组织密度，增强扫描可见强化。肿瘤向外侧突破咽颅底筋膜侵及咽旁间隙时，表现为咽旁间隙密度增高，脂肪层变窄、消失；侵及颈动脉鞘区时，表现为增厚软组织；向下生长时，表现为口咽壁增厚；向前扩展时，表现为后鼻孔及鼻腔有肿物堵塞。

3.颅底骨质浸润

可表现为局部骨皮质变薄、中断，骨小梁模糊消失，骨髓腔密度增高；翼突和斜坡骨质硬化；颅底卵圆孔、棘孔、破裂孔、颈静脉孔、舌下神经孔扩大及骨质缺损；蝶骨大翼、翼突基底部、翼突内外板、蝶骨基底部、斜坡、枕骨基底部以及寰椎、枢椎、蝶鞍等骨质破坏，部分为肿瘤软组织密度所取代，增强扫描明显强化。

4.颅内侵犯

肿瘤可沿颅底孔道破坏颅底骨质并侵及颅内、海绵窦。海绵窦结构侵犯表现为海绵窦增宽并形成边缘清楚的软组织肿块，增强扫描有明显强化。肿瘤也可形成颅内硬膜外肿块，或侵及颞叶，增强扫描可见颅内病灶强化，或破坏斜坡突入后颅窝脑桥前池。

5.转移淋巴结

表现为软组织密度结节，如有坏死，则表现为内部低密度区，增强扫描可见边缘强化。

除用于评估鼻咽癌原发病灶浸润范围及颈部淋巴结转移情况外，CT 同时也是诊断及检测肺部、纵隔及腹部淋巴结、肝脏等腹腔脏器、骨骼等部位转移病灶的重要影像学手段。

(二)MRI 检查

MRI 具备良好的软组织分辨率,能清楚显示鼻咽腔及其周围软组织结构、颅底骨质的解剖层次,可显示鼻咽镜及活检无法发现的黏膜下病变及咽旁浅、深层间隙的浸润程度,已成为鼻咽癌的首选影像学检查。

鼻咽癌在 T_1 加权(T_1 WI)图像呈中等、较低信号,而在 T_2 加权(T_2 WI)图像呈中等偏高信号;注射造影剂后的 T_1 WI 图像可见病灶实质部分明显强化。部分肿瘤的边缘较清楚,可呈肿块样突入鼻咽腔,或向黏膜下生长突入咽旁间隙的内后方;大部分病灶呈浸润性生长,此时肿瘤多与周围结构分界不清,脂肪间隔模糊、消失(图 5-1)。鼻咽癌周围结构受侵的 MRI 表现,见表 5-2。

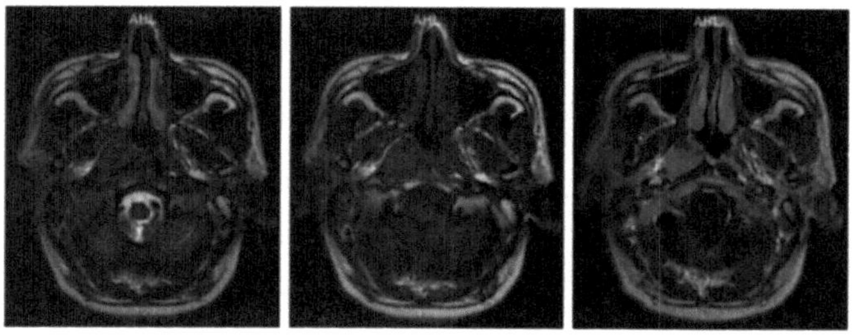

A　　B　　C

A.T_2 WI 平扫;B.T_1 WI 平扫;C.T_1 WI 增强扫描。

图 5-2　鼻咽癌 MRI 表现

表 5-2　鼻咽癌周围结构受侵磁共振表现

肿瘤受侵部位	图像	表现
咽旁间隙	T_1	正常高信号的脂肪变窄、消失,低信号的肌肉为较高信号的肿瘤取代
颅底骨 颈椎椎体	T_1	正常高信号的骨髓脂肪为中、低信号的肿瘤所取代
颅底孔道及裂隙	T_1	颅底孔道及裂隙周围骨质缺损、消失,局部被软组织肿瘤信号所占据
脑神经	T_1/T_2	脑神经通过的孔道扩大、脑神经增粗,信号与肿瘤信号一致并同等强度强化,脑神经支配的肌肉水肿或萎缩

转移淋巴结在 MRI 平扫上表现为 T_1 WI 低或中等信号、T_2 WI 中或高信号,但淋巴结内坏死区在 T_1 WI 上呈更低信号,在 T_2 WI 上呈更高信号。MRI 增强扫描时,淋巴结呈中度至显著强化,内部坏死区无强化。颈部淋巴结转移的 MRI 诊断标准:①横断面图像上淋巴结最大短径≥10 mm。②中央坏死或环形强化。③同一高危区域≥3 个淋巴结呈簇状聚集,且最大横断面的最大短径≥8 mm(高危区定义:N_0 者,Ⅱ区;N_+ 者,转移淋巴结所在区的下一区)。④淋巴结包膜外侵犯(征象包括淋巴结边缘不规则强化;周围脂肪间隙部分或全部消失;淋巴结相互融合;淋巴结浸润周围肌肉或腺体)。⑤咽后淋巴结:最大横断面的最大短径≥5 mm。

由于 MRI 软组织分辨率高,在评估远处转移灶方面也有独特的价值,特别是检测 CT 或 PET/CT 未能发现的肝脏小病灶,因此,对怀疑有肝转移的患者,有条件的情况下应进一步行腹部 MRI 平扫+增强扫描。

(三)PET/CT 检查

PET/CT 成像原理是利用正电子发射体标记的示踪剂(葡萄糖、氨基酸、胆碱、胸腺嘧啶及血流显像剂等),从分子水平显示机体及病灶组织细胞的代谢、功能、血流、细胞增殖状况,结合CT扫描提供的解剖信息,准确显影功能性代谢物质在人体中的聚集情况。目前,PET肿瘤显像最常使用的显像剂为氟代脱氧葡萄糖(^{18}F-FDG)。PET/CT在鼻咽癌的临床应用主要包括:①鼻咽癌原发肿瘤的诊断,鼻咽癌在PET/CT表现为鼻咽腔内结节状异常放射性代谢浓集影,对于隐性鼻咽癌、早期微小病灶鼻咽癌、黏膜下鼻咽癌的诊断,PET/CT有助于发现常规影像学检查难以发现的病灶;②鼻咽癌转移与复发病灶的检测,PET/CT一次检查即可获得全身影像,对肿瘤转移和复发病灶的诊断灵敏性可达90%,特异性可达85%;③鼻咽部良恶性肿瘤的鉴别诊断;④协助放疗计划的制定,PET/CT能同时获得肿瘤组织的生物学和解剖学信息,在勾画肿瘤区(GTV)的同时进行生物学靶区定位;⑤放化疗疗效的动态观察和评价。由于PET/CT检测局部及远处转移的出色能力,在条件许可的情况下,建议患者治疗前进行这一检查,特别是高危鼻咽癌患者,例如$T_{3\sim4}$、$N_{2\sim3}$或EBV DNA拷贝量高及复发转移的患者。

(四)其他检查

1.X线检查

胸部正侧位片可以了解胸部疾病,是排除肺部转移的基础检查,也是随访时监测肿瘤是否转移的初筛手段。

2.超声检查

腹部超声是排除肝、腹主动脉旁淋巴结转移的基础检查。颈部多普勒超声检查可以帮助判定肿大淋巴结的性质及指导诊断性穿刺。

3.ECT检查

ECT是诊断骨转移的基础检查,一般认为全身骨ECT可在骨转移症状出现前2～3个月或X线片检出骨破坏前3～6个月出现放射性浓集表现。但需要与骨外伤、骨髓炎、骨代谢性疾病、原发性甲状旁腺功能亢进症等疾病出现的骨放射性浓集表现相鉴别。唾液腺ECT检查可以用于放疗前及放疗中唾液腺分泌功能改变的检测。

五、鼻咽镜检查

(一)间接鼻咽镜检查

间接鼻咽镜是诊断鼻咽癌最简便且经济的检查,但随着鼻内镜检查的广泛应用,间接鼻咽镜正逐步被淘汰。

1.检查方法

嘱受检者正坐,头稍前倾,张口,用鼻呼吸。检查者左手持压舌板,压舌前2/3,扩大腭咽弓距舌根距离,右手持温而不烫的鼻咽镜,镜面向上,送入软腭背面与咽壁之间,尽量避免触及舌根、腭咽弓、咽壁,以免引起咽反射影响检查(有咽反射者,可先喷1%丁卡因溶液于软腭、舌根、咽壁,约3分钟后再行检查)。镜面向上向前转动时,可见到软腭背面、鼻中隔后缘、后鼻孔、各鼻道及鼻甲后段;镜面向左右转动时,可见到鼻咽侧壁的咽鼓管前区、咽鼓管区、咽鼓管开口、咽鼓管后区及咽隐窝;镜面移向水平,则可观察鼻咽顶壁及咽扁桃体,并可在间接鼻咽镜明视下钳取病变组织送病理检查。

2.注意事项

(1)咽隐窝是否对称,有无变浅变窄或消失。

(2)圆枕有无变形、增大、移位、不对称或结构不清,咽鼓管开口有无变形或消失。

(3)鼻咽顶后壁、顶侧壁有无黏膜下隆起、增厚或鼻咽腔穹隆形状改变、不对称。

(4)圆拱形的后鼻孔有无变形、增厚、被掩盖、堵塞或有无结节状肿块。

(5)口咽后壁、侧壁有无肿块或黏膜下隆起,软腭有无下塌或软腭背面有无肿胀或局限性隆起。

如对检查结果不满意,则应使用内镜协助检查。

(二)内镜检查

既往常用的内镜包括光导纤维鼻咽喉镜、电子鼻咽喉镜及硬管鼻窦内镜等,目前临床应用最为广泛的为硬管鼻窦内镜。

1.硬管鼻窦内镜

鼻窦内镜属于硬管内镜,有0°、30°和70°等不同角度检查镜,具有视野广、清晰度高、镜像逼真、可记录图像、镜下操作简便等优点。鼻窦内镜能够观察到鼻咽的各个角落,可及时发现早期病变,所取组织大小及范围可及性大,并可在同一部位反复活检以取得深层组织,尤其对黏膜下型鼻咽癌组织活检时,较纤维鼻咽喉镜有明显优势。推荐作为观察鼻咽部及病变组织活检的首选检查方法。

检查方法:①检查前,鼻腔及鼻咽部黏膜用1%丁卡因、2%麻黄碱或2%丁卡因肾上腺素(2%丁卡因10~40 mL加入0.1%肾上腺素1 mg)局部喷雾行表面麻醉3次或卷棉子涂抹,应特别注意下鼻道的充分麻醉;②被检者取平卧位。常规使用0°镜进行检查。检查者右手持接冷光源的鼻内镜,先使用热水加温或碘伏防雾,左手轻压被检者鼻尖以暴露鼻孔,将鼻咽镜插入鼻前庭后沿下鼻道边观察鼻腔边进入鼻咽部,越过中、下鼻甲后端即进入鼻咽腔。镜下可见咽鼓管圆枕明显突出,其前下方即为咽鼓管口,嘱被检者做吞咽运动时可见管口的活动,隆突之后上方为咽隐窝,鼻咽癌多发生于此,双侧咽隐窝之间为鼻咽顶后壁,中央稍下方有一凹窝为咽囊,增殖体则位于其上方。若使用30°镜或其他角度镜,检查者将镜面转向对侧,可见对侧咽隐窝及咽鼓管口,稍退可见鼻中隔后端,转动镜面可见下鼻甲后端。取活检时从同侧或另一鼻腔放入活检钳至鼻咽,转动活检钳可在镜下观察到钳头及所钳取的病变部位。若使用70°、90°或120°镜,可经口观察鼻咽部,方法与硬性电子喉镜相同。

2.光导纤维鼻咽喉镜

可发现鼻咽部形态改变及黏膜的细微病变,还可采集病理样本,不受张口大小及咽反射的制约,也可用于其他鼻咽疾病的诊断和治疗。

3.内镜术后处理

内镜检查较安全、并发症少,如咬取组织较大时,可有短暂的少量出血,活检后无需特殊处理,用1%麻黄碱滴鼻或麻黄碱塞子填塞前鼻孔,以免鼻腔出血引起患者恐慌,嘱被检者静坐30分钟,经检查无活动性出血后方可离去(最好有家属陪同)。嘱被检者不要用力吸涕及擤鼻。酌情使用1%~2%麻黄碱滴鼻或止血药物、抗菌药物。如术中见到明显小血管破裂出血或术后持续性鼻咽活动性渗血,可在内镜明视引导下止血:①用粗棉签插至鼻咽出血部位压迫止血;②放置明胶海绵块等生物止血材料并压迫止血;③微波、电凝、等离子或激光等器械凝固止血。如经上述处理无效,则按鼻咽出血作鼻咽填塞及前后鼻孔填塞等治疗,同时可全身应用止血药物。

六、临床分期

目前，临床广泛采用的为国际抗癌联盟或美国癌症联合委员会分期系统。

(一)原发肿瘤(T)

T_x：原发肿瘤无法评价。

T_0：无原发肿瘤证据，但具有 EBV 阳性的颈部淋巴结累及。

T_{is}：原位癌。

T_1：肿瘤局限于鼻咽、或侵犯口咽和(或)鼻腔，无咽旁间隙累及。

T_2：肿瘤侵犯咽旁间隙和(或)邻近软组织累及(翼内肌、翼外肌、椎前肌)。

T_3：肿瘤侵犯颅底骨质、颈椎、翼状结构和(或)鼻旁窦。

T_4：肿瘤侵犯颅内，累及脑神经、下咽、眼眶、腮腺和(或)广泛的软组织区域浸润并超过翼外肌外侧缘。

(二)区域淋巴结(N)

N_x：区域淋巴结无法评价。

N_0：无区域淋巴结转移。

N_1：单侧颈部淋巴结转移，和(或)单侧或双侧咽后淋巴结转移，最大径≤6 cm，环状软骨尾侧缘以上水平。

N_2：双侧颈部淋巴结转移，最大径≤6 cm，环状软骨尾侧缘以上水平。

N_3：单侧或双侧颈部淋巴结转移，最大径>6 cm，和(或)侵犯环状软骨尾侧缘以下水平。

(三)远处转移(M)

M_0：无远处转移。

M_1：有远处转移。

(四)总体分期

总体分期见表 5-3。

表 5-3　临床总体分期

总体分期	TNM 分期
Ⅰ期	$T_1N_0M_0$
Ⅱ期	$T_1N_1M_0$，$T_2N_{0\sim1}M_0$
Ⅲ期	$T_{1\sim2}N_2M_0$，$T_3N_{0\sim2}M_0$
ⅣA 期	T_4或 N_3M_0
ⅣB 期	任何 T，任何 N 和 M_1

七、治疗方案

初治无远处转移鼻咽癌采取以放疗(简称放疗)为主，联合化疗(简称化疗)和(或)靶向治疗等的综合治疗。

八、放疗

鼻咽癌易于向周围组织浸润，形状常不规则，位置深，且外周血管神经丰富，故难以对鼻咽癌施行手术治疗，且手术治疗损伤及后遗症较大。鼻咽癌虽然恶性度较高，但对放射线敏感，容易通过放疗治愈。放疗是鼻咽癌最主要的治疗手段，包括外照射和近距离放疗。外照射放疗技术中，传统二维放疗和普通的三维适形放疗目前已被以调强适形放疗为代表的精准放疗技术所替代。近距离放疗仅作为外照射后黏膜表浅残留病灶的补量手段，或在早期鼻咽癌患者中通过外照射＋腔内近距离放疗，以降低外照射的剂量，但因剂量覆盖准确性及均匀度受限，目前已少用。以下主要阐述鼻咽癌外照射治疗方法。

(一)基本原则

(1)放疗前口腔预处理，包括妥善处理金属牙或金属附属物，处理龋齿，如有残根，须拔除7～14 天后才能放疗。

(2)靶区勾画前要结合电子鼻咽镜和临床体格检查的结果设计靶区，勾画时须依据治疗前规范扫描的基线 MRI 影像图片勾画，如果能与三维重建的 CT 图像和(或)PET-CT 影像结合更好，有条件的单位可合理地使用图像融合技术以优化靶区。

(3)放疗必须做好体位固定，确保每次治疗的准确性和重复性。

(4)选择能量较高、皮肤剂量较低、骨吸收剂量较小的射线。

(5)外照射应完全包括肿瘤及其侵犯范围，对未受侵犯但有一定风险的亚临床区(如颅底、颈部淋巴结引流区等)应给予预防照射。

(6)严格控制照射的总剂量，保证在肿瘤获得高剂量照射前提下，尽可能保护邻近正常组织(如脑干、脊髓、视神经等)免受过量照射。

(7)应选择具备调强适形放疗或三维造形放疗的单位实施治疗。

(8)靶区勾画顺序。从肿瘤侵犯范围最大层面或者颅底层面开始，上下层面连续勾画，勾画的同时注意左右对照。

(二)放疗适应证与禁忌证

适应证：鼻咽癌患者除有明显的放疗禁忌证外，都可给予放疗，但应根据患者的具体情况，选择根治性或姑息性的放疗。

禁忌证：一般情况极差；有严重的难以缓解的并发症；同一部位 2 个疗程放疗后肿瘤未控或复发；需再放疗的部位出现严重的后遗症。

(三)鼻咽癌照射靶区及其处方剂量(调强适形放疗)

鼻咽癌照射靶区及其处方剂量见表 5-4 及图 5-3，仅供参考。

表 5-4　鼻咽癌照射靶区及其处方剂量

照射靶区[a]	剂量
GTVnx：临床检查发现及影像学检查显示的鼻咽原发肿瘤及其已侵犯的区域	PTVnx：66～70 Gy/30～33 f
GTVnd：临床触及和(或)影像学观察到的肿大淋巴结范围	
CTVnx1：包括 GTVnx 及其周围肿瘤侵犯可能性极高的区域[b]	PTVnx1：60～62 Gy/30～33 f
CTVnx2 *：包括 CTVnx1 和 CTVnx1 以外侵犯可能性较低，但又必须给予一定剂量照射的区域[C]	PTVnx2：54～56 Gy/30～33 f
CTVnd1：GTVnd 外放 0.5 cm[f]	PTVnd1：64～70 Gy/30～33 f
CTVnd2 *：包括 GTVnd 及其所在的淋巴引流区，还需超出 1～2 个阴性淋巴结引流区[d]	PTVnd2：54～56 Gy/30～33 f

续表

照射靶区[a]	剂量
PTV:为保证上述靶体积的实际吸收剂量达到处方剂量,必须在靶体积外扩展一定的距离[e]	

注:a.原发病灶区指临床和影像学检查所见的原发肿瘤区域;亚临床病灶区指鼻咽癌可能扩展和侵犯的区域如颅底骨质、鼻腔后份、后组筛窦、口咽、咽旁间隙和颈淋巴结引流区等;受累淋巴结区指临床和影像学检查观察到的肿大淋巴结所在的淋巴引流区。

b.CTVnx1 一般在 GTVnx 外 0.5～1.0 cm,但须包括全部鼻咽黏膜层下 0.50～0.75 cm;此外,还须考虑到邻近的组织结构特性,适当予以更改,如鼻咽旁间隙\气腔\骨质等。

c.如颅底骨质\蝶窦下 1/3\后组筛窦\鼻腔后 1/3\上颌窦后 1/3\翼内外肌\咽旁和咽后间隙\破裂孔\部分斜坡等。

d.颈部淋巴结的 CTV 范围主要基于淋巴结的转移规律:鼻咽癌颈部淋巴结常见遵循从上到下同侧循序转移,跳跃转移少。对于颈部淋巴结阴性的患者(包括 N_0 及仅咽后淋巴结转移的患者),预防照射范围为咽后、Ⅱ～Ⅲ、Ⅴa 区;对于 N_1 患者,颈部淋巴结阳性侧为全颈预防照射,淋巴结阴性侧预防照射范围为咽后、Ⅱ～Ⅲ、Ⅴa 区(下颈淋巴区:传统观点认为应照射,但有研究报道转移风险低的患者应不予照射)。Ⅰa 区一般不需要预防照射,但在如下高危人群中需行预防照射:颌下腺受累,或肿瘤累及以Ⅰb 区为首站淋巴结引流区的解剖结构(口腔、鼻腔前半部分),或Ⅱa 区淋巴结受侵伴有包膜外侵犯,或Ⅱa 区淋巴结最大径超过 3 cm,或同侧颈部多个区域(≥4 个区域)淋巴结转移。

e.补偿器官和患者的移动、摆位误差或系统误差的影响,PTV-CTV2 为 CTV2 向上下左右前各扩 0.3～0.5 cm,向后扩 0.3 cm(必要时可减少至 0.1 cm),其他类推。

f.阳性淋巴结无包膜外侵犯时,CTVnd1 为 GTVnd 沿脂肪间隙外放 0.5 cm,其他方向适当修饰,当有包膜外侵犯时,需沿脂肪间隙外放 0.5～1.0 cm 并根据影像结果包含邻近受累组织。

*.由于 PTV-CTVnx2 与 PTV-CTVnd2 要求同样的处方剂量,故临床上也可将 CTVnx2 与 CTVnd2 合并为同一个 CTV(如图 5-3),并共同使用一个 PTV。

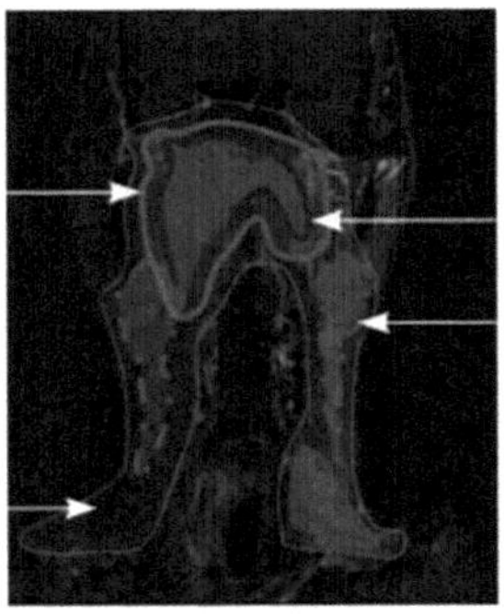

图 5-3　初治鼻咽癌调强适形放疗靶区

处方剂量要求:PTV 的 V95(此处定义为 95%的等剂量曲线包括的体积百分数)≥95%(优选 V100≥95%,V100 此处定义为 100%的等剂量曲线包括的体积百分数),治疗计划的最大剂量点应在 GTVnx 内,PTVnx 的 V110%(110%的等剂量曲线包括的体积百分数)≤20%,PTVnx 的 V93(93%的等剂量曲线包括的体积百分数)≥99%。

(四)特殊情况下的靶区处理

1.诱导化疗后

目前,诱导化疗后如何勾画 GTV 仍存在争议,鉴于目前仍缺乏支持按肿瘤退缩后病灶勾画靶区的强有力的循证证据,故更多地建议按化疗前病灶勾画,但以下情况可区别对待。①鼻咽部靶区根据诱导化疗前的病灶进行勾画,退缩出现的空腔位置如果无需兼顾有侵犯的鼻中隔或鼻甲则靶区可以适当回缩；②海绵窦侵犯或斜坡肿物突入桥前池者，若硬脑膜完好则按诱导化疗后的病灶进行勾画，如肿瘤突破硬脑膜甚至侵犯入脑实质则应权衡各方面因素决定；③颈部淋巴结无包膜外侵犯者，按化疗后实际大小勾画；若颈部淋巴结有包膜外侵犯尤其是侵犯脂肪或肌肉组织者，建议按照化疗前淋巴结病灶范围勾画。

2.调强适形放疗中的再程计划问题

完整的调强适形放疗治疗应该是一个连续流畅的整体计划，但临床中，敏感的鼻咽肿瘤或转移淋巴结在调强适形放疗治疗过程中消退较快会导致部分正常组织在复原过程中接受过高的照射量，其次有部分患者因治疗过程中营养补充不足而致的消瘦也会影响放疗的精确性。因此，有研究者提出再程计划的问题，也就是在调强适形放疗实施过程中重新设计计划2～3次。但再程计划能否使患者获益仍缺乏前瞻性研究，且最佳再程计划时间及获益人群还需要进一步筛选。

（五）主要器官剂量限制要求

主要器官剂量限制要求见表5-5。

表5-5　主要器官剂量限制要求

主要危及器官	限制剂量（Gy）	高于限制剂量的体积（%）	计划评价要求（肿瘤直接侵犯除外）
脑干PRV	54	≤5%	超过60 Gy的体积≤1%
脊髓PRV	45	≤3%	超过50 Gy的体积≤1%
视神经PRV	54	≤5%	超过60 Gy的体积≤1%
视交叉PRV	54	≤5%	超过60 Gy的体积≤1%
颞叶	60	≤5%	超过65 Gy的体积≤1%
中耳/内耳	50	≤33%	平均剂量≤50 Gy，或超过55 Gy的体积≤5%
垂体	50	≤33%	超过60 Gy的体积≤1%
晶状体	5	≤33%	尽可能Dmax≤8 Gy；但放疗肿瘤学组标准Dmax限量至25 Gy（肿瘤侵犯至颞叶海绵窦等位置时，为保护好颞叶适当放开晶状体限量也是可取的）
下颌骨	50～60	≤10%	超过70 Gy的体积≤1%
颞颌关节	50～60	≤10%	超过70 Gy的体积≤1%
腮腺	30	≤50%	平均剂量≤26，或低于20 Gy的双侧腮腺体积相加≥20%，或至少一侧腮腺≤30 Gy的体积≥50%
喉	30～40	≤33%	平均剂量≤45 Gy，或超过50 Gy的体积≤10%
口腔	40～50	≤33%	平均剂量≤40 Gy，或超过60 Gy的体积≤1%

注：PRV，即planning organ at risk volume，计划危及器官。

（六）照射的分割方法与时间剂量（剂量分割方式）

1.常规分割法

即每周5天，1次/天，每次1.8～2.0 Gy，连续照射。目前，该方法为鼻咽癌普通三维适形放疗的标准方法。

2.分段照射法

将1个疗程的总剂量分为两段完成，两段间休息2～4周。该方法的优点是急性反应较轻，但多数临床研究表明采用该法不利于肿瘤的控制。因此，该方法在临床上已基本淘汰。

3.超分割照射法

即每周5天，2次/天，两次相隔6～8小时以上，每次1.1～1.3 Gy，总剂量在7周内可达76～82 Gy。该方法的优点是可在与常规分割法相同的时间内给予肿瘤组织较高的剂量而不增加正常组织的放射损伤。目前，该法被建议用于放疗敏感性较差、肿瘤消退较慢、晚期或复发后再程放疗的患者。

4.后程加速超分割法

前程每周5天，1次/天，每次2 Gy，剂量达每4周40 Gy时，后程每周5天，2次/天，两次相隔6～8小时以上，每次1.5 Gy，予以每2周30 Gy，总剂量达每6周70 Gy。该法主要用以克服肿瘤干细胞在放疗过程中的加速再增殖，该方法近期疗效较满意，但放疗晚期不良反应发生率有所增加，长期疗效尚待观察。

5.连续加速分割法

每周6天或7天，1次/天，每次1.8～2.0 Gy，连续照射，总剂量达66 Gy左右。该法主要用以克服肿瘤干细胞在放疗过程中的加速再增殖以及缩短总疗程时间。近期有随机对照临床研究结果显示，3年局部控制率较常规分割有明显提高，但该方法增加了患者的急性不良反应。同样，长期疗效特别是晚期不良反应有待进一步观察。

6.低分割

每次4～5 Gy，2～3次/周，总剂量20～40 Gy，主要用于鼻咽癌患者骨转移止痛。

(七)放疗实施流程

1.体位固定

(1)体位固定前准备。①注意事项：核对患者个人信息，认真阅读医嘱，与患者解释制作体位固定装置的目的和作用，叮嘱患者在体位固定装置制作过程中配合，非嘱咐情况下不要随意移动身体。②头发：建议剪除长发，避免出现影响体位重复性的发辫、装饰等。③口腔：去除义齿、牙套，处理龋齿、拔出残根及活动性智齿等。④衣着及装饰：穿着单件低领内衣，去除耳环、项链、鼻钉、眼镜等外部饰物。

(2)体位固定实施。①有口腔支架的患者，需提前准备好。②头颈肩发泡胶垫的制作：将限位边框及塑料薄膜袋(发泡胶材料接纳袋)平铺到头颈肩板上；将发泡剂(试剂A)和催化剂(试剂B)按照1∶1的比例充分混合搅拌均匀，倒入塑料薄膜袋内并摊开试剂均匀填充；患者自然仰卧平躺到铺好试剂的塑料薄膜袋上，利用矢状位摆位激光将患者身体正中线摆正，下颌稍上仰，两侧外耳孔在同一水平面，双肩放松且自然下垂；等待发泡剂膨胀、塑形、冷却和固化，有需要时可以采用美工刀修整发泡胶垫周围多余的边角料。③头颈肩面罩的制作：将低温热塑高分子材料头颈肩面罩放进70 ℃恒温水箱中浸泡5分钟左右，待面罩材料软化呈透明状后取出；使用毛巾将面罩表面水珠擦拭干净；由三位技师协同把面罩盖到患者头颈部，将热塑膜固定栓固定到头颈肩板上，并轻轻按压患者脸部(包括眉弓、鼻子、下巴)及颈部、双肩等部位，确保面罩与患者体表轮廓贴合好，避免体表与热塑膜之间形成空隙；等待15分钟左右，待面罩材料完全冷却成型后，方可解下面罩卡扣，询问患者无不适症状后方可离开；打印患者信息标签(包括姓名、病历号、制作日期等)，张贴在热塑膜和头颈肩发泡胶垫显眼处。

2.CT 模拟扫描

(1)CT 扫描前准备。①注意事项:核对患者个人信息,认真阅读医嘱,明确扫描范围及扫描条件。向患者解释 CT 模拟定位扫描的目的和过程,阐明注射 CT 增强扫描对比剂的注意事项并签署 CT 增强扫描的知情同意书。②患者的头发、穿着、口腔准备状态与体位固定时保持一致。

(2)CT 模拟扫描实施:①将头颈肩板及发泡胶头颈垫嵌合好摆于 CT 治疗床上,并利用纵轴摆位激光对齐头颈肩板中心标识线。②患者仰卧平躺在发泡胶头颈垫上,注意头部、颈部及双肩位置和发泡胶垫贴合好,不留空隙。戴上头颈肩面罩,检查患者头颈部体表轮廓是否和面罩贴合,锁紧面罩卡扣。③移动 CT 扫描床,将三维摆位激光线十字交叉置于鼻咽范围附近处,在 3 个“十”字交叉点区域贴上胶纸并画上十字标记线,放置直径约 1 mm 的标记铅点。④在 CT 控制系统上对患者进行建档,扫描体位为仰卧位、头先进,扫描范围为额窦上缘至锁骨下 2 cm,扫描层厚为 3 mm,扫描视野足够包括患者身体轮廓最宽处,扫描参数一般设置为管电流 200～250 mA,管电压为 140 KV 平扫+120 KV 增强扫描。⑤增强扫描时,成人造影剂注射速率为每秒 2.0 mL,儿童造影剂注射速率一般为每秒 1 mL;成人对比剂使用量为 100 mL,儿童用量不超过 2 mL/kg;扫描延迟一般为 38～45 秒,扫描过程中严密观察患者情况。完成扫描后确认 CT 断层影像上 3 个金属标记点是否位于同一层面上(图 5-4)。⑥扫描影像经重建后通过网络传输至物理室放疗计划系统(TPS)工作站。⑦嘱咐患者将面罩及发泡胶垫放置到相应的存储室保管。嘱患者在候诊区休息观察 30 分钟,无不适症状后可拔针离开。

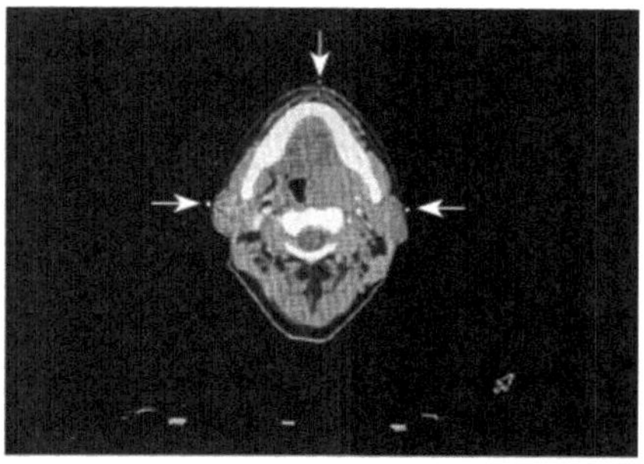

图 5-4 标记铅点(箭头所示)

3.MR 模拟扫描

鼻咽癌的 MR 模拟扫描主要是与 CT 模拟扫描结合的模式,可帮助医师更好勾画临床靶区。将勾画完靶区的 MRI 影像和 CT 影像进行融合,然后将 MRI 影像上勾画的靶区和危及器官移植到 CT 影像上进行计划设计。

(1)MR 扫描前准备。①注意事项:核对患者个人信息,认真阅读医嘱,明确扫描范围及扫描条件。向患者解释 MR 模拟定位扫描的注意事项和 MR 扫描常见禁忌证,并签署 MR 增强扫描的知情同意书,确保患者体表及体内无 MR 不兼容的金属制品。②患者的头发、穿着、口腔准备状态与体位固定时保持一致,去除头颈部的外部饰物。

(2)MR 模拟扫描实施:①患者摆位与 CT 模拟扫描时一致。②摆位结束后,放置 MR 前部线圈,调整前部线圈放置的高度,使得线圈尽可能贴近人体但不接触到人体表面。③在 MR 控制系统中对患者进行建档。选择头颈部扫描卡片,一般将定位像扫描视野开到 MR 机器允许的最大范围。④扫描范围为额窦上缘至锁骨下 2 cm,扫描序列为 T_1WI、T_2WI 平扫,T_1WI 增强及

T_1WI 压脂增强。扫描层厚为 3 mm，层间距为 0 mm。扫描方式为平扫加增强，先平扫后增强。⑤增强扫描时，成人造影剂注射速率为每秒 1.0 mL，儿童一般为每秒 0.6 mL；注射对比剂的容量根据患者体重决定，一般为 0.2 mL/kg；扫描延迟一般为 1 分钟，扫描过程中严密观察患者状况。⑥扫描影像经重建后通过网络传输至物理室 TPS 工作站。⑦嘱咐患者将面罩及发泡胶垫放置到相应的存储室保管。嘱患者在候诊区休息观察 30 分钟，无不适症状后可拔针离开。

4.复位

鼻咽癌的调强适形放疗计划设计完成后，需要利用 X 线模拟定位机进行位置模拟验证，找出治疗位置的中心，并在面罩上做好标记，这个过程也称为复位。X 线模拟定位机与治疗加速器有着相同机械和几何参数，通过 X 线模拟定位机进行移床、透视拍片等功能来实现治疗中心坐标的转化和确认。

(1)在 X 线模拟机的操作系统上对患者的信息进行建档，按照放疗计划系统的参数填好移床数据。

(2)根据 CT 模拟定位扫描时的要求进行摆位准备，戴好面罩后根据热塑膜上的 3 个“十”字标记进行摆位。

(3)根据患者放疗计划的移床参数进行移床。

(4)在机架 0°以及 90°时进行曝光获取正侧位 X 线影像，与计划系统的正侧位 DRR 图像进行比对。

(5)审核确认无误后在面罩上使用胶布重新标识出治疗摆位中心。若图像误差超出允许范围(>3 mm)，则应重新摆位验证查找原因。

5.放疗实施

(1)治疗前影像验证如下。①电子射野影像系统图像验证：核对患者身份信息和固定装置信息，确认患者已经完成复位。根据复位后的摆位坐标进行摆位。采用双曝光法，首次曝光采用较大方形照射野获取患者照射部位及靶区邻近部位的解剖结构信息，再次曝光一般采用较小方形照射野或带有多叶准直器(铅挡)形状的射野，获取双曝光后的影像与计划系统的 DRR 图像进行对比验证。②锥形束 CT(CBCT)三维图像验证：核对患者身份信息和固定装置信息，确认患者已经复位完成。根据复位后的摆位坐标进行摆位。在 CBCT 系统上圈定好配准框，配准框应包含射野全部范围。如 CBCT 系统成像范围较小，则至少应包含以下范围，包括前界一鼻尖、后界一枕骨、上界一眉弓、下界一第五颈椎。选择头颈部位的扫描条件采集并重建 CBCT 图像。配准方式以骨性配准或灰度配准。审核 CBCT 影像与系统计划影像的吻合程度，必要时使用手动配准进行微调。配准完毕，通过移动治疗床来修正位移误差，并再次采集图像确认体位准确。首次治疗行 CBCT 配准时，须主管医师和物理师在场，与治疗师协作完成配准。

(2)治疗实施如下。①放疗前宣教：介绍固定装置的重要性。固定器是放疗过程中保证患者体位精确性的重要保障，且贯穿了整个放疗的过程，因此固定装置需要在放疗期间妥善保存，患者应遵循治疗师的指导存放至指定的安全区域，出现损坏、遗失时应第一时间与技师及主管医师取得联系。嘱咐患者躺在治疗床上时需要放松，保持平静呼吸，不能随意移动，保持治疗姿势和模拟定位时一致。治疗前后技师未降床前不能自行上下治疗床。②摆位治疗：首次实施治疗前，应仔细检查放疗计划是否完整准确，验证影像是否已经审核批准。确认患者身份信息、固定装置与计划系统是否匹配，治疗过程中确认机架旋转范围内无障碍物，机架旋转时不会与患者、治疗床或其他物品发生碰撞。嘱咐患者手握紧急呼叫电铃，碰到紧急情况按下电铃及时通知当班技师。确认机房内除患者外无其他人员后，出束治疗，出束过程中通过监视器密切关注患者状况。出束结束后，做好当天当次治疗记录，询问患者无不适症状后协助患者下治疗床并离开治疗室。

九、化疗

（一）化疗模式

鼻咽癌大部分为分化型和未分化型非角化性癌，对化疗药物有较高的敏感性。鼻咽癌的化疗包括诱导化疗、同期放化疗、辅助化疗及姑息化疗。下面介绍一些临床常用的方案供参考。化疗方案应结合治疗目的以及患者的临床分期、身体状态和经济情况等进行选择，同时要考虑好与放疗的配合。

1.诱导化疗

其又称新辅助化疗，是指放疗前使用的化疗，可在短时期内减少肿瘤负荷并减轻由肿瘤引起的各种临床症状，改善血供提高放疗敏感性，对亚临床转移灶也有一定的抑制作用。鼻咽癌诱导化疗以 2～3 个疗程为宜。诱导化疗应避免运用单药或缓解率低的化疗方案，因为无效的诱导化疗，不仅可造成放疗的延迟及引起肿瘤细胞加速再增殖，降低局控率，还可能使化疗不敏感的肿瘤细胞发生转移。

2.同期化疗

指在鼻咽癌放疗时使用的化疗。化疗药物除具有直接杀灭作用外，可使肿瘤细胞同步化，以增强放疗的敏感性。同期放化疗时必须考虑患者的耐受情况，一般采用顺铂单药化疗，从放疗第 1 天开始，每 3 周 1 次，共 2～3 个疗程。若采用两药或两药以上联合方案，则剂量强度应作相应调整。

3.辅助化疗

指在鼻咽癌放疗后进行的化疗，其作用是杀灭放疗局部区域残留的肿瘤细胞及全身亚临床的转移灶，以期减少或推迟复发和远处转移的发生。单纯辅助化疗宜在放疗后患者身体基本恢复时进行，疗程以 2～3 个疗程为佳。如果和同期化疗配合，则应考虑辅助化疗与同期化疗的合理间隔时间。

4.姑息化疗

指针对已发生多发远处转移者或复发不宜/不能耐受再程放疗或手术治疗的患者，联合化疗可使部分患者获得缓解，或长时间的带瘤生存。化疗方案可从诱导化疗方案中进行选用。

（二）化疗基本方案

目前顺铂是鼻咽癌中应用最为广泛的药物，不管是诱导化疗、同期化疗还是辅助均首选含铂的化疗方案，见表 5-6。

表 5-6　化疗基本方案

化疗模式	Ⅰ级专家推荐	Ⅱ级专家推荐	Ⅲ级专家推荐
诱导化疗	多西他赛＋顺铂＋氟尿嘧啶（1A 类） 吉西他滨＋顺铂（1A 类） 多西他赛＋顺铂（1A 类）	顺铂＋氟尿嘧啶（1B 类） 顺铂＋卡培他滨（1B 类）	Ⅰ/Ⅱ级推荐诱导化疗方案＋西妥昔单抗/尼妥珠单抗（2B 类）

续表

化疗模式	Ⅰ级专家推荐	Ⅱ级专家推荐	Ⅲ级专家推荐
同期化疗	顺铂(1A类)	奈达铂(1B类) 奥沙利铂(1B类) 卡铂(2A类)	Ⅰ/Ⅱ级推荐同期化疗方案＋西妥昔单抗/尼妥珠单抗(2B类)
辅助化疗	节拍卡培他滨(1A类) 顺铂＋5-氟尿嘧啶(1A类)	顺铂＋卡培他滨(1B类) 吉西他滨＋顺铂(2A类)	卡培他滨(2B类) 替加氟(2B类) 优福定(2B类) 替吉奥(2B类)

(三)常用化疗方案剂量及药物配伍

下文中止吐药指 5-HT_3 受体拮抗剂类药物止吐药，如化疗方案为高度致吐方案或者伴有患者高危因素的中度致吐方案，则应增加福沙匹坦(第 1 天)或者阿瑞匹坦(第 1～3 天)强化止吐。

1.单药方案

主要用于同期化疗及姑息化疗中。

(1)顺铂方案 1：顺铂 80～100 mg/m^2＋500 mL 氯化钠注射液，静脉滴注，每 3 周 1 次。

采用大剂量顺铂(60～100 mg/m^2)时，应给予水化以加速顺铂及其代谢产物的排泄。铂类化疗前一天补液量至少 1 000 mL，化疗前半小时补液量至少为 500 mL，化疗后补液量至少为 1 000 mL，并加用利尿剂(呋塞米、甘露醇等)，化疗后继续补液 1～2 天，并检测尿常规。

其他辅助用药配伍：①止吐药，第 1～3 天。②地塞米松 10～15 mg＋氯化钠注射液 100 mL，静脉滴注，第 1～3 天。③氯化钠注射液 100 mL，冲管用，第 1 天。

(2)顺铂方案 2：顺铂 30～40 mg/m^2＋氯化钠注射液 500 mL，静脉滴注，每周 1 次。

其他辅助用药：①止吐药，第 1 天。②5％葡萄糖注射液 500 mL＋氯化钠注射液 500 mL＋10％氯化钾 20 mL＋20％硫酸镁 10 mL，静脉滴注，第 1 天。③地塞米松 10～15 mg＋氯化钠注射液 100 mL，静脉滴注，第 1 天。④保护胃黏膜药物，第 1 天。⑤氯化钠注射液 100 mL，冲管用，第 1 天。

(3)奈达铂：70～100 mg/m^2，静脉滴注，第 1 天，每 3 周 1 次。

其他辅助用药与顺铂方案 2(每周方案)相同。

(4)洛铂：30～50 mg/m^2，静脉滴注，第 1 天，每 3 周 1 次。

其他辅助用药与顺铂方案 2(每周方案)相同。

(5)卡铂：使药物血药浓度下的曲线下面积(AUC)为 5～6＋5％葡萄糖注射液 500 mL，静脉滴注，每 3 周 1 次。

除冲管使用 5％葡萄糖注射液 100 mL 外，其他辅助用药与顺铂方案 2(每周方案)相同。

(6)紫杉醇：80 mg/m^2＋5％葡萄糖注射液 500 mL，静脉滴注 3 小时(电子注射泵控速)，心监 4 小时，联合放疗每周 1 次。

为了防止发生严重的变态反应，紫杉醇在使用前需进行预防性三联抗过敏，即：①苯海拉明 40 mg，肌内注射，紫杉醇使用前 30 分钟，第 1 天；②地塞米松 20 mg＋氯化钠注射液 100 mL，静脉滴注，紫杉醇使用前 30 分钟，第 1 天；③西咪替丁 0.4 g＋氯化钠注射液 20 mL，静脉注射(注射时间≥5 分钟)，紫杉醇使用前 30 分钟，第 1 天。

其他辅助用药：①止吐药，第 1 天。②5%葡萄糖注射液 500 mL+氯化钠注射液 500 mL+10%氯化钾 20 mL+20%硫酸镁 10 mL，静脉滴注，第 1 天。③保护胃黏膜药物，第 1 天。④5%葡萄糖注射液 100 mL，冲管用，第 1 天。

(7)多西他赛：35 mg/m^2+氯化钠注射液 250 mL，静脉滴注 1 小时(电子注射泵控速)，联合放疗每周 1 次。

其他辅助用药：①止吐药，第 1 天。②地塞米松 7.5 mg，口服，每天 2 次，第 0～2 天。③保护胃黏膜药物，第 0～2 天。④氯化钠注射液 250 mL，冲管用，第 1 天。

(8)替吉奥(S-1)：按体表面积(BSA)给药，BSA<1.25 m^2，40 mg；1.25 m^2≤BSA<1.5 m^2，50 mg；BSA≥1.5 m^2，60 mg；口服，每天 2 次，每 6 周 1 次(连续口服 4 周后休息 2 周)。

(9)卡培他滨：1 000～1 250 mg/m^2，口服，每天 2 次，每 3 周 1 次(连续口服 2 周后休息 1 周)；或 625 mg/m^2，口服，每天 2 次，第 1～21 天，每 3 周 1 次，放疗后持续服用 1 年。

2.双药方案

双药方案可用于新辅助化疗、同期化疗、辅助化疗及姑息化疗中。

(1)PF 方案：顺铂+5-氟尿嘧啶，每 3 周 1 次。①止吐药，第 1～5 天。②5-氟尿嘧啶 4～5 g/m^2，持续静脉灌注 120 小时。③顺铂 80～100 mg/m^2+氯化钠注射液 500 mL，静脉滴注，第 1 天。④使用顺铂治疗前需进行水化，具体水化方案详见单药方案中顺铂方案 1。⑤地塞米松 10～15 mg+氯化钠注射液 100 mL，静脉滴注，第 1～3 天。⑥保护胃黏膜药物，第 1～3 天。⑦氯化钠注射液 100 mL，冲管用，第 1～5 天。

(2)GP 方案：吉西他滨+顺铂，每 3 周 1 次。①止吐药，第 1～3 天、第 8 天。②吉西他滨 1 g/m^2+氯化钠注射液 100 mL，静脉滴注 30 分钟(电子注射泵控速)，第 1、8 天。③顺铂 75～100 mg/m^2+氯化钠注射液 500 mL，静脉滴注，第 1 天。④使用顺铂治疗前需进行水化，具体水化方案详见单药方案中顺铂方案 1。⑤地塞米松 10～15 mg+氯化钠注射液 100 mL，静脉滴注，第 1～3 天。⑥通便药物，第 1～3 天。⑦保护胃黏膜药物，第 1～3 天。⑧氯化钠注射液 100 mL，冲管用，第 1、8 天。

(3)TP 方案 1：紫杉醇/白蛋白紫杉醇+顺铂，每 3 周 1 次。①止吐药，第 1～3 天。②顺铂 80 mg/m^2+氯化钠注射液 500 mL，静脉滴注，第 1 天。③使用紫杉醇前需进行三联抗过敏治疗，具体用药详见单药紫杉醇方案而白蛋白紫杉醇则无需行三联抗过敏治疗。④紫杉醇/白蛋白紫杉醇用药剂量：紫杉醇 135～175 mg/m^2+5%葡萄糖注射液 500 mL，静脉滴注 3 小时(电子注射泵控速)，心脏监护 4 小时，第 1 天；或白蛋白紫杉醇 260 mg/m^2+氯化钠注射液 100 mL，静脉滴注 30 分钟，心脏监护 4 小时，第 1 天。⑤使用顺铂治疗前需进行水化，具体水化方案详见单药方案中顺铂方案 1。⑥地塞米松 15 mg+氯化钠注射液 100 mL，静脉滴注，第 2～3 天。⑦5%葡萄糖注射液(用于紫杉醇)/氯化钠注射液(用于白蛋白紫杉醇/顺铂)100 mL，冲管用，第 1 天。

(4)TP 方案 2：多西他赛+顺铂，每 3 周 1 次。①止吐药，第 1～3 天。②顺铂 75 mg/m^2+氯化钠注射液 500 mL，静脉滴注，第 1 天。③多西他赛治疗前需口服糖皮质激素药物以预防变态反应和体液潴留，具体为地塞米松 7.5 mg，口服，每天 2 次，第 0～2 天。④多西他赛75 mg/m^2+氯化钠注射液 250 mL，静脉滴注 1 小时(电子注射泵控速)，第 1 天。⑤使用顺铂治疗前需进行水化，具体水化方案详见单药方案中顺铂方案 1。⑥地塞米松 15 mg+氯化钠注射液 100 mL，静脉滴注，第 2～3 天。⑦氯化钠注射液 250 mL，冲管用，第 1 天。

(5)GC 方案：吉西他滨＋卡铂，每 3 周 1 次。①止吐药，第 1、8 天。②吉西他滨 1 g/m^2＋氯化钠注射液 100 mL，静脉滴注 30 分钟(电子注射泵控速)，第 1、8 天。③卡铂(AUC＝5 或 6)＋5％葡萄糖注射液 500 mL，静脉滴注，第 1 天。④5％葡萄糖注射液 500 mL，静脉滴注，第 1 天。⑤氯化钠注射液 100 mL，冲管用，第 1、8 天。

(6)GN 方案：吉西他滨＋长春瑞滨。①止吐药，第 1、8 天。②吉西他滨 1 g/m^2＋氯化钠注射液 100 mL，静脉滴注 30 分钟(电子注射泵控速)，第 1、8 天。③长春瑞滨 25 mg/m^2＋氯化钠注射液 40 mL，静脉注射，第 1、8 天。④5％葡萄糖注射液 500 mL＋氯化钠注射液 500 mL＋10％氯化钾 20 mL＋20％硫酸镁 10 mL，静脉滴注，第 1 天。⑤地塞米松 10～15 mg＋氯化钠注射液 100 mL，静脉滴注，第 1 天。⑥保护胃黏膜药物，第 1、8 天。⑦氯化钠注射液 100 mL，冲管用，第 1、8 天。

(7)TC 方案：紫杉醇/多西他赛＋卡铂，每 3 周 1 次。①止吐药，第 1 天。②卡铂(AUC＝5 或 6)＋5％葡萄糖注射液 500 mL，静脉滴注，第 1 天。③使用紫杉醇前需进行三联抗过敏治疗，具体用药详见单药紫杉醇方案，而多西他赛则无需三联抗过敏治疗。④多西他赛治疗前需口服糖皮质激素药物以预防变态反应和体液潴留，具体为地塞米松 7.5 mg，口服，每天 2 次，第 0～2 天。⑤紫杉醇/多西他赛剂量：①紫杉醇 135～175 mg/m^2＋5％葡萄糖注射液 500 mL，静脉滴注 3 小时(电子注射泵控速)，心脏监护 4 小时，第 1 天；或②多西他赛 75 mg/m^2＋氯化钠注射液 250 mL，静脉滴注 1 小时(电子注射泵控速)，心脏监护 4 小时，第 1 天。⑥5％葡萄糖注射液(用于紫杉醇/卡铂)/氯化钠注射液(用于多西他赛)250 mL，冲管用，第 1 天。

(8)TL 方案：紫杉醇＋洛铂，每 3 周 1 次。①止吐药，第 1 天。②使用紫杉醇前需进行三联抗过敏治疗，具体用药详见单药紫杉醇方案。③紫杉醇 135～175 mg/m^2＋5％葡萄糖注射液 500 mL，静脉滴注 3 小时(电子注射泵控速)，心脏监护 4 小时，第 1 天。④洛铂 30 mg/m^2＋氯化钠注射液 500 mL，静脉滴注，第 1 天。⑤5％葡萄糖注射液 250 mL，冲管用，第 1 天。

(9)S1＋奈达铂：每 3 周 1 次。①止吐药，第 1 天。②S-1 按体表面积(BSA)给药：BSA＜1.25 m^2：40 mg；1.25 m^2≤BSA＜1.5 m^2：50 mg；BSA≥1.5 m^2：60 mg；口服，每天 2 次，第 1～14 天。③奈达铂 80 mg/m^2＋氯化钠注射液 500 mL，静脉滴注，第 1 天。④氯化钠注射液100 mL，冲管用，第 1 天。⑤5％葡萄糖注射液 500 mL＋氯化钠注射液 500 mL＋10％氯化钾 20 mL＋20％硫酸镁 10 mL，静脉滴注，第 1 天。⑥地塞米松 10～15 mg＋氯化钠注射液 100 mL，静脉滴注，第 1 天。⑦保护胃黏膜药物，第 1 天。

十、靶向治疗

肿瘤分子靶向治疗是通过某些抗体或激酶抑制剂特异地抑制肿瘤细胞上的激酶受体及其下游传导通路，进而抑制肿瘤细胞生长、诱导其凋亡或阻止其转移，从而达到抗肿瘤的作用。分子靶向药物具有选择性高、疗效独特、毒性较小的特点，在标准的放疗与化疗之外，为鼻咽癌患者提供新的治疗选择。目前临床上应用较多的为表皮生长因子受体(EGFR)及血管生成抑制剂。

(一)EGFR 抑制剂

EGFR 是表皮生长因子家族的细胞外蛋白配体的细胞表面受体。

1.应用模式

(1)EGFR 单克隆抗体以其高效低毒的特性，在初治鼻咽癌中的综合治疗中占有重要地位。目前 EGFR 抑制剂主要适用于与放化疗联合治疗 EGFR 表达阳性的初治局部区域晚期鼻咽癌患者，包括在推荐的诱导化疗或同期化疗方案基础上联用西妥昔单抗/尼妥珠单抗。

(2)对于 EGFR 阳性的复发与转移鼻咽癌，EGFR 抑制剂主要与常规化疗药物联用，目前报道的联用方案包括西妥昔单抗联合卡铂、尼妥珠单抗联合 PF 方案。

2.常见方案剂量

(1)同期方案：①尼妥珠单抗，200 mg，静脉滴注，第 1 天，每 1 周 1 次；②西妥昔单抗，放疗前 1 周 400 mg/m^2，静脉滴注，第 1 天，其后 250 mg/m^2，静脉滴注，第 1 天，每 1 周 1 次。

(2)诱导方案：①尼妥珠单抗，200 mg，静脉滴注，第 1 天，每 3 周 1 次；②西妥昔单抗，400 mg/m^2，静脉滴注，第 1 天，每 3 周 1 次。

(3)复发转移方案：①尼妥珠单抗，200 mg，静脉滴注，第 1 天，每 1 周 1 次；②西妥昔单抗，首次 400 mg/m^2，静脉滴注，第 1 天，其后 250 mg/m^2，静脉滴注，第 1 天，每 1 周 1 次。

备注：尼妥珠单抗/西妥昔单抗均需以 250 mL 0.9%氯化钠注射液配伍，并予 100 mL 0.9%氯化钠注射液冲管。

(二)血管生成抑制剂

血管生成抑制剂主要应用于复发及转移鼻咽癌的治疗，包括单用或与推荐的化疗方案联用，但多为前期探索性研究，具体疗效仍需前瞻性随机对照临床试验证实。有一项Ⅱ期临床试验探索了贝伐珠单抗联合顺铂在局部区域晚期鼻咽癌中的疗效，在平均 2.5 年随访中，2 年无进展生存率及总生存率分别为 74.7%及 90.9%。一项Ⅱ期双臂临床试验探索了 TC 诱导化疗＋顺铂同时期放化疗联合或不联合重组人血管内皮抑制素的疗效，结果显示加用重组人血管内皮抑制素并未使患者有显著生存获益。另外一项Ⅱ期临床试验发现，重组人血管内皮抑制素联合 GP 化疗方案治疗转移性鼻咽癌 ORR 高达 77.8%，中位无进展生存期(Progression-Free Survival，PFS)长达 19.5 个月。目前，血管生成抑制剂暂不推荐作为鼻咽癌患者的一线用药。血管生成抑制剂有可能引起出血等不良反应，重者危及生命，特别是对于肿瘤侵犯或贴近颈内动脉的患者，在临床使用时应注意。而重组人血管内皮抑制素虽不会增加患者出血的风险，但易引起心脏不良反应，患者可出现轻度疲乏、胸闷、心慌等，大部分患者对症治疗后可好转，见表 5-7。

表 5-7 常见血管生成抑制剂文献报道用药方案及安全性

药物	患者类型	病例数	有效率	出血率	最常见 3～4 级不良反应	是否联用	用药方案
阿帕替尼	复发转移	51	*ORR*＝31.4%	17.65%	手足综合征 11.8%	单药	500 mg，口服，每天1 次，每 4 周为 1 个疗程
索拉非尼	复发转移	28	*ORR*＝3.7%	0	淋巴细胞减少 19.0%	单药	400 mg，口服，每天 2 次，每 2 周为 1 个疗程
阿西替尼	复发转移	40	*CBR*＝43.2%	18%	高血压 8.0%	单药	5 mg，口服，每天 2 次，每 4 周为 1 个疗程
帕唑帕尼	复发转移	33	*ORR*＝6.1%	1 人死于鼻出血	手足综合征 15.2%	单药	800 mg，口服，每天 1 次
舒尼替尼	复发转移	14	提前终止	42.9%，2 人死于出血	出血 28.6%	单药	37.5 mg，口服，每天 1 次，连续服用，每 4 周为 1 个疗程

续表

药物	患者类型	病例数	有效率	出血率	最常见3～4级不良反应	是否联用	用药方案
索拉非尼	复发转移	54	*ORR*=77.8%	22.2%，1人死于出血	黏膜炎20.3%	联合PF	400 mg，口服，每天2次，PF诱导后维持治疗
重组人血管内皮抑制素	转移	72	*ORR*=77.8%	—	中性粒细胞减少59.8%	联合GP	15 mg，口服，连用14天，每3周为1个疗程
重组人血管内皮抑制素	复发	22	*ORR*=100%	4.5%	骨髓抑制13.6%	联合调强适形放疗（60～68 Gy）	105 mg/m²，静脉滴注，连用14天，每3周为1个疗程
重组人血管内皮抑制素	局晚期	114	*ORR*=100%	—	中性粒细胞减少	TC诱导，顺铂同时期放疗	7.5 mg/m²，静脉滴注，诱导化疗第8～21天，共2个疗程；同时期第1～14天，每3周1个疗程
贝伐珠单抗	局晚期	46	2年*OS*=90.9%	20%	胃肠道反应84.8%	同时期联合顺铂，放疗后联合PF	15 mg/kg，静脉滴注，第1天，每3周1次（放疗中及放疗后行3个疗程）

注：*ORR*为客观缓解率，包括完全缓解、部分缓解；*CBR*为临床获益率，包括完全缓解、部分缓解及病情稳定；*OS*为总生存率；PF为顺铂+5-氟尿嘧啶。

目前报道的应用于鼻咽癌的抗血管生成抑制剂包括小分子抑制剂、单克隆抗体及重组人血管内皮抑制素，其中小分子抑制剂包括索拉非尼、帕唑帕尼、法米替尼、舒尼替尼、阿西替尼、阿帕替尼、安罗替尼，而单克隆抗体则为贝伐珠单抗，重组人血管内皮抑制素则为恩度，文献报道的方案剂量见表5-7。

十一、免疫治疗

免疫治疗是指通过诱导、增强或抑制机体免疫反应以治疗疾病的方法。目前免疫治疗在鼻咽癌中主要用于复发转移患者的治疗，具体应用实例主要包括免疫检查点抑制剂、过继免疫治疗及治疗性EBV免疫接种等。其中，免疫检查点抑制剂近年来在复发转移鼻咽癌治疗中取得突破性进展，目前已成为鼻咽癌免疫治疗中应用最为广泛的方案，是唯一被指南推荐的免疫治疗方式。故以下主要介绍免疫检查点抑制剂在鼻咽癌中的应用。

免疫检查点抑制剂是针对相应免疫检查点（如PD-1/PD-L1、CTLA4等）的一些单克隆抗体类药物，发挥阻断肿瘤细胞对免疫细胞的抑制作用，从而治疗肿瘤。

（一）治疗前基线检查

由于免疫治疗的特殊性，除需进行常规的肿瘤相关的检查外，仍需要进行以下治疗前检查以评估是否适合治疗及后续免疫治疗相关的不良反应。

1.全面询问

询问患者是否有自身免疫病、内分泌疾病、肺纤维化、感染性疾病、结核，以及新型冠状病毒肺炎病史、家族史、妊娠情况、既往有无接受过免疫治疗。

2.甲状腺功能检测

包括促甲状腺激素(TSH)、游离甲状腺素(FT_3和FT_4)等。若TSH升高则应进行甲状腺过氧化物酶抗体检查，若TSH降低则应检查TSH受体抗体。

3.肾上腺或垂体相关的检查

包括早上8点血浆皮质醇、促肾上腺皮质激素、黄体生成素、促卵泡激素和睾酮等检查。

4.心肌酶谱

包括心肌梗死标志物(如肌钙蛋白Ⅰ或T等)、脑钠肽或氨基末端B型脑钠肽前体。

由于目前缺乏预测免疫治疗疗效的分子标志物，而既往研究也发现免疫检查点抑制剂仍可能对免疫检查点(如PD-1/PD-L1)阴性的患者有效，故目前并不要求患者免疫检查点免疫组织化学检查呈阳性才可应用。但以下人群不宜进行免疫治疗：①免疫抑制药物未能控制病情的自身免疫病患者；②妊娠期女性。另外免疫治疗期间可使用灭活疫苗但不建议接种活疫苗。

(二)主要方案

目前免疫治疗主要应用于复发或转移的鼻咽癌患者，主要用药方式包括单药治疗或与化疗联合，见表5-8。其中单药治疗有效率为20%～40%。大型Ⅲ期临床试验分别对JUPITER-02(特瑞普利单抗+GP)及CAPTAIN-1st(卡瑞利珠单抗+GP)研究发现，“免疫+化疗”可将患者无进展生存期延长11.7个月及9.7个月，见表5-8。因此，目前在转移性鼻咽癌一线治疗中推荐使用GP联合卡瑞利珠单抗或特瑞普利单抗方案(Ⅰ级推荐，1A类证据)，而二线或挽救治疗中则推荐使用纳武利尤单抗、帕博利珠单抗、卡瑞利珠单抗或特瑞普利单抗的单药治疗(Ⅲ级推荐，2B类证据)。而对于复发鼻咽癌患者，推荐使用PD-1单克隆抗体联合或不联合化疗治疗不可切除复发鼻咽癌患者(Ⅱ级推荐，2A类证据)。

表5-8　鼻咽癌中常见免疫检查点抑制剂及其常用方案

通用名	作用靶点	是否联用	有效率	最常见3～4级不良反应	常用方案
纳武利尤单抗	PD-1	单药	*ORR*=20.55%	谷丙转氨酶升高4.4%	3 mg/kg，静脉滴注，第1天，每2周1次直至疾病进展
帕博利珠单抗	PD-1	单药	*ORR*=25.9%	肝炎7.4% 肺炎7.4%	10 mg/kg，静脉滴注，第1天，每2周1次直至疾病进展
卡瑞利珠单抗	PD-1	单药	*ORR*=34.0%	结合胆红素升高3.0%	3 mg/kg，静脉滴注，第1天，每2周1次直至疾病进展
卡瑞利珠单抗	PD-1	GP联用	*ORR*=87.3% *PFS*=9.7月	白细胞减少66.0%	200 mg/kg，静脉滴注，第1天，每3周1次直至疾病进展
特瑞普利单抗	PD-1	单药	*ORR*=20.5%	不明原因死亡21.%	3 mg/kg，静脉滴注，第1天，每2周1次直至疾病进展

续表

通用名	作用靶点	是否联用	有效率	最常见3～4级不良反应	常用方案
特瑞普利单抗	PD-1	GP联用	*ORR*=77.4% *PFS*=11.7月	白细胞减少61.9%	240 mg/kg，静脉滴注，第1天，每3周1次直至疾病进展

注：*ORR*为客观缓解率，包括完全缓解、部分缓解；*PFS*为无进展生存期。

需要注意的是，目前PD-1/PD-L1单克隆抗体在鼻咽癌中的疗效价值尚需大样本量前瞻性Ⅲ期随机对照研究的证据，表5-8中列举的方案来源于已正式发表的临床试验结果，仅作参考。而免疫检查点抑制剂与何种化疗方案联合最佳，能否与其他靶向治疗联合，是否能应用于初治无转移患者，免疫治疗维持治疗最佳治疗时间等众多问题仍待解决，目前PD-1/PD-L1单克隆抗体在鼻咽癌的应用仍在不断探索中。

十二、手术治疗

作为癌症的三大治疗手段之一，外科手术对鼻咽癌的诊断、治疗和放疗后遗症处理具有重要的意义，尤其是局部区域复发鼻咽癌的救援治疗。

(一)鼻咽癌手术分类

可根据手术部位、目的、入路方法和紧急程度分类。

1.手术部位

(1)鼻咽部手术：适用于鼻咽部病灶的诊断活检，局部复发鼻咽癌的根治性切除，以及根治性放疗后鼻咽坏死物清除修复等。

(2)颈部手术：适用于原发病灶不明的颈部肿物的活检和区域复发鼻咽癌的颈清扫手术，根据清扫的范围又分为全颈清扫术、择区性颈清扫术和淋巴结切除术。其中淋巴结切除术仅适用于颈部肿物活检术。

(3)远处转移病灶手术：主要适用于性质不明的远处病灶诊断性活检，以及肝、肺等脏器中孤立性转移病灶的切除。

(4)其他部位手术：如鼻窦炎手术、中耳炎手术等。

2.手术目的

(1)诊断性手术：通过手术切除全部肿瘤或部分肿瘤，供病理学诊断。如鼻咽活检术、颈淋巴结活检术等。

(2)治愈性手术：通过手术切除全部肿瘤及其足够的安全边界，从而达到根治目的。如局部复发鼻咽癌的鼻咽切除术、区域淋巴结复发鼻咽癌的颈清扫术等。

(3)姑息性手术：指手术无法切除全部肿瘤或目标病灶，未能达到根治目的，但可延长患者生存时间、缓解症状、提高生存质量的手术。

(4)重建手术：为了修复手术切除后的组织缺损，加快伤口愈合和功能重建。如鼻咽部手术后所行的带血管蒂鼻中隔-鼻底黏骨膜瓣修复术。

3.手术入路

(1)鼻外入路：即开放式手术入路，通过切开或者掀翻上颌骨、硬腭、下颌骨等头面部解剖结构暴露鼻咽腔，直视下进行肿瘤切除。其中，经腭进路及上颌骨外翻进路最为经典。经腭进路操作较简便、美观，但术野狭小，仅适用于局限于鼻咽中线附近，如顶前壁和顶后壁的软组织，不适用于鼻咽侧壁尤其伴有咽旁间隙侵犯的病灶和张口困难的患者。上颌骨外翻进路能充分暴露鼻咽腔及同侧的咽旁间隙、颈内动脉，适用于咽旁间隙侵犯的鼻咽侧壁肿瘤，并可以在直视下保护颈内动脉，但该入路创伤大，术后面部遗留切口瘢痕，可能出现张口受限、腭瘘、上颌骨坏死等并发症。

(2)鼻内入路：在鼻内镜引导下，经过双侧鼻腔暴露和切除鼻咽肿瘤，无需在颜面部或口腔增加额外的手术伤口，具有创伤小、恢复快、并发症少等优点(图 5-5)。目前经鼻内镜鼻咽切除术在复发鼻咽癌中的效果已得到公认，成为可切除复发鼻咽癌的标准手术方式。

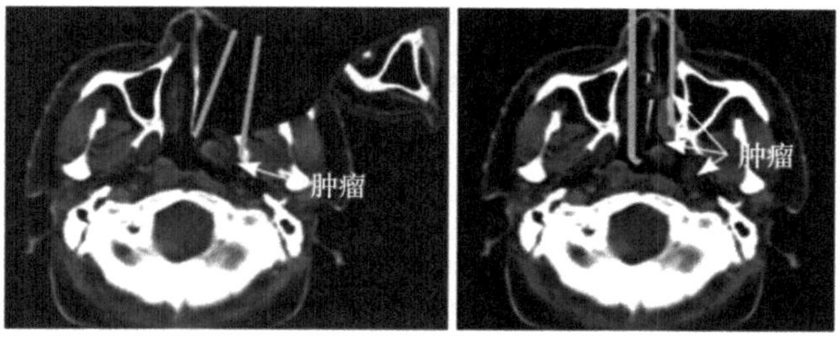

A　　B

A.鼻外入路；B.鼻内入路

图 5-5　鼻咽癌手术入路

4.手术紧急程度

(1)急诊手术：为了在最短时间内解除危急重症(如鼻咽大出血、窒息等)而实施的手术。

(2)限期手术：病情虽不足以危及生命，但过久的延迟治疗可能影响疗效，或者引起病情恶化，甚至失去手术机会。例如局部区域复发鼻咽癌的根治手术。

(3)择期手术：手术施行的早晚不影响治疗效果，可以选择适当时间进行的手术。如慢性鼻窦炎手术、慢性中耳炎手术。

(二)鼻咽癌根治性微创手术的适应证和禁忌证

鼻咽癌根治性微创手术通常是在鼻内镜引导下，对鼻咽癌病灶及其足够的安全边界进行连续、整块地切除。和鼻外入路手术相比，鼻咽癌根治性微创手术在达到根治性切除目的和保证疗效的同时，明显减小了手术创伤。

1.适应证

手术是可切除局部区域复发鼻咽癌的首选治疗，适应证包括根治性放疗后 3～6 个月，鼻咽或颈部肿瘤残留或者复发者，病灶范围局限在：①鼻咽腔、鼻腔和(或)口咽腔内(rT_1)；②有轻度咽旁侵犯，但肿瘤边缘距颈内动脉(ICA)≥0.5 cm(rT_2)；③侵犯蝶骨基底部，范围较局限，但距颈内动脉和海绵窦≥0.5 cm(rT_3)；④复发淋巴结局限于颈部，未侵犯颈椎、臂丛神经和颈动脉等重要组织器官。

除此之外，根治性手术还适用于肿瘤分化程度较高的初治鼻咽癌(如Ⅰ、Ⅱ级鳞癌，高、中分化腺癌等)或其他放化疗不敏感的鼻咽部恶性肿瘤(如肉瘤、腺样囊性癌等)。

2.禁忌证

鼻咽肿瘤广泛侵犯颅底骨质、颅内，或者肿瘤累及颈动脉鞘区的患者。颈部肿瘤浸润颈动脉鞘区及其内容，或深部侵犯累及颈深筋膜和颈椎侧块的患者。伴有广泛远处转移病灶，或全身情况不佳，无法耐受手术的患者。

随着外科学发展,手术适应证也不断在扩大。例如,对于肿瘤侵犯ICA的患者,在ICA栓塞的前提下,局部区域复发手术切除范围可达到将肿瘤连同栓塞后的ICA一同切除(图5-6)。当然,除了考虑肿瘤的性质、位置、范围,术者还应该结合自身手术技巧、患者全身情况及诉求、医院支撑平台的综合实力等,在确保患者安全的前提下采取根治性手术治疗。

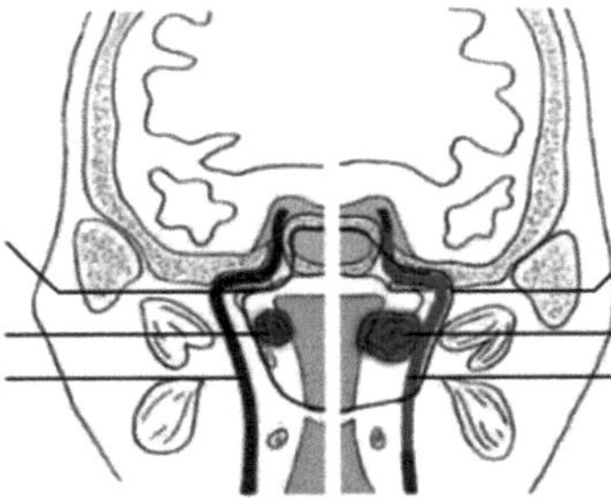

左侧为保留ICA时的鼻咽可切除范围;右侧为ICA栓塞后的可切除范围

图5-6　鼻咽癌根治性微创手术

(三)鼻咽癌根治性微创手术方法

患者取仰卧位,经口气管插管,予常规头颈部消毒铺巾。用1‰肾上腺素湿润的脑棉片收缩双侧鼻腔2～3次。在鼻内镜的引导下,通过双侧鼻腔对鼻咽肿瘤进行探查。对病灶局限于鼻咽顶后壁、部分侧壁者,手术中标识切缘时,前切缘应直达鼻中隔后柱前方1～2 cm,上切缘可达后鼻孔上缘0.5～1.0 cm左右,侧切缘和下切缘则根据肿瘤大小和位置个体化设计,其基本原则是保证0.5～1.0 cm的安全切缘。然后向后沿鼻咽穹隆骨质分离鼻腔后份和鼻咽顶壁。对于鼻咽侧壁有肿瘤者,只要肿瘤尚未侵及咽鼓管软骨或者咽口,均可保留咽鼓管咽口,以减少术后分泌性中耳炎的发生率。在咽鼓管咽口后方、隆突背面切开黏膜后,沿着咽鼓管软骨向咽旁间隙分离组织,注意勿伤及颈内动脉,在完整分离鼻咽侧壁后,转向内侧,沿椎前肌肉与内侧切口汇合;下切缘通常在平软腭水平切断鼻咽后壁黏膜,完整游离整个鼻咽软组织后经鼻或经口取出。对肿瘤局限鼻中隔者,距肿瘤外0.5～1.0 cm处切除鼻中隔。对侵犯蝶窦基底部者,充分开放双侧蝶窦,在肿瘤外侧0.2～0.5 cm处切除蝶窦底壁。对侵犯口咽者,还可通过口鼻联合入路手术切除肿瘤。

手术后留取四周和肿瘤基底手术切缘标本送病理检查。

对于根治性放疗后局部残留或者复发的患者,尽可能同期进行带血管蒂鼻中隔-鼻底黏骨膜瓣修复鼻咽创面,以促进伤口愈合。

带血管蒂鼻中隔-鼻底黏骨膜瓣操作方法:使用高频电刀电凝标示黏膜瓣切口,沿鼻中隔一侧面后缘,经鼻底斜向下鼻道,再向前至鼻阈后方0.5 cm处经鼻底转向鼻中隔同侧面前端,之后沿中鼻甲水平分离黏骨膜瓣,最后在蝶筛隐窝处下降至蝶窦开口水平或略高,保留后鼻孔与蝶窦开口之间黏膜,作为黏骨膜瓣的带血管蒂(即保留鼻中隔后动脉血供),然后完整游离标示范围内其余鼻中隔-鼻底黏骨膜瓣,保留鼻中隔后动脉血管蒂不离断,向后旋转鼻中隔-鼻底黏骨膜其余部分,覆盖鼻咽创面。术后每2～4周定期清理鼻腔和鼻咽分泌物,直至鼻腔和鼻咽创面完全上皮化。

(四)放射后遗症的外科治疗

1.鼻咽坏死

鼻咽坏死既往最常用的治疗手段是保守内科治疗,如高压氧治疗、每天鼻腔冲洗、抗感染治疗及营养支持等，但疗效不佳，多适用于1个疗程放疗后出现的鼻咽坏死且坏死局限在鼻咽黏膜层的患者。而大部分患者坏死范围广泛，预后较差，需要联合积极的外科治疗。

手术治疗：①鼻内镜鼻咽坏死清创术，鼻内镜引导下用活检钳或刮匙清除鼻咽坏死组织，直至看到创面组织出血为止。该手术操作简单、费用低廉、可在局麻下进行，无需住院，但患者配合困难，疗效欠佳，治愈率低；②经鼻内镜鼻咽坏死清创＋带血管蒂鼻中隔-鼻底黏骨膜瓣修复术，在一次性彻底清除鼻咽坏死物的前提下，同期进行带血管蒂鼻中隔-鼻底黏骨膜瓣修复术，从而达到治愈鼻咽坏死的目的，有望彻底解决鼻咽组织坏死引起顽固性头痛和致命性出血的难题。但该手术要有充分的术前准备，操作难度较大，手术风险和医疗费用较高，须在全麻下进行。

2.分泌性中耳炎

对于放疗后分泌性中耳炎，最初（急性期，鼓室未见明显积液）需给予药物保守治疗（全身应用激素、神经营养药物等），如果中耳积液持续存在则需手术干预，如耳内镜下行鼓膜置管、切开排液、穿刺抽液；鼓膜激光打孔及鼓膜部分切除；鼻内镜下行咽鼓管置管冲洗及注药等，其中鼓膜穿刺和置管最为常用。

手术治疗：①反复鼓膜穿刺抽液，鼓室内抽液并用α-糜蛋白酶冲洗。该手术简便有效，但复发率高；②鼓膜置管术，耳窥镜下置入鼓膜通气管，清除鼓室负压和积液，平衡咽鼓管两端压力，利于中耳黏膜功能恢复。然而该手术可能损害鼓膜功能，术后感染发生率较高，不提倡常规应用。

总体上应循序渐进地治疗放疗后分泌性中耳炎。对于初次或症状较轻患者可优先使用穿刺治疗，而对于反复发作、穿刺治疗无效的患者可考虑使用鼓膜置管，但需加强护理以减少并发症。由于放疗后分泌性中耳炎基本是咽鼓管功能障碍引起中耳积液所致，目前咽鼓管球囊扩张术这一新的治疗理念已开始应用，但疗效尚需进一步肯定。

3.放射性鼻窦炎

放射性鼻窦炎主要采用保守治疗，保守治疗无效时，内镜下功能性鼻窦手术是首选的外科治疗手段。

手术治疗：①适应证包括影响窦口鼻道复合体或各鼻窦引流的明显解剖学异常，影响窦口鼻道复合体或各鼻窦引流的鼻息肉（原则上须经过不少于12周的规范化药物治疗后症状改善不满意，出现颅、眶等并发症）；②治疗原则包括手术入路尽可能选择自然通道；功能性理念要贯穿于手术整个过程，即在彻底清除不可逆病变的基础上尽可能保护正常结构，核心是对黏膜的保护，减少鼻窦骨面的裸露；手术中尽可能使用咬切钳和吸切器，以减少对黏膜的撕扯。总之，内镜鼻窦手术是围绕窦口鼻道复合体进行的，强调在修正鼻腔异常结构和清除病变的基础上完整保留鼻窦黏膜。

（马登滨）

第二节　喉　　癌

喉癌是喉部原发性常见的恶性肿瘤，可由局部向周围扩展，或向区域性淋巴转移，也可转移至远处脏器。根据癌瘤起源的部位，分为声门上（包括会厌喉面及其尖部、杓会厌皱襞、喉室带与喉室),声带(包括声带及前连合)和声门下(占据声带以下部位,不包括声带底面)三个区域。颈淋巴转移有单侧和双侧,同侧和对侧。喉癌的发病率男女之比约为 7∶1;多发生于 50～60 岁,30 岁以下及 70 岁以后极为少见,但近年来年轻人的喉癌发病率有增加的趋势。喉癌可经过采用手术、放疗,配合化疗、中药治疗与免疫综合疗法等,以缓解症状或提高生存率,延长其生存期。

一、病因及发病机制

(一)病因

现代医学认为喉癌的致病原因迄今尚难确定,一般认为与下列因素对诱发本病有关。

1.发声劳累

发声时声带是振动摩擦最剧烈的部位,亦为肿瘤的好发部位。据观察,约有 60%的喉癌是原发于声带部分,而声带的中段又是最常发生的部位,这是发声的要区,声带息肉也好发于此。因此,发声劳累可能为发病诱因之一。

2.吸烟与饮酒

近年来有许多文献报道,吸烟可以引起呼吸道肿瘤,当烟草燃烧时,产生烟草焦油,其中有苯丙芘这一致癌物质。有人用烟草焦油每天在家鼠的耳部涂一次,半年后发生皮炎,渐成溃疡,一年后即死于癌症。据临床观察,烟草可以使纤毛运动停止或迟缓,同时增加黏液的黏性,易引起慢性支气管炎,黏膜水肿和充血,上皮增厚和鳞状化生,成为肿瘤发生的基础。此外,香烟中砷的含量较一般食物约高 50 倍,也可能是致癌的因素。饮烈性酒者的食管和胃黏膜常受刺激,故和食管癌、胃癌的发生不无关系。但饮酒不与喉部直接接触,故认为饮酒与喉癌发生直接关系尚缺乏有力的证据。

3.空气污染

在工业生产中,工场内空气如被砷、烟草、铬等的尘灰污染,长期大量吸入有致癌的可能。因此,应该重视工业中的防护。此外,对于汽油燃烧所产生的废气问题,也应引起重视。

4.病毒感染

关于病毒与肿瘤发生的关系,近年已受到重视,高危型 HPV-16/18 已被认为是肿瘤病毒,在人类管腔恶性肿瘤中常可检测到它的存在。体外实验发现其有使细胞恶性转化的作用。喉癌和喉乳头状瘤之间存在着密切的关系,但是否和病毒感染有关,尚需进一步研究。

5.放射性物质

长期接触放射性(如镭、铀、氡等)核素,可以致癌。

6.性激素及体内微量元素

喉是第二性征器官,也被认为是性激素的靶器官,男性喉癌患者明显多于女性。喉癌患者其血清睾酮水平明显高于正常,而雌激素侧降低;当肿瘤切除后,其血清睾酮水平则迅速下降。体内微量元素,如 Zn、Se 等缺乏将使酶的结构和功能发生变化,影响细胞的分裂和增殖,导致基因突变。

7.梅毒

有学者认为梅毒的慢性感染可刺激组织引起癌病,喉癌和喉梅毒或喉结核同时发生,但尚不能证明癌肿是由梅毒所引起。

8.癌基因的激活和抗癌基因的失活

在人体的真核细胞基因组中存在着癌基因和抑癌基因,它们与癌症的发生、发展有密切的关系。

以上只是可能和喉癌发生密切相关的一些因素，也可能是几个因素的联合作用下，促发了癌症。

（二）发病机制

喉癌的发病机制，目前尚未明了。因此，对癌前期病变的临床研究，极为重要。现已证实某些喉部病变和癌肿的发生存在着一定的关系，对其潜在危险性，已渐被重视。

1.喉白斑病

有学者认为白斑病属于声带的良性病变，并不一定发展为癌；但有学者则将白斑病视为癌前期角化不良的黏膜上皮改变。喉白斑病是黏膜上出现白色的斑块，一般为慢性长期刺激所引起，可发生于喉部的感染、用声过度、嗜酒、吸烟或有害气体刺激等情况中。病变发生在黏膜层，由于上皮增生和角化物堆积形成白色斑块，黏膜变厚，上皮细胞增生，细胞大小和形状不规则，有核分裂象及幼稚角化现象，表面细胞角化不全，上皮下有炎症变化，但基膜还完整，有时上皮细胞向黏膜间质呈不规则的突出。一般认为，喉白斑病癌变所需时间，尚无定论，故应密切随访观察，必要时进行活检，以免延误治疗时机。

2.喉乳头状瘤

喉乳头状瘤是一种良性肿瘤，为黏膜浅部的肿瘤，一般不影响声带的运动。但如发生于中老年人的喉乳头状瘤，常有癌变趋势。另外，喉乳头状瘤进行放疗后，癌变的机会更多，故有学者反对用放射疗法治疗喉乳头状瘤。

二、病理

原发性喉恶性肿瘤以鳞癌为最常见，腺癌、未分化癌及淋巴肉瘤只占极少数。其可发生于喉内所有区域，但多见为声门区癌和声门上区癌，声门下区癌仅占喉癌的极少数。喉部继发性肿瘤较少，一般系直接从邻近器官的癌肿浸润而来，如食管、喉咽或甲状腺的癌肿等；从远处转移的恶性肿瘤则极为少见，可从肾上腺瘤、皮肤黑色素瘤、消化道腺癌、乳腺癌或肺癌转移而来。原位癌为一种最早期的癌肿，属浸润性癌的前期，可发生于喉的任何部位，大多位于声带和室带，以声带前端最多见，病变局限于上皮层中，镜检仅见黏膜上皮发生癌变，其基膜依然完整，与喉白斑病的关系密切。一般认为原位癌占喉癌的6%～9%，浸润癌约占喉癌的90%以上，镜下观察不同分化程度的浸润性鳞状细胞癌，其中分化好的瘤细胞较大，呈多角形或圆形，胞质较多，有明显的角化及细胞间桥，少许核分裂；中等分化的瘤细胞呈圆形、卵圆形或多角形、大小形态不一、核分裂常见，一般不见细胞间桥，可见少量角化；分化差的瘤细胞呈梭形、椭圆形或不规则形，体积较小，胞质较少，核分裂常见，没有角化和细胞间桥，间质有时呈不同程度的异形性。

声带癌是喉癌中最多见，约占60%，声带的前中1/3段为其好发之处，原发于后段者极少见。当声带癌侵入组织深部后，其发展突然加速，可能由于声带肌肉表面存在一层坚韧的弹性组织，为对感染和癌肿浸润的天然屏障，一旦被穿透，肿瘤则易于迅速发展。声门上癌占喉癌的30%～40%，发展和转移比声带癌为快，这与癌细胞分化较差，该处血供及淋巴管丰富有关。声门下癌是喉癌中最少见，声门下区为一隐蔽部位，其细胞形态学较之其他部位的癌肿无显著区别，虽其癌肿的发展似不如声门上癌快，但因部位较为隐蔽不易早期发现，确诊时常已至晚期。

喉癌的大体形态可分为以下几种。

(1)溃疡型:癌组织稍向黏膜表面突起,表面可见向深层浸润的凹陷溃疡,边界不清。

(2)结节型:癌表面为不规则隆起,多有较完整的被膜,可见散在的、深浅不一的小溃疡,边界较清楚。

(3)菜花型:癌组织轻度突出于黏膜表面呈颗粒状生长,表面为浅在弥漫性溃疡,边界不清。

(4)包块型:癌组织明显突出于黏膜表面,呈团块状,表面被膜多完整。

三、分型分期

癌肿的分型分期是非常重要的,有了统一的规定以后,对观察疗效才能有共同的标准,对预后也可做出比较正确估计,有利于防治研究工作的开展。国际上采用的 TNM 分型分期法(T 表示原发肿瘤,N 表示局部淋巴结,M 表示远处转移),是根据癌肿的生长范围、扩散程度所制订的。

(一)喉的分区

(1)声门上区,喉上部(包括边缘区):①舌骨上会厌(包括会厌尖,舌面和喉面);②舌会厌襞、喉面。③杓状软骨,声门上部(不包括喉上区)。④舌骨下会厌。⑤室带(假声带)。

(2)声门区:①声带。②前连合。③后连合。

(3)声门下区。

(二)TNM 临床分期

1.T(原发肿瘤)

T_x:原发肿瘤无法评估。

T_{is}:原位癌。

声门上型

T_1:肿瘤位于声门上一个亚区,声带活动正常。

T_2:肿瘤侵犯声门上一个亚区以上,侵犯声门或侵犯声门上区以外(如舌根、会厌谷及梨状窝内壁的黏膜),无喉固定。

T_3:肿瘤局限于喉内,声带固定,和(或)下列部位受侵(环后区、会厌前间隙、声门旁间隙和(或)伴有甲状软骨内板侵犯)。

T_{4a}:肿瘤侵透甲状软骨板和(或)侵及喉外组织。如气管、深浅部舌肌(颏舌肌、舌骨舌肌、舌腭肌、茎突舌肌)、带状肌、甲状腺及食管等的颈部软组织。

T_{4b}:肿瘤侵及椎前间隙,侵及纵隔结构,或包裹颈总动脉。

声门型

T_1:肿瘤局限于声带(可以侵及前联合或后联合),声带活动正常。

T_{1a}:肿瘤局限于一侧声带。

T_{1b}:肿瘤侵犯双侧声带。

T_2:肿瘤侵犯声门上和(或)声门下,和(或)声带活动受限。

T_3:肿瘤局限于喉内,声带固定和(或)侵犯声带旁间隙,和(或)伴有甲状软骨局灶破坏(如:内板)。

T_{4a}:肿瘤侵透甲状软骨板或侵及喉外组织。如:气管,包括深/浅部舌肌(颏舌肌、舌骨舌肌、舌腭肌、茎突舌肌)、带状肌、甲状腺及食管在内的颈部软组织。

T_{4b}:肿瘤侵及椎前间隙,侵及纵隔结构,或包裹颈总动脉。

声门下型

T_1:肿瘤局限于声门下。

T_2:肿瘤侵及声带,声带活动正常或受限。

T_3:肿瘤局限于喉内,声带固定,和(或)侵犯声门旁间隙,和(或)侵犯甲状软骨内板。

T_{4a}:肿瘤侵透环状软骨或甲状软骨板和(或)侵及喉外组织。如:气管,包括深/浅部舌肌(颏舌肌、舌骨舌肌、舌腭肌、茎突舌肌)、带状肌、甲状腺及食管在内的颈部软组织。

T_{4b}:肿瘤侵及椎前间隙,侵及纵隔结构,或包裹颈总动脉。

2.N(区域淋巴结)

N_x:不能评估有无区域性淋巴结转移。

N_0:无区域淋巴结转移。

N_1:同侧单个淋巴结转移,最大径≤3 cm,淋巴结无结外侵犯。

N_{2a}:同侧或对侧单个淋巴结转移,最大径≤3 cm,淋巴结有结外侵犯;同侧单个淋巴结转移,3 cm<最大径≤6 cm,淋巴结无结外侵犯。

N_{2b}:同侧多个淋巴结转移,最大径≤6 cm,淋巴结无结外侵犯。

N_{2c}:双侧或对侧淋巴结转移,最大径≤6 cm,淋巴结无结外侵犯。

N_{3a}:转移淋巴结中最大径>6 cm,淋巴结无结外侵犯。

N_{3b}:同侧单个淋巴结转移,最大径>3 cm,淋巴结有结外侵犯;同侧多个淋巴结,对侧或者双侧淋巴结转移,淋巴结有结外侵犯。

四、临床表现与诊断

喉癌的症状与体征根据癌肿部位和病变发生的情况而定,每一型都有其特有症状和体征,现按不同型的喉癌,将其症状分述如下。

(一)症状

1.声门上型

此型可分为会厌癌、喉室带癌和喉室癌三种。开始常无显著的症状,早期由于肿物的存在,可感到咽部不适和异物感。若癌肿表面溃烂,则患者可有轻度的咽喉疼痛,随病情的进展,可渐渐加重。当癌肿向喉咽部发展时,疼痛可散射到同侧耳部,并可影响进食,可有咳嗽,但不剧烈,癌肿溃烂后,常有痰中带血,并有臭痰咳出,这种症状多见于晚期的病例。声门上癌患者早期无声音嘶哑,但癌肿侵及声带,或溃烂处的分泌物黏附于声带时,则有声音改变。因肿瘤堵塞所致的呼吸困难,多在晚期才出现。此类型淋巴结转移出现较早,常先发于同侧颈总动脉分叉处,不痛,质硬,逐渐长大,并可向上、下沿颈内静脉深处的淋巴结发展。此型喉癌在早期无明显的症状和体征,不易引起患者和医师的注意,发展又比较快,故确诊时患者多已到晚期。

2.声门型

此型为喉癌中最常见的类型,声带癌好发于声带前 1/3 和中 1/3 交界处的边缘,肿瘤很小就可以影响到声带的闭合和发声,所以声音嘶哑出现最早。由于声带表层的血管和淋巴管分布均较少,故肿瘤发展极为缓慢,开始声嘶时轻时重,因癌肿增长,影响声带闭合,声嘶渐渐加重甚至失声。肿瘤和局部分泌物的刺激可引起咳嗽,但不严重;当癌肿表面出现溃烂,则有痰中带血,但很少有大量咯血;疼痛和吞咽困难较少见,仅出现于晚期。声门为喉腔最狭的部位,癌肿长到一定的体积，就可以堵塞声门，引起呼吸困难。癌肿局限于声带时，颈部转移极少；当癌肿向声门上、下区发展时，则可发生颈侧淋巴结或喉前、气管前淋巴结的转移。

3.声门下型

此型病变较为隐蔽，早期常无症状，喉镜检查也不易发现。如癌肿表面已溃烂，则可发生咳嗽，并有痰中带血现象；如果癌肿向上发展，侵犯声带深层组织，影响声带运动，则有声音嘶哑；癌肿继续增大，可堵塞气道，引起呼吸困难。位于后壁的癌肿，易侵及食管前壁，可引起吞咽困难。

(二)体征

1.声门上癌

会厌癌是会厌喉面的癌肿，早期检查时可见会厌下垂，癌肿被会厌尖部遮住，不易发现而容易漏诊；对可疑的病例应将会厌钩起，可发现菜花样、结节样或块状的癌肿病变；会厌癌易侵入会厌前间隙，此时可见会厌谷有结节状肿块，逐渐长大，并向舌根部扩展。喉室带癌的主要体征常为一侧喉室带红肿，外观呈结节状或菜花样，有时发生表面溃疡；也可向前侵及会厌基部，或绕至对侧；由于喉室带的肿起，同侧声带常被遮住；向杓会厌皱襞发展时，可见到杓状软骨运动受限制。喉室癌在喉镜下可见到乳头样新生物自喉室突出，声带和喉室带间距离增宽，如癌肿发生于喉室深部，从喉室小囊向上发展，则可见喉室带肿起，但表面光滑，为正常黏膜所被覆，活检时常不易取到癌肿组织；如癌肿向后侧发展，则可见到同侧梨状窝内壁肿起，使其变狭，但黏膜表面很少出现溃疡。

2.声门癌

早期病变为声带边缘粗糙、增厚，随后发展成乳头状粉红色或灰白色新生物，其基底部声带略有充血，声带运动正常，但闭合不紧密；少数癌肿光滑，基底较宽；癌肿可向前发展，超越前连合达对侧声带；向后达后连合时声带运动常受限制，最后固定；局限于声带部位的癌肿，以乳头状或结节状为多见，极少出现溃疡。

3.声门下癌

早期声门下癌因被声带所遮住，喉镜检查不易发现。待癌肿逐渐长大，可在声带边缘露出乳头状或块状新生物。若不见新生物，但发现一侧声带固定，则应考虑声门下癌的可能性。

(三)实验室和其他检查

1.喉纤维镜检查

喉纤维镜(或电子喉镜)检查可弥补间接喉镜的不足，尤其是对咽部反射强烈或解剖异常而间接喉镜检查有困难的病例，可取得较为满意的结果；必要时可通过声门进入声门下区检查间接喉镜所不能探查之处。

2.颈部检查

首先应观察喉体的大小有无异常，并可将喉体向左右推动，正常者因与颈椎发生摩擦感，如摩擦感消失，须考虑到癌肿已累及喉咽部。系统的触摸颈淋巴结有无肿大，尤其要注意喉前、气管前及颈总动脉分叉处有无质硬肿大的淋巴结。

3.病理活检

活检是喉癌确诊的主要依据。标本可在间接喉镜下、纤维喉镜(或电子喉镜)下采集。

4.X 线、喉部 CT、MR 检查

此类检查对喉癌的诊断和作为预后的参考极为重要，与间接喉镜、纤维喉镜(或电子喉镜)相比，能更清楚地显示癌肿的部位和浸润的范围。

（四）诊断

喉癌的临床诊断依据。

(1)凡中年以上者，有声音嘶哑逐渐加重并超过三周，或咽喉部有异物感或不适感；或伴有咽喉疼痛、逐渐加重并放射至同侧耳部；或有吞咽困难的病史。

(2)间接喉镜、喉纤维镜（或电子喉镜）、颈部检查，X线、喉部CT、MR检查可发现上述相应的体征，并通过病理活检确诊。

（五）鉴别诊断

1.喉结核

喉结核的主要症状为声嘶及咽喉部疼痛，声音嘶哑而低弱，疼痛比较剧烈，常妨碍进食。喉镜检查可见喉黏膜苍白水肿，有浅表溃疡，上覆有黏脓性分泌物；病变多发生于喉的后部，声带运动多不受影响，多同时患有进行性肺结核，痰内结核杆菌检查及喉部活检均为鉴别时的重要依据。

2.喉白斑病

主要症状为声嘶，病程长，进展慢，一般认为是喉癌的前期病变，喉镜检查可见喉内扁平或疣状白色斑块，对此病的诊断有赖于多次的活体组织检查，并须长期密切随访。

3.喉乳头状瘤

喉乳头状瘤有单发性和多发性，有带蒂和基底较广的两种，表面粗糙，色淡红，病程较长；喉癌均为单发，极少带蒂，且乳头状瘤病变仅在黏膜表层，即使范围较广，也无声带运动障碍。确诊尚需进行活检。

4.喉息肉

喉息肉表面光滑，常有蒂，基底无浸润，喉癌则表面粗糙或如菜花样，基底广，可资鉴别。

5.喉梅毒

喉梅毒病变多见于喉的前部，常为梅毒瘤，继而溃烂较深，破坏组织较多，愈合后有瘢痕收缩粘连；患者声音嘶哑而有力，疼痛轻，有性病史，检查血液华康氏反应和喉部活检可确诊。但应注意梅毒和喉癌可以并存，甚至和喉结核三者同时存在。

6.喉室脱出或喉气囊肿

此两病病变表面均光滑，并无溃疡。X线检查可见含气空腔，诊断多无困难。

7.其他肿瘤

如喉软骨瘤、喉淀粉样瘤、喉纤维肉瘤、淋巴肉瘤、黑色素瘤等肿瘤，其症状及体征均不易与喉癌鉴别，须进行活检以确诊。

（六）常见并发症

喉癌最为常见的并发症有原发性癌肿，由局部向周围扩展，或区域性淋巴结转移，也可以转移至远处器官。按其分化程度和原发部位可有以下三种方式的扩散转移。

1.直接扩散

晚期癌肿常向黏膜下浸润扩散，但受到一些因素的制约，在一定的时间内有其扩散规律。目前已证实，喉的发生来源于两个胚基，声门上来源于颊胚基，声门区和声门下区则来源于气管支气管原基。胚胎发生上的差异及喉的软骨、弹性膜、韧带对肿瘤扩散所发挥的屏障作用，以及喉内淋巴管和血管的走向差异，使声门上癌早期很少侵犯声带，而声带癌亦很少侵犯声门上区。

原发于会厌的声门上喉癌除了可经会厌软骨上的血管和神经小孔向前侵犯会厌、会厌间隙外，也可经杓状会厌襞扩散至梨状窝、咽喉侧壁，或经黏膜和声门旁间隙而侵犯声带，晚期也可破坏甲状软骨，使喉体膨大，并有颈前软组织浸润。声门型喉癌多起源于声带前中 1/3 的游离缘，一般向前后发展。前连合和杓状软骨声带突对肿瘤的扩张起一定的阻挡作用，如突破前连合腱则可扩散至对侧声带，或向上侵犯声门上区，向下突破弹力圆锥后侵犯至声门下区，也可穿破甲状软骨使喉体增大。声门下癌向下蔓延至气管，向上侵犯声带，亦可向前破坏环甲膜侵犯颈前肌肉及甲状腺，向后侵犯食管。

2.颈淋巴结转移

喉癌患者有无颈淋巴结转移对其预后有着重要的影响。颈淋巴转移发生的时间与肿瘤的原发部位，肿瘤细胞的分化程度及患者对肿瘤的免疫力有着密切的关系。一般来讲，肿瘤细胞分化程度越差，患者免疫力越低，则颈淋巴结转移发生越早。颈淋巴结转移规律一般于喉、喉咽淋巴的流向相符。淋巴管稠密丰富的部位，颈淋巴结转移率高；反之则低。声门上区淋巴管丰富，肿瘤细胞的分化程度低，因而颈淋巴结转移癌发病率高。声带癌因分化程度高，声门区淋巴管稀少而很少发生转移；少数患者可出现喉前、气管旁淋巴结转移，然后扩散至颈深淋巴结上群和中群。声门下型喉癌常转移至气管旁淋巴结，然后至颈深淋巴结中群和下群。

3.血行转移（远处转移）

少数晚期患者可发生血行转移，转移部位可为肺、肝、肾、骨、脑垂体等。

五、治疗

喉癌是常见的恶性肿瘤，一般采用手术、放疗，配合化疗，以缓解病情、改善症状，提高生存率及延长其生存期。

近年来，对喉癌的治疗在设备和技术上有了明显的进步，尤其是放疗上的进步。有些学者认为放疗对早期喉癌的疗效，几乎和手术相似；对晚期的病例，亦有控制和姑息的作用，但远期效果还较差。在手术治疗方面，目前有两种趋势，一部分学者认为喉是重要的发音器官，在不影响治愈率的条件下，应尽量加以保留，或部分保留，使患者术后能正常或比较正常地发音。但对颈部淋巴结的处理，则主张扩大外科手术范围，将未肿大的颈部淋巴结进行预防性清除，希望提高五年生存率。另一些学者则主张采用放射与手术的综合疗法。

（一）放疗

放疗的最大优点是能够保持喉部基本正常的呼吸及发音功能，特别对职业上要求讲话的患者，更迫切要求采用放疗。当然放疗还有其不足之处，对具体的病例是否采用放疗，目前认为可根据临床经验及临床症状、体征来做出估计决定。

1.放疗的敏感性

采用放疗，首先要估计对放疗是否敏感，这也就涉及患者的预后。喉癌大多数为鳞癌，一般对放射线敏感，根据癌细胞的分化程度，可分为 4 级，Ⅰ级分化最好，Ⅳ级分化最差；一般认为差的则对放射线敏感，反之则敏感性差，但敏感性好并不一定预后就好。也有学者认为喉癌细胞分化程度的差别与放射敏感度并无关系，重要的是在放疗过程中，不断地观察癌肿的消退情况，然后才能正确判断其是否敏感。另外，癌肿外观形态及其原发部位，与癌肿的放射敏感性常有密切关系：增生型对放射最敏感，癌肿表浅或有溃疡的中度敏感，浸润型无溃疡的敏感度最差；一般表浅的癌肿，仅侵及黏膜层的疗效较好，经放疗后可以完全消失；如癌肿深入黏膜下组织（如喉内肌、弹性圆锥或会厌的纤维软骨层）时，则疗效较低；声带癌侵及甲杓肌时，可使其活动受限制，对放射线不敏感；声带上部或边缘的癌肿，对放射线最敏感，疗效最好。

2.放疗的选择

声带前中部癌（局限于声带，其前未达前连合，后不到后连合，声带活动良好）的疗效较好，经放疗后声带可恢复正常或接近正常；较晚期的声门癌，一般不适于采用放疗；会厌上部癌对放射线不敏感，放疗效果较差；声门上癌（包括喉室带、喉室及会厌喉面）的早期表浅癌肿，可试用放疗，但效果不如手术；声门下癌对放疗的敏感性较差，一般不适于用放疗。此外，放疗亦可以用于晚期的喉癌病例，其方法有两种：一是放疗与手术综合治疗，适用于晚期癌肿已超出常规手术适应证的范围，即由喉部向会厌谷、喉咽侧壁或梨状窝侵犯，或声门下癌侵入气管，颈部出现淋巴结转移的病例。其优点：①对不适于手术的病例，经放疗后，仍有采用手术治疗的希望；②经放疗后，可使癌肿缩小，癌细胞活力受到抑制，可以缩小手术的范围，较易彻底清除病变；③可使转移性颈淋巴结变小，甚至消失；④声门下癌有向下浸润者，经放疗后再进行全喉切除，可减少气管造瘘处的癌肿复发率；⑤由于手术时间选择适当，伤口愈合受影响不大，瘘管发生明显减少。手术应在放疗结束后 6 周内进行，这时手术进行比较顺利，术中出血不多，组织中纤维化尚未形成，血管尚未缩小，术后伤口愈合比较正常；如果手术延迟到 12 周以后，将逐步增加困难。此综合疗法是一种治疗晚期病例值得考虑的方法。二是姑息治疗，对晚期不能手术的病例，可进行适量的放疗，以减轻症状，达到延长生命的目的；但对手术后的病例，因为癌肿的血供被破坏，对放射不敏感，故很难奏效。

3.放疗的方法

目前多采用^{60}Co外放疗，可减少皮肤反应，放射剂量以 60～70 Gy，在 7 周内完成，比较适当。一般接受 15～20 Gy 后，癌肿和正常组织的界限比较明显，原声带运动差的，放疗中可以好转；放疗中可出现轻度水肿、中等度黏膜反应，可控制每天的放射量，以避免喉部严重水肿；在放疗开始 3 周内，声音无重大变化，以后出现声音嘶哑，到 60 Gy 时，可能全部失声，但在结束后 4 周时，声音可开始恢复。放疗结束后喉部反应开始消退，软组织反应亦减轻，癌肿应该消失，如 4 周后仍有可疑之残余癌肿，此时应做活检，如病理为阳性时应立即切除全喉，不应再等待。另外，除采用^{60}Co作为放射源外，也有采用直线加速器，或对放射不敏感的病变采用快中子线。

4.放疗后的并发症

放疗后，患者常感到喉干及刺激感，发音的质量较差，容易疲劳；如前连合处发生粘连，则影响更大。此外，重要的并发症有。①皮肤放射反应：一般只出现干性皮炎，很少见到湿性皮炎。②喉水肿：这种反应常由于短期内使用大剂量放射线所造成。声门上型者更易发生。放疗中过度发声，吸烟饮酒也可促使其发生。癌栓堵塞淋巴管也是形成水肿的原因。③软骨膜炎：此种并发症出现时，喉出现水肿，局部有压痛，并可放射至耳内。

晚期患者经放疗后，如有水肿、溃疡存在，声带仍固定，虽经多次活检仍不能证实有癌肿时，有学者主张全喉切除，以免重复活检，耽误治疗时机。此外，放疗本身是一种致癌因素，癌变往往在放射后20～30 年出现，故有学者主张患者年龄在 45 岁以下者不宜放疗。

（二）手术治疗

手术方法治疗喉癌经过 100 多年，其方法有了很大的发展，因手术治疗的疗程短，根治性强，术后对全身和邻近部位的不良反应较少，至今仍是治疗喉癌的重要手段。但术后患者要失去部分或全部喉组织，造成发音困难和正常呼吸道被改变。因此有学者主张，在不影响治愈率的情况下，尽量保存或部分保存喉的组织。但也有学者主张扩大手术范围，不但要广泛切除喉及其周围组织，对临床上还未证实颈部转移的病例也要做预防性颈淋巴廓清术。目前大部分的学者认为，对不同部位、不同病期的喉癌，应采取不同的手术方法，以达到彻底治疗，并尽量保留发声和呼吸功能的目的。现将各种手术方法介绍如下。

1.直接喉镜下摘除术

对极早期的声带中部癌，或会厌尖部小癌肿，可在直接喉镜下摘除或剥除，同时可加电凝固处理。其优点是简单快速，可保留发音功能，对患者损害少，但效果不大可靠，目前大多数人不主张采用。

2.喉裂开术

喉裂开术是部分喉切除术的一个类型。因一般只切开甲状软骨，而不涉及环状软骨，故又称甲状软骨切开术。早期声带癌不论分化程度如何，只要局限于一侧声带中段，前部未接近前连合，后部未侵及声带突，声带运动正常者，都适合进行喉裂开术，其五年生存率可达 90%。手术一般在针麻或局麻，或全麻下进行。术后待气管套管一拔除，患者即能说话，虽有明显嘶哑，但语言尚清晰；术后 2～3 个月，手术侧可见一由纤维组织形成的代偿性声带，除不能活动外，极似原来的声带，此时发声也有所改善；如术后喉部有肉芽生长，应摘除并送病检；术后极少出现喉腔狭窄和呼吸困难，呼吸和饮食都能维持正常。

3.前连合手术

其又称为前侧部半喉切除术。前连合处的癌肿，由于前连合韧带直接附着于甲状软骨，故容易侵及软骨。此术适合用于一侧声带癌未侵及同侧声带突，对侧声带前端稍受侵及，两侧声带运动正常；或癌肿浸润声门下区，在 5 mm 以内，未侵及环甲膜的病例。麻醉方法同喉裂开术。术后效果不如喉裂开术，由于甲状软骨切除较多，虽经植皮，但喉腔声门均有明显缩小，可能发生喉狭窄；由于声带损伤过多，发声必受影响。

4.上半喉切除术

一般适用于喉上部癌肿。对喉上部癌肿，如能适当地选用本手术，不但可以保留喉的生理功能，维持基本正常的生活，并可从事一定的生产劳动。癌肿局限于会厌喉面，向下未侵及前连合，与声带之间尚有安全边缘；或杓会厌皱襞未受侵犯，环杓关节活动正常，无水肿，亦未侵犯带；或会厌前间隙可能已被侵犯，但尚未穿透甲状舌骨膜；或会厌谷已被侵犯，但未及舌部的病例可施行本手术。麻醉方法可选用针麻、局麻。如黏膜或软骨膜有破损时，可出现涎液漏，若已形成漏口，一般也可在较短的时间内自行愈合；术后大多数的患者，可有进食呛咳，应鼓励患者加强锻炼，功能必能恢复。但也有部分病例，特别是声门不能紧闭者，进食时呛咳剧烈，不得不再行全喉切除术。另如术前曾进行过放疗或术中切除上半部甲状软骨时，将软骨膜剥离过多，可致软骨炎，常引起喉腔狭窄，应予注意。术后可出现喉部水肿，如无特殊情况，一般可逐渐消退；术后一周就可以说话，以后渐增加说话量，如两侧杓状软骨和声带正常，说话可接近正常水平。上半喉切除的疗效比较满意，可和全喉切除术相似。

5.垂直半喉切除术

垂直半喉切除术是一种在喉裂开术和声带切除术基础上发展起来的部分喉切除术，其目的为用以治疗较广泛的声带癌，同时用重建的方法，保留喉的呼吸、发声和保障下呼吸无误吸现象。

适用于一侧声带癌，病变范围前达前连合，或后达声带突，或两者均有之，向声门下发展不超过19 mm，声带运动正常或受限制；或声带癌已超越前连合，侵及对侧声带前端，但不逾声带前1/3；或放疗后有残余、复发的病例。手术宜采用在全麻下进行。术后可能出现声门狭窄，或由于手术后喉内组织缺损致误吸等的并发症。其5年生存率可以达到70%左右，效果与全喉切除术近似，但垂直半喉切除术有保留发声功能的优点，故值得采用为治疗喉癌的一种手术方法。

6.全喉切除术

全喉切除术是治疗喉癌使用最广、疗效较高、应用最早的手术。全喉切除术最大的缺点是手术后患者终身失去喉头，造成呼吸和发声困难。现虽然对某些早期或局限性喉癌已改用喉部分切除术，或放疗，但目前全喉切除术仍不失为治疗喉癌的主要方法。此术适用于癌肿占据一侧或两侧声带，并有声带固定（此种病例颈淋巴结转移的机会极少，全喉切除的效果最好）；或前连合处已有严重侵犯，并可能侵及声门下区或甲状软骨；或声门上区如喉室带或会厌部癌，体积较大，可能已有颈淋巴结转移；喉和喉咽边缘部癌肿，如杓会厌皱襞及环后癌（因此处淋巴管特别丰富，易出现早期颈淋巴结转移）；声门下癌对放射敏感性差，也不适宜行部分喉切除病例。手术在针麻（我国独创的麻醉术，具有安全、局部反应轻、有利于伤口愈合等优点）、全麻或局麻下进行。

喉是发音的重要器官，全喉切除术虽是治疗喉癌使用最广，疗效较高的方法，但手术后由于因气管的改道和喉的丧失，使患者失去了发声功能，给患者在工作和生活上带来极大的困难，这是这个手术的最大的缺陷。经过上百年的研究证明，全喉切除术后完全可以再发声说话，问题在于是如何发声，声音质量的好坏和用什么方法训练发声。目前一般通过施行重建发音手术、安装人工喉、食管音训练等方法来使患者能发出比较正常的声音和过比较正常的生活。

（三）化疗

凡不适合进行手术或放疗的病例，给予化疗有可能使症状和病情缓解，延长生命期。化疗主要用于喉癌晚期或治疗后复发的病例，或辅助放疗、手术治疗。

常用的化疗药物有博来霉素、环磷酰胺、氟尿嘧啶、甲氨蝶呤、平阳霉素、硝卡芥等。可单药化疗或联合化疗。

（四）免疫治疗

目前临床应用较多的是非特异性免疫治疗，如转移因子、干扰素、白细胞介素2等。特异性免疫疫苗的应用也日益受到重视。

（五）对症及支持疗法

根据患者不同的情况，给予输液、抗感染、止血、止痛等治疗，是提高患者生存质量的重要因素。

六、预防

节制烟酒；注意环境卫生，做好劳动保护，避免接触各种刺激性气体及粉尘；加强防癌普查，做到早期发现、早期诊断、早期治疗，特别是对患有喉乳头状瘤、喉白斑等喉部慢性疾病者要积极治疗，定期复查，以防疾病发展转变为喉癌。

（马登滨）

第三节 肺 癌

一、肺癌的病因

(一)吸烟

吸烟已被公认是肺癌最重要的危险因素。吸烟是人们常见的一种生活习惯。在有些发达国家和地区,由于控烟工作开展良好,人群吸烟率已明显下降。但还有很多国家特别是发展中国家,吸烟率仍维持很高水平,甚至还在增长。

1.影响肺癌危险性的吸烟因素

(1)吸烟年限、吸烟强度:吸烟年限长短是影响肺癌危险性的最主要的吸烟因素。吸烟年限由吸烟者开始吸烟的年龄与吸烟者目前的年龄或者开始吸烟的年龄与戒烟时的年龄确定。吸烟年限愈长,则患肺癌的危险性愈高。肺癌危险性也随每天吸烟支数增加而上升。吸烟强度不仅取决于每天吸烟支数,还受吸入深度、每支烟吸入次数等影响。

(2)戒烟:与持续吸烟者比较,戒烟者随戒烟年数增加,肺癌危险性会明显下降,但由吸烟引起的致肺癌效应不会完全消失。

(3)烟草的不同制品、卷烟的不同类型:不少流行病学研究报道,吸不同烟草制品所致肺癌危险性不同,吸卷烟者肺癌危险性最高,仅抽雪茄或烟斗者危险性较低。长期吸带过滤嘴或低焦油卷烟者其肺癌危险性比长期吸不带过滤嘴或高焦油卷烟者低。自 20 世纪中叶起,卷烟生产方法有所变化,采用混合烟叶,生产带过滤嘴的卷烟以及应用能降低卷烟的尼古丁和焦油含量的其他各种方法,但这些生产上的变化对吸烟者暴露于致癌物的实际变化情况的影响较难评定。原因是采用混合烟叶可以增加烟草特有的亚硝胺;吸烟者为了保持其惯有的尼古丁吸入水平,在吸带过滤嘴或低焦油卷烟时会代偿性地改变其原来的吸烟行为,如深吸或增加每支卷烟的吸入次数;特别是大多数吸烟者在其一生中不是只吸一种类型的卷烟,使得难以评价这些变化的后果。同时吸带过滤嘴香烟导致肺癌病例类型发生变化,鳞癌、小细胞癌的发病率下降而腺癌的发病率上升。

2.与其他危险因素的协同作用

当吸烟者暴露于其他的职业或环境因素时,吸烟与其他危险因素的联合致癌效应可能大于吸烟与其他因素各自单独作用时合并的效应,这时可认为吸烟和其他因素有致癌的协同作用。认识因素间致癌的协同作用对肿瘤预防是很重要的。

迄今仅对吸烟和少数几个职业危险因素的致肺癌协同作用进行了比较系统的研究和评价。对石棉暴露、吸烟和肺癌间关系的流行病学研究先后曾多次进行评述,结果都认为吸烟与石棉暴露两个危险因素间的作用不是单纯相加的,即两个因素的作用不是相互独立的,两者间有一定的协同作用,但仍不能确定其协同作用是否符合相乘模型。曾对工作在金属冶炼厂和金属矿山暴露于砷的 6 个职业人群资料评价砷暴露、吸烟与肺癌间的关系,结果发现砷暴露和吸烟的致肺癌联合效应始终大于两个因素的作用相互独立时用相加模型所表明的效应。上述职业因素与吸烟间存在致肺癌协同作用,即职业因素暴露者同时吸烟可使致肺癌效应明显放大,大于两个因素单独作用时合并的效应，说明在吸烟人群中预防职业性肺癌时不能仅限于采取职业防护措施，同时还要加强控制吸烟的措施。

（二）空气污染

1.室内空气污染

室内空气污染的来源和种类甚多，目前研究较多且与人群生活关系较密切的有环境烟草烟雾、固体燃料（煤、木柴、秸秆等生物燃料）燃烧产生的烟气、高温下的食用油油烟和室内氡气等。

（1）环境烟草烟雾：环境烟草烟雾是由吸烟者呼出的主流香烟烟雾及香烟熏烧时释放的，且为周围空气稀释的侧流烟雾所组成的混合物，它含有尼古丁、致癌物和毒素。香烟侧流烟雾的组成成分与主流烟雾相似，但侧流烟雾中各成分的相对含量和绝对量与主流烟雾中有所不同。侧流烟雾中许多成分已知是有遗传毒性和致癌性的化学物质，其中包括国际癌症研究中心认定的1类致癌物（苯、镉、2-萘胺、镍、铬、砷和4-联苯胺）及2A类致癌物（甲醛、1，3-丁二烯和苯并芘）和2B类致癌物（乙醛、异戊二烯、邻苯二酚、丙烯腈、苯乙烯、NNN、NNK、铅）。

国际癌症研究中心在其出版的《吸烟》中就已提出，根据已知主流烟雾和侧流烟雾的成分、被动吸烟时吸入的物质的组成以及在暴露于致癌物时观察到的剂量效应关系，可以得出被动吸烟能使人类恶性肿瘤危险性有一定程度升高的结论。在《吸烟》发表后的几十年中，在许多国家又发表了大量关于从不吸烟者暴露于吸烟配偶的二手烟雾与肺癌危险性关系的流行病学研究，其中大多数研究都报道肺癌危险性增加，尤其是在暴露较严重的情况下。对这些研究进行的综合分析发现，不吸烟妻子暴露于吸烟丈夫的二手烟雾与其肺癌危险性间存在统计上显著且一致的联系性，危险性随暴露程度增加而升高，肺癌超额危险性约为20%，调整各种混杂因素后也是如此。除了在家中暴露于吸烟配偶的二手烟雾外，在工作场所也存在暴露的情况。暴露于环境烟草烟雾的年限与肺癌危险性间存在很强的相关关系。

可的宁是尼古丁的代谢产物，是目前测定环境烟草烟雾近期暴露状况的最合适的生物标志物。在二手烟雾暴露者的尿中可的宁的水平往往升高。在暴露者中还发现芳香胺血红蛋白加合物和多环芳烃白蛋白加合物的浓度比不暴露者高。吸烟母亲的胎儿脐带血中蛋白加合物的浓度与母亲血中的浓度有关，前者的浓度低一些。检测尿的生物标志物时，发现环境烟草烟雾暴露者中烟草特有的致癌物NNK的代谢产物的水平总是升高的，尿中这些代谢产物的水平为吸烟者的1%～5%。非吸烟者摄入烟草特有的致癌物NNK的资料是反映二手烟雾与肺癌发生间有因果联系的辅助证明。此外，在人群中还发现被动吸烟与尿内致变物的浓度有联系，有些研究发现尿致变性与尿可的宁浓度有相关关系。曾发现，暴露于二手烟雾的儿童中姐妹染色单体交换水平升高。暴露于环境烟草烟雾的非吸烟者发生的肺肿瘤含有*P*53和*K-ras*突变，与吸烟者肿瘤中发现的情况相似。在体外和体内实验系统中都发现侧流烟雾、环境烟草烟雾或其凝聚物具有遗传毒性。根据上述种种证据，都足以作出环境烟草烟雾对人类具有致癌性的结论。

（2）固体燃料烟气：全球（主要是发展中国家和地区）有许多人在使用固体燃料作为家庭烹饪或取暖的燃料，因而使人群经常暴露于燃烧这些燃料时产生的烟气，家庭中女性和儿童的暴露状况往往尤为严重。人群的暴露水平受燃料的种类、炉灶状况、房屋结构、室内通风状况及当地气候条件等多种因素的影响，因此，在不同条件下取得的研究结果是可能不同的，推论时宜谨慎。

家庭燃烧煤和木柴时一般有10%～30%的燃料碳转化成燃烧不完全的气相和固相产物，这些产物中已发现有数百种化合物，包括已知对人类可能有致癌性的苯、甲醛和苯并芘等在内的半挥发和不挥发的有机化合物。煤比木柴含有更多的硫、砷、矽、氟和铅等污染物，燃烧时这些污染物及其氧化物释放出来污染空气。在大多数使用固体燃料的地方，微细颗粒物的污染水平每立方米一般可达数百微克，在烹饪时每立方米甚至可达数千微克。

高温下用食用油炒、煎、炸食物是中国和世界上华人中常见的烹调方法。已知吸烟是肺癌发生的主要原因，但在非吸烟的中国女性中肺癌发病率比较高，在被食用油油烟污染的空气中存在可能使人类致癌的物质。肺癌危险性还随烹饪时室内油烟严重程度上升，也随眼睛刺激的频度升高。在多因素分析中，经调整通风状况变量后，烹饪时厨房内烟雾程度、食用油种类、煎炒频度均对肺癌危险性有独立的效应。肺癌危险性随每月炒菜次数增加而升高。肺癌危险性还随开始烹饪年龄提前、每天烹饪餐数增加及烹饪年限增加而上升。

铀矿井下职业暴露于氡及其子体已知是致肺癌的，当累计暴露达 50～100 个工作水平月时，肺癌超额危险性是显著的。然而，居室内由建筑材料、高本底等引起的氡及其子体的浓度通常远低于铀矿井下，这时与肺癌的关系并不十分明确。

2.室外大气污染

在人口稠密的城市空气中发现含有多种已知对人类有害的致癌物，如苯并芘和苯等有机化合物、砷和铬等无机化合物以及放射性核素，这些物质以能吸附有机化合物的碳粒、氧化剂、气溶胶状的硫酸等极为复杂的混合物的形式存在。燃烧煤、石油等矿物燃料是产生上述各种物质污染城市空气的主要来源。居住在排放污染物的局部污染点源附近的居民经常暴露于已知或可疑的致癌物，如燃烧矿物燃料的发电厂排放苯并芘等多环有机物、铬和镍等金属、氡和铀等放射性核素，非铁金属冶炼厂排放无机砷、其他金属以及二氧化硫，城市固体废物焚烧炉排放铅和镉等重金属、多环芳烃、二噁英等有机化合物以及酸性气体等。

(三)职业因素

肺癌是职业癌中最重要的一种。据估计，美国男性肺癌的 15％和女性肺癌的 5％可由职业因素解释。已有充分的证据认为是致肺癌职业因素的有石棉、氯甲甲醚和二氯甲醚、砷的无机化合物、铬化合物、镍及其化合物、铍及其化合物、镉及其化合物、煤炼焦过程(煤焦炉、煤气干流甑、煤气发生炉)、煤焦油沥青挥发物(涂屋顶材料、铝还原厂、烟囱清扫物)、铸造作业、赤铁矿、芥子气、油漆作业、电离辐射(放射性矿或氡)和硫酸烟雾等。可能致肺癌的工业材料有氯乙烯、氯甲苯、硫代甲烷、丙烯腈、切削油、柴油烟气、甲醛、玻璃纤维及其他人造纤维、滑石粉、镭、二氧化硅(结晶体)。还有一些职业致肺癌的因果关系尚不肯定，需要进一步查明这些职业中的致癌物，并通过前瞻性研究判定可能存在的剂量效应关系。这些职业包括农业工人、暴露于农药的工人、氯苯甲酰生产厂从业者、水泥工人、煤矿工、暴露于干洗溶剂的工人、屠宰和肉品加工工人、油漆生产工人、电焊工、铅管工、印刷工、炼钢工人及面包师傅等。

然而，与吸烟相比，职业因素对整个人群肺癌发病率的作用很小，但值得我们警惕的是，职业因素与吸烟等一些非职业危险因素有很强的协同致肺癌作用。如吸烟与暴露于石棉的协同作用近似于相乘模型或介于相加与相乘模型之间。铀矿工电离辐射暴露与吸烟间存在相乘或弱于相乘的协同作用。氡子体照射与吸烟的联合作用与相乘模型一致，但是联合作用的相对危险度最大，可能介于相乘和相加之间。吸烟与砷对肺癌的发生显示联合效应，其强度介于相加与相乘之间。在职业性肺癌的调查研究和防治实践中，不能只重视职业因素而忽略吸烟等生活方式在肺癌发生中的重要作用。

(四)电离辐射

大剂量电离辐射可引起肺癌，不同射线产生的效应也不相同，如日本广岛释放的中子和

α射线中，前者导致肺癌的危险性高于后者。有报道称，一般人群接触的电离辐射来源中，49.6%来自自然界，44.6%为医疗照射，来自X线诊断的电离辐射可占36.7%。

（五）饮食与营养

动物试验证明维生素A及其衍生物β胡萝卜素能够抑制化学致癌物诱发的肿瘤。有研究表明，摄取食物中维生素A能作为抗氧化剂直接抑制甲基胆蒽、苯并芘和亚硝酸铵的致癌作用和抑制某些致癌物和DNA的结合，拮抗促癌物的作用，因此可直接干扰癌变过程。美国纽约和芝加哥开展的前瞻性人群观察结果表明食物中天然维生素A类、β胡萝卜素的摄入量与十几年后癌症的发生呈负相关，其中与肺癌的相关性最为明显。

（六）其他

美国癌症学会将结核病列为肺癌发病因素之一。有结核病史，尤其是结核瘢痕者，男性患肺癌的风险是正常人群的5倍，女性患肺癌的风4险是正常人群的10倍。有结核病史肺癌的主要组织学类型是腺癌。

二、肺癌的临床表现

肺癌的临床表现与其发生的部位、大小、类型、发展的阶段、有无并发症或转移有密切关系。有5%～15%的患者于发现肺癌时无症状。主要症状包括以下几个方面。

（一）由原发肿瘤引起的症状

1.咳嗽

咳嗽为常见的早期现象，肿瘤在气管内可有刺激性干咳或少量黏液痰。肺泡癌可有大量黏液痰。肿瘤引起远端支气管狭窄，咳嗽加重，多为持续性，且呈高音调金属音，是一种特征性的阻塞性咳嗽。当有继发感染时，痰量增加，且呈黏液脓性。

2.咯血

由于癌组织血管丰富常引起咯血。以中央型肺癌多见，多为痰中带血或间断血痰，常不易引起患者重视而延误早期诊断。如侵蚀大血管，可引起大咯血。

3.喘鸣

由于肿瘤引起支气管部分阻塞，约有2%的患者可引起局限性喘鸣。

4.胸闷、气急

肿瘤可引起支气管狭窄，特别是中央型肺癌；或肿瘤转移到肺门淋巴结，肿大的淋巴结压迫支气管或隆突；或转移至胸膜，发生大量胸腔积液；或转移至心包，发生胸闷、气促。如果原有慢性阻塞性肺疾病，或合并有自发性气胸，胸闷、气促更为严重。

5.体重下降

体重下降为肿瘤的常见症状之一，肿瘤发展到晚期，由于肿瘤和自身消耗的原因，并有感染、疼痛所致的食欲减退，可表现为消瘦或恶病质。

6.发热

肿瘤可因坏死引起发热，多数发热是由肿瘤引起的继发性肺炎所致，使用抗生素药物治疗疗效不佳。

（二）肿瘤局部扩散引起的症状

1.胸痛

约有30%的肿瘤直接侵犯胸膜、肋骨和胸壁，可引起不同程度的胸痛。若肿瘤位于胸膜附近时，则产生不规律的钝痛或隐痛，疼痛于呼吸、咳嗽时加重。肋骨、脊柱受侵犯时，则有压痛点，而与呼吸、咳嗽无关。肿瘤压迫肋间神经，胸痛可累及其分布区。

2.呼吸困难

肿瘤压迫大气道，可出现吸气性呼吸困难。

3.咽下困难

癌侵犯或压迫食管可引起咽下困难，尚可引起支气管-食管瘘，出现进食或饮水时呛咳，并可导致肺部感染。

4.声音嘶哑

癌直接压迫或转移至纵隔的淋巴结肿大后压迫喉返神经(多见于左侧)，可发生声音嘶哑。

5.上腔静脉压迫综合征

癌侵犯纵隔，压迫上腔静脉时，上腔静脉回流受阻，产生头面部、颈部和上肢水肿及胸前部淤血和静脉曲张，可引起头痛和头昏或眩晕。

6.Horner 综合征

位于肺尖部的肺癌称肺上沟癌，可压迫颈部交感神经，引起病侧眼睑下垂、瞳孔缩小和眼球内陷，同侧额部与胸壁无汗或少汗。也常有肿瘤压迫臂丛造成以腋下为主、向上肢内侧放射的烧灼样疼痛，在夜间尤甚。

(三)转移引起的症状

1.肺癌转移至脑、中枢神经系统

肺癌转移至脑、中枢神经系统可发生头痛、呕吐、眩晕、复视、共济失调、脑神经麻痹及一侧肢体无力甚至偏瘫等神经系统症状。严重时，可出现颅内压增高的症状。

2.肺癌转移至骨骼

肺癌转移至骨骼，特别是肋骨、脊柱骨和骨盆时，则有局部疼痛和压痛。

3.肺癌转移至肝

肺癌转移至肝时，可有厌食、肝区疼痛、肝大、黄疸和腹水等。

4.肺癌转移至淋巴结

锁骨上淋巴结常是肺癌转移的部位，可以毫无症状。典型的多位于前斜角肌区，固定而坚硬，逐渐增大、增多，可以融合，多无痛感。皮下转移时可触及皮下结节。

(四)肺外表现

肺外表现包括内分泌、神经肌肉、结缔组织、血液系统和血管的异常改变，又称副肿瘤综合征。有下列几种表现。

1.肥大性肺性骨关节病

肥大性肺性骨关节病常见于肺癌，也见于局限性胸膜间皮瘤和肺转移癌(胸腺、子宫和前列腺的转移)。多侵犯上下肢长骨远端，发生杵状指(趾)和肥大性骨关节病。前者具有发生快、指端疼痛及甲床周围环绕红晕的特点。两者常同时存在，多见于鳞癌。切除肺癌后，症状可减轻或消失，肿瘤复发又可出现。

2.分泌促性腺激素

分泌促性腺激素可引起男性乳房发育，常伴有肥大性肺性骨关节病。

3.分泌促肾上腺皮质激素样物

分泌促肾上腺皮质激素样物可引起库欣综合征，表现为肌力减弱、水肿、高血压和尿糖增高等。

4.分泌抗利尿激素

分泌抗利尿激素可引起稀释性低钠血症，表现为食欲不佳、恶心、呕吐、乏力、嗜睡和定向障碍等水中毒症状，称抗利尿激素分泌失调综合征。

5.神经肌肉综合征

其包括小脑皮质变性、脊髓小脑变性、周围神经病变、重症肌无力和肌病等。发生原因不明确。这些症状与肿瘤的部位和有无转移有关。它可以发生于肿瘤出现前数年，也可作为一症状与肿瘤同时发生；在手术切除后仍可发生，或原有的症状无改变。它可发生于各型肺癌，但多见于小细胞未分化癌。

6.高钙血症

肺癌可因转移而致骨骼破坏，或由异生性甲状腺样激素引起。高钙血症可与呕吐、恶心、嗜睡、烦渴、多尿和精神紊乱等症状同时发生，多见于鳞癌。肿瘤切除后，血钙可恢复正常，肿瘤复发又可引起血钙增高。

此外，在燕麦细胞癌和腺癌中还可见因5-羟色胺的分泌过多造成的类癌综合征，表现为伴哮鸣的支气管痉挛、阵发性心动过速、水样腹泻和皮肤潮红等，还可有黑色棘皮症及皮肌炎、掌跖皮肤过度角化症和硬皮症，以及栓塞性静脉炎、非细菌性栓塞性心内膜炎、血小板减少性紫癜和毛细血管病性渗血性贫血等肺外表现。

三、肺癌的诊断与分期

(一)诊断

1.病史和体格检查

明确患者的病史，并进行全面的体格检查。

2.无创性检查

(1)胸部X线：因其简便易行、经济有效，目前仍是肺癌初诊时最基本的检查方法，是早期发现肺癌的一个重要手段，也是术后随访的方法之一。

(2)胸部CT：目前，已成为估计肺癌胸内侵犯程度及范围的常规检查方法，尤其在肺癌的分期上更有其无可替代的作用。低剂量螺旋胸部CT可以有效地发现早期肺癌，CT引导下经胸肺肿物穿刺活检是重要的获取细胞学、组织学诊断的技术。

(3)B型超声：因为含气肺组织不是超声的理想介质，且超声对肺部肿块的良恶性鉴别缺乏特异性，故超声检查在肺癌诊断中较少应用。主要用于诊断腹部重要器官以及腹腔、腹膜后淋巴结有无转移，也用于双侧锁骨上窝淋巴结的检查；对于邻近胸壁的肺内病变或胸壁病变，可鉴别其囊、实性及进行超声引导下穿刺活检；超声还常用于胸腔积液抽取定位。

(4)MRI：较CT检查更容易鉴别实质性肿块与血管的关系，MRI检查对肺癌的临床分期有一定价值，特别适用于判断脊柱、肋骨以及颅脑有无转移。

(5)骨扫描：骨扫描是判断肺癌骨转移的常规检查。当骨扫描检查提示有可疑转移时，应对可疑部位进行MRI、骨X线检查加以验证。

(6)PET-CT：主要用于排除纵隔淋巴结和远处转移，但因价格高，且约有20%的假阴性和假阳性结果，目前还不能广泛应用。

3.内镜检查

(1)纤维支气管镜:纤维支气管镜检查技术是诊断肺癌最常用的方法,包括纤维支气管镜直视下刷检、活检以及支气管灌洗获取细胞学和组织学诊断。上述几种方法联合应用可以提高检出的阳性率。

(2)经纤维支气管镜引导透壁穿刺纵隔淋巴结活检术(trans bronchial needle aspiration,TBNA)和纤维超声支气管镜引导透壁淋巴结穿刺活检术(endo bronchial ultrasound guided trans bronchial needle aspiration,EBUS-TBNA):TBNA有助于肺癌TNM分期中N_2分期的精确判断。但不作为常规推荐的检查方法,有条件的医院应当积极开展。EBUS-TBNA更能就肺癌N_1和N_2的精确病理诊断提供安全可靠的支持。

(3)纵隔镜:作为确诊肺癌和评估N分期的有效方法,纵隔镜是目前临床评价肺癌纵隔淋巴结状态的金标准。尽管CT、MRI以及近年应用于临床的PET-CT能够对肺癌治疗前的N分期提供极有价值的证据,但仍然不能取代纵隔镜的诊断价值。

(4)胸腔镜:胸腔镜可以准确地进行肺癌的诊断和分期,对于经纤维支气管镜和经胸壁肺肿物穿刺针吸活检术等检查方法无法取得病理标本的早期肺癌,尤其是肺部微小结节病变行胸腔镜下病灶切除,可以明确诊断。对于中晚期肺癌,胸腔镜下可以行淋巴结、胸膜和心包的活检,胸腔积液及心包积液的细胞学检查,为制定治疗方案提供可靠依据。

4.肿瘤标志物

肺癌相关的血清肿瘤标志物包括癌胚抗原、糖类抗原125、糖类抗原15-3等,小细胞肺癌具有神经内分泌特点,与促胃液素释放肽前体、神经元特异性烯醇化酶、肌酸激酶BB以及嗜铬蛋白A等相关。但这些标志物的敏感性和特异性均不高,因此在肺癌的筛查、诊断中的价值有限,目前主要是作为监测治疗反应和早期复发的辅助指标。

5.其他检查技术

(1)痰细胞学:痰细胞学检查是目前诊断肺癌简单方便的无创伤性诊断方法之一,连续三天留取清晨深咳后的痰液进行痰细胞学涂片检查可以获得细胞学诊断。60%～80%的中央型肺癌和15%～20%的外周型肺癌患者,可以通过重复的痰细胞学检查得到阳性结果。

(2)经胸壁肺内肿物穿刺针吸活检术(trans thoracic needle aspiration,TTNA):TTNA可以在CT或B超引导下进行,在诊断周围型肺癌的敏感度和特异性上均较高。

(3)胸腔穿刺术:当胸腔积液原因不明时,可以进行胸腔穿刺以获得细胞学诊断,并可以明确肺癌的分期。

(4)胸膜活检术:当胸腔积液穿刺未发现细胞学阳性结果时,胸膜活检可以提高阳性检出率。

(5)浅表淋巴结活检术:对于肺部占位病变或已明确诊断为肺癌的患者,如果伴有浅表淋巴结肿大,应当常规进行浅表淋巴结活检,以获得病理学诊断、明确分期并指导治疗。

(二)分期

1.非小细胞肺癌

目前非小细胞肺癌的TNM分期采用国际肺癌研究协会2017年第八版分期标准(表5-9、表5-10)。

表 5-9 肺癌 TNM 分期中 T、N、M 的定义

分期		标准
原发肿瘤(T)		
T_x		原发肿瘤大小无法测量；或痰脱落细胞、支气管灌洗液中找到癌细胞，但影像学检查和支气管镜检查未发现肿瘤
T_0		没有原发肿瘤的证据
T_{is}		原位癌
T_1		肿瘤最大直径≤3 cm，局限于肺和脏层胸膜内；支气管镜见肿瘤可侵及叶支气管，未侵及主支气管
	T_{1a}	肿瘤最大径≤1 cm；任何大小的表浅扩散型肿瘤，但局限于气管壁或近端主支气管壁
	T_{1b}	肿瘤最大径＞1 cm，≤2 cm
	T_{1c}	肿瘤最大径＞2 cm，≤3 cm
T_2		
	T_{2a}	具有以下任何一种情况：①肿瘤最大径＞3 cm，≤4 cm；②侵及主支气管但未侵犯隆突；③累及脏层胸膜；④伴有部分或全肺阻塞性肺炎或肺不张
	T_{2b}	肿瘤最大径＞4 cm，≤5 cm
T_3		肿瘤最大径＞5 cm，≤7 cm；或直接侵犯以下任何一个器官：胸壁、心包、膈神经；原发肿瘤同一肺叶转移性结节
T_4		肿瘤最大径＞7 cm；或侵犯以下任何一个器官：纵隔、膈肌、心脏、大血管、喉返神经、隆突、气管、食管、椎体；原发肿瘤同侧不同肺叶转移性结节
区域淋巴结(N)		
N_x		区域淋巴结无法评估
N_0		无区域淋巴结转移
N_1		同侧支气管周围和(或)同侧肺门淋巴结以及肺内淋巴结转移，包括原发肿瘤直接侵犯累及
N_2		同侧纵隔和(或)隆突下淋巴结转移
N_3		对侧纵隔和(或)对侧肺门、同侧或对侧前斜角肌及锁骨上淋巴结转移
远处转移(M)		
M_x		远处转移无法评估
M_0		无远处转移
M_1		
	M_{1a}	对侧肺叶出现转移性结节；胸膜播散(恶性胸腔积液、心包积液或胸膜结节)
	M_{1b}	远处单个器官单发转移
	M_{1c}	远处单个或多个器官多发转移

表 5-10 2017 年肺癌第八版 TNM 分期

分期	N_0	N_1	N_2	N_3
T_{1a}	ⅠA1	ⅡB	ⅢA	ⅢB
T_{1b}	ⅠA2	ⅡB	ⅢA	ⅢB

续表

分期	N_0	N_1	N_2	N_3
T_{1c}	ⅠA3	ⅡB	ⅢA	ⅢB
T_{2a}	ⅠB	ⅡB	ⅢA	ⅢB
T_{2b}	ⅡA	ⅡB	ⅢA	ⅢB
T_3	ⅡB	ⅢA	ⅢB	ⅢC
T_4	ⅢA	ⅢA	ⅢB	ⅢC
M_{1a}	ⅣA	ⅣA	ⅣA	ⅣA
M_{1b}	ⅣA	ⅣA	ⅣA	ⅣA
M_{1c}	ⅣB	ⅣB	ⅣB	ⅣB

2.小细胞肺癌

对于接受非手术治疗的小细胞肺癌患者采用美国退伍军人肺癌协会的局限期和广泛期分期方法，对于接受外科手术的患者采用国际肺癌研究协会2017年第八版分期标准。美国退伍军人肺癌协会将局限期定义为病变局限于一侧胸腔、可被包括于单个可耐受的放射野里，广泛期为病变超出同一侧胸腔，包括恶性胸腔、心包积液及远处转移。目前，国内常用的局限期定义为病变局限于一侧胸腔、纵隔、前斜角肌及锁骨上淋巴结，但不能有明显的上腔静脉压迫、声带麻痹和胸腔积液。

四、肺癌的手术治疗

当今，外科手术仍是肺癌治疗的首选疗法，它是唯一可能治愈肺癌的方法。多年来经过肺癌多中心随机对照研究，将肺癌外科治疗推向更科学、更合理的治疗阶段。

肺癌临床分期是决定治疗方法的基础，只有正确分期才能合理选择正确的治疗方案。2017年国际抗癌联盟颁布了第八版肺癌TNM分期标准，并推广实施。根据第八版肺癌分期标准，最适合手术治疗的肺癌是Ⅰ期、Ⅱ期和部分ⅢA期（如$T_{3\sim4}N_1M_0$）非小细胞肺癌；ⅢB期和Ⅳ期肺癌不建议手术治疗。大多数学者认为，肺癌的绝对手术适应证是$T_{1\sim3}N_{0\sim1}M_0$期的病变；相对适应证是部分$T_4N_{0\sim1}M_0$期的病变；对于包括$T_3N_2M_0$以后分期的病变，是否手术争议较大。

目前，非小细胞肺癌手术方式主要包括电视辅助胸腔镜手术及开胸手术。肺叶切除伴淋巴结清扫术为目前广泛认可的标准手术方法。手术适应证主要根据患者自身情况及尽可能精确的临床和（或）病理分期决定，目前公认的标准为肺癌TNM分期中较早期如Ⅰ、Ⅱ期及部分ⅢA期的患者。值得关注的是，近年来随着微创治疗理念的不断深入、外科手术器械的不断改进及麻醉手术设施和技术的完善，肺癌外科治疗更趋普及，肺癌手术适应证较前明显扩大。

由于不同医院胸外科发展水平不一，手术者对各种手术方式的熟悉程度存在差异，肺癌手术方式的选择方面尚无统一标准。随着早期病变特别是磨玻璃样病变的逐渐增多，多数胸外科医师认为电视辅助胸腔镜手术将逐渐成为胸外科手术的主角，传统开胸手术将成为其补充，目前的实际工作中也证明了这一点，全国胸外科肺癌手术中，微创手术比例达到了73.7%，这一比例显著高于欧美同期水平。目前多数学者认为电视辅助胸腔镜手术适用于肿瘤直径不超5 cm及部分未侵犯肺部大血管和叶支气管起始部的中心型肺癌。对于部分老年患者，因心肺功能较差不能耐受常规开胸手术或常规检查未能明确病理诊断者，电视辅助胸腔镜手术姑息性肿瘤切除或肺取材活检术可作为理想的选择。有报道电视辅助胸腔镜手术用于大肿瘤的肺叶切除是可行的，但目前此类相关文献报道较少，很多术者对此仍持怀疑态度。不过，相信随着手术经验、技巧的积累，相关手术器械的改进，电视辅助胸腔镜手术用于大于 5 cm 肿瘤的手术切除将不再是难题。

我国目前就诊的患者中，局部晚期肺癌仍占有一定的比例，特别是北方和偏远地区，巨大肿瘤时有发现，有学者认为，对部分侵犯心脏大血管的局部晚期肺癌患者行手术根治切除，同样能获得较好的近期和远期疗效。

局部晚期非小细胞肺癌由于其手术根治切除率低和术后远期效果差，传统上多被视为外科禁忌证。肺癌的扩大手术治疗是指在常规手术基础上切除原发肿瘤及其相邻器官，如胸壁、膈肌、脊柱，以及纵隔器官，如气管、食管、隆突、心包、心房、大血管(包括无名静脉、上腔静脉、肺动静脉干、胸主动脉)等的受侵部分，同时加以修复、重建或置换。经过对此类患者的严格筛选，这类非常规手术可以完全切除肿瘤，并已得到越来越普遍的认同，特别是在结合多学科综合治疗基础上引起了广泛的重视。可查及的文献普遍存在病例数少、综合治疗手段缺乏计划性和可比性，且大多为回顾性分析，多数是术者的实践积累总结，因此治疗结果参差不齐。虽然局部晚期非小细胞肺癌的扩大手术治疗是肺癌外科研究最活跃的领域，但局部晚期非小细胞肺癌手术并非适合所有患者，要达到理想的治疗效果，如何恰当地选择手术指征是关键，但是目前并没有统一标准。因此，开展符合循证医学规范的随机、多中心、对照研究正是这种发展的必然要求。除了患者自身因素外，术者所在医院的设备和条件是否具备完成扩大切除重建手术及术者是否具备相应的理论知识和手术技能，也是影响此类患者外科疗效的关键因素。

五、肺癌的化疗

(一)非小细胞肺癌

1.早期非小细胞肺癌

在局限性(Ⅰ～Ⅲ期)非小细胞肺癌患者中手术切除仍然是首选治疗方法。辅助化疗在Ⅱ～Ⅲ期患者中使用的证据很广泛，已成为完全切除Ⅱ～Ⅲ期非小细胞肺癌患者的标准治疗方法。与辅助治疗相比，将新辅助治疗＋手术与单独手术相比的研究要少得多。随着一系列临床研究结果的公布，辅助治疗和新辅助治疗在肺癌治疗中的地位逐步确立。

(1)辅助化疗：非小细胞肺癌协作组进行 1 394 例非小细胞肺癌患者的荟萃分析，结果显示，与单纯手术组相比，手术加铂类为基础的化疗组 5 年生存率延长 5%，虽然两组间总生存期的差异均无统计学意义，但提示术后含铂双药化疗可能有效。非小细胞肺癌顺铂辅助协作组(LACE)的荟萃分析纳入 5 项临床研究，共 4 584 例非小细胞肺癌患者，研究提示化疗组 OS 显著延长，死亡风险下降 11%，5 年生存获益增加 5.4%。进一步进行亚组分析显示，与对照组相比，术后行长春瑞滨＋顺铂方案的Ⅲ期非小细胞肺癌患者生存获益最大(5 年生存率提高 14.7%)，其次是Ⅱ期(5 年生存率提高 11.6%)，Ⅰ期生存无显著获益(5 年生存率提高 1.8%)。LACE 荟萃分析还表明，化疗效果与性别、年龄、组织学、手术类型、计划放疗或计划的顺铂总剂量之间没有关联。非小细胞肺癌协作组荟萃分析包括了 26 项随机研究，共纳入 8 447 例非小细胞肺癌患者，结果发现，与单纯手术组相比，手术加化疗组 5 年生存率提高 4%。这些研究的结果均提示，辅助化疗可提高完全切除的Ⅱ期和Ⅲ期疾病患者的生存率。同时，也为完全切除术后的ⅠA 期非小细胞肺癌不需辅助化疗提供了证据。

目前，非小细胞肺癌术后辅助治疗中国胸外科专家共识推荐Ⅰ～ⅢA 期行完全手术切除的非小细胞肺癌：①Ⅰ期，不需要辅助化疗（1A 级证据）；②ⅡA 期，不常规推荐辅助化疗，术后综合评估包括与肿瘤内科专家会诊，评估辅助化疗对于每个患者的效益和风险，在做出建议时，还要考虑肿瘤分期以外的其他因素，包括组织病理学特征和基因改变等。当有证据支持，专家组有统一认识，利大于弊，可考虑给予辅助化疗（2B 级证据）；③ⅡB～ⅢA 期，常规辅助化疗（1A 级证据）。

（2）新辅助化疗：虽然有很好的证据支持对可手术的肺癌患者进行辅助化疗，随着各项临床研究结果的回报和更新，也需要对化疗的给药时间进行进一步探索。

鉴于术后辅助化疗相比术前辅助治疗有无病生存期和总生存期上的优势，对于早期非小细胞肺癌，推荐直接手术后再评价是否适合接受术后辅助化疗。而术前新辅助化疗则可用于预后差（肿瘤较大或者局部晚期）的患者，有可能增加这部分患者接受根治性治疗的机会。

2.晚期非小细胞肺癌

化疗是目前晚期无驱动基因突变非小细胞肺癌患者主要的治疗选择，但化疗研究进展缓慢，迫使研究者必须寻找化疗以外的治疗手段，抗血管生成药物以及免疫治疗药物显示出巨大的治疗潜力。

（1）一线化疗：早在多年前，就有研究报道化疗优于最佳支持治疗，其中，化疗可使一年生存率由 5%升高到 15%，因此，化疗对于非小细胞肺癌有着重要价值。

（2）二线化疗：晚期非小细胞肺癌治疗以改善生活质量、延长患者生存期为主要目标。一线化疗后出现病情进展，应对机体状态较好的患者进行二线化疗。虽然晚期肺癌的治疗目前有多个新药，在二线全身治疗的应用中报道的有效率通常不到 10%。

（3）维持治疗：是患者完成标准的几个周期联合化疗同时疾病得到控制后再接受化疗，理论基础源于假说，即尽早使用非交叉抑制药物可以在耐药产生前增加杀伤肿瘤细胞的同时延长了治疗时间。目前常用的非小细胞肺癌维持治疗药物有培美曲塞、多西他赛、表皮生长因子受体酪氨酸激酶抑制剂、贝伐珠单抗和西妥昔单抗。

（4）化疗与抗血管药物：抗血管生成药物治疗并不直接作用于肿瘤细胞本身，而是作用于肿瘤微环境，从而发挥抗肿瘤的作用，因此，无论患者的基因突变状态如何，抗血管生成药物治疗均是可供选择的治疗手段。基于抗血管生成药物治疗非小细胞肺癌的研究进展，目前，抗血管生成药物在非小细胞肺癌的化疗中已占据重要地位。

目前认为，主要有 3 条信号转导通路对血管的生成进行调控：①血管内皮生长因子；②血小板源性生长因子；③成纤维细胞生长因子（fibroblast growth factor，FGF）及其受体。并且，这 3 条信号转导通路对刺激血管新生和细胞增殖具有协同作用。肿瘤微环境缺氧可诱导包括血管内皮生长因子、血小板源性生长因子、成纤维细胞生长因子等多种血管生成相关因子的表达，其中，血管内皮生长因子-A 为主要的促血管生成因子，其主要的功能性受体为血管内皮生长因子-2。有研究发现，肿瘤高密度微血管和循环高表达血管内皮生长因子-A 与非鳞状非小细胞肺癌的预后差密切相关。基于上述机制，目前应用于临床的抗血管生成药物主要为针对血管内皮生长因子及其受体的单克隆抗体，以及针对其他肿瘤血管生成相关因子介导的小分子酪氨酸激酶抑制药(tyrosine kinase inhibitor,TKI)。

(二)小细胞肺癌

小细胞肺癌占肺癌总数的10%～15%,属于支气管肺神经内分泌癌,其发病与吸烟密切相关。小细胞肺癌倍增时间短,增殖指数高,早期易发生转移,未接受治疗的患者常在2～4个月内死亡,尽管初治患者对化疗较敏感,但很容易产生耐药性和复发,且对二线化疗药物相对不敏感,预后较差。小细胞肺癌的患者在确诊时,30%～40%处于局限期,60%～70%处于广泛期。

1.一线治疗

环磷酰胺是第一个临床研究证实可以在肺癌(包括小细胞肺癌和非小细胞肺癌)患者中带来显著生存获益的细胞毒性药物,后续一系列研究发现,蒽环类药物、长春碱类药物、依托泊苷、异环磷酰胺、顺铂、卡铂等细胞毒性药物治疗小细胞肺癌有效。在这些细胞毒性药物单药治疗小细胞肺癌的临床研究中,鬼臼毒素类(依托泊苷)的有效率较高。

2.维持治疗

由于多数小细胞肺癌患者在初治有效后很快复发,研究者对其维持治疗进行了一系列探索。研究者先后尝试用拓扑替康、依托泊苷、伊立替康等细胞毒性药物以及贝伐单抗、伊马替尼、坦西莫司等靶向药物做维持治疗,遗憾的是均未取得理想效果。一项荟萃分析纳入21项关于小细胞肺癌维持治疗的临床研究,入组3 688例患者,结果显示,维持治疗未能显著延长无进展生存期和总生存期。

3.复发或进展后治疗

一线化疗后复发或进展的小细胞肺癌尚无标准治疗方案。数项临床研究发现,初始治疗的疗效和应答时间是后续治疗效果的预测指标。通常认为一线接受含铂方案治疗结束3个月以内复发或进展者提示铂类耐药,3个月内未复发或进展的患者提示铂类敏感,再次使用含铂的联合化疗方案或许能够带来获益,6个月以上复发或进展的患者可以再次使用初始治疗方案。

在复发的小细胞肺癌患者二线化疗中,尽管含铂的联合化疗方案疗效优于单药方案,但联合化疗所产生的毒副作用可能会导致患者在生存期上并无明显获益。一项Ⅲ期临床研究证实,拓扑替康联合最佳支持治疗组总生存期、生活质量及症状的改善均明显优于单用最佳支持治疗组。另一项Ⅲ期临床研究对比了拓扑替康和CAV方案治疗复发的小细胞肺癌的疗效,两个方案有效率分别为24.3%和18.3%,中位生存期分别为25.0周和24.7周,均未提示显著差别。其他证实复发后治疗有效的药物还包括喜树碱类药物、紫杉类药物、氨柔吡星、伊立替康、吉西他滨和长春瑞滨等。

4.抗血管药物

(1)贝伐单抗:血管内皮生长因子在小细胞肺癌患者中高表达,可能与肿瘤侵袭、血管生成相关,这为抗血管生成抑制剂治疗小细胞肺癌患者提供了理论依据。一项入组了205例广泛期小细胞肺癌患者的Ⅲ期临床试验,将患者分为A组(依托泊苷+顺铂)和B组(贝伐单抗+依托泊苷+顺铂),A组患者用药6个周期,B组用药6个周期后继续使用贝伐单抗维持治疗至疾病进展。A组和B组的ORR分别为55.3%和58.4%,中位无进展生存期分别为5.7个月和6.7个月,中位总生存期分别为8.9个月和9.8个月,生存率分别为25%和37%。研究结果显示,贝伐单抗+依托泊苷+顺铂治疗可以显著提高患者的PFS,但并不能显著改善总生存期。可以在广泛期小细胞肺癌患者中探索应用抗血管生成抑制剂,尤其是用于维持治疗时。

(2)舒尼替尼:是一种多靶点抗血管生成抑制剂,目前已应用于肾癌、胃肠间质瘤、胰腺神经内分泌癌的治疗。一项入组了85例广泛期小细胞肺癌患者的Ⅱ期临床研究,评价了舒尼替尼用于依托泊苷+顺铂化疗后维持治疗的疗效,结果显示中位无进展生存期显著提高,总生存期无显著差异。另外一项Ⅱ期临床研究,评价了舒尼替尼在小细胞肺癌患者二线治疗中的疗效,也没有达到期望的结果。

除了舒尼替尼之外,其他抗血管生成抑制剂如帕唑帕尼、阿柏西普、沙利度胺、索拉非尼等也在小细胞肺癌患者中进行了Ⅰ、Ⅱ、Ⅲ期临床试验,但都没有显示出理想的疗效。

5.抗体-药物耦联物

(1)戈沙妥珠单抗:SN-38是临床中伊立替康的一种活性代谢产物,但是由于其在临床中具有较高的毒性以及较低的溶解度等原因,其在临床中并不能对患者直接使用。TROP-2则是一种糖蛋白,其能够在多种肿瘤细胞表面存在过度表达的情况,包括乳腺癌、结肠癌、肺癌等。IMMU-132就是临床中抗TROP-2单克隆抗体和SN-38所构成的一种抗体偶药物耦联物,其就是利用TROP-2进行表达识别,然后将药物输送至肿瘤细胞进行治疗。在临床研究中显示,该药物在一线含铂方案治疗失败的患者以及二线拓扑替康治疗失败的转移性小细胞肺癌患者中均有较好的临床效果。

(2)普罗米昔单抗:CD56是在大多数小细胞肺癌上均有高度表达的一种细胞表面标志物,因此临床中将其视为治疗恶性肿瘤的靶点之一。普罗米昔单抗就是临床中一种新型的抗CD56抗体,具有高亲和性、内在化以及肿瘤特异性等特点,在相关研究中发现使用二硫键能够将其与DNA烷化剂双卡霉素实现共轭,在临床中具有较好的治疗效果。

六、肺癌的靶向治疗

(一)非小细胞肺癌

1.早期非小细胞肺癌

对于可手术切除的非小细胞肺癌患者,完全性手术切除联合术后辅助放化疗仍然是主要的治疗模式。精准治疗的时代已经到来,能否将不良反应轻,且在晚期患者疗效得到证实的靶向治疗用于术后患者甚至于术前新辅助治疗,使患者获得更长期的生存获益,为了解决这个问题,国内外专家对此做了大量的临床试验来寻找术后辅助靶向治疗的答案,包括一系列的前瞻性及回顾性研究。

2.晚期非小细胞肺癌

个体化靶向治疗已逐渐成为肺癌临床标准治疗中举足轻重的组成部分,与传统化疗相比,靶向治疗采用分子病理诊断和靶向药物治疗,而对晚期肺癌活组织检查组织的突变基因检测结果正逐渐成为对患者进行常规和最佳个体化治疗的重要依据。目前,小分子靶向药物已经成为有驱动基因突变患者标准的一线治疗药物。

(1)EGFR敏感突变非小细胞肺癌:表皮生长因子受体酪氨酸激酶抑制剂为非小细胞肺癌靶向治疗研究揭开了序幕。EGFR-TKI通过竞争EGFR细胞内激酶的催化位点,从而阻断EGFR激酶的活性,干扰细胞的异常增殖,最终促进凋亡。EGFR基因突变以19外显子缺失和21外显子*L*858*R*位点突变常见,占白种人的10%~20%,亚裔人群的48%,多见于无吸烟史、较年轻的女性患者。

一代 TKI(厄洛替尼、吉非替尼、埃克替尼):发表在 Clinical Oncology 的一项 meta 分析结果显示,吉非替尼、厄洛替尼、阿法替尼用于 EGFR 突变亚型患者的一线靶向治疗相比化疗有明显的优势,且不良反应更少、症状控制更佳。多项研究表明,对比野生型,EGFR 突变亚型在多变量分析中显示一线治疗选择对 OS 没有影响,19 外显子缺失突变对比外显子 21 点突变有更长 OS。EGFR 突变亚型有助于确定最适宜治疗方案,同时考虑到临床获益、生活质量、安全性及错失使用时机存在风险,一线优先选择 EGFR-TKI 治疗。

CONVINCE 是一项多中心、随机、开放、平行对照、Ⅲ期临床研究,旨在 EGFR 突变阳性晚期非小细胞肺癌腺癌患者中比较埃克替尼单药与培美曲塞＋顺铂一线化疗后培美曲塞维持治疗的疗效与安全性。研究纳入 285 例 EGFR19 外显子和(或)21 外显子突变的ⅢB/Ⅳ期肺腺癌患者,随机入组埃克替尼单药组和化疗组,埃克替尼组 ORR 显著高于培美曲塞＋顺铂化疗组,埃克替尼组中位无进展生存期也同样长于化疗组。且埃克替尼组与化疗组相比,不良反应发生率显著降低。CONVINCE 研究证实,埃克替尼一线治疗 EGFR 突变阳性肺腺癌的疗效优于化疗＋单药维持。无论是独立评审的 PFS,还是研究者评估的无进展生存期,埃克替尼均显著优于一线化疗,且安全性更佳。CONVINCE 研究表明,埃克替尼作为一线治疗 EGFR 突变晚期非小细胞肺癌的安全性和疗效均优于化疗＋单药维持,该研究结果奠定了 EGFR-TKI 治疗 EGFR 突变阳性非小细胞肺癌的一线治疗地位。

二代 TKI(阿法替尼、达克替尼):随着研究的不断深入,阿法替尼作为第二代 EGFR-TKI 登上历史舞台。在两项Ⅲ期临床研究 LUX Lung3 和 LUX Lung6 研究中发现,比较阿法替尼对比标准化疗在一线治疗 EGFR 突变晚期非小细胞肺癌中的疗效,阿法替尼组均显著提高了 PFS。两项研究汇总分析的结果显示,阿法替尼组比标准化疗组,在 19 外显子缺失突变的患者中能够显著延长总生存期。

三代 TKI(奥希替尼):一线 EGFR TKI 一般在 9～12 个月后出现耐药,有理论指出 EGFR-TKI 继发耐药分为 4 类,①EGFR 通路的二次突变,如 T790M 突变(可同时合并 EGFR 扩增),其他少见突变如 L747、D761Y 等;②旁路激活或下游通路的激活,如 c-MET 扩增、HER2 扩增及 BRAF 突变;③组织学转化,如 EGFR-TKI 敏感的非小细胞肺癌在治疗过程中向小细胞肺癌转化,或者上皮细胞向间叶细胞转化(EMT);④肿瘤异质性:多种 TKI 耐药机制共同存在如 T790 突变与 MET 扩增。其中,T790M 突变占耐药原因的主导地位,50%～60%的耐药机制是 EGFR20 号外显子第 790 位点上的苏氨酸为蛋氨酸所取代(790M),从而改变 ATP 的亲和性,导致 EGFR-TKI 不能有效阻断信号通路而产生耐药。

(2)EGFR 非经典突变非小细胞肺癌:伴随 NGS 方法在临床应用的普及,传统方法无法检测的突变将越来越多地被检出。LUX-Lung2、3、6 研究接受阿法替尼治疗的 600 例患者中,75 例(12%)患者携带非经典突变,这些非经典突变治疗的研究也在进行中。

中国回顾性分析发现在 1 837 例*EGFR* 阳性患者中,非经典突变有 218 例(12%),主要包括 20 外显子插入(31%)、G719X 点突变(21%)、L858R 复合型突变(17%)、T790M 复合型突变(14%)以及其他突变(17%)。相比 EGFR 常见突变,男性(55.1% *vs.*44.4%)和吸烟(30.7% *vs.* 24.3%)的患者更容易出现少见突变。一代 EGFR-TKIs 对非经典突变的疗效明显低于经典突变。一代 EGFR-TKI 对于 G719X、20ins、L861Q、19del/L858R＋T790M、19del 或 L858R＋其他、19del＋L858R、其他的 PFS 分别为 5.98 个月、2.00 个月、8.90 个月、1.94 个月、9.79 个月、

9.53 个月、3.78 个月。有临床研究显示，在 1 402 例 EGFR 突变中，外显子 18 突变（包括 G719X、E709X 和 Del18）占 3.2%，携带 G719X 突变的肺癌患者对阿法替尼的应答率（80%）高于一代 TKI（35%～56%）。LUX-Lung2、3 和 6 临床研究结果表明阿法替尼治疗 EGFR 非经典治疗：G719X、L861Q、S768I 位点突变治疗的 PFS 分别为 13.8 个月、8.2 个月、14.7 个月。2018 年1 月 12 日，FDA 批准阿法替尼用于治疗具有非耐药性 EGFR 罕见突变的转移性非小细胞肺癌（非小细胞肺癌）患者的治疗。

EGFR Exon20 插入位点具有位阻结合区，易导致一代 EGFR-TKI 耐药，且对 EGFR TKIs 均不敏感。世界肺癌大会（WCLC）报道了一项关于 Poziotinib 的Ⅱ期临床研究，Poziotinib 是一个专门针对 20 插入突变设计的小分子 TKI，其治疗 Exon20 突变患者 73%（8/11）可达 PR。

美国临床肿瘤学会（ASCO）会议报道 TAK-788（AP32788）的Ⅰ期临床试验，TAK-788 是抗活化 EGFR 和 HER2 突变活性（包括外显子 20 插入）的强效选择性药物，结果是 TAK-788 治疗 EGFR 外显子 20 插入患者有抗肿瘤活性，且安全性特点与其他 EGFR-TKI 相似。

（3）基于 EGFR-TKI 为基础联合治疗。①EGFR-TKI 联合化疗：EGFR-TKI 单药治疗对 EGFR 突变的非小细胞肺癌已经取得较好治疗效果，但疗效仍有限，为了能让患者在 EGFR-TKI 治疗的基础上更大地临床获益，目前基于EGFR-TKI联合治疗的几项临床研究已经取得了令人满意的结果。②EGFR-TKI 联合抗血管药物：有研究表明，血管内皮生长因子的表达与 VEGF 的表达呈一定的正相关，两种药物联合使用（A＋T）可能增加疗效。

（4）ALK 融合基因阳性非小细胞肺癌：人类 2 号染色体短臂倒位，重排为 EML4-ALK 融合基因，造成棘皮动物微管相关蛋白样 4（EML4）编码蛋白 N-末端部分融合至间变淋巴瘤激酶（ALK）的细胞内酪氨酸激酶结构域，导致异常酪氨酸激酶表达，促进肿瘤细胞的增殖侵袭。在非小细胞肺癌患者中 ALK 基因突变的存在通常与 EGFR/KRAS 基因突变互斥（少数情况下存在双驱动基因共存），ALK 融合基因阳性患者的临床病理特征通常为年轻患者、既往不吸或轻度吸烟、腺癌（印戒细胞型或腺泡型）。

第一代 ALK-TKI：克唑替尼（crizotinib）是一种小分子多靶点口服 TKI，可对 ALK、ROS-1 融合蛋白等产生剂量依赖性抑制作用。

第二代 ALK-TKI：①色瑞替尼是一种口服 ALK 抑制剂，其效价是克唑替尼的 20 倍。FDA 批准色瑞替尼用于克唑替尼耐药或者无法耐受的患者。ASCEND 研究主要评估色瑞替尼的有效性和安全性。②阿来替尼（alectinib）是一种高度选择性的第二代 ATP 竞争性 ALK-TKI，其对 L1196M 突变及克唑替尼相关耐药突变具有明显的抑制作用。③布加替尼（brigatinib）是新一代口服 ALK 抑制剂，用于治疗 ALK 阳性且克唑替尼治疗进展后的非小细胞肺癌患者，于 2017 年 4 月美国 FDA 加速审批通过上市，在临床前的研究中除了证实针对 ALK 抗性突变体的广泛活性之外，与克唑替尼相比，布加替尼还能显著延长 ALK 依赖性原位脑肿瘤模型中的存活时间并降低肿瘤负荷。④恩沙替尼作为一种新型强效、高选择性的新一代 ALK 抑制剂，盐酸恩沙替尼治疗克唑替尼耐药的 ALK 阳性非小细胞肺癌患者具有良好的疗效和安全性，可为中国 ALK 阳性的非小细胞肺癌患者带来一种有效的治疗选择。

第三代 ALK-TKI：劳拉替尼（lorlatinib）是一种高度选择性的 ALK 和 ROS-1 抑制剂，研究表明，劳拉替尼是对所有临床相关的克唑替尼、色瑞替尼和阿来替尼耐药的 ALK 突变最有效的抑制剂。

(二)小细胞肺癌

靶向治疗已经在非小细胞肺癌领域取得突破性的进展,在小细胞肺癌领域也开展了许多相关临床试验,虽然大多数的结果都是阴性的,但是相关临床试验的研究结果给未来小细胞肺癌的治疗带来了希望。

1.受体酪氨酸激酶抑制剂

一项关于特异性小分子受体酪氨酸激酶抑制剂伊马替尼的Ⅱ期临床研究,纳入的复发性小细胞肺癌患者中大约有70%的患者高表达c-Kit基因,但是伊马替尼并没有得出阳性结论。同样,表皮生长因子受体酪氨酸激酶抑制剂厄洛替尼、吉非替尼、阿法替尼和胰岛素样生长因子-1受体酪氨酸激酶抑制剂也不能显著提高小细胞肺癌患者的总生存期和无进展生存期。

目前,我们正在等待人源化单克隆抗体cixutumumab和dalotuzumab的Ⅱ期临床试验结果。安罗替尼是一种新型小分子多靶点受体酪氨酸激酶抑制剂,能有效抑制血管内皮细胞生长因子受体、血小板衍生生长因子受体、成纤维细胞生长因子受体以及c-Kit受体的激酶活性,已被我国药监局批准用于非小细胞肺癌的三线治疗。

2.Notch信号通路抑制剂

Notch信号通路在肿瘤细胞自我更新、增殖、分化方面具有重要作用,抑制Notch信号通路可以有效抑制肿瘤的生长和转移。Deltalike ligand-3(DLL3)作为Notch受体的重要配体,在小细胞肺癌中高表达,目前已作为药物靶点进入研究。rovalpituzumab tesirine(Rova-T)是一种DLL3蛋白抑制剂。一项关于Rova-T治疗小细胞肺癌患者的Ⅰ期临床试验结果令人欣喜,该研究入组了74例晚期复发的小细胞肺癌患者,其中可进行评估的患者60例,研究结果显示,Rova-T二线治疗DLL3表达阳性小细胞肺癌患者的ORR为40%,临床获益(clinical benefit rate,CBR)为73%。Rova-T三线治疗DLL3表达阳性小细胞肺癌患者的ORR为38%,CBR为77%,说明Rova-T在小细胞肺癌的二、三线治疗中有很好的疗效。2016年,世界肺癌大会更新了该项研究结果,60例患者的中位PFS为2.8个月,中位OS为4.6个月,1年生存率为18%。在DLL3阳性表达≥50%的26例患者中,10例获得缓解,中位PFS为4.3个月,中位OS为5.8个月,1年生存率为29%。2018年ASCO公布了一项Rova-T的Ⅱ期临床研究结果,该研究入组199例复发性小细胞肺癌患者,结果表明Rova-T在小细胞肺癌的三线治疗中有较好的中位PFS和中位OS。Rova-T作为标准依托泊苷+顺铂方案化疗后维持治疗的Ⅲ期临床试验正在进行中。

3.信号通路抑制剂(Hedgehog,Hh)

信号通路在胚胎发育过程中有重要作用。研究发现,Hh信号通路分子Smo蛋白在RB1和TP53基因突变的小鼠中可以促进小细胞肺癌的形成,而降低Smo则可以抑制肿瘤形成。通过给予小鼠Hh信号通路抑制剂可以减少小细胞肺癌的复发,说明小细胞肺癌对Hh信号通路抑制剂敏感。目前,Hh信号通路抑制剂LDE225+依托泊苷+顺铂治疗进展期小细胞肺癌正在进行Ⅰ期临床试验。

4.抗凋亡蛋白抑制剂(Bcl-2抑制剂)

Bcl-2基因是最常见的抗凋亡靶点之一,在小细胞肺癌肿瘤组织中高表达。Bcl-2抑制剂可以通过与抗凋亡蛋白竞争性的结合,从而释放凋亡蛋白,发挥诱导细胞凋亡的作用。目前,Bcl-2抑制剂ABT263用于治疗小细胞肺癌患者的Ⅱ期临床试验没有看到期望的结果,另一种Bcl-2

抑制剂 APG1252 正在进行Ⅰ期临床试验。

5.极光激酶 A 抑制剂

极光激酶 A 是极光激酶家族成员，为丝氨酸/苏氨酸激酶，是有丝分裂调节因子。alisertib 是一种极光激酶 A 抑制剂，研究发现其在小细胞肺癌模型中有抗肿瘤作用。一项入组 178 例小细胞肺癌患者的Ⅱ期临床试验结果显示，alisertib 与紫杉醇联合治疗晚期小细胞肺癌患者的 ORR 为 21%。

6.PARP 抑制剂

PARP 是 DNA 损伤应答(DDR)过程中的一种关键酶，在该过程中具有十分重要的作用。而采用 PARP 抑制剂就是能够将 DNA 上的 PARP1 捕获，实现阻止多聚 ADP 核糖链和 PARP1 在 DNA 中释放的过程，从而对 DNA 的修复造成明显的影响。

随着临床研究和临床技术的不断发展，靶向药物治疗得到了极大的发展，虽然目前临床中的相关研究仍然具有一定的局限性，但也为小细胞肺癌患者带来了新的希望，期待更多的研究和探索指导临床小细胞肺癌治疗。

七、肺癌的免疫治疗

(一)免疫检查点 PD-1/PD-L1 抑制剂在非小细胞肺癌治疗中的应用

肺癌是美国及全世界癌症相关死亡的主要原因。超过 80% 的肺癌属于非小细胞肺癌。靶向治疗可用于分子学清晰的非小细胞肺癌患者，如 EGFR 基因突变和间变性淋巴瘤激酶(ALK)基因重组非小细胞肺癌；对于不携带靶基因的非小细胞肺癌可以应用化疗或免疫治疗等系统治疗，从而改善生存和提高生活质量。

1.影响初始治疗选择的因素

晚期非小细胞肺癌患者的治疗是姑息性的，旨在尽可能延长生存期和提高生活质量，同时尽量减小治疗相关的不良反应。非小细胞肺癌临床治疗中，常规进行基因检测，明确分子病理分型，根据分子病理制定治疗方案。对于无驱动基因突变的非小细胞肺癌常使用针对程序性死亡受体 1(PD-1)或其配体(PD-L1)的免疫检测点分子抑制剂。治疗选择的影响因素包括 PD-L1 表达水平、疾病分期和分子病理学结果。

2.免疫检查点抑制剂在非小细胞肺癌治疗中的应用

人类免疫检查点抑制剂可以抑制 PD-1 受体或 PD-L1，增加机体抗肿瘤免疫。PD-1 受体在激活的细胞毒 T 细胞表面表达。与靶向治疗及细胞毒治疗相比，免疫检查点抑制剂常常会表现出延迟的临床获益。免疫检查点抑制剂单药治疗或免疫治疗联合化疗不推荐用于有禁忌证的非小细胞肺癌患者，如活动性或既往有自身免疫病，正在应用免疫抑制剂，或携带有驱动基因。免疫检查点抑制剂可以选择性用于一线治疗，也可用于后续治疗。

越来越多的证据表明，化疗的抗肿瘤活性不仅通过细胞毒性作用介导，而且还通过调节免疫作用介导，包括促进肿瘤抗原释放启动免疫，增强肿瘤抗原的交叉提呈以及调节免疫细胞亚群，如减少调节性 T 细胞或髓系来源的抑制性细胞。抗 PD-1/PD-L1 抗体通过阻断 PD-1/PD-L1 信号通路恢复 T 细胞活性来杀伤肿瘤细胞，提示化疗与 PD-1/PD-L1 抗体治疗具有协同抗肿瘤作用。白蛋白结合型紫杉醇的多项研究数据展示了高的客观缓解率，更有利于肿瘤抗原的充分释放，另一方面白蛋白结合型紫杉醇不需要激素的预处理，避免了对免疫反应的抑制，基于以上优势，多项免疫联合化疗的临床研究选择白蛋白结合型紫杉醇未配伍化疗方案。而免疫治疗和化疗及抗血管生成药物的联合应用，双免疫的联合治疗，免疫检查点抑制剂在新辅助治疗中的应用也取得了显著的进展。

3.用于非小细胞肺癌的 PD-1/PD-L1 抑制剂

(1)纳武利尤单抗：NCCN 推荐转移性非鳞癌或鳞癌非小细胞肺癌患者若既往一线未接受 PD-1/PD-L1 抑制剂治疗，在一线治疗中或一线治疗结束后出现进展的患者应用纳武利尤单抗单药治疗。

对于转移性非鳞癌非小细胞肺癌患者，推荐纳武利尤单抗用于序贯治疗是基于Ⅲ期临床研究 CheckMate-057 的结果。在此研究中，患者接受纳武利尤单抗治疗，中位总生存期为 12.2 个月，优于多西他赛化疗组的 9.4 个月。中位治疗反应时间为 17.2 个月，而化疗组为 5.6 个月。18 个月总生存期，纳武利尤单抗治疗组为 39%，化疗组为 23%。3～5 级治疗毒性在免疫治疗组为 10%，而化疗组为 54%。PD-L1 表达为 1%～10%或更高的患者有更长的总生存期，为 17～19 个月，而化疗组为 8～9 个月。PD-L1 表达阴性的患者免疫治疗组和化疗组的总生存期没有显著区别。但免疫治疗组患者有更长的治疗反应时间和更少的副反应。

为更好为非鳞癌非小细胞肺癌制定治疗决策，FDA 批准 PD-L1 表达检测为伴随诊断。对即将接受纳武利尤单抗治疗的患者不强制进行 PD-L1 检测，但是可以提供更多有效的信息。吸烟患者或曾吸烟患者对免疫检查点抑制剂的治疗反应更佳。

基于 CheckMate-017 的结果，NCCN 治疗指南推荐在一线治疗中或治疗后进展的转移性肺鳞癌患者应用纳武利尤单抗做序贯治疗。CheckMate-017 研究中纳武利尤单抗组的中位总生存期为 9.2 个月，而多西他赛化疗组为 6.0 个月。纳武利尤单抗组治疗总反应率为 20%，而化疗组仅为 9%。在鳞癌患者，PD-L1 表达状态与纳武利尤单抗疗效没有相关性。在免疫治疗组，有更低的 3～4 度治疗相关毒性，约 7%。而化疗组 3～4 度治疗相关毒性为 55%。纳武利尤单抗组无治疗相关死亡。多西他赛化疗组有 3 例治疗相关死亡。在 CheckMate-057 和 CheckMate-017 研究的后续研究中发现 2 年总生存期和治疗反应时间在纳武利尤单抗治疗组均明显优于化疗组。晚期非鳞癌非小细胞肺癌患者接受纳武利尤单抗治疗的 2 年总生存期为 29%，多西他赛组为 16%晚期鳞癌患者 2 年总生存期在 23%多西他赛组为 8%纳武利尤单抗组有更低的 3～4 度治疗相关毒性。

免疫治疗相关毒性反应如肺炎，在纳武利尤单抗组似乎更高。发生免疫相关不良反应的患者根据不良反应的严重程度可以静脉应用大剂量糖皮质激素。对于发生严重或威胁生命的免疫性肺炎患者需要永久停用纳武利尤单抗。

一项Ⅲ期临床试验将转移性鳞癌或非鳞癌非小细胞肺癌，TMB≥10 mut/mb，患者分为三个治疗组，患者分别应用双免疫-纳武利尤单抗联合伊匹木单抗治疗，纳武利尤单抗单药治疗或接受化疗。一年 PFS 在双免疫治疗组为 42.6%，而化疗组为 13.2%。中位 PFS 时间双免疫治疗组为7.2 个月，化疗组为 5.5 个月。双免疫治疗组客观缓解率为 45.3%。化疗组为 26.9%。两组的3～4 度治疗相关性毒性分别为 31%和 36%。免疫单药治疗组和化疗组的中位 PFS 时间无显著差异，分别为 4.2 个月和 5.6 个月。而亚组分析发现 TMB-H 患者免疫治疗单药组 PFS 为 9.7 个月，而化疗组为 5.8 个月。因此，肿瘤突变负荷 TMB 检测被列为伴随诊断。NCCN 指南推荐高 TMB 患者应用纳武利尤单抗治疗，可联合伊匹木单抗。

(2)帕博利珠单抗:①NCCN 推荐帕博利珠单抗一线用于进展期鳞癌或非鳞癌非小细胞肺癌并且PD-L1表达高于 50%阳性,不携带 EGFR 突变/ALK 重排或基因突变情况不明的患者。在这组选择性人群推荐帕博利珠单抗单药治疗,无须联合化疗。②NCCN 推荐非鳞癌非小细胞肺癌联合应用帕博利珠单抗/卡铂(或顺铂)/培美曲塞联合治疗。对于没有免疫治疗禁忌的进展期非鳞癌非小细胞肺癌,不携带 EGFR 敏感突变/ALK 基因重排或基因突变状况不明,无论PD-L1表达情况如何,均推荐免疫治疗联合含铂方案的化疗。并推荐帕博利珠单抗/培美曲塞维持治疗。如果免疫治疗联合化疗失败的患者,二线推荐多西紫杉醇,培美曲塞或吉西他滨单药化疗。对于转移性肺鳞癌,PD-L1 表达 1%~49%阳性患者,推荐应用卡铂/紫杉醇(或白蛋白紫杉醇)/帕博利珠单抗作为一线治疗。此推荐基于Ⅲ期随机对照研究(Keynote-407),为Ⅰ类推荐。此研究中免疫联合化疗组的治疗总有效率为 58.3%,而化疗组为 35%。后续研究发现,仅有35%的患者 PD-L1 表达阳性率 TPS 低于 1%。③帕博利珠单抗在续贯治疗中的应用:基于一项Ⅱ、Ⅲ期临床试验(Keynote-010),对于一线未接受 PD-1/PD-L1 治疗的转移性非鳞癌或鳞癌非小细胞肺癌,PD-L1 表达大于 1%,在一线含铂两药方案化疗后进展的患者,NCCN 推荐应用帕博利珠单抗单药治疗。

(3)阿特珠单抗:阿特珠单抗是一个单克隆抗体结合至 PD-L1 并阻断 PD-L1 与 PD-1 和B7-1受体的相互作用。发挥对 PD-L1/PD-1 介导的免疫反应的抑制作用,包括抗肿瘤免疫反应的活化和诱导抗体依赖细胞毒性。在同源小鼠肿瘤模型中,阻断 PD-L1 活性导致肿瘤生长减低。

NCCN 推荐阿特珠单抗/贝伐珠单抗联合化疗(卡铂/紫杉醇)用于转移性非鳞癌的非小细胞肺癌患者的一线治疗。

(4)卡瑞利珠单抗:卡瑞利珠单抗联合化疗一线治疗EGFR/ALK野生型晚期非鳞非小细胞肺癌的随机Ⅲ期研究在 2019 年 WCLC 上进行了数据更新。一线治疗晚期非鳞非小细胞肺癌患者治疗组合对照组 PFS 分别为 11.3 和 8.3 月。治疗总反应率 ORR 分别为60.0%和 39.1%。在总生存期,治疗组尚未达到,对照组为 20.9 个月。

(5)信迪利单抗:肺鳞癌患者接受信迪利单抗的新辅助治疗后,耐受良好,取得了 45.5%的主要病理缓解。PET-CT 提示原发灶的 SUV 摄取有明显降低。更多的 PD-1 单抗在新辅助治疗和辅助治疗中的应用研究正在进行中。

4.治疗持续时间

通常建议我们会持续使用 PD-1/PD-L1 抑制剂至疾病进展或发生不可耐受的毒性反应,但治疗 2 年后也可停药。对于初始方案包含基于铂类化疗的患者,我们通常会给予 4~6 个周期的化疗治疗。

这一方法是基于促使美国 FDA 批准 PD-1/PD-L1 抑制剂使用的随机临床试验结果,这些试验中各药物都持续使用到疾病进展。根据 PD-1/PD-L1 抑制剂可能的疗效持续时间、持续的毒性风险,以及长期治疗的高成本,还需要进一步临床试验评估长期持续给药的替代方案。

5.PD-1/PD-L1 抑制剂耐药的处理

PD-1/PD-L1 抑制剂耐药患者管理的相关数据正在逐步增加。一般而言,应用免疫检查点抑制剂治疗时疾病进展的患者可采用化疗,之前未使用化疗者采用含铂类的二联化疗,接受过化疗者采用单药化疗。然而,如果是在最后一次 PD-1 或 PD-L1 抑制剂治疗后数月或数年才出现进展,则可能尝试重新开始此类治疗。

如果患者 PD-1/PD-L1 抑制剂治疗获得初始缓解后，又发生局限于 1 个或 2 个部位的进展（“寡进展”），则进展部位可局部治疗（即放疗、热消融或手术），同时继续 PD-1、PD-L1 抑制剂进行全身治疗，这或许可替代全身性补救治疗，但应注意其支持数据有限。一项回顾性分析纳入了 26 例对 PD-1/PD-L1 抑制剂治疗获得性耐药的患者，其中 88%的患者发生了局限于 1 个或 2 个部位的疾病复发。15 例患者(58%)接受了寡进展部位的局部治疗，但未启用全身性补救治疗；11 例患者在局部治疗后继续接受各自的 PD-1/PD-L1 抑制剂治疗。这 15 例患者的 2 年生存率是 92%。

6.生物标志物的局限性

虽然多项试验显示肿瘤表达 PD-L1 时，检测点抑制剂的疗效可能更好，但这既不能保证此类药物用于 PD-L1 高表达肿瘤一定有效，也不能说明其对 PD-L1 阴性肿瘤绝对无效。肿瘤内和不同部位肿瘤间的 PD-L1 表达水平可能存在一定异质性，并且肿瘤的 PD-L1 表达水平可随治疗疗效情况发生改变。然而，根据上述 KEYNOTE-024 试验数据，我们推荐对所有新诊断非小细胞肺癌患者都常规行 PD-L1 检测，以便决定一线治疗是否使用帕博利珠单抗单药治疗。

7.类固醇对免疫疗法疗效的影响

主要来自黑素瘤免疫疗法研究的现有数据表明，采用类固醇激素治疗免疫相关不良事件并不会影响免疫治疗疗效。但有证据显示，基线使用相当于≥10mg 泼尼松的类固醇激素时，免疫疗法结局较差。目前还不清楚这些患者结局不太好是与长期应用类固醇激素的免疫抑制作用直接相关，还是仅仅反映了存在需要使用类固醇不良因素，如有症状的脑转移、体重减轻、严重乏力或其他因素。虽然还需要更大型的验证性研究，但我们建议开始免疫治疗时使用类固醇激素要保守且谨慎，除非有相应的治疗指征，如脑转移。

一项回顾性研究纳入 640 例采用 PD-L1 阻滞剂单药治疗晚期非小细胞肺癌的患者，多变量分析显示，接受相当于≥10 mg/d 泼尼松的泼尼松类固醇激素的患者中，总生存期和无进展生存期更差。

(二)小细胞肺癌免疫治疗进展

小细胞肺癌占肺癌的 15%～20%，早期已发生血行转移，恶性度高，发展快，确诊时往往已为中晚期。治疗是以化疗为主的综合治疗模式。一线含铂方案化疗敏感，但很快出现复发和转移。复治小细胞肺癌化疗效果差，预后不佳。小细胞肺癌全序列基因检测结果发布，发现很多潜在治疗靶点，但靶向治疗研究一直未有突破性进展。而小细胞肺癌应用免疫检查点抑制剂取得一定进展。

1.小细胞肺癌三线应用免疫检查点抑制剂

近年来，有研究中发现小细胞肺癌具有高突变负荷，提示小细胞肺癌纳武利尤单抗单药治疗的 ORR 为 10%，中位无进展生存期为 1.4 个月，联合伊匹木单抗治疗可将客观缓解率提高至 19%～23%。后续随机队列研究显示单药和联合方案治疗的客观缓解率分别为 12%和 21%。研究同时报道了三线接受纳武利尤单抗单药治疗患者的疗效，客观缓解率为 11.9%，中位缓解持续时间为 17.9 个月。基于这一数据，2018 年 8 月 FDA 批准纳武利尤单抗晚期小细胞肺癌三线治疗。

帕博利珠单抗也在复发性小细胞肺癌中进行了 2 项研究。KEYNOTE-028 研究是一项 IB 期研究，纳入了 24 例复发性广泛期小细胞肺癌。后续一项Ⅱ期研究纳入了 107 例经治小细胞肺癌,对PD-L1表达状态没有选择。帕博利珠单抗单药治疗客观缓解率为19.3%,中位无进展生存期为2.0个月,mOS为7.7个月。基于汇总分析结果,美国FDA批准帕博利珠单抗用于晚期小细胞肺癌三线治疗。

从上述研究可知,小细胞肺癌治疗临床上存在未被满足的巨大需求,虽然纳武利尤单抗治疗小细胞肺癌的Ⅲ期临床研究结果以失败告终,但NCCN指南仍将纳武利尤单抗作为三线治疗推荐写入指南;而帕博利珠单抗获批用于小细胞肺癌三线治疗,也仅是基于Ⅱ期研究数据。

2.免疫治疗在小细胞肺癌二线治疗的探索

临床上很多小细胞肺癌患者并没有机会接受三线治疗,因此更早线免疫治疗探索更具吸引力。在小细胞肺癌二线治疗上,也进行了相关免疫治疗研究,但结果令人失望。CheckMate 331是一项随机Ⅲ期研究,入组了568例含铂双药化疗进展后的患者,1:1随机分配接受纳武利尤单抗或研究者选择的化疗(拓扑替康或氨柔比星),结果显示,纳武利尤单抗并不能延长患者的总生存期,中位总生存期分别为7.5个月和8.4个月;客观缓解率(13.7% vs.16.5%);PFS(1.4个月vs.3.8个月),对比显示化疗组在数值上更优。

在小细胞肺癌维持治疗的探索中,鉴于复发性小细胞肺癌对大多数治疗耐药,有研究用于维持治疗,但结果亦令人失望。一线单臂Ⅱ期研究入组了45例一线EP方案治疗后取得缓解或疾病稳定的患者,给予帕博利珠单抗维持治疗,研究既定的无进展生存期为3.0个月,但观察到的PFS仅1.4个月。另一项更大型的Ⅲ期研究CheckMate 451显示出相似的结果。研究未达到主要终点,纳武利尤单抗+伊匹木单抗组和安慰剂组的中位总生存期分别为9.2个月和9.6个月。这两项研究显示,小细胞肺癌免疫维持治疗并未取得阳性结果。

3.免疫治疗在小细胞肺癌一线治疗的探索

虽然免疫治疗用于二线和维持治疗均未取得阳性结果,但其在一线治疗的研究引发了大家的关注。最初的研究探索了化疗联合抗CTLA-4单抗,但取得阴性结果。该研究评估了伊匹木单抗联合紫杉醇卡铂对比安慰剂联合化疗用于小细胞肺癌一线治疗,但联合方案并未改善无进展生存期(伊匹木单抗组vs安慰剂组分别为3.9个月和5.2个月)或OS(9.1个月和9.9个月)。后续一项伊匹木单抗联合EP方案的Ⅲ期研究也取得了阴性结果,联合治疗并未改善总生存期和无进展生存期。

IMpower133研究是一项全球、随机、安慰剂对照的双盲研究,纳入403例初治广泛期小细胞肺癌患者。所有患者接受4个周期的EC化疗,并随机分配接受联合阿特珠单抗或安慰剂治疗,在完成4个周期联合治疗后,分别给予阿特珠单抗或安慰剂维持治疗,直至疾病进展或未再获得临床获益。分层因素包括性别、ECOG PS评分、脑转移状态。主要共同终点为OS和研究者评估的PFS。

(1)IMpower 133研究设计:阿特珠单抗+EP组和安慰剂+EP组分别入组了201例和202例患者,两组患者的基线特征均衡。中位随访13.9个月后,IMpower133研究达到主要终点,与标准化疗相比,阿特珠单抗联合化疗中位总生存期延长了2个月,降低30%的死亡风险;12个月的总生存期率两组分别为51.7%和38.2%。

(2)阿特珠单抗联合组对比EP组显著延长总生存期:亚组分析均观察到与总体人群一致的结果。中位无进展生存时间分析显示出相似的结果,由4.3个月延长到5.2个月,降低23%的疾病进展风险,6个月的无进展生存期率两组分别为30.9%和22.4%;12个月的PFS率,两组分别为12.6%和5.4%。阿特珠单抗+ EP组和安慰剂+ EP组的CR率分别为2.5%和1%;PR率分别为60.2%和64.4%。DOR在阿特珠单抗+ EP组比安慰剂+EP组显著更优,分别为4.2和3.9个月。安全性分析显示,两组AE的发生率相当。

正是根据这项研究,2019年第一版的NCCN小细胞肺癌临床指南已经将阿特珠单抗联合化疗作为广泛期小细胞肺癌一线治疗的Ⅰ类推荐,且作为优选推荐方案。

(马丽华)

第四节　纵隔肿瘤

一、胸腺瘤

胸腺来源有第3、第4腮囊,正常时位于前上纵隔,青春期后,胸腺多逐渐退化。胸腺瘤、畸胎类肿瘤及神经源性肿瘤为三种最常见的纵隔肿瘤。国内一组467例原发性纵隔肿瘤报道中,胸腺瘤占114例,仅次于畸胎(124例)和神经源性肿瘤(116例)。胸腺瘤在组织学可分成上皮细胞型、淋巴细胞型、梭形细胞型和混合型。胸腺肿瘤的良、恶性可通过大体标本中有无侵犯邻近结构来决定。胸腺瘤良性的较多,多数良性肿瘤有完整包膜。胸腺类癌亦有报道。

多数胸腺瘤患者年龄在40岁以上,男性略多于女性。半数以上的患者无症状,往往在体检时发现。如肿瘤压迫邻近器官,可出现咳嗽、胸痛、气急、吞咽困难等症状。另外,胸腺瘤与重症肌无力关系密切。重症肌无力为一种自身免疫病,与胸腺的某些改变有关,可出现眼睑下垂、表情缺乏、咀嚼肌无力、行走困难等症状。休息时多无症状,活动后症状加剧,可累及任何骨骼肌。少数胸腺瘤患者还可伴有单纯红细胞再生障碍性贫血、库欣综合征、低丙种球蛋白血症,主要表现为IgG、IgA水平低下,并伴细胞免疫功能低下,临床可出现反复感染。恶性胸腺瘤可致上腔静脉综合征、胸腔积液、心包积液等。胸腺类癌罕见,源于胸腺组织中的胃肠嗜银细胞,临床上除有胸痛、气急、咳嗽等症状外,还可能出现甲状旁腺增生和佐林格-埃利森综合征以及库欣综合征,并有向胸膜、肋骨和淋巴结转移的倾向。

X线检查可见胸腺瘤多位于前纵隔,一般在心脏与升主动脉连接处。少数可发生于中纵隔甚至后纵隔。肿瘤呈圆形或类圆形阴影,可呈分叶状,密度均匀,可有钙化。良性肿瘤边缘清晰光滑。恶性肿瘤由于包膜不完整,边缘多毛糙不规则,分叶明显,可侵犯邻近组织,并可见胸腔积液、心包积液等征象。CT扫描有助于胸腺肿瘤的定位诊断,尤其当恶性肿瘤侵犯邻近器官时,CT能清晰地显示。

胸腺瘤应与畸胎瘤相鉴别,二者同为前纵隔肿瘤。一般认为胸腺瘤位置略高于畸胎瘤,但也有学者认为二者位置无差异。畸胎瘤发病年龄较轻,多在儿童和青春期发病,而胸腺瘤患者的年龄一般在40岁以上。如患者主诉咳出毛发,或X线胸片发现瘤内有骨状阴影或牙齿影,可确定为畸胎瘤。如伴有重症肌无力,则为胸腺瘤。

治疗首选手术切除。恶性胸腺瘤术后应给予化疗和(或)放疗。良性者预后好,恶性胸腺瘤预后较差。预后还与患者是否存在重症肌无力等特殊疾病有关。

二、畸胎瘤

畸胎瘤也是最常见的纵隔肿瘤之一。根据其结构可分为3种类型:上皮样囊肿、皮样囊肿和畸胎瘤。上皮样囊肿是反衬以鳞状细胞的囊肿;皮样囊肿有鳞状上皮内衬,含有皮肤附件成分,毛发和皮脂物质;畸胎瘤可为实性或囊性,含有2个或3个胚层的成分。但组织学研究发现,无论何种类型往往存在一个胚层以上的成分,故可统称为畸胎瘤或畸胎类肿瘤,分成囊性畸胎瘤和实质性畸胎瘤。

畸胎瘤来源于脱离了最初组织原始影响的细胞。这些细胞来自第3、第4腮裂和腮囊。畸胎瘤在组织学上可含有三个胚层的多种组织。外胚层组织包括表皮、毛发、皮脂腺、牙齿、胆固醇结晶、神经组织;中胚层组织包括肌肉、骨、软骨、血管、结缔组织;内胚层组织包括胸腺、甲状腺、支气管上皮、肠上皮、肝等。大多数畸胎类肿瘤为良性。

畸胎瘤可发生于各种年龄,但多数为40岁以下的青年和儿童,男、女均可患病。成年患者多无症状,儿童患者多有症状。症状多为肿瘤压迫邻近组织所致,可有咳嗽、声音嘶哑、上腔静脉综合征,继发性右心室增大等。囊性肿瘤感染时,可波及邻近组织。若肿瘤穿破支气管,可咳出毛发、油脂物质,还可能引起支气管哮喘反复发作。穿入胸膜腔,可发生脓胸。穿入心包,可致心脏压塞。以心包积液为主要表现者亦有报道。少数患者可伴小睾丸综合征。

X线和CT扫描显示肿瘤多位于前纵隔,常不对称,少数向两侧突出。偶可位于后纵隔,甚至侵及食管,经食管裂孔进入上腹部。肿瘤呈圆形或类圆形,边缘清晰,可呈分叶状,密度不均匀,边缘可钙化,肿瘤内有时可见骨状影或齿状影。肿瘤如有恶变、继发感染或出血,可在短期内明显增大。

治疗方法为手术切除。恶性畸胎瘤常可复发和扩散,且对化疗和放疗不敏感,预后差。

三、胸内甲状腺肿块

胸内甲状腺肿块包括假性胸内甲状腺肿瘤和真性胸内甲状腺肿瘤。假性胸内甲状腺肿瘤为颈部甲状腺在胸腔内的延伸;真性胸内甲状腺肿瘤为先天性,与颈部甲状腺无关,其血供直接来自纵隔内血管,临床上较少见。胸内甲状腺肿块的病理类型包括单纯甲状腺肿、甲状腺腺瘤和甲状腺癌。

胸内甲状腺肿块多发生于女性,男、女患者的比例约为1∶2,年龄都在40岁以上,一般病史较长。肿瘤逐渐增大产生压迫症状,出现咳嗽、吞咽困难、声音嘶哑、呼吸困难,甚至严重的呼吸困难,需气管切开挽救。甲状腺癌偶可引起肺上沟瘤综合征的表现。甲状腺功能亢进的症状很少见。

X线及CT检查显示肿块位于前上纵隔,多偏右侧,少数位于左侧或向双侧突出,一般在气管前方,偶见于后纵隔。假性胸内甲状腺肿块上端与颈部软组织影相连,边缘清晰,可为分叶状,气管、食管可受压移位。透视下可见肿块随吞咽活动而上下移动。真性胸内甲状腺位置变化较多。超声检查、^{131}I扫描、经皮穿刺检查等亦有助于诊断。手术切除是首选的治疗措施。

四、甲状旁腺腺瘤

甲状旁腺腺瘤是一种少见的纵隔肿瘤,多位于前纵隔。常伴甲状旁腺功能亢进而引起高钙血症。绝大多数可经颈部手术切除。

五、淋巴瘤

淋巴瘤是在网状内皮系统和淋巴系统产生的一组异质性的肿瘤，主要有霍奇金淋巴瘤与非霍奇金淋巴瘤两种类型。

根据组织病理学，霍奇金淋巴瘤可分为 4 类。①淋巴细胞为主型：有很多淋巴细胞和少数 R-S 细胞。②混合细胞型：有中等量 R-S 细胞并有混合型浸润物。③结节硬化型：除有浓密的纤维组织围绕霍奇金组织的结节之外，其他一般如混合细胞型。④淋巴细胞消减型：无多少淋巴细胞，有很多 R-S 细胞，同时有弥散性纤维化。

美国国立癌症研究所将非霍奇金淋巴瘤分类为以下几型。①低度恶性或预后良好的淋巴瘤：分化良好的弥散型；分化不良的淋巴细胞性结节型；结节混合型。②中度恶性或预后中等的淋巴瘤：结节组织细胞型；弥散分化不良淋巴细胞型；淋巴细胞型及弥散混合型。③高度恶性或预后不良的淋巴瘤：弥散型组织细胞型淋巴瘤（弥散型大细胞核裂和无核裂细胞，以及免疫母细胞型）；未分化的弥散型（伯基特或非伯基特型）；淋巴母细胞 T 细胞淋巴瘤。④杂型淋巴瘤：混合淋巴瘤、蕈样肉芽肿病、真正的组织型、其他的以及不能分类的类别。引起淋巴瘤的病因尚未明确，但有迹象表明可能与某些病毒感染有关。⑤纵隔淋巴结可能是淋巴瘤的原发部位，亦可能是全身淋巴瘤的一部分。霍奇金淋巴瘤和非霍奇金淋巴瘤的临床表现相似，主要为肿瘤压迫引起的症状，如咳嗽、胸痛、呼吸困难等，同时可伴有颈部和全身淋巴结进行性、无痛性肿大。全身症状有瘙痒、发热、乏力、贫血等。X 线和 CT 扫描显示肿瘤多位于中纵隔、肿块影像一侧或双侧凸出，呈分叶状，可有肺部浸润和肺不张，可伴胸腔积液，骨转移时胸骨、肋骨、脊柱等可有骨质破坏及病理性骨折。经皮纵隔淋巴结穿刺活检、纵隔镜检查以及颈部淋巴结活检可明确诊断并确定组织学类型。治疗以化疗和放疗为主。

六、神经源性肿瘤

神经源性肿瘤是最常见的纵隔肿瘤之一，占纵隔肿瘤的 20%左右，无明显性别差异，儿童和成人均可发生。根据神经源性肿瘤的不同来源和性质，可分类为以下几种。

（一）源于神经鞘

1.良性

神经鞘瘤，神经纤维瘤。

2.恶性

恶性神经鞘瘤，即神经源性肉瘤。

（二）源于自主神经节

1.良性

神经节瘤。

2.恶性

成神经细胞瘤，即成交感神经细胞瘤，未完全分化的神经节瘤。

（三）源于副神经节系统

1.来源于交感神经

(1)良性：嗜铬细胞瘤。

(2)恶性：恶性嗜铬细胞瘤。

2.来源于副交感神经

(1)良性：非嗜铬性副神经节瘤，即化学感受器瘤。

(2)恶性：恶性副神经节瘤。

神经源性肿瘤几乎都位于脊柱旁沟，沿着交感干，或与脊髓或肋间神经有关联。少数神经源性肿瘤可位于中纵隔，其发生与迷走神经或膈神经有关。

患者一般无症状，多在常规胸部X线检查时发现。肿瘤压迫周围组织，可产生胸痛、咳嗽、气急、吞咽困难和Horner征等临床表现，有些肿瘤压迫脊髓可致肢体麻痹。源于自主神经的肿瘤和嗜铬细胞瘤可产生儿茶酚胺，并可引起腹泻、腹部膨胀、高血压、出汗、皮肤潮红等症状。尿中香草苦杏仁酸可升高。

X线胸片示后纵隔脊柱旁圆形或类圆形块影或呈“哑铃状”，边缘清晰，密度均匀，可呈分叶状，少数有钙化。如肿瘤压迫椎体或肋骨，可致骨质缺损。该病治疗以手术为主。

七、支气管囊肿

支气管囊肿可位于肺实质和纵隔中。囊肿表层为复层纤毛柱状上皮、黏液腺、软骨和平滑肌，腔内有乳状黏液，一般无症状。幼儿气管或隆凸部位的囊肿压迫气管、支气管时，可有咳嗽、呼吸困难和哮鸣等表现。如囊肿与支气管相通，继发感染时，可出现发热、脓痰和咯血等表现。

X线检查见病变多位于中纵隔，圆形或卵圆形，密度均匀、较实质性肿块略低，边缘光滑，常呈分叶状。与支气管相通时，囊肿内可出现气液平面。食管钡餐检查可见食管在隆凸水平有压迹。CT密度分辨能力强，对诊断支气管囊肿有意义。该病明确诊断后，应手术治疗。

八、心包囊肿

心包囊肿是纵隔中最常见的先天性囊肿。因原始心包腔不能融合或胚胎胸膜的异常折叠而成，少数与心包相连。囊的外壁由结缔组织膜和少许弹性纤维、肌肉纤维组成，内壁为间皮细胞，上有血管分布。囊内含透明淡黄色液体。患者临床症状少，无特异性。

X线显示囊肿位于前纵隔，多数在右心膈角前方，呈圆形或卵圆形，密度均匀，边缘光整。CT扫描有助于明确诊断，MRI有血液流空效应，可分辨心脏与囊肿。该病治疗以手术为主。

九、脂肪肿瘤

纵隔脂肪肿瘤少见，多为良性，即脂肪瘤，可发生于纵隔内任何部位，但以前纵隔为多见。一般无症状。X线检查显示肿瘤密度较低，由于柔软的脂肪组织受重力影响，在不同体位下形态可不同。CT密度分辨力强，对诊断脂肪瘤有帮助。纵隔脂肪肉瘤罕见，可单发或多发，一般在手术后方能确诊。

十、囊性水瘤

纵隔囊性水瘤多为颈部囊性水瘤的延伸，也可单独存在于纵隔。其多位于前纵隔，囊内含有澄清黄色或暗棕色液体。该病诊断一般需通过手术确定。

十一、其他纵隔肿瘤

其他纵隔肿瘤如纤维瘤、平滑肌瘤、血管瘤等均很少见。上述疾病一般需经手术后病理检查才能诊断。

（万　鸿）

第六章

消化系统肿瘤

第一节 下 咽 癌

一、概述

下咽癌是一种起源于下咽部黏膜上皮的恶性肿瘤。下咽部位于喉的后方和两侧，包括梨状窝、环后区和咽后壁三个解剖区域。尽管下咽癌的发病率相对较低，但其恶性程度较高，主要因其早期症状隐匿、易发生淋巴结转移及预后较差。早期诊断和综合治疗对改善患者预后至关重要。通过多学科协作，结合手术、放疗、化疗及靶向治疗等手段，可以有效提高治疗效果，延长患者生存期并提高生活质量。

二、病因

(一)吸烟

吸烟是下咽癌最重要的危险因素之一。烟草中的致癌物质(如苯并芘、亚硝胺等)直接刺激下咽部黏膜，导致 DNA 损伤和细胞突变。

(二)饮酒

酒精及其代谢产物(如乙醛)可直接损伤黏膜细胞，并干扰 DNA 修复机制。饮酒与吸烟具有协同作用，两者同时存在时，患下咽癌的风险显著增加。

(三)饮食习惯

长期摄入过热、过辣、腌制或霉变食物可能对下咽部黏膜造成慢性刺激，增加癌变风险。

(四)HPV 感染

HPV 通过干扰细胞周期调控蛋白促进细胞异常增殖，与部分下咽癌的发生有关。HPV 相关的下咽癌通常预后较好，对放疗和化疗的敏感性较高。

(五)环境因素

长期接触某些化学物质(如石棉、镍、铬等)或工业粉尘可能增加下咽癌的发病风险。

(六)遗传因素

某些基因突变(如*p53* 基因突变)可能与下咽癌的发生有关。

三、分期

(一)T(原发肿瘤)

T_x:原发肿瘤无法评估。

T_{is}:原位癌。

T_1:肿瘤≤2 cm,局限于下咽1个解剖亚区(梨状窝、环后区或咽后壁)。

T_2:肿瘤≤2 cm但≤4 cm,或侵犯多个亚区,无半喉固定。

T_3:肿瘤>4 cm;或半喉固定;或侵犯食管。

T_{4a}:侵犯邻近结构(甲状/环状软骨、舌肌、甲状腺、中央区软组织)。

T_{4b}:侵犯椎前筋膜,包绕颈动脉或纵隔结构。

(二)N(区域淋巴结)

N_x:区域淋巴结无法评估。

N_0:无区域淋巴结转移。

N_1:同侧单个淋巴结转移,≤3 cm。

N_{2a}:同侧单个淋巴结转移,>3 cm但≤6 cm。

N_{2b}:同侧多个淋巴结转移,均≤6 cm。

N_{2c}:双侧或对侧淋巴结转移,均≤6 cm。

N_{3a}:转移淋巴结>6 cm

N_{3b}:任何转移淋巴结突破包膜(结外侵犯)。

(三)pN(病理淋巴结)

pN_x:区域淋巴结不能评估。

pN_0:病理检查无淋巴结转移。

pN_1:同侧单个淋巴结转移,≤3 cm且无结外侵犯。

pN_{2a}:同侧单个淋巴结转移,>3 cm但≤6 cm且淋巴结无结外侵犯。

pN_{2b}:同侧多个淋巴结转移,均≤6 cm且淋巴结无结外侵犯。

pN_{2c}:双侧或对侧淋巴结转移,≤6 cm且淋巴结无结外侵犯。

pN_{3a}:转移淋巴结中有一个>6 cm且淋巴结无结外侵犯。

pN_{3b}:任何淋巴结转移伴结外侵犯。

四、临床表现

(一)咽部异物感

此表现常为下咽癌的首发症状。进食后有食物残留感,或喉部后方的压迫感,持续时间较长,促使患者反复清喉(如咳嗽、喝水等)。

(二)咽部疼痛

初期疼痛轻微,当肿瘤发生溃疡合并感染或侵犯软硬组织时疼痛加剧,这种疼痛常向一侧耳部放射(通过迷走神经耳支反射至耳部),患者可指出咽痛的部位。咽痛程度不一,有的仅在进食时出现,有的为持续性较剧烈疼痛。

(三)声音嘶哑

声音嘶哑为肿瘤侵犯喉内肌引起声带固定或侵犯喉返神经所致,甚至出现不同程度的呼吸困难。

(四)颈部淋巴结肿大

颈部淋巴结肿大以单侧及颈中部多见,晚期患者可出现双侧颈淋巴转移,如肿瘤侵犯喉部,可转移至喉前和气管旁淋巴结。

(五)咳嗽或呛咳

肿瘤刺激喉咽黏膜而引起干咳,肿瘤增大可产生气道阻塞或呼吸困难。

(六)吞咽困难

肿瘤较大或癌侵犯食管时出现吞咽不顺或进食梗阻,可伴有进食呛咳。

五、辅助检查

(一)内镜检查

通过喉镜或胃镜直接观察下咽部病变,并可取活检进行病理学检查。

(二)影像学检查

CT、MRI 等可用于评估肿瘤的大小、范围及是否有淋巴结转移或远处转移。

(三)病理学检查

活检是确诊下咽癌的金标准,可明确肿瘤的组织学类型和分化程度。

六、治疗

下咽癌的治疗是一个多学科协作的过程,主要包括手术、放疗、化疗、靶向治疗和免疫治疗等。其中,放疗在下咽癌的治疗中占据重要地位,尤其对于早期病变或无法手术的患者,放疗可以作为根治性手段;对于中晚期病变,放疗常与手术、化疗等联合使用,以提高治疗效果。

(一)手术治疗

根据肿瘤侵犯范围采取不同的手术方式。肿瘤累及喉部,需同时行喉切除术。有颈淋巴结转移者,需行颈淋巴清扫术。肿瘤不侵犯对侧声带及环状软骨,对侧有活动杓状软骨及部分甲状软骨支架,充分利用颈部带状肌肉、筋膜及甲状软骨膜,就能部分或全部保留喉功能,而又不降低其生存率。根据术后创面大小,采用带蒂皮瓣、肌皮瓣、胃上提、结肠代食管等进行修复。

(二)化疗

1.诱导化疗

在手术或放疗前进行化疗,目的是缩小肿瘤体积,降低肿瘤分期,提高后续治疗的成功率。对于局部晚期下咽癌,先给予 2~3 周期化疗,常用方案如 TPF(多西他赛、顺铂、氟尿嘧啶)方案,部分患者肿瘤明显缩小,可使原本无法手术的患者获得手术机会,或提高放疗的敏感性。

2.辅助化疗

术后进行化疗,消灭可能存在的微小转移灶,减少远处转移风险。一般在术后 3~4 周开始,给予 4~6 周期化疗,常用药物与诱导化疗相似,如顺铂联合氟尿嘧啶等方案,可一定程度上提高患者生存率。

3.姑息化疗

针对晚期下咽癌出现远处转移,无法进行手术或放疗的患者,化疗可缓解症状,延长生存期,提高生活质量。可选择单药化疗(如紫杉醇单药)或联合化疗方案,根据患者身体状况和肿瘤进展情况调整。

（三）放疗

1.放疗的基本原理

放疗是利用高能射线（如 X 射线、γ 射线或质子束）破坏肿瘤细胞的 DNA，抑制其增殖和生长，从而达到杀灭肿瘤的目的。放疗基本原理包括以下方面。

（1）直接作用：高能射线直接作用于肿瘤细胞的 DNA，导致 DNA 链断裂，使细胞失去复制和分裂能力。

（2）间接作用：射线与细胞内的水分子相互作用，产生自由基，自由基再损伤 DNA。

（3）选择性杀伤：肿瘤细胞通常比正常细胞对放射线更敏感，因此放疗可以在一定程度上选择性杀灭肿瘤细胞，同时尽量减少对周围正常组织的损伤。

2.放疗的操作流程

（1）治疗前评估。①病史采集与体格检查：了解患者的病史、症状及全身状况。②影像学检查：通过 CT、MRI 或 PET-CT 等影像学检查明确肿瘤的范围、大小及是否有淋巴结转移。③病理学检查：通过活检明确肿瘤的组织学类型和分化程度。

（2）制定治疗计划。①体位固定：使用热塑膜或头颈肩架固定患者的头部和颈部，确保治疗过程中体位的一致性。②模拟定位：在 CT 模拟机下进行扫描，获取患者的三维影像数据。③靶区勾画：由放射肿瘤科医师根据影像资料勾画肿瘤靶区（包括原发灶和淋巴结区域）及需要保护的正常组织（如唾液腺、脊髓等）。④剂量规划：由医学物理师根据医师的要求制定放疗计划，确定照射剂量、照射角度和照射次数。

（3）实施放疗。①治疗验证：在首次治疗前，通过影像验证确保治疗计划的准确性。②每天治疗：患者每天接受一次放疗，每次治疗时间为 10～20 分钟，整个过程无痛。③定期评估：在治疗过程中，定期复查影像学检查，评估肿瘤的退缩情况，必要时调整治疗计划。

（4）治疗后随访。①疗效评估：治疗结束后，通过影像学和内镜检查评估肿瘤的消退情况。②不良反应管理：对放疗引起的急性或慢性不良反应进行对症处理。③长期随访：定期复查，监测肿瘤是否复发或转移。

3.放疗的类型

根据治疗目的和技术手段，放疗可分为以下几种类型。

（1）根治性放疗：用于早期下咽癌，目标是完全杀灭肿瘤。

（2）辅助放疗：用于术后或化疗后，目标是杀灭残留的肿瘤细胞。

（3）姑息性放疗：用于晚期患者，目标是缓解症状、提高生活质量。

（4）调强放疗：通过调整射线强度，使高剂量射线精准覆盖肿瘤区域，同时保护周围正常组织。

（5）容积旋转调强放疗：在调强放疗的基础上，通过旋转照射进一步提高治疗的精准性和效率。

（6）质子治疗：利用质子束的布拉格峰特性，精准投放高剂量射线，减少对正常组织的损伤。

（7）图像引导放疗：通过实时影像监控，确保放疗过程中肿瘤位置的准确性。

4.放疗的适应证

（1）早期下咽癌：根治性放疗可作为首选治疗方式，尤其适用于肿瘤局限于下咽部且未发生淋巴结转移的患者。对于这部分患者，放疗不仅可以有效控制肿瘤，还能保留喉部功能，避免手术对吞咽和发声的影响。

(2)中晚期下咽癌:放疗通常与手术或化疗联合使用,作为综合治疗的一部分。对于局部晚期病变,同步放化疗(即放疗联合化疗)是标准治疗方案,可以显著提高局部控制率和生存率。

(3)术后辅助治疗:对于手术切除不完全或伴有高危因素(如淋巴结转移、切缘阳性、神经侵犯等)的患者,术后放疗可以杀灭残留的肿瘤细胞,降低局部复发率。

(4)姑息性治疗:对于晚期或复发转移的患者,放疗可以缓解症状,如减轻疼痛、改善吞咽困难和减少肿瘤出血等,从而提高患者的生活质量。

(5)复发或转移性下咽癌:对于局部复发或远处转移的患者,放疗可以作为局部控制的手段,尤其是对于无法再次手术的患者。

(6)保留喉功能的治疗:对于部分中晚期患者,通过诱导化疗联合放疗的方式,可以在控制肿瘤的同时保留喉功能,避免全喉切除术。

5.放疗的不良反应

放疗可能引起一系列不良反应,尤其是在下咽癌这种靠近重要器官的部位。常见的不良反应包括以下方面。

(1)急性反应。①口腔黏膜炎:表现为口腔和咽部黏膜红肿、溃疡。②咽部疼痛和吞咽困难:由于咽部黏膜受到照射,患者可能出现疼痛和吞咽困难。③口干:唾液腺受到照射后,唾液分泌减少,导致口干。④皮肤反应:照射区域皮肤可能出现红斑、脱皮或色素沉着。

(2)慢性反应。①喉部纤维化:放疗后喉部组织可能出现纤维化,导致声音嘶哑或吞咽功能障碍。②放射性龋齿:唾液减少导致口腔环境改变,增加龋齿风险。③吞咽功能障碍:长期放疗可能导致吞咽肌肉纤维化,影响吞咽功能。

(3)全身反应。①乏力:放疗期间患者常感到乏力。②食欲下降:由于咽部疼痛和口干,患者可能出现食欲下降。

6.放疗的注意事项

(1)治疗前准备:保持良好的口腔卫生,治疗前进行牙齿检查和处理。戒烟、戒酒,避免刺激性食物。

(2)治疗中护理:保持皮肤清洁,避免使用刺激性护肤品。多饮水,保持口腔湿润。进软食或流食,避免过热、过冷或刺激性食物。

(3)治疗后随访:定期复查,监测肿瘤是否复发或转移。进行吞咽训练和言语康复,提高生活质量。

(四)其他治疗方法

1.靶向治疗

随着精准医疗发展,针对下咽癌特定分子靶点的药物逐渐应用。如针对 EGFR 的西妥昔单抗,可与放疗联合用于晚期下咽癌,能提高放疗疗效,且不良反应相对化疗较小,尤其适用于对传统化疗不耐受的患者。

2.免疫治疗

通过激活自身免疫系统来攻击癌细胞,如帕博利珠单抗等免疫检查点抑制剂,对于部分晚期下咽癌患者,在其他治疗手段失败后,可能显示出一定疗效,为患者提供新的治疗选择,但目前免疫治疗在下咽癌中的应用还在进一步研究和探索最佳使用方案阶段。

(马登滨)

第二节　口　腔　癌

一、概述

据统计，口腔癌约占全身恶性肿瘤的1%。口腔癌包括唇、舌（前2/3）、口底、颊黏膜上下齿龈和硬腭部、磨牙后三角部位的癌。最常见的病理类型是鳞癌，占90%以上，少数为小涎腺肿瘤、腺癌或其他类型。

（一）病因

口腔癌的发病可能与黏膜白斑病，长期异物刺激摩擦、吸烟、饮酒（不肯定）、嚼槟榔、HPV感染、紫外线、口腔卫生差等因素有关。

（二）临床表现

口腔癌的临床表现及预后跟其发生部位、组织学类型和肿瘤分期有关。大部分的口腔癌都原发于口腔黏膜表面，所以直视下仔细观察和触摸非常必要且非常重要。尽管所有口腔癌均容易发现，但易被患者或医师忽略。晚期病变常常浸润深部结构如肌肉和骨，与周围器官粘连固定，导致相应临床症状。口腔癌约1/3会出现淋巴结转移。T分期高，病灶靠近中线，都是淋巴结转移的危险因素。口腔癌的淋巴结转移率也与肿瘤的部位有关，颈部转移率自高到低依次为舌、口底、下牙龈、颊黏膜、上牙龈、硬腭与唇。绝大多数颈部转移位于Ⅰ～Ⅲ区，且大多按由近到远的顺序转移。靠近中线病灶可出现双侧淋巴结转移。口腔癌一般较晚出现远处转移，大多远处转移的患者也同时合并局部或区域复发。

1.T（原发肿瘤）

T_x：原发肿瘤无法评估。

T_{is}：原位癌。

T_1：肿瘤≤2 cm，浸润深度≤5 mm。

T_2：肿瘤≤2 cm，5 mm<浸润深度≤10 mm；或者2 cm<肿瘤≤4 cm，浸润深度≤10 mm。

T_3：肿瘤>4 cm；或无论肿瘤大小，浸润深度>10 mm。

T_{4a}：肿瘤侵犯骨皮质、下牙槽神经、口底或面部皮肤。

注：牙龈原发肿瘤仅侵犯骨/牙槽表面不归类为T_4。

T_{4b}：肿瘤侵犯咀嚼肌间隙、翼板、颅底和（或）包绕颈动脉。

2.N（区域淋巴结）

N_x：区域淋巴结无法评估。

N_0：无区域淋巴结转移。

N_1：同侧单个淋巴结转移，≤3 cm，淋巴结无结外侵犯。

N_2：同侧单个或多个、对侧或双侧淋巴结转移，≤6 cm，淋巴结无结外侵犯。

N_{2a}：同侧单个淋巴结转移，>3 cm但≤6 cm，淋巴结无结外侵犯。

N_{2b}：同侧多个淋巴结转移，均≤6 cm，淋巴结无结外侵犯。

N_{2c}：双侧或对侧淋巴结转移，均≤6 cm，淋巴结无结外侵犯。

N_3：转移淋巴结中有一个＞6 cm，淋巴结无包膜外侵犯；或者转移淋巴结明显结外侵犯。

N_{3a}：转移淋巴结中有一个＞6 cm，淋巴结无结外侵犯。

N_{3b}：转移淋巴结中临床包膜侵犯，淋巴结有结外侵犯。

3.pN（病理淋巴结）

N_x：区域淋巴结不能评估。

pN_0：无区域淋巴结转移。

pN_1：同侧单个淋巴结转移，≤3 cm 且无结外侵犯。

pN_2：同侧单个或多个、对侧或双侧淋巴结转移，≤6 cm，淋巴结无结外侵犯；同侧单个淋巴结转移，≤3 cm，淋巴结有结外侵犯。

pN_{2a}：同侧单个淋巴结转移，肿瘤＞3 cm 但≤6 cm 且淋巴结无结外侵犯；或者同侧单个淋巴结转移，≤3 cm，淋巴结有结外侵犯。

pN_{2b}：同侧多个淋巴结转移，均≤6 cm 且淋巴结无结外侵犯。

pN_{2c}：双侧或对侧淋巴结转移，≤6 cm 且淋巴结无结外侵犯。

pN_3：转移淋巴结＞6 cm，淋巴结无结外侵犯；同侧单个＞3 cm，同侧、对侧、双侧多个淋巴结转移，淋巴结有结外侵犯。

pN_{3a}：转移淋巴结中有一个＞6 cm 且淋巴结无结外侵犯。

pN_{3b}：同侧单个淋巴结转移，＞3 cm，淋巴结有结外侵犯；或者同侧、对侧、双侧多个淋巴结转移，任何一淋巴结有结外侵犯；或者对侧单个任意大小淋巴结转移，淋巴结有结外侵犯。

（四）治疗

治疗前应该对患者进行详细的体格检查，确定原发病灶的位置和侵犯范围，评估可能发生的淋巴结转移。CT、MRI 检查能够帮助确定肿瘤的范围（尤其是深部侵犯），发现可能存在的骨侵犯，并显示局部淋巴结。对于磨牙后三角区病灶，MRI 对于评估肌肉侵犯非常有用。不推荐常规行 PET 检查。

不同部位口腔癌在治疗上有类似之处。由于根治手术可造成伤残，影响患者的容貌、功能、生活和工作，所以首选的治疗方法需由外科专家和放疗专家共同商议确定。对于早期病灶（T_1 到早 T_2），手术和放疗的疗效相似，在大部分口腔部位，单纯手术或单纯放疗都能够获得非常好的局部控制和生存率（85%～90%）。放疗后残存灶经手术挽救仍可获得较好的疗效。手术未能彻底切除或存在复发危险病理因素也可进行术后放疗（或同步放、化疗）。治疗模式的选择要根据功能保全要求和可容忍的治疗不良反应来决定。一般来讲，如果不会造成残疾影响容貌和功能，早期癌可首选手术治疗。如果手术有以上不利风险，则首选放疗。中期病灶（大 T_2 到早 T_3）常采取的治疗方式为单纯放疗或手术＋放疗，控制率在 60%～80%。对于局部晚期病灶（大 T_3 或 T_4），大部分情况需要放疗加手术（术前或术后放疗），因为单一的治疗模式下肿瘤的控制率较低（≤30%）。对于单纯术后局部复发肿瘤，可以采取手术挽救治疗后再行术后放疗或术后同步放、化疗，或者姑息放疗。对于根治性放疗或放、化疗后局部复发肿瘤可以用手术挽救治疗，姑息化疗，或者最佳支持治疗。对失去手术机会的晚期患者，放疗加化疗可达到姑息减症作用。

对于口腔癌放疗来说，口腔准备与护理非常重要。无论有无牙齿，所有照射上颌骨或下颌骨任一部分的患者都必须在放疗前做全面的口腔科检查。放疗医师应该告知患者的牙科医师其接受的照射范围和剂量。为了提供合适的治疗前意见，牙科医师应该熟悉可能的放疗后并发症，比如龋齿和放射性骨坏死。放疗后患者的口腔愈合功能将终身受到影响，尤其当牙齿被拔除后因牙槽骨抗感染和修复能力差可导致放射性骨坏死。患者在放疗后拔除牙齿或对受照骨做有创操作前必须咨询放疗医师。

治疗前口腔评估的一个重要目的就是决定照射范围内的牙齿是否能在治疗后长期保持在一个健康的状态。因为至少在放疗后3～5年，患者不能拔牙。为了减少未来放射性骨坏死的风险，如果受照剂量高于55 Gy，有高危牙科因素的患齿应该在治疗前拔除。推荐拔牙后到放疗前有14～21天的愈合时间，不应短于7天。因此应合理安排牙科处理时间，以免延迟肿瘤治疗。拔除健康牙齿并不能减少放射性骨坏死的风险，故应当避免。对大唾液腺做放疗的患者有终身发生猖獗龋的风险，每天必须使用氟化物以预防龋齿。放疗医师应该密切随访患者治疗后的口腔状况，防止晚期放疗后遗症的发生，包括张口困难、口干、龋齿、口腔念珠菌病等。

二、舌癌

(一)概述

据统计，我国舌癌占口腔癌的40%，在口腔癌中居第1位。其好发年龄为50～70岁，男性多于女性。其好发部位在舌的侧缘特别是中1/3侧缘，其次为舌腹及舌背舌尖最少。其发病与口腔卫生不良，长期嗜好烟酒，局部创伤(多为牙齿残根、不适合的义齿)等因素有关。临床上有的舌嘉有明显的癌前病变史，主要是白斑，有时可能为扁平藓。

(二)应用解剖和淋巴引流

舌是一个主司语言、吞咽、咀嚼、味觉和口腔清洁的肌性器官。界沟把舌分成口腔部(舌前2/3)和咽部(舌根，舌后1/3)。舌根癌归入口咽癌中讨论。口腔舌分为舌背、舌腹和舌侧缘，中线肌间纤维间隔将舌分为左右两半。轮廓乳头是最大的味蕾；直径12 mm，位于界沟的前方。舌肌分为舌内肌(起止于舌内)和舌外肌(起于骨止于舌内)。口腔舌具有3个淋巴引流路径：舌尖引流至颌下淋巴结；舌侧部的淋巴引流至颌下淋巴结并进一步引流至颈深淋巴结；舌中间部的淋巴结直接引流至下颈深淋巴结。约15%的患者淋巴结转移绕过Ⅱ区直接转移至Ⅲ区和Ⅳ区。淋巴引流多为单侧，较少引流至对侧淋巴系统。

(三)病理和扩散方式

95%的口腔舌癌为中分化或高分化鳞癌。舌活动部癌常以局部侵犯为主，可直接侵犯口底、咽前柱、舌腹侧、下颌骨。在口腔癌中，舌癌的区域淋巴结转移发生率最高，为60%～80%，而45%的口腔舌癌患者在初诊时即有临床阳性的淋巴结，5%为双侧，若原发癌累及中线，对侧颈转移机会可明显增多。舌癌最常见二腹肌淋巴结转移，其次为颌下淋巴结和中颈淋巴结，颌下淋巴结转移较少见，少数可发生锁骨上转移。远处转移较少见。

(四)临床表现、诊断

口腔舌癌患者经常表现为舌刺激不适感或异物感。体检发现舌部硬结、糜烂或溃疡。当肿瘤向深部浸润，可出现舌活动受限，会影响言语和吞咽功能。进展期溃疡型病灶常会有恶臭和疼痛。舌和口底的触诊、视诊和舌移动度的评估会帮助确定原发灶的范围。CT/MRI检查有助于了解大病灶的深部侵犯范围及评估颈部淋巴结情况，确定T和N分期。

(五)治疗原则

治疗方法根据原发肿瘤的大小、部位、生长类型和淋巴结转移情况确定。

1.早期病灶(T_1和表浅T_2)

在控制口腔舌癌较小病灶方面，手术和放疗是同等有效的。表浅的界限清楚的病灶仅用单纯切除术就可治愈，并且功能保留良好。对于术后病理提示切缘阳性或近切缘、多发颈淋巴结转移、血管侵犯、淋巴结破包膜、神经侵犯等不良因素，推荐术后放疗。虽然根治性放疗是安全的，严重放疗并发症的风险较低，但仍首选手术治疗，因为考虑到放疗后存在持续数月到数年的放射性骨坏死和软组织坏死的可能性。如果患者拒绝手术或预计手术并发症的风险较高，可予根治性的放疗。口腔舌癌放疗可采用外照射＋组织间插植或口腔照射筒推量，或单纯组织间插植治疗。单纯外照射的治疗效果欠佳。

2.中晚期病灶（大 T_2 和 T_3）

中晚期病灶常采用舌部分切除术＋术后放疗。组合模式的治疗具有较高的治愈率。术前放疗很少应用，因为未照射时外科医师容易确定肿瘤的范围。术前放疗也会导致术后并发症的风险增高。

3.晚期病灶（T_4）

T_4期舌癌治愈的可能性较低。早 T_4肿瘤可能适合采取舌部分切除术＋辅助放疗。更晚期的病变需要做全舌切除术±全喉切除术（为了防止误吸）和重建术。对病变不能切除的肿瘤患者，可采用术前放疗至少 50 Gy/25 F，以增加手术切除率或允许外科医师切除更加彻底。对于一般状况差的患者或同时有晚期颈部转移的患者可采取姑息放疗。

（六）放疗

外照射治疗＋近距离放疗口腔舌癌是非常有效的，对原发灶可达到较满意的局部控制，且可保持舌的正常功能。可采用外照射 1.6 Gy，每天 2 次，到 32 Gy＋组织间插植给量 35～40 Gy。这种技术减少了总治疗时间和避免了较大的分割剂量（30 Gy/10 F，2 周）。外照射＋组织间插植也可成功挽救 T_1和 T_2病灶根治术后病理切缘阳性的患者。

与组织间插植相比较，口腔筒放疗使得下颌骨的剂量较低，也不需要麻醉或住院，并发症的风险也较小。可采用方案为口腔筒电子束或常压 X 线照射：3 Gy×（8～9）F（每周 5 F）＋外照射（包括原发灶和颈部）30 Gy/10 F 或 32 Gy/1.6 Gy，2 周，每天 2 次。如果是分段治疗（时间间隔 1～2 周），则应相应提高外照射剂量。

调强适形放疗由于靶区的适形度高，可大大降低周围正常组织的高剂量照射体积和剂量，但应注意的是，舌是一个活动的器官，而且局部浸润性生长的趋势明显，因此在勾画 GTV 和 CTV 时应予以高度重视，以免遗漏靶区，甚至有的专家不主张行调强适形放疗。

在口腔舌癌中亚临床颈淋巴结转移较常见，随着肿瘤的厚度增加隐匿性颈淋巴结转移的风险也将增大，在肿瘤的厚度≥2～5 mm 时行选择性的颈部治疗非常重要。若没有行选择性颈部照射，40％左右的患者会颈部复发。对 T_2～T_4的病灶，推荐对临床阴性颈部做选择性的治疗，剂量至少＞40 Gy。若不做颈部预防治疗等复发后再做补救治疗则预后明显变差。

1.T_1和 T_2肿瘤

对于单纯放疗，减少总治疗时间是口腔舌癌治疗成功的关键。分化良好的肿瘤且厚度4 mm 以下用单纯近距离放疗是最佳的。瘤体越小，效果越好。此法的优点是疗程短，全身反应较轻，可保存舌的功能，不致影响患者治疗后的生活和工作能力。组织间插植可通过包埋于尼龙条中硬绝针或塑料管技术（铱）来实现。由于操作技术上的困难，尼龙条包埋硬龟针的方法只在肿瘤相对表浅的情况下采用。多数情况下可首选塑料管技术。总剂量达（65～70）Gy/（5～7）d。

口腔筒接触 X 线照射是一种局限性的放疗手段，适用于舌的前部或口底前部的早期病变，病灶的厚度不要超过 0.5 cm，需要与外照射配合治疗，也可选用合适能量的电子线和适当大小的限光筒进行照射。口腔筒放疗应该在外照射之前做，因为患者的耐受性更好并且能够清楚确定病灶边界。

分化差的舌癌患者，以及侵犯深度 5 mm 以上的，应该用外照射和近距离放疗的组合治疗模式。单独使用组织间插植或外照射，其疗效均差。宜先用外照射，使瘤体缩小和抑制外围的肿瘤细胞，并能控制舌癌伴有的炎症，然后再行组织间照射。外照射技术：放射源可选用 4～6 MV 高能 X 射线，8～12 MeV 电子线。仰卧位，含口含器将舌体下压，使之与上分开使照射野内的正常组织体积最小。常规用头部固定器。平行对穿野设野包括原发灶和Ⅰ，Ⅱ区淋巴引流区。上界：舌背上 1.5～2 cm。下界：包括Ⅱ区。前界：以避开下唇为度。后界：以包括颈深上淋巴结为准。患侧野与对侧野的权重分配是 3∶2 给量 30 Gy/10F，每天 1 次，或者 32～38.4 Gy，1.6 Gy/F，每天 2 次，2～2.5 周。Ⅲ区和Ⅳ区淋巴结采用颈前切线野照射技术。

外照射完成后，用组织间插植加量 35～40 Gy。两者间隔的时间不宜过长，为 1～2 周。

2.T_3 和 T_4 肿瘤

大多数患者采用手术＋术后放疗的治疗模式。术后放疗剂量依赖于切缘状态。阴性切缘患者一般接受 60 Gy/30 F。对于阳性切缘/有多个危险因素/手术和术后放疗起始间隔超过 6 周的患者应该考虑改变分割方式，可选择的方案是 74.4 Gy，1.2 Gy/F，6.5 周，每周 2 次。对于高危的情况推荐同步顺铂化疗。设计照射野应包括原发病灶和两侧颈部淋巴引流区。如果颈淋巴结受累则初始野应伸展至颅底以包括咽后淋巴结。在切口上放置凡士林纱布团以确保足够的表面剂量。除非双侧颈淋巴结阳性，可以采用调强适形放疗技术保护对侧腮腺。不完全切除的 T_3 和 T_4 肿瘤患者预后较差，治疗可采取外照射剂量 74.4～76.8 Gy，1.2 Gy/F，6.5 周，每周 2 次＋同步化疗。此后，评估患者情况以决定进一步行手术切除残留原发灶还是做组织间插植。首选残留灶切除，因为增加近距离放疗会带来较高的组织坏死风险。那些病情进展情况较差的不适合积极治疗的口腔舌癌患者，则行姑息放疗，可采用 30 Gy、10F、2 周或 20 Gy/2 F，分割间隔 1 周。

（七）并发症

放疗后，患者可能会诉舌的敏感性增加，甚至在黏膜已经修复后。治疗后 1～3 个月，味觉倾向于改善，但是因为口干症放疗后的味觉感知力会减低。小的、自限性的软组织坏死较常见，应与肿瘤复发鉴别并排除复发可能性。对于坏死病灶，可采取保守治疗。对于保守治疗无效的进展的较大坏死灶可采用高压氧治疗。持续存在的大坏死灶通常伴随骨坏死，外科手术是最后的治疗手段。

放射性骨坏死并不常见，起始于放疗后的 1 个月到数年。在接受较高分割量/肿瘤侵犯骨的患者中相对多见。骨坏死的治疗常需数月，处理与软组织坏死类似。放射所致的口干症是常见的，跟唾液腺组织的受照体积和照射剂量有关。用近距离放疗或口腔筒放疗没有外照射的患者常能保留唾液腺功能。

有资料证实，对于 T_1 和 T_2 病灶，比较手术±放疗与单纯放疗，其严重并发症发生率的差异并不明显但对 T_3 期病灶，手术治疗模式严重并发症的发生率明显增高。

（八）预后

放疗的局控率主要与肿瘤的大小和原发灶的浸润深度有关，与肿瘤的分化程度关系不大。

舌癌治疗后总的 5 年生存率为 50%左右。预后主要取决因素如下。①临床分期：病期的早晚是影响疗效的主要因素。5 年生存率Ⅰ期为 80%～90%，Ⅱ期为 60%～80%，Ⅲ期仅为 30%～70%，Ⅳ期为 10%～40%。有颈淋巴结转移者预后不佳，而在颈部临床阴性的患者中颈部复发后再行挽救治疗的5年生存率仅为预防性颈淋巴结清除术后5年生存率的一半。所以在舌癌治疗中，正确处理颈淋巴结是一个重要问题。②肿瘤部位及生长方式：舌尖部瘤除晚期外，一般预后较其他部位者为好，舌后部的预后差。浸润性生长的肿瘤较外突型效果差。③治疗方法：单纯外照射的疗效要比外照射＋组织间插植者差。总体来说，包含手术的治疗模式比单纯放疗的疗效好。

三、口底癌

口底癌占口腔癌的10％～15％。病因与吸烟、酒和口腔卫生差有关，口底白斑易发生恶变。好发年龄为50～70岁，男性多于女性。病理类型以中高分化癌为主，也有来源于腺组织的肿瘤，如腺样囊性癌、黏液表皮样癌等。

（一）解剖及扩散类型

口底为位于下颌骨间的U形区域，前为下牙弓，上为舌腹面，后界为腭舌弓，深层为颌舌骨肌。口底黏膜下有舌下腺、颌下腺前部及其导管。口底癌好发于中线附近、口底的前部、颌下腺开口的周围，易侵及下颌神经管并沿此管生长。常侵及舌，早期即可引起舌运动受限。肿瘤可直接侵犯疏松的颏下，颌下间隙和舌肌，也可侵犯下齿龈、下颌骨和颌下腺。口底癌区域淋巴结转移率较高，就诊时约30％的患者伴有颈淋巴结转移，主要转移至颌下淋巴结，其次为二腹肌淋巴结，颈中深淋巴结，少数可转移至颌下淋巴结，其中20％发生双颈淋巴结转移。淋巴结转移率与肿瘤的大小和浸润的深度密切相关。临床检查颈淋巴结转移率 T_1 约为10％，T_2 为25％，T_3 为50％，T_4 为70％，约20％的患者为亚临床颈淋巴结转移。口底癌的远处转移率约占9％，常见受累器官为肺、肝、骨和纵隔。约有1/4的口底鳞癌患者可发生上呼吸道、消化道第二原发肿瘤。

（二）临床表现和分期

早期患者可自觉舌尖触及异物感，晚期患者可有疼痛、出血、口水多、讲话困难和牙齿松动如果病变与下颌骨关系密切，应行下颌骨CT或MRI，以排除下颌骨受侵。增强CT/MRI检查是分期的必查项目。

（三）治疗原则

(1)早期（T_1 和表浅 T_2）病灶采用手术切除或放疗都可以获得较好的疗效。

(2)T_2、T_3（早期外生型）可做全程放疗，残存病灶可行手术挽救。

(3)可手术切除的晚期病变（T_3、T_4）首选手术与放射的综合治疗（术前或术后放疗）。

(4)颈部淋巴结转移率高，应考虑行选择性颈清扫或预防性放疗。

(5)少数失去手术机会的晚期患者可行姑息性放疗，但疗效差。

（四）放疗

口底癌的放疗方式包括外照射和组织间照射。

1.外照射

取仰卧位，头颈部面罩固定。照射范围包括原发灶区、颈部转移及亚临床灶。常规放疗时在模拟机透视下定位，设两侧平行相对野，上界在含口含器状态下设在舌背上1.0～1.5 cm，下界至甲状软骨切迹，后界至椎体后缘，根据病变范围尽可能保护腮腺组织，避开上下唇。根治性放疗总剂量(Dose Total，DT)7周70 Gy，术前放疗DT 5周50 Gy，休息2周后行手术治疗。适合单纯放疗的早期病变可在DT 5周50 Gy后，行局部组织间插植治疗20 Gy。对切除不净或切除不够的病例，应做术后放疗，DT 6～7周60～70 Gy。注意保护脊髓。对 T_1N_0、T_2N_0 病例应做颌下、颏下及上颈淋巴结预防性照射，下颈和锁骨上一般不做常规预防性照射。$T_{2\sim3}N_{1\sim2}$的晚期病例应行下颈和锁骨上预防性放疗。

可行三维适形调强放疗，根据 CT/MRI 在照射区域进行靶区勾画，术后放疗患者的术前 CT/MRI，手术记录，银夹标记和病理报告对照射野的设计极具参考价值。需要勾画的正常组织有脊髓、脑干、颞颌关节、下颌骨、腮腺等。

2.组织间照射

对早期病变可行单纯组织间插植近距离治疗。病变与下颌骨的最近距离应大于 5 mm 剂量与分割方法为每次 15～20 Gy，(1～2)次/(1～3)周。也可采用超分割技术，每次剂量不超过 5 Gy，4～5 F 完成。治疗时注意下颌骨的剂量不宜过高。

(五)并发症

早期以口腔黏膜炎、味觉丧失常见，晚期并发症有局限软组织坏死，难以愈合的溃疡伴感染及疼痛，以及放射性骨坏死等。对症治疗可采用抗生素、局麻药、己酮可可碱及高压氧，必要时可手术。

(六)预后

早期口底癌的疗效较好，晚期较差。预后与 T 分期、有无颈巴结转移密切相关。5 年生存率Ⅰ期～Ⅱ期分别为 80%、50%～60%，晚期病例单纯放疗的 3 年生存率不到 25%。对于晚期病例采用放疗与手术综合治疗可提高疗效，控制率明显高于单纯手术和单纯放疗者。

四、齿龈癌

齿龈癌好发于老年男性，约 80%的齿龈癌起源于下齿龈，其中 60%发生于前磨牙的后部多数为鳞状细胞癌。在诊断上齿龈癌应注意与上颌窦的原发癌相鉴别。齿龈癌位置表浅，易被发现，但由于患者疏忽，就诊时多属晚期。

(一)解剖及扩散类型

齿龈覆盖子牙槽嵴之上。上齿龈由上颌骨的齿龈缘构成，表面覆盖黏膜和牙齿，并延伸至硬腭。下齿龈从龈颊沟至口底的范围内，覆盖在下颌骨齿槽突的表面，但不包括磨牙后区齿槽突基底部。

上齿龈癌常直接侵犯上颌窦或上龈颊沟，下齿龈癌就诊时下颌骨受侵率约为 50%，也可侵犯磨牙后三角，邻近的颊黏膜及口底。

上、下齿龈癌的淋巴结转移方式相似。首先转移至颌下和上颈内静脉淋巴结。首诊时可有 16%的临床阳性淋巴结，3%的患者出现对侧淋巴结受累，亚临床淋巴结转移率为 17%～19%。淋巴结转移的发生率随 T 分期的升高而增大，T_1和 T_2为 12%，T_3和 T_4为 13%。

(二)临床表现

齿龈鳞癌的患者首先表现的症状可能为疼痛，牙齿松动，长期不愈的溃疡，间歇性的出血，侵犯下牙槽神经可导致下唇的感觉异常或麻木。齿龈癌是否有骨受侵对放疗的疗效会产生很大的影响，因此有条件应常规行 CT/MRI 检查以评估下颌骨的情况。

(三)治疗原则

1.早期病灶(T_1和表浅 T_2)

早期齿龈癌的治疗以手术为主。当存在骨侵犯时，需要切除下颌骨或上颌骨的部分节段。

2.中晚期病变(大 T_2、T_3和 T_4)

中晚期病变以手术和放射的综合治疗为主，行术前或术后放疗可提高疗效。大病灶可能需要行半下颌骨切除术或部分上颌骨切除术，因为局部骨侵犯可能沿着骨膜下淋巴系统扩展，所以切除术后需行放疗以根除边缘区的显微病灶，同时消除颈淋巴结的亚临床转移，以提高治愈率。术后放疗的适应证还有神经侵犯、多个阳性淋巴结、淋巴结包膜外侵犯。推荐术后放疗时行同步化疗。

(四)放疗

1.T_1和T_2病灶

不适合做手术的患者可行放疗。小病灶可采用口腔筒放疗＋外照射。组织间插植不适用此病，因为骨的邻近会导致放射性骨坏死的风险明显增高。

取仰卧位，含口含器，面罩固定头部。外照射可采用同侧正交楔形野照射或两斜野加同侧电子线补充照射。应精确调整治疗的深度，从而使得肿瘤深部欠量的可能性降到最低。当病灶明显侵犯软腭或舌(T_1或T_2时不常见)应采用平行对穿野，权重比为3(肿瘤侧)∶2。调强适形放疗也可作为一种治疗选择用来保护对侧腮腺。上齿龈癌易侵犯上颌骨及上颌窦，照射野应包括部分上颌窦。下齿龈癌照射野应包括同侧全下颌骨，颈部淋巴结阴性者，上颈部做预防性照射。剂量要求为T_1:6～6.5周60～65 Gy;T_2:7周70 Gy或行1天2次的超分割放疗，剂量为74.4 Gy/62 F。先用大野照射DT 4周40 Gy时缩野避开脊髓，DT 50～60 Gy，5周后可进一步缩野推量至根治剂量。有明确颈淋巴结转移时应行颈部照射，下颈用颈前切线野(4 MV或6 MV X射线)，预防照射50 Gy/25 F，上界置于甲状上切迹(图6-1)。

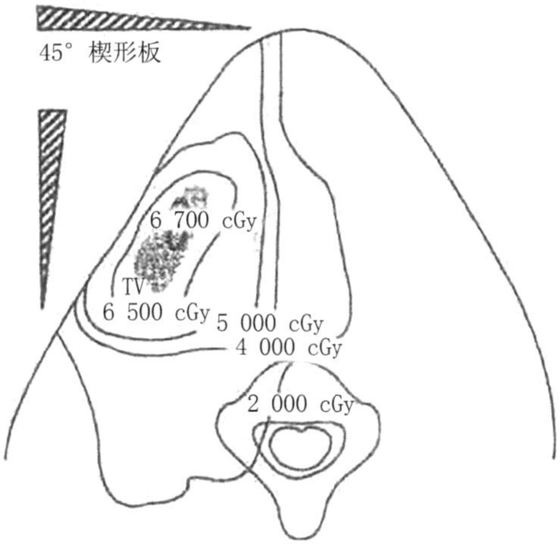

图6-1 口底癌照射野设计

2.T_3和T_4病灶

T_3和T_4患者单纯放疗治愈率较低，最优的治疗方式为手术＋术后放疗。对于术后患者照射野应包括下颌骨或上颌骨的邻近节段。当有神经侵犯时须照射整个半下颌骨或半上颌骨，范围包括远端的神经孔到蝶腭神经节。如果颈淋巴结受累或原发灶外侵明显，下颈须预防照射。术后放疗的剂量根据切缘状况来定，一般为60～70 Gy。照射野设置类似前述。根据放疗肿瘤学组和欧洲癌症研究与治疗组织的随机临床试验数据推荐同步顺铂化疗。对于无根治希望的晚期患者或不能耐受根治治疗的患者可接受姑息放疗。

(五)放疗并发症

放疗的并发症包括龋齿、软组织坏死和放射性骨坏死。晚期病灶发生并发症的风险增高。

(六)预后及影响因素

齿龈鳞癌以手术为主的治疗,5年生存率约为50%,T_3和T_4患者单纯放疗5年生存率为30%~40%。单纯放疗局控率早期为70%以上,另有报道单纯放疗局控率早期骨侵犯者为50%,广泛外侵者仅为25%。

局控率的影响因素为原发灶大于3 cm和阳性术缘。生存不利的影响因素:进展的T分期、阳性手术切缘、骨受侵及颈转移。下颌骨切除范围、神经侵犯、组织学分级对局控率及生存率无显著影响。而治疗前原发灶区的拔牙对生存率的影响尚有争议。

五、颊黏膜癌

颊黏膜癌的发病率较低,仅占口腔癌的5%,好发于老年患者,男性多于女性。病理类型最常见为分化好的鳞癌,其他类型少见,如疣状癌。病变好发于颊黏膜中后部的咬合线上,靠近下磨牙区,通常有溃疡形成,伴深部浸润。

(一)解剖及扩散类型

颊黏膜由颊部黏膜面,上和下唇黏膜面,臼后三角区和上、下龈颊沟的黏膜组成。颊内覆黏膜面与唇黏膜面相连续并且结构相同。颊的肌肉为颊肌。

大多数颊黏膜来源的肿瘤为低级别的鳞癌,常和黏膜白斑病有关。颊黏膜癌的早期病变多不连续,呈外生性生长或黏膜表面生长。晚期病变可发生溃疡,常有肌肉侵犯。以局部直接侵犯为主,可直接侵犯龈颊沟、上下齿龈、硬腭、上颌骨、下颌骨等。淋巴转移率较低,第一站淋巴结为颌下和二腹肌下淋巴结,后可至颈深上淋巴结,部分可引流至颏下、中颈部及腮腺淋巴结。在初诊时临床阳性淋巴结的发生率为9%~31%,亚临床淋巴结转移的风险为16%,双侧颈淋巴结转移非常少见。局部晚期病变发生淋巴结转移的风险较高(60%)。血行转移较少见。

(二)临床表现

早期无症状,晚期可出现疼痛、溃疡、出血、感染和张口困难或淋巴结转移等。CT/MRI用于评价病变的深部侵犯范围,探测骨侵犯情况,并对腮腺及颈淋巴结进行评价。

(三)治疗原则

1.早期病灶(T_1和表浅T_2)

颊黏膜癌大多数为分化较好的鳞癌,具有一定的放射抵抗,故首选治疗方式为手术,单纯放疗一般用于不能手术的患者。术后除有切缘阳性等情况,一般不需要进行术后放疗和化疗。针对T_1和T_2患者,可采用外照射和组织间插植组合的放疗方法。

2.中晚期病灶(大T_2、T_3和T_4)

大T_2和T_3病变可采用放疗,但是如果有深部肌肉侵犯,放疗的治愈率将会变差。对于大T_3和T_4的患者首选的治疗是原发灶切除联合颈清扫+术后放疗。不能手术的患者,治疗采用外照射和同步化疗。虽然非常希望采用近距离照射作为治疗的一部分,但是用组织间插植充分包括进展的病灶的可能性是较小的。同步化疗方案常用顺铂。

3.疣状癌的处理存在争议

可选用手术和放疗。放疗的剂量基本上跟鳞癌需要处方的剂量一样。有报道疣状癌放疗后的结果跟鳞癌患者相似。

(四)放疗

1.T_1和T_2病变

采用经典的外照射技术。患者取仰卧位,面膜固定,采用同侧两形野(前野加侧野用45°楔板,夹角90°),照射野上界应放至颧弓水平,前界唇联合后缘,后界至1/2椎体外(如臼后三角区病变应放至椎体后缘),下界根据淋巴结转移情况决定。如为N_0患者,已做原发灶根治术+颈淋巴结清扫,颈部无须放疗。如仅行原发灶根治术,应行颈部预防照射。用高能X射线照射至Dr 40 Gy,4周后避开脊髓,照射至50 Gy,5周后予以组织间插植或电子线或口腔筒加量20 Gy左右。

2.T_3和T_4病变

偏一侧肿瘤用单侧野照射。肿瘤明显侵犯到中线的患者用平行对穿野放疗。病变侧和对侧权重比为3∶2。在40.8～45.6 Gy和60 Gy时缩野。照射下颈时采用前野6 mV,X射线给量至50 Gy/25 F,1 F/d。此后依据阳性颈淋巴结的位置,对部分或全部下颈椎量,依据病变的范围可考虑调强适形放疗,以使得肿瘤的覆盖最优化,同时限制邻近重要器官的剂量,比如小脑和颞叶。

T_2或以上肿瘤的患者,肿瘤厚度大于6 mm或侵犯深度大于3 mm的患者局部复发风险大于30%,应该行术后放疗。对于术后放疗,靶区应包括原发灶瘤床和同侧的颌下和二腹肌下淋巴结。广泛同侧阳性淋巴结的患者应该考虑照射双侧颈。晚期患者不适合积极治疗,可考虑姑息放疗。分割方案为20 Gy/2 F(一周分割间隔)或30 Gy/10 F,2周。

(五)并发症

颊黏膜可耐受高剂量的放疗,晚期并发症风险较低。如果咬肌接受高剂量照射可发生牙关紧闭。

(六)预后及相关因素

放疗的5年无病生存期为50%～60%,取决于原发的分期和淋巴结转移状态。以放疗为初始治疗,则原发灶的总控制率为52%,但晚期病变的控制率仅25%。随着T分期的增加复发风险增高。某医院报道了119例黏膜癌的患者,单纯手术者84例(71%),术后放疗22例,13例术前放疗,38例患者(32%)出现局部复发。5年总生存率为Ⅰ期78%、Ⅱ期66%、Ⅲ期62%、Ⅳ期50%。肌肉侵犯、腮腺管侵犯和转移淋巴结的包膜外侵犯均与生存时间减少显著相关。

六、硬腭癌

硬腭癌以来源于小涎腺者居多,且大多分化较好。发生自黏膜的鳞癌次之,多呈溃疡型且分化较差。前者对放射敏感性差。

(一)解剖和扩散类型

硬腭是腭骨的水平板,为口腔的顶壁和鼻腔的底壁,软腭的肌肉附着其后缘。硬的黏膜紧密附着于肌膜表面,黏膜下有较多的小涎腺。大部分硬腭癌来源于小涎腺,其中腺样囊性癌可沿第Ⅴ2支脑神经上侵至中颅窝。淋巴引流主要至咽后,颌下,二腹肌和颈外侧深部淋巴结,即Ⅰ区和Ⅱ区淋巴结。临床上硬腭癌淋巴转移较少发生,一般认为就诊时淋巴结转移率为10%。远处转移率很低。

(二)诊断

早期临床可表现为无痛性肿物、硬腭处异物感等。CT/MRI检查对了解有无骨受侵有帮助。

(三)治疗原则

大多数学者认为硬腭癌的单纯放疗疗效欠佳，而主要是以手术为主。这是因为大多数患者可能存在潜在的骨侵犯，此时单纯放疗效果较差。实际上大而表浅的病灶可采用放疗作为初始治疗。术后放疗指针包括病理提示近切缘或阳性切缘，神经/脉管侵犯，多个阳性淋巴结破包膜或骨侵犯。小涎腺来源肿瘤常采用手术＋术后放疗的模式，尤其分化较差时早期鳞癌手术及放疗效果均好，放疗后的残存灶可行手术挽救。晚期应有计划性地采用放疗与手术综合治疗。

(四)放疗

1.T_1和T_2病灶

放疗一般用于有手术禁忌的患者，放疗范围仅包括腭部和颚骨。大多数病灶一般并不完全偏于一侧，因此常规放疗时照射野常采用平行对穿野，包括原发灶且外放不超过 2 cm，通常上界至上颌窦的下 1/2，下界至软腭下。来源于小涎腺的腺样囊性癌，因有沿神经鞘播散的可能，故照射野要适当加大。应使用口含器以压低舌、下颌骨、下唇以减少正常组织受量。多数病灶并不适合近距离放疗，因此患者常单纯外照射。而单纯放疗，即使是早期病灶，治愈率也相对较低，因此可改变分割方式。倾向于超分割 74.4～76.8 Gy，每次 1.2 Gy，每天 2 次，6～6.5 周。

颈部淋巴引流区一般不做常规预防性照射，但侵袭性的、分化差的肿瘤照射野可考虑包括区域淋巴结。照射区域淋巴结可显著增加急性反应。可 45.6 Gy/38 F 后缩野后仅充分包及原发灶。下颈可采用颈前野预防照射，与原发灶野相接于甲状切迹，剂量 50 Gy/25 F，5 周。

2.T_3和T_4病灶

最优治疗模式为手术＋术后放疗，照射野包括原发灶和区域淋巴结(如上所述)。术后放疗于术后 6 周内开始。阴性切缘的患者一般接受 60 Gy/30 F。40 Gy 时避开脊髓。如果需要补量，颈后区可采用 8～10 MeV 电子线照射。对于有阳性切缘多个危险因素或延迟放疗的患者可考虑改变分割方式。术后放疗常采用同步顺铂化疗。不能手术的 T 和 T 患者采用单纯放疗治愈率较低。可予以 76.8 Gy，每次 1.2 Gy，每天 2 次，6.5 周，同步每周顺铂化疗。

(五)并发症

较严重的并发症主要为硬腭穿孔预防为主，避免腭骨剂量过高。其他有食欲减退、乏力、口干、口腔黏膜炎等。

(六)预后

本病总的 5 年生存率为Ⅰ期 75%、Ⅱ期 66%、Ⅲ期 36%、Ⅳ期 17%。病灶大小及颈淋巴结转移直接影响疗效。5 年生存率肿瘤＞3 cm 者为 16%，有颈淋巴结转移者为 15%，综合治疗预后优于单纯放疗。

(马登滨)

第三节 食管癌

一、概述

食管是连接下咽到胃之间的生理管道。原发于食管的恶性肿瘤绝大多数发生在食管黏膜上皮，被称为食管癌，少数发生于食管中胚层组织的被称为肉瘤。从世界范围看，食管癌是常见的恶性肿瘤之一，全球食管癌每年新发患者数约 40 万，是第 3 位常见消化道的恶性肿瘤，也是第 6 位癌性死亡的原因。在我国，食管癌也属于高发和导致癌性死亡常见的恶性肿瘤之一。我国北京、天津、上海、武汉和哈尔滨等 5 个城市肿瘤登记资料显示，从发病率看，男性食管癌是第4～6 位常见恶性肿瘤，女性为第 7～14 位恶性肿瘤。从死亡率看，男性食管癌居各种恶性肿瘤死亡的第 4 位，女性居第 5～9 位。

食管癌在我国不同地区的发病率存在显著差异。发病率农村高于城市，根据全国调查资料，我国城市地区食管癌死亡率为 9.62/100 000，占恶性肿瘤的 8.55%，居癌症死亡的第 4 位；农村地区食管癌死亡率为 20.1/100 000，占恶性肿瘤的 18.83%，居癌症死亡的第 3 位。我国食管癌发病率有区域聚集性。高发地区有河北、河南、山西三省交界的太行山区，河南林县，苏北地区，鄂皖交界的大别山区，四川的北部地区，闽粤交界地区和新疆哈萨克族居住地区。在我国，死亡率最低的省份为云南省（仅 2.01/100 000），死亡率最高的为山西省，死亡率约为 42.46/100 000。

二、病因

食管癌的确切病因目前尚不清楚。食管癌的发生与该地区的生活条件、饮食习惯、强致癌物、一些抗癌因素缺乏及遗传易感性有关。

（一）化学致癌物

亚硝胺类化合物致癌性很强，实验证明诱发食管癌的亚硝胺类有 20 多种。在高发区的食物、饮水、酸菜甚至患者的唾液中，测得亚硝酸盐含量均比低发区高。

（二）生物致癌因素

在某些高发区的粮食中，食管癌患者的上消化道中或切除的食管癌标本上，均能分离出多种真菌，其中某些真菌有致癌作用，如黄曲霉菌，能促使亚硝胺及其前体的形成，促进癌肿的发生。

（三）缺乏维生素

缺乏维生素 A、维生素 B_2、维生素 C，以及动物蛋白、新鲜蔬菜、水果摄入不足，均是食管癌高发区的一个共同特点。

（四）缺乏微量元素

据调查我国食管癌高发区人体外环境中钼、锌、铜、镍的含量均偏低。

（五）饮食习惯

主要包括吸烟、饮酒、饮用热饮、食用热食及口腔不洁等因素。长期饮用烈性酒、嗜好吸烟、食用过硬食物、进食速度过快，容易引发慢性炎症、创伤，或因口腔不洁、龋齿等情况，上述均可能与食管癌的发生存在关联。

（六）遗传因素

人群的易感性与遗传和环境条件有关。食管癌的发病具有比较显著的家庭聚集现象，在我国山西、山东、河南等省的调查发现，有阳性家族史者占 1/4～1/2。

三、生理解剖与分型、分期

（一）生理解剖

1.颈段食管

上自下咽，下达胸廓入口即胸骨上切迹水平。周围毗邻气管、颈血管鞘和脊椎。内镜下测量距上切牙 15～20 cm。

2.胸上段食管

上起胸廓入口，下至奇静脉弓下缘（即肺门水平之上）。其前面被气管、主动脉弓的三个分支及头臂静脉包围，后面毗邻脊椎。内镜下测量距上切牙 20～25 cm。

3.胸中段食管

上起奇静脉弓下缘，下至下肺静脉下缘（即肺门水平之间）。其前方夹在两肺门之间，左侧与胸降主动脉为邻，后方毗邻脊椎，右侧游离直接与胸膜相贴。内镜下测量距上切牙 25～30 cm。

4.胸下段食管

上起自下肺静脉下缘，下至胃（即肺门水平之下）。内镜下测量距上切牙 30～40 cm。

食管癌的病变部位以胸中段居多，下段次之，上段最少。部分胃贲门癌延伸至食管下段，常与食管下段癌在临床上不易区别，故又称胃食管结合部癌。

（二）分型

1.早期食管癌的病理形态分型

早期食管癌一般根据内镜或手术切除标本所见，可以分为隐伏型（充血型）、糜烂型、斑块型和乳头型或隆起型。其中以斑块型为最多见，癌细胞分化较好；糜烂型次之，癌细胞分化较差；隐伏型是食管癌最早期的表现，多为原位癌；乳头型病变较晚，但癌细胞分化一般较好。

2.中晚期食管癌的病理形态分型

中晚期食管癌可分为 5 型，即髓质型、蕈伞型、溃疡型、缩窄型和腔内型。

（1）髓质型：呈坡状隆起，侵及食管壁各层及周围组织，切面灰白色如脑髓，本型多见，恶性程度最高。

（2）蕈伞型：多呈圆形或卵圆形，向食管腔内突起，边缘外翻如蕈伞状，表面常有溃疡，属高分化癌，预后较好。

（3）溃疡型：表面常有较深的溃疡，边缘稍隆起，出血和转移较早，而发生梗阻较晚。

（4）缩窄型：呈环形生长，质硬，涉及食管全周，食管黏膜呈向心性收缩，出现梗阻较早，而出血和转移发生较晚，本型较少见。

（5）腔内型：癌组织仅侵犯至浅肌层，少数病例可侵犯全肌层。腔内型食管癌的切除率较高，但远期疗效并不好。

（三）分期

食管癌的分期采用国际抗癌联盟公布的 TNM 分期。

1.T（原发肿瘤）

T_x：原发肿瘤无法评估。

T_0：无原发肿瘤证据。

T_{is}：原位癌（高级别上皮内瘤变）。

T_1：肿瘤侵犯黏膜固有层、黏膜肌层或黏膜下层。

T_{1a}：肿瘤侵犯黏膜固有层或黏膜肌层。

T_{1b}：肿瘤侵犯黏膜下层。

T_2：肿瘤侵犯固有肌层。

T_3：肿瘤侵犯食管外膜。

T_4：肿瘤侵犯邻近结构。

T_{4a}：肿瘤侵犯胸膜、心包、膈肌等可切除结构。

T_{4b}：肿瘤侵犯主动脉、椎体、气管等不可切除结构。

2.N(区域淋巴结)

N_0：无区域淋巴结转移。

N_1：1～2 个区域淋巴结转移。

N_2：3～6 个区域淋巴结转移。

N_3：7 个或以上区域淋巴结转移。

3.M(远处转移)

M_0：无远处转移。

M_1：有远处转移。

四、临床表现

(一)症状

1.早期食管癌

早期食管癌的征兆往往并不明显，很多患者因此而忽略。其早期主要表现为胸骨后不适、进食后食管内轻度哽噎感、食管腔内疼痛、异物感、闷胀不适感、烧灼感，或进食后有食物停滞感。上述症状常为间断出现，也可以持续数年。也有患者仅表现为吞咽疼痛不适或异物感。

2.进展期食管癌

进展期食管癌因肿瘤生长浸润造成管腔狭窄而出现食管癌的典型症状，主要有以下几点。

(1)进行性的吞咽困难：多数患者均有此表现，具体表现为开始进食硬质食物时难以下咽，需饮用汤水送下。接下来则不能吞咽硬食，逐步改为软质、半流质或流质饮食。当梗阻严重时，流质乃至唾液亦不能下咽，患者出现明显消瘦。溃疡型肿瘤或肿瘤已有外侵时，可出现胸骨后或肩胛持续性钝痛，有的患者可出现呕血或黑便。我国学者发现吞咽困难的程度同病理类型有一定的关系。缩窄型和髓质型由于管腔和食管运动变化明显故症状较重，其他几型往往肿瘤较大而症状较轻。

(2)胸骨后疼痛：通常表现为模糊的痛感而难以定位。当有持续性胸背疼痛时应警惕肿瘤外侵压迫肋间神经。

(3)呕吐：往往发生在梗阻比较严重的患者，常在进食后发生，吐出大量黏液和食物。如癌组织溃疡引起出血，可产生呕血或黑便。

(4)出现贫血、体重下降、反酸等。由于进食困难、消耗、呕吐等原因产生营养性改变的症状。

3.晚期食管癌

晚期食管癌的症状多为肿瘤压迫、浸润周围组织和器官而产生，主要有以下症状。

(1)压迫气管引起咳嗽、呼吸困难。

(2)穿破气管而发生气管食管瘘时，患者可能会出现进食呛咳、发热、咳脓臭痰等症状，还可能引发肺炎或形成肺脓肿。

(2)侵犯喉返神经引起声音嘶哑。侵犯膈神经而致膈神经麻痹，则发生呼吸困难或膈肌反常运动。

(3)侵犯纵隔则可引起纵隔炎和致命性大呕血。

(4)肿瘤转移可引起锁骨上淋巴结肿大、肝大、黄疸、腹部肿块、腹水及骨骼疼痛等。

(5)出现恶病质,表现为极度消瘦和衰竭。

4.食管胃连接部腺癌

食管胃连接部腺癌早期可有上腹部闷胀、剑突下隐痛、食欲减退等感觉,肿瘤生长到较大体积时才有吞咽困难。肿瘤局部溃烂出血时,粪便隐血检查呈阳性,出血量较多者则有柏油样便或呕血,并可导致贫血。晚期病例吞咽困难症状明显,出现恶病质表现,并可转移到肝脏、腹膜、盆腔等,出现腹部肿块或腹水,或转移到锁骨上淋巴结。

(二)体征

早期体征可以缺如,晚期会出现消瘦、贫血、营养不良、失水及恶病质等体征,当癌转移时,可出现肿大而有结节的肝,或肿大而坚硬的浅表淋巴结。

五、诊断

(一)食管X线钡餐造影检查

主要观察病变部位、肿瘤大小、管腔狭窄程度、黏膜变化、有无溃疡或穿孔,以及是否存在外侵及其外侵范围等情况。此检查手段用于食管癌的早期诊断,若结合细胞学检查与食管内镜检查,能够提高诊断的准确性。

早期食管癌常见的X线征象表现为食管壁局限性僵硬及食管黏膜紊乱。中晚期食管癌的X线表现更为典型,主要包括黏膜皱襞迂曲、紊乱、增粗甚至中断;食管壁僵硬,活动度明显减弱或完全消失;管腔呈现狭窄状态,钡剂通过缓慢;还可观察到深浅不一的龛影、充盈缺损或者软组织块影。

对于吞咽困难的患者,食管钡剂造影是一项非常必要的检查手段,可以对食管黏膜、食管扩张性和活动度,以及病理改变进行评价。食管癌X线钡餐造影检查典型征象见图6-2。

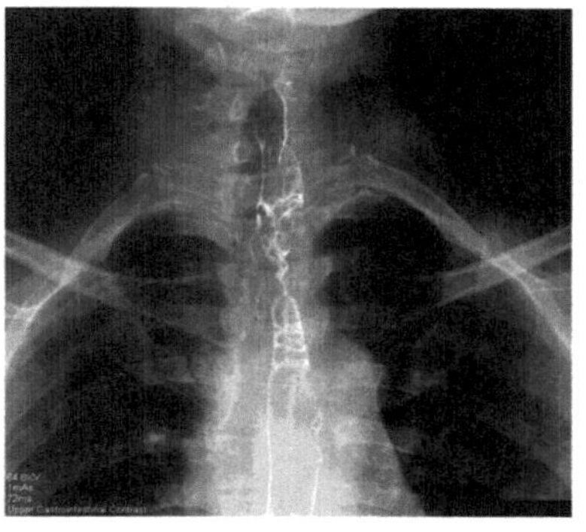

图6-2　食管癌X线钡餐造影表现

(二)CT扫描检查

有观点认为,胸部和上腹部CT应作为食管癌术前的常规检查项目。CT检查能够评估肿瘤局部生长状况,清晰显示肿瘤外侵范围及其与邻近结构的关系,在判断纵隔或腹腔淋巴结转移方面具有显著优越性(图6-3)。对于外科医师判断手术是否进行或者采取何种手术路径具有重要的意义,但对于病变局限于黏膜的早期食管癌诊断价值不高。食管癌在CT上的表现分为4期:Ⅰ期,腔内肿块不伴有食管壁的增厚;Ⅱ期,食管壁增厚;Ⅲ期,肿瘤侵犯邻近组织结构(气管、支气管、主动脉、心包);Ⅳ期,存在远处转移。

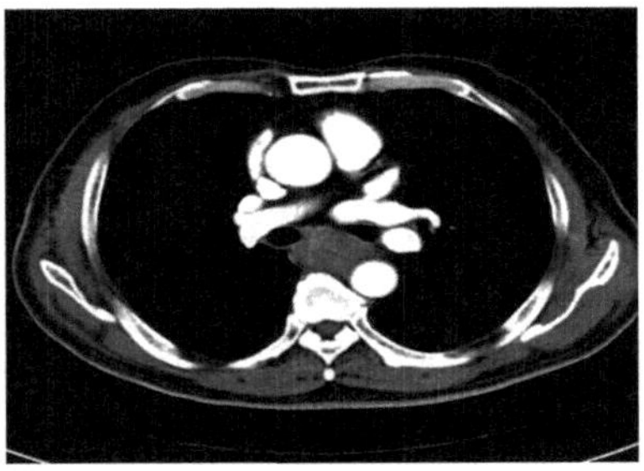

图 6-3 食管癌 CT 表现

（三）PET 检查

多数研究表明，PET 在评价食管癌原发肿瘤方面，其准确率高于 CT 检查，但是和 CT 检查一样，PET 也不能判断食管壁的层次。在判断淋巴结转移方面，Gananadha 和 Luketich 报道 PET 的敏感性为 45%，特异性为 100%，准确率为 48%。同样，PET 在评价食管癌远处转移方面，其敏感性和特异性均高于 CT。在评价肿瘤可切除方面，CT 的准确率为 65%，而 PET 为 88%，两者联合应用准确率可达 92%。

（四）MRI 检查

MRI 可在冠状面和矢状面上显示肿瘤的长度，大多数学者认为 MRI 检查在诊断食管癌方面的价值不如 CT 检查。

（五）食管脱落法细胞学检查

该检查方法操作简便，患者痛苦较小，准确率可达 90%以上，适用于食管癌的大规模普查。然而，脱落法细胞学检查存在一定局限性，难以对食管癌细胞进行精准分级，所获取的细胞也难以明确确切的病理类型，这在一定程度上限制了治疗方案的选择。同时，对于有出血倾向、伴有食管静脉曲张、存在深溃疡、接受放疗后、全身状况衰弱及患有严重高血压的患者，该检查可能引发一定的并发症。目前临床上已不建议做此项检查。

（六）内镜检查

内镜检查可准确观察到肿瘤的大小、形态和部位，并可在病变部位做活检或刷检。内镜检查与影像学检查相结合是食管癌理想的诊断方法。活检时应避开坏死组织，从肿瘤边缘提取活检组织，从而提高诊断率。采用甲苯胺蓝或卢戈液染色的方法有助于明确病变部位。甲苯胺蓝可使癌细胞染色，正常黏膜不染色；卢戈液则可使正常黏膜染色，癌细胞不染色。

（七）食管内镜超声检查

该检查可以准确判断食管癌的壁内浸润深度、异常肿大的淋巴结及肿瘤对周围气管的浸润情况，对肿瘤的分期、治疗方案的选择、疗效的评定及预后的判断有重要意义。

（八）胸腔镜和腹腔镜检查

目前许多学者认为胸腔镜和腹腔镜检查是评估食管癌分期的有效方法，与无创性检查比较，可以更加准确地判断食管癌局部侵犯、淋巴结及远处转移情况。除此之外，胸腔镜和腹腔镜还可以用来评价进展型食管癌患者新辅助治疗的效果。

（九）肿瘤标志物检查

血清肿瘤标志物具有检测方便、微创等优点，应用于食管癌检测和早期诊断的血清标志物尚不成熟。用于食管癌辅助诊断的标志物有组织多肽抗原、细胞角质素片段 19、癌胚抗原等。临床报道较多的为细胞角质素片段19,阳性率达45%。多用于食管癌的辅助诊断、预后判断和放疗敏感性的预测。

六、治疗原则

(一)分期治疗模式

临床上应采取综合治疗的原则,即根据患者的机体状况、肿瘤的病理类型、肿瘤侵犯范围(病期)及发展趋向,有计划地、合理地应用现有的治疗手段,以最大幅度地根治、控制肿瘤和提高治愈率,改善患者的生活质量。食管癌的治疗仍是以手术为主的综合治疗。对食管癌的治疗应在分期后由外科、放疗科、化疗科等多科会诊后提出治疗方案。

(二)手术治疗

由外科医师来决定手术切除的可能性和制订手术方案。尽量做到肿瘤和区域淋巴结的完全性切除。根据患者的病情、合并症、肿瘤的部位及术者的技术能力决定手术方式。

经胸食管癌切除是目前常规的手术方法。胸腔镜食管癌切除适宜早期的食管病变,目前仍处于探索阶段,有条件的医院可以开展应用。

胃是最常替代食管的器官,其他可以选择的器官有结肠和空肠。食管癌完全性切除手术应常规进行淋巴结切除,并标明位置送病理学检查,应最少切除15个淋巴结以进行准确的分期。

淋巴结清扫分为二野淋巴结清扫和三野淋巴结清扫,目前常用二野淋巴结清扫,有条件的单位可以开展三野淋巴结清扫的研究。

食管癌手术数量是影响食管癌术后的并发症和病死率的重要因素,接受胸外科专科医师培训的医师进行食管癌切除,食管癌患者术后病死率低。

(三)放疗

食管癌放疗包括根治性放疗、同步放疗、姑息性放疗、术前和术后放疗等。应在外科、放疗科、肿瘤内科共同研究和(或)讨论后决定食管癌患者的治疗方案。除急诊情况外,应在治疗前完成必要的辅助检查和全面的治疗计划。对于可能治愈的患者,治疗休息期间也应予以细心地监测和积极地支持治疗。术后放疗设计应参考患者手术病理报告和手术记录。同步放疗、化疗时剂量为50.0～50.4 Gy(1.8～2.0 Gy/d)。单纯放疗国内习惯使用剂量为60～70 Gy,分6～7周完成。

放疗的疗效评价参照WHO实体瘤疗效评价标准或实体瘤疗效评价标准。采用常规的放疗技术,应注意对肺、肾、肺、心脏和脊髓的保护,避免严重放射性损伤。三维适形放疗技术是目前较先进的放疗技术。如条件允许可用于食管癌患者,并用CT机来进行放疗计划的设计、确认和实施。

(四)化疗

食管癌化疗分为姑息性化疗、新辅助化疗(术前)、辅助化疗(术后)。治疗中必须掌握临床适应证,强调治疗方案的规范化和个体化。化疗的疗效评价参照WHO实体瘤疗效评价标准或实体瘤疗效评价标准。

对于食管腺癌,常用的方案是表柔比星+顺铂+氟尿嘧啶。对于食管鳞癌常用方案为顺铂+氟尿嘧啶,这是最常用的化疗方案,该方案的具体用药方法如下。第1天,顺铂75 mg/m^2,静脉滴注,或第1～3天,顺铂25 mg/m^2,静脉滴注;第2～6天,氟尿嘧啶750～800 mg/m^2或第3～7天每天连续静脉滴注8小时以上或120小时进行连续滴注,每21天重复一个周期。食管癌的理想化疗周期数目前尚不清楚，但应根据联合化疗的效果决定。对多数有效的化疗方案而言，推荐2个周期以上，尽可能达到4个周期。

其他可选择的方案：顺铂＋伊立替康、顺铂＋多西紫杉醇、顺铂＋紫杉醇、奥沙利铂＋氟尿嘧啶。有学者报道了一组晚期胃癌应用多西他赛＋氟尿嘧啶＋顺铂与氟尿嘧啶＋顺铂疗效比较的前瞻性随机对照研究。该组患者共445例，其中98例为食管胃交接处腺癌患者，因此本研究结果对食管胃交界处癌治疗有一定的临床指导意义。结果显示，2年总生存率，研究组为18％，显著高于对照组的9％(P＝0.01)。治疗相关性Ⅲ/Ⅳ级不良反应，研究组为69％，也显著高于对照组的59％。不良反应中以中性粒细胞减少、胃炎、腹泻等为常见。结果提示，多西他赛增加了氟尿嘧啶＋顺铂治疗食管胃交接处腺癌疗效，但同时伴有治疗相关不良反应的增加。

(五)内镜介入治疗

1.早期食管癌

对于高龄或者有手术禁忌证的患者，内镜介入治疗是一个有效的治疗手段，但缺点是治疗后不能得到标本用于病理检查。

2.进展期食管癌

(1)单纯扩张：方法简单，易操作，但作用时间短，需反复扩张，不能用于病变范围广的患者。

(2)食管内支架置放术：是食管癌性狭窄的一种姑息疗法，可较长时间缓解梗阻，提高生活质量，但对上段食管癌及食管-胃连接部肿瘤操作困难。

(3)内镜下介入癌肿消融术等。

(六)生物治疗

食管癌的生物治疗研究较少，所用的生物制剂有淋巴因子激活的杀伤细胞、白细胞介素2、多糖类非特异免疫增强剂等。生物制剂在食管癌的治疗中的作用不肯定，目前还不被大多数学者认可。新的分子靶向药物已开始用于食管癌的治疗，如吉非替尼、厄洛替尼等，据报道其疾病控制率为40％～55％，部分缓解率为10％～15％。

(刘颖颖)

第四节　胃　　癌

胃癌是指发生在胃上皮组织的恶性肿瘤，是消化道恶性肿瘤中最多见的癌肿。胃癌的发病率在不同国家，不同地区差异很大。日本、智利、芬兰等为高发国家，而美国、新西兰、澳大利亚等国家则发病较低，两者发病率可相差10倍以上。胃癌是我国常见的恶性肿瘤之一，在我国其发病率居各类肿瘤的首位。胃癌的发生部位一般以胃窦部最多见，约占半数，其次为贲门区，胃体较少，广泛分布者更少。根据上海、北京等城市1 686例的统计，胃癌的好发部位依次为胃窦58％、贲门20％、胃体15％、全胃或大部分胃7％。

临床早期70％以上毫无症状，中晚期出现上腹部疼痛、消化道出血、穿孔、幽门梗阻、消瘦、乏力、代谢障碍及癌肿扩散转移而引起的相应症状。胃癌可发生于任何年龄，但以40～60岁居多，男女发病率之比为(3.2～3.6)∶1。其发病原因不明，可能与多种因素，如生活习惯、饮食种类、环境因素、遗传素质及精神因素等有关，也与慢性胃炎、胃息肉、胃黏膜异形增生和肠上皮化生、手术后残胃，以及长期幽门螺杆菌感染等有一定的关系。胃癌在我国极为常见，危害性大，所以了解有关胃癌的基本知识对胃癌防治具有十分重要的意义。

胃癌是一种严重威胁人民生命健康的疾病，据统计每年约有 17 万人死于胃癌，几乎接近全部恶性肿瘤死亡人数的 1/4，且每年还有 2 万以上新的胃癌患者产生，死亡率居恶性肿瘤之首位。胃癌具有起病隐匿的特点，早期多无症状或仅有轻微症状而漏诊。有些患者服用止痛药、抗溃疡药或饮食调节后疼痛减轻或缓解，因而往往被忽视而未做进一步检查。随着病情的进展，胃部症状渐转明显出现上腹部疼痛、食欲缺乏、消瘦、体重减轻和贫血等。后期常有癌肿转移、出现腹部肿块、左锁骨上淋巴结肿大、黑便、腹水及严重营养不良等。早期胃癌诊治的 5 年、10 年生存率分别可达到 95%和 90%。因此，要十分警惕胃癌的早期症状，正确选择合理的检查方法，以提高早期胃癌检出率，避免延误诊治。

一、病因

根据临床研究的进展，可以认为胃癌的发生可能是环境中某些致癌因素和抑癌作用的复杂作用，与胃黏膜组织损伤和修复的病理变化过程中相互作用，细胞受到致癌物的攻击，并受到人体营养状况、免疫状态及精神因素等作用的影响，经过较长时间的发展过程而逐渐成癌。从有关研究胃癌的发病因素来看，胃癌的发病因素是复杂的，难以用单一的或简单的因素来解释，很可能是多种因素综合作用的结果。至今，胃癌的病因仍处于探索阶段，许多问题尚待进一步研究探讨。但通过大量的流行病学调查和实验研究，已积累了大量资料。根据这些资料证实，胃癌可能与多种因素如生活习惯、饮食种类、环境因素、遗传素质及精神因素等有关，也与慢性胃炎、胃息肉、胃黏膜异形增生和肠上皮化生、手术后残胃及长期幽门螺杆菌感染等有一定的关系，是以下因素相互作用的结果。

（一）饮食因素

胃是重要的消化器官，又是首先与食物长期接触的脏器。因此，在研究胃癌发病因素时首先注意到饮食因素。近 30 年来，胃癌发达国家中的发病率明显下降趋势，多数国家死亡率下降达 40%以上。分析这些国家发病率下降主要原因与饮食因素有关。其共同的特点是食物的贮藏、保存方法有明显的变化，减少了以往的烟熏等食物贮存，改变为冷冻保鲜贮存方法，食物的保鲜度有很大提高；盐的摄入量持久地下降，以及牛奶、奶制品、新鲜蔬菜、水果、肉类及鱼类的进食量有较显著的增加；减少了致癌性的多环烃类化合物的摄入。高浓度盐饮食能破坏胃黏膜保护层，有利于致癌物与胃黏膜直接接触。而牛奶及乳制品对胃黏膜有保护作用，水果、新鲜蔬菜中的大量维生素 C 又能阻断胃内致癌亚硝胺的合成，由于饮食组成中减少了引起胃癌的危险因素，增加了保护因素，从而导致胃癌发病率的下降。葱、蒜等含藻类的食物对胃有保护作用，食大蒜后可使胃的泌酸功能增加，胃内亚硝酸盐的含量及真菌或细菌的检出率均有明显下降。

（二）地理环境因素

世界各国对胃癌流行病学方面的调查表明，不同地区和种族的胃癌发病率存在明显差异。这些差异可能与遗传和环境因素有关；有些资料说明胃癌多发于高纬度地区，距离赤道越远的国家，胃癌的发病率越高；也有资料认为其发病与沿海因素有关。这里有不同饮食习惯的因素，也应考虑地球化学因素以及环境中存在致癌物质的可能。

全国胃癌综合考察流行病学组曾调查国内胃癌高发地区，如祁连山内流河系的河西走廊、黄河上游、长江下游、闽江口、木兰溪下游及太行山南段等地，发现除太行山南段为变质岩外，其余为火山岩、高泥炭，局部或其一侧有深大断层，水中 Ca/SO_4 比值小，而镍、硒和钴含量高。考察组还调查胃癌低发地区，如长江上游和珠江水系等地，发现该区为石灰岩地带，无深大断层，水中 Ca/SO_4 比值大，镍、硒和钴含量低。已知火山岩中含有 3，4 苯并芘，有的竟高达 5.4～6.1 μg/kg，泥炭中有机氮等亚硝胺前体含量较高，使胃黏膜易发生损伤。此外，硒和钴可引起胃损害，镍可促进 3，4-苯并芘的致癌作用。以上地理环境因素是否为形成国内这些胃癌高发地区的原因，值得进一步探索。

(三)社会经济因素

根据调查研究，发现胃癌的发生与社会经济状况有关，经济收入低的阶层死亡率高。我国胃癌综合考察结果表明，与进食霉变粮食呈正相关。

(四)胃部疾病因素

胃部疾病及全身健康状况大量调查表明，胃癌的发生与慢性萎缩性胃炎，尤其是伴有胃黏膜异型增生以及肠上皮化生者密切相关，且与胃溃疡特别是经久不愈的溃疡有关。另外与胃息肉、胃部手术后、胃部细菌感染等有关。据报道，萎缩性胃炎的癌变率为 6%～10%，胃溃疡的癌变率为 1.96%，胃息肉的癌变率约为 5%。还有报道称，恶性贫血的患者比一般患胃癌的机会要高 5 倍。

根据纤维胃镜检查所见的黏膜形态，慢性胃炎可以分为浅表性、萎缩性和肥厚性 3 种。现已公认萎缩性胃炎是胃癌的一种前期病变，尤与胃息肉或肠腺化生同时存在时可能性更大。浅表性胃炎可以治愈，但也有可能逐渐转变为萎缩性胃炎。肥厚性胃炎与胃癌发病的关系不大。萎缩性胃炎颇难治愈，其组织有再生趋向，有时形成息肉，有时发生癌变。长期随访追踪可发现萎缩性胃炎发生癌变者达 10%左右。

关于胃溃疡能否癌变的问题，一直存在着不同意见的争论。不少人认为多数癌的发生与溃疡无关。但从临床或病理学的研究中可以看到，胃溃疡与胃癌的发生存有一定关系。国内报道胃溃疡的癌变率为 5%～10%，尤其是胃溃疡病史较长和中年以上的患者并发癌变的机会较大，溃疡边缘部的黏膜上皮或腺体受胃液侵蚀而发生糜烂，在反复破坏和再生的慢性刺激下转化成癌。胃大部切除术后残胃癌的发病率远较一般人群中为高，已受到临床工作者的重视。

任何胃良性肿瘤都有恶变可能，而上皮性的腺瘤或息肉的恶变机会更多。在直径＞2 cm的息肉中，癌的发生率增高。有材料报道经 X 线诊断为胃息肉的患者中，20%伴有某种恶性变；在胃息肉切除标本中，见 14%的多发性息肉有恶变，9%的单发息肉有恶变，这说明一切经 X 线诊断为胃息肉的病例均不要轻易放过。

胃黏膜的肠上皮化生系指胃的固有黏膜上皮转变为小肠上皮细胞的现象，轻的仅在幽门部有少数肠上皮细胞，重的受侵范围广泛，黏膜全层变厚，甚至胃体部也有肠假绒毛形成。肠腺化生的病变可能代表有害物质刺激胃黏膜后所引起的不典型增生(又称间变)。如刺激持续存在，则化生状态也可继续存在；若能经过适当治疗，化生状态可以恢复正常或完全消失，因此轻度的胃黏膜肠腺化生不能视为一种癌前期病变。有时化生的肠腺上皮超过正常限度的增生变化，这种异形上皮的不典型增生发展严重时，如Ⅲ级间变，可以视为癌前期病变。

(五)精神神经因素

大量研究证明，受过重大创伤和生闷气者胃癌的发病率相对较高，迟缓、呆板、淡漠或急躁不安者危险性相对略低，而开朗、乐观、活泼者危险性最低。

（六）遗传因素

胃癌的发生与遗传有关，有着明显的家庭聚集现象。临床工作者都曾遇到一个家族中两个以上的成员患有胃癌的情况，这种好发胃癌的倾向虽然非常少见，但至少提示了有遗传因素的可能性。有资料报道胃癌患者的亲属中胃癌的发病率要比对照组高4倍。在遗传因素中，不少学者注意到血型的关系。有人统计，A型者的胃癌发病率要比其他血型的人高20%。但也有一些报告认为不同血型者的胃癌发生率并无差异。有人研究胃癌的发病与人类白细胞抗原的关系，尚待进一步做出结论。

（七）化学因素

与胃癌病因有关的因素中，化学因素占有重要地位，可能的化学致癌物主要是N-亚硝基化合物，其他还有多环芳香烃类化合物等。某些微量元素可影响机体某些代谢环节、影响机体生理功能，而对肿瘤起着促进或抑制作用。真菌与真菌毒素的致癌作用及与人体肿瘤病因关系，对胃癌病因来说，既有黄曲霉素等真菌毒素的致癌作用，又有染色曲霉等真菌在形成致癌物前体以及在N-亚硝基化合物合成中所起的促进作用。

1.N-亚硝基化合物

国内外大多数学者认为N-亚硝基化合物可能是引起胃癌的主要化学致癌物。N-亚硝基化合物是亚硝酸盐与仲胺或仲酰胺反应形成的化合物。亚硝酸盐与仲胺反应形成的化合物为N-亚硝基胺（简称N-亚硝胺或亚硝胺），亚硝酸盐与仲酰胺反应形成的化合物为N-亚硝基酰胺（简称N-亚硝酸胺或亚硝酸胺），二者总称N-亚硝基化合物，也称亚硝胺类化合物。其中-R可为各种烷基、芳香基或功能团。因-R结构的不同，N-亚硝基化合物可以有多种。目前已在动物实验中做过实验的N-亚硝基化合物有300多种，其中确有致癌性的占75%，是当今公认环境中最重要的致癌物之一，对胃癌的病因可能有重要作用。

N-亚硝基胺经活化致癌，N-亚硝基酰胺直接致癌，N-亚硝基胺不具活性，在机体中可经代谢活化。它只能在代谢活跃的组织中致癌。N-亚硝基酰胺不需活化即可致癌。它在生理pH的条件下不稳定，分解后产生与N-亚硝基胺经活化产生的相同的中间体而具致癌性。N-亚硝基酰胺可以任意分布在所有组织中，并以相等程度分布，因此能在许多不同的器官中引起肿瘤。其致癌剂量远远小于芳香胺及偶氮染料。如给大鼠N-二乙基亚硝基胺每天少于0.1 mg/kg，即可出现食管癌及鼻腔癌。不少N-亚硝基化合物只要大剂量一次攻击即可致癌。而且无论是口服、静脉注射、肌内注射、皮下注射或局部涂抹，都可引起器官或组织癌变。已发现N-亚硝基化合物都有致癌性，致癌的器官很多，其中包括胃、肝、肺、肾、食管、喉头、膀胱、鼻腔、舌、卵巢、睾丸、气管、神经系统、皮肤等。

不同化学结构的N-亚硝基化合物有特异的合物，若$R_1=R_2$，除少数例外，一般都引起肝癌。若$R_1 \neq R_2$，特别是一个-R为甲基，易引起胃癌、食管不同器官组织又可以激活某种N-亚硝基化合物的酶存在以及与不同结构的N-亚硝基化合物在机体内的代谢途径有关。

许多N-亚硝基化合物既能溶于水又能溶于脂肪，因此它们在机体内的活动范围广，致癌范围也广，并且能与其他癌物产生协同作用。

N-亚硝基化合物除有上述致癌特点外，N-亚硝基化合物及其前体在空气、土壤、水、植物及多种饮食中广泛存在，并且还可以在机体内合成。因此，其致癌作用较为重要，是目前公认的可以引起人类癌症最重要的一类化合物。

2.多环芳香烃

分子中含有两个或两个以上苯环结构的化合物,是最早被认识的化学致癌物。早在1775年英国外科医师Pott就提出打扫烟囱的童工,成年后多发阴囊癌,其原因就是燃煤烟尘颗粒穿过衣服擦入阴囊皮肤所致,实际上就是煤炭中的多环芳香烃所致。多环芳香烃也是最早在动物实验中获得成功的化学致癌物。在20世纪50年代以前多环芳香烃曾被认为是最主要的致癌因素,50年代后各种不同类型的致癌物中之一类。但从总的来说,它在致癌物中仍然有很重要的地位,因为至今它仍然是数量最多的一类致癌物,而且分布极广。空气、土壤、水体及植物中都有其存在,甚至在深达地层下50米的石灰石中也分离出了3,4-苯并芘。在自然界,它主要存在于煤、石油、焦油和沥青中,也可以由含碳氢元素的化合物不完全燃烧产生。汽车、飞机及各种机动车辆所排出的废气中和香烟的烟雾中均含有多种致癌性多环芳香烃。露天焚烧(失火、烧荒)可以产生多种多环芳香烃致癌物。烟熏、烘烤及焙焦的食品均可受到多环芳香烃的污染。目前已发现的致癌性多环芳香烃及其致癌性的衍生物已达400多种。

3.真菌毒素

通过流行病学调查,发现我国胃癌高发区食品的真菌污染相当严重。高发区慢性胃病患者空腹胃液真菌的检出率也明显高于胃癌低发区。在胃内检出的优势产生真菌中杂色曲霉占第一位,并与胃内亚硝酸盐含量及慢性胃炎病变的严重程度呈正相关。

4.微量元素

人或其他生物体内存在着几十种化学元素,有些是生命活动中必需的物质基础,它们在生物体内分布不是均一的。在各个器官、组织或体液中的含量虽因不同情况个体间有差异,但平均正常值基本处于同一水平。正常情况下,生物体一般是量出为入,缺则取之,多则排之,只有在病态时,某些元素在生物体内的含量或分布可能出现不同程度的变化。这种变化可能是致癌的原因,也可能是病理变化的结果。有临床及动物实验证明,肿瘤的发生和发展过程中伴有体内某些元素的代谢异常。例如,某些恶性肿瘤患者血液中铜含量升高、锌含量降低及体内硒缺乏等等。一些恶性肿瘤患者体内某些元素代谢的异常可能是致癌的因素。也可能是继发的结果。国际癌症研究机构的一个工作小组通过对实验性和流行病学资料的研究,建议将所有致癌化学物质分为三类:第一类包括23种物质和7种产品,它们对人体致癌性已肯定,其中有微量元素砷、铬及其化合物;第二类包括对人体可能具有致癌危险的物质,如微量元素镍、铍、镉等金属;铝的致癌结论不一,被列为第3类。另外,在动物致癌或致突变试验中,发现其他微量元素如钴、铁、锰、铅、钛和锌等的化合物也有致癌或促癌或致突变的作用。

二、扩散转移

(一)直接播散

直接播散是胃癌扩散的主要方式之一。浸润型胃癌可沿黏膜或浆膜直接向胃壁内、食管或十二指肠扩展。癌肿一旦侵及浆膜,即容易向周围邻近器官或组织如肝、胰、脾、横结肠、空肠、膈肌、大网膜及腹壁等浸润。癌细胞脱落时也可种植于腹腔、盆腔、卵巢与直肠膀胱陷窝等处。

(二)淋巴结转移

淋巴结转移占胃癌转移的70%,胃下部癌肿常转移至幽门下、胃下及腹腔动脉旁等淋巴结,而上部癌肿常转移至胰旁、贲门旁、胃上等淋巴结。晚期癌可能转移至主动脉周围及膈上淋巴结。由于腹腔淋巴结与胸导管直接交通,故可转移至左锁骨上淋巴结。

（三）血行转移

部分患者外周血中可发现癌细胞，可通过门静脉转移至肝脏，并可达肺、骨、肾、脑、脑膜、脾和皮肤等处。

（四）种植转移

当胃癌侵至浆膜外后，癌细胞可自浆膜面脱落，种植于腹膜及其他脏器的浆膜面，形成多数转移性结节，此种情况多见于黏液癌，具有诊断意义的是直肠前陷凹的腹膜种植转移，可经直肠指检摸到肿块。

（五）卵巢转移

胃癌有易向卵巢转移的特点，目前原因不明，临床上因卵巢肿瘤做手术切除，病理检查发现为胃癌转移者，比较多见，此种转移瘤又名库肯伯格瘤。其转移途径除种植外，也可能是经血行或淋巴逆流所致。

三、临床表现

（一）症状

1.早期胃癌

70％以上无明显症状，随着病情的发展，可逐渐出现非特异性的、类同于胃炎或胃溃疡的症状，包括上腹部饱胀不适或隐痛、泛酸、嗳气、恶心，偶有呕吐、食欲减退、消化不良及黑便等。日本有一组查检检出的早期胃癌，60％左右的病例并无任何主诉。国内 93 例早期胃癌分析中 85％的患者有一种或一种以上的主诉，如胃病史、上腹痛、反酸、嗳气及黑便。

2.进展期胃癌也称中晚期肺癌

症状见胃区疼痛，常为咬啮性，与进食无明显关系，也有类似消化性溃疡疼痛，进食后可以缓解。上腹部饱胀感、沉重感、厌食、腹痛、恶心、呕吐、腹泻、消瘦、贫血、水肿和发热等。贲门癌主要表现为剑突下不适，疼痛或胸骨后疼痛，伴进食梗阻感或吞咽困难；胃底及贲门下区癌常无明显症状，直至肿瘤巨大而发生坏死溃破引起上消化道出血时才重视，或因肿瘤浸润延伸到贲门口引起吞咽困难后予重视；胃体部癌以膨胀型较多见，疼痛不适出现较晚；胃窦小弯侧以溃疡型癌最多见，故上腹部疼痛的症状出现较早，当肿瘤延及幽门口时，则可引起恶心、呕吐等幽门梗阻症状。癌肿扩散转移可引起腹水、肝大、黄疸及肺、脑、心、前列腺、卵巢和骨髓等的转移而出现相应症状。

（二）体征

绝大多数胃癌患者无明显体征，部分患者有上腹部轻度压痛。位于幽门窦或胃体的进展期胃癌有时可扪及肿块，肿块常呈结节状，质硬。当肿瘤向邻近脏器或组织浸润时，肿块常固定而不能推动，提示手术切除之可能性较小。在女性患者中，于中下腹扪及可推动的肿块时，常提示为库肯伯格瘤可能。当胃癌发生肝转移时，有时能在肿大的肝脏中触及结节块状物。当肝十二指肠韧带、胰十二指肠后淋巴结转移或原发灶直接浸润压迫胆总管时，可以发生梗阻性黄疸。有幽门梗阻者上腹部可见扩张的胃型，并可闻及震水声。胃癌通过圆韧带转移至脐部时在脐孔处可扪及质硬之结节；通过胸导管转移可出现左锁骨上淋巴结肿大。晚期胃癌有盆腔种植时，直肠指检于膀胱（子宫）直肠窝内可扪及结节。有腹膜转移时可出现腹水。小肠或系膜转移使肠腔缩窄可导致部分或完全性肠梗阻。癌肿穿孔导致弥漫性腹膜炎时出现腹壁板样僵硬、腹部压痛等腹膜刺激症状，亦可浸润邻近腔道脏器而形成内瘘。如胃结肠瘘者食后即排出不消化食物。凡此种种症状和体征，大多提示肿瘤已届晚期，往往已丧失了治愈机会。

（三）常见并发症临床表现

当并发消化道出血，可出现头晕、心悸、柏油样大便、呕吐咖啡色物；胃癌腹腔转移使胆总管受压时，可出现黄疸，大便陶土色；合并幽门梗阻，可出现呕吐，上腹部见扩张的胃型、闻及震水声；癌肿穿孔致弥漫性腹膜炎，可出现腹肌板样僵硬、腹部压痛等腹膜刺激征；形成胃肠瘘管，见排出不消化食物。

四、检查与诊断

对于胃癌的检查和诊断，化验仅仅是一种辅助手段。虽然各种生化指标有着各自的临床意义，但还必须结合胃癌的其他特殊检查，如X线钡餐检查、内镜检查、组织活检及病史、体征等，综合分析才能得出正确的诊断结果。千万不要在没有细胞病理学诊断依据时，只见到某项指标轻度改变，就判断为胃癌，造成患者不必要的心理负担。

胃癌的检查方法比较多，一般首选内镜检查，其次是X线气钡双重对比造影检查，而B超和CT只用作胃癌转移病灶的检查。内镜和X线检查相比较各有所长，可以互为补充，提高胃癌诊断的准确率。内镜检查准确率高，能够发现许多早期胃癌，可以澄清X线检查的可疑发现，但对于浸润型进展期胃癌，由于病变主要在胃壁内浸润扩展，胃黏膜的改变不明显，不如X线钡餐检查准确。

（一）化验检查

胃癌主要化验检查如下。

1.粪便潜血试验

粪便潜血试验是指在消化道出血量很少时，肉眼不能见到粪便中带血，而通过实验室方法能检测出粪便中是否有血的一种化验，正常参考值为阴性。粪便潜血试验对消化道出血的诊断有重要价值，现常作为消化道恶性肿瘤早期诊断的一个筛选指标。在患胃癌时，往往粪便潜血试验持续呈阳性，而消化道溃疡性出血时，间断呈阳性。因此，此试验可作为良、恶性疾病的一种鉴别诊断方法。但值得注意的是，潜血阳性还见于钩虫病、肠结核、溃疡性结肠炎和结肠息肉等疾病。另外，摄入大量维生素C，以及可引起胃肠出血的药物，如阿司匹林、皮质类固醇、非甾体抗炎药，也可造成化学法潜血试验假阳性。

2.血清肿瘤标志物的检查

（1）癌胚抗原：癌胚抗原最初发现于结肠癌及正常胎儿消化道内皮细胞中。血清癌胚抗原升高，常见于消化道癌症，也可见于其他系统疾病；此外，吸烟对血清中癌胚抗原的水平也有影响。因此，其单独应用于诊断的特异性和准确性不高，常与其他肿瘤标志物的检测联合应用。正常参考值血清癌胚抗原低于5 ng/mL（纳克/毫升）。血清癌胚抗原升高可见于胃癌患者中，阳性率约为35%。因其特异性不高，常与癌抗原糖类抗原19-9一起联检，用于鉴别胃的良、恶性肿瘤。一般情况下，病情好转时血清癌胚抗原浓度下降，病情恶化时升高。术前测定血中癌胚抗原水平，可帮助判断胃癌患者的预后。胃癌患者术前血清癌胚抗原浓度高于5 ng/mL，与低于5 ng/mL患者相比，其术后生存率要差。对于术前癌胚抗原浓度高的患者，术后癌胚抗原水平监测还可作为早期预测肿瘤复发和化疗反应的指标。

（2）糖类抗原19-9：糖类抗原19-9是一种与胰腺癌、胆囊癌、结肠癌和胃癌等相关的肿瘤标志物，又称胃肠道相关癌抗原。正常参考值血清糖类抗原19-9低于37 U/mL。糖类抗原19-9

常与癌胚抗原一起用于鉴别胃的良、恶性肿瘤，部分胃癌患者血清糖类抗原 19-9 会升高，其阳性率约为 55%，可用于判断疗效。术后血清糖类抗原 19-9 降至正常范围者，说明手术疗效好；姑息手术者及有癌组织残留者术后测定值亦下降，但未达正常。术后复发者血清糖类抗原 19-9 的值一般会再次升高。因此，测定血清糖类抗原 19-9 对胃癌病情监测有积极意义，可作为判断胃癌疗效和复发的参考指标。

3.红细胞沉降率

红细胞沉降率是指红细胞在一定条件下的沉降速度，它可帮助判断某些疾病发展和预后。一般来说，凡体内有感染或组织坏死，抑或疾病向不良性进展，红细胞沉降率会加快。所以，红细胞沉降率快并不特指某个疾病。正常参考值(魏氏法)为：男 0～15 mm/h；女 0～20 mm/h。约有 2/3 的胃癌患者红细胞沉降率会加快。因此，红细胞沉降率可作为胃癌诊断中的辅助指标。

(二)内镜检查

纤维胃镜和电子胃镜的发明和应用，是胃部疾病诊断方法的一个划时代的进步，与 X 线检查共同成为胃癌早期诊断的最有效方法，胃镜除了能明确诊断疾病外，还可为某些病症提供良好的治疗方法。内镜检查是利用光纤的特性，光线可在光纤内前进而不会流失，且光纤可随意弯曲，将光线送到消化道内，再将反射出的影像送出，供医师诊断。胃癌依其侵犯范围与程度在内视镜上有许多不同的变化，有经验的医师根据病灶是靠外观形状变化做出诊断，区别是良、恶性的病灶，必要时可立即采用活检工具直接取得，做病理化验。

根据临床经验，可把高发病年龄段(30 岁以上)并有下列情况者列入检查对象或定期复查胃镜：近期有上腹隐痛不适，食欲缺乏，特别是直系亲属中有明确胃癌病史者；有明确的消化性溃疡，但腹痛规律消失或溃疡治疗效果不明显者；萎缩性胃炎特别是有中度以上腺上皮化生或不典型增生者；胃息肉病史者，或曾因各种原因做胃大部切除术后达 5 年以上者；原因不明的消瘦、食欲缺乏、贫血等，特别是有呕血、大便潜血试验持续阳性超过 2 周者。

但许多人害怕做胃镜检查，一般在检查前要向咽部喷射 2～3 次局麻药物(利多卡因)，以减轻检查时咽部的反应。在检查时为了将胃腔充盈使黏膜显示清楚，往往要向胃内注气，患者有可能会有轻度腹胀，但很快就会消失。检查结束后有的人可能会有咽部不适感或轻微疼痛，几小时后就会消失。极少数可能引起下列并发症。①吸入性肺炎：咽部麻醉后口内分泌物或反流的胃内液体流入气管所致；②穿孔：可能因食管和胃原有畸形或病变、狭窄、憩室等在检查前未被发现而导致穿孔；③出血：原有病变如癌肿或凝血机制障碍在行活检后有可能引起出血，大的胃息肉摘除后其残端可能出血；④麻醉药物过敏：大多选用利多卡因麻醉，罕见有过敏者；⑤心脏病患者可出现短暂的心律失常、ST-T 改变等。有的由于紧张可使血压升高，心率加快。必要时可服镇静剂，一般检查都可顺利进行。

胃镜检查有以下禁忌证：①严重休克者；②重度心脏病者；③严重呼吸功能障碍；④严重的食管、贲门梗阻；⑤脊柱或纵隔严重畸形；⑥可疑胃穿孔者；⑦精神不正常，不能配合检查者。

胃镜检查方法有其独特的优越性，可以发现其他检查方法不能确诊的早期胃癌，确定胃癌的肉眼类型，还可追踪观察胃癌前期状态和病变，又能鉴别良性与恶性溃疡。胃镜还可以进行自动化的胃内形色摄影和录像、电影等动态观察，并可保存记录。其突出的优点如下：①直接观察胃内情况，一目了然为最大特点，比较小的胃癌也能发现，还能在放大情况下观察；②胃镜除了直接观察判断肿瘤的大小和形状外，还能取小块胃黏膜组织做病理检查确定是否是肿瘤及肿瘤的类型。并可通过胃镜取胃液行胃黏膜脱落细胞学检查，以发现胃癌细胞；③胃镜采用数千束光导纤维，镜体细而柔软，采用冷光源，灯光无任何热作用，对胃黏膜无损伤；④胃镜弯曲度极大，视野广阔而且清楚，几乎无盲区，能够仔细观察胃内每一处的情况，是目前各种检查手段中确诊率最高的一种；⑤检查的同时可行治疗，胃镜检查时可喷止血药物止血，还能在胃镜下用微波、激光、电凝等方法切除胃息肉及微小胃癌，避免开腹手术之苦。

(三)X线钡餐检查

X线钡餐检查是诊断胃癌的主要方法，阳性率可达90%以上，可以观察胃的形态和黏膜的变化、蠕动障碍、排空时间等。肿块型癌主要表现为突向胃腔的不规则充盈缺损。溃疡型胃癌主要表现为位于胃轮廓内的龛影，溃疡直径通常>2.5 cm，外围并见新月形暗影，边缘不齐，附近黏膜皱襞粗乱、中断或消失。浸润型癌主要表现为胃壁僵硬、黏膜皱襞蠕动消失，胃腔缩窄而不光滑，钡剂排出快，如整个胃受累则呈"革袋状胃"。由于X线检查方法改进，使用双重摄影法等，可以观察到黏膜皱襞间隙所存在的微细病变，因而能够发现多数的早期胃癌。早期胃癌的X线表现，有以下几种类型。

1.隆起型

可见到小的穿凿性影和息肉样充盈缺损像，有时还能看到带蒂肿瘤的蒂。凡隆起的直径在2 cm以上，充盈缺损的外形不整齐，黏膜面呈不规则的颗粒状，或在突起的黏膜表面中央有类似溃疡的凹陷区，均应考虑为癌。

2.平坦型

黏膜表面不规则和粗糙，边缘不规则，凹凸不平呈结节状，出现大小、形状、轮廓与分布皆不规则的斑点。此型甚易漏诊，且须注意与正常的胃小区及增殖的胃黏膜相区别。

3.凹陷型

常需与良性溃疡鉴别，癌溃疡的龛影形状不规则，凹陷的边缘有很浅的黏膜破坏区，此黏膜破坏区可能很宽，也可能较窄，包围于溃疡的周围。

(四)超声检查

由于超声检查可清楚地显示胃壁的层次和结构，被用于胃部病变的检测和分期已逐渐增多。特别是内镜超声的发展，并因其在鉴别早期胃癌和进展期胃癌及判断胃周淋巴结累及情况等方面的优点，使胃癌超声检查更受到重视。

1.经腹B超检查

胃B超检查通常采用常规空腹检查和充液检查两种方法。受检查在空腹时行常规检查以了解胃内情况和腹内其他脏器的情况，胃内充液超声检查方法，可检测胃内息肉、胃壁浸润和黏膜下病变，特别适合于胃硬癌检查。

(1)贲门癌声像图特征：在肝超声窗后方，可见贲门壁增厚，呈低回声或等回声，挤压内腔；横切面可见一侧壁增厚致使中心腔强回声偏移；饮水后可见贲门壁呈块状、结节蕈伞状、条带状增厚，并向腔内隆起，黏膜层不平整或增粗。肿瘤侵及管壁全周，则可见前后壁增厚，内腔狭窄，横断切面呈靶环征。超声对贲门癌的显示率可达90.4%。

(2)胃癌声像图特征：在X线和内镜的提示下，除平坦型早期黏膜癌以外，超声一般可显示出胃癌病灶。其特征为：胃壁不同程度增厚，自黏膜层向腔内隆起；肿瘤病灶形态不规整，局限型与周围正常胃壁分界清晰，浸润型病变较广泛，晚期胃癌呈假肾征，胃充盈后呈面包圈征；肿瘤呈低回声或等回声，较大的肿瘤回声可增强不均；肿瘤局部黏膜模糊、不平整、胃壁层次结构不规则、不清晰或消失；胃壁蠕动减缓或消失，为局部僵硬之表现；合并溃疡则可见肿瘤表面回声增粗增强，呈火山口样凹陷。

肝和淋巴结转移的诊断：胃癌肝转移的典型声像图为“牛眼征”或“同心圆”结构，为多发圆形或类圆形，边界较清晰，周围有一较宽的晕带，约占半数；余半数为类圆形强回声或低回声多灶结节。超声对上腹部淋巴结的显示率与部位、大小有关。在良好的显示条件下，超声能显示贲门旁、小弯侧、幽门上、肝动脉、腹腔动脉、脾门、脾动脉、肝十二指韧带、胰后、腹主动脉周围淋巴结，大小达0.7 cm以上一般能得以显示。转移淋巴结多呈低回声，边界较清晰，呈单发或多发融合状。较大的淋巴结可呈不规则形，内部见强而不均匀的回声多为转移淋巴结内变性、坏死的表现。

2.超声波内镜检查(EUS)

超声内镜可清晰地显示胃癌的五层结构，根据肿瘤在各层中的位置和回声类型，可估价胃癌的浸润深度，另外对诊断器官周围区域性淋巴结转移有重要意义。国外广泛开展的早期胃癌非手术治疗，如腹腔镜治疗、内镜治疗等，都较重视 EUS 检查的结果。

早期胃癌的声像图因不同类型而异，平坦型癌黏膜增厚，呈低回声区、凹陷型癌黏膜层有部分缺损，可侵及黏膜下层。进展期胃癌的声像图有如下表现：大面积局限性增厚伴中央区凹陷，第一、二、三层回声带消失，见于溃疡型癌；胃壁增厚及肌层不规则低回声带，见于硬性癌；黏膜下层为低回声带的肿瘤所遮断，见于侵及深层的进展型癌；清楚的腔外圆形强回声团块，可能为转移的淋巴结，或在胃壁周围发现光滑的圆形成卵圆形结构，且内部回声较周围组织为低，则认为是转移性淋巴结；第四、五层回声带辨认不清，常为腔外组织受侵。超声内镜对判断临床分期有一定帮助，但不能区别肿瘤周围的炎症浸润及肿瘤浸润，更不能判断是否有远处转移。

(五)CT 检查

由于早期胃癌局限于胃黏膜层和黏膜下层，通常较小，而且与胃壁密度差别不大，所以，CT 对早期胃癌的诊断受到一定的限制，故不作为胃癌诊断的首选方法。CT 对中晚期胃癌的肿块常能发现，并能确定浸润范围，弥补了胃镜和钡餐检查的不足。其特点：对胃癌的浸润深度和范围能明确了解；确定是否侵及邻近器官和有无附近大的淋巴结转移；确定有无肝、肺、脑等处转移；显示胃外肿物压迫胃的情况；CT 检查结果可为临床分期提供依据，结合胃镜或钡餐检查对确定手术方案有参考价值。

五、治疗

胃癌是我国最常见的恶性肿瘤，治疗方法主要有手术治疗，放疗、化疗和中医药治疗。虽然胃癌治疗至今仍以手术为主，但由于诊断水平的限制，我国早期胃癌占其手术治疗总数平均仅占10％左右，早期胃癌单纯手术治愈率只有 20％～40％，术后 2 年内有 50％～60％发生转移；四分之三患者就诊时已属进展期胃癌，一部分失去手术治疗机会，一部分患者即使能够接受手术做根治性切除，其术后 5 年生存率仅 30％～40％。因此，对失去手术切除机会、术后复发或转移患者应选择以下内科治疗。

(一)化疗

1.术后化疗

胃癌根治术后患者的 5 年生存率不高，为提高生存率，理论上术后应对患者进行辅助治疗。但长期以来，临床研究并未证实辅助治疗能够延长胃癌患者的生存期。西方国家最近完成的研究中，除少数认为术后辅助化疗比单纯手术有临近统计学意义的延长患者的生存期外，绝大多数研究的结论仍然是辅助化疗不能显著延长患者的生存期。在美国 INT 0116 的Ⅲ期临床研究中，556 例胃癌或胃食管腺癌患者，被随机分为根治性手术后接受氟尿嘧啶联合亚叶酸钙加放疗的辅助治疗组和仅接受根治性手术的对照组，结果显示，术后辅助放疗及化疗组的中位生存期为 36 个月，明显长于对照组（27 个月，$P=0.005$）；术后辅助放疗及化疗组的无病生存期为 30 个月，也明显长于对照组（19 个月，$P<0.001$）。因此，美国把辅助放疗及化疗推荐为胃癌根治术后的标准治疗方案。但是，国内外不少学者对此研究的结论持有疑义，认为胃癌术后的局部复发与手术的方式、切除的范围以及手术的技巧关系密切。此研究的设计要求所有患者行 D2 手术，但试验中仅 10%的患者接受了 D2 手术，因此，术后放疗及化疗中的放疗对仅接受 D0 或 D1 手术的患者获益更大，而对接受 D2 手术者的获益可能较小。所以，学者们认为，INT 0116 研究仅能证明术后放疗及化疗对接受 D0 或 D1 手术的患者有益。在英国的MAGIC试验中，有 68%的患者接受了 D2 手术，结果显示，接受围术期放疗及化疗患者的 5 年生存率为 36%，仍然明显高于单纯手术组患者的 23%（$P<0.001$）。目前，无论是东方还是西方国家的学者均普遍认同单纯手术并非是可切除胃癌的标准治疗，但术后是否行辅助治疗，仍建议按照美国国家癌症综合网（NCCN）的指导原则，依据患者的一般状况、术前和术后分期以及手术的方式来做决定。

与西方的研究相比，亚洲国家的研究结果更趋于认同胃癌的辅助治疗。这可能与东西方患者中近端和远端胃癌所占的比例不同、患者的早期诊断率不同、术前分期不同及手术淋巴结的清扫程度不同有关。最近，日本的一项入组 1 059 例患者的随机Ⅲ期临床试验（ACTS-GC）中，比较了 D2 术后Ⅱ和Ⅲ期胃癌患者接受 S1 辅助化疗组与不做化疗的对照组患者的生存情况，结果显示，S1 组患者的 3 年生存率为 80.5%，明显高于对照组（70.1%，$P=0.0024$），而且辅助化疗组患者的死亡风险降低了 32%。

2.术前化疗

在消化道肿瘤中，局部晚期胃癌的术前新辅助化疗较早引起人们的关注。从理论上说，术前化疗能降低腹膜转移的风险，降低分期，增加 R0 切除率。一些Ⅱ期临床试验表明，术前化疗的有效率为31%～70%，化疗后的 R0 切除率为 40%～100%，从而延长了患者的生存期。但是，以上结论还有待于Ⅲ期临床研究的证实。

对于手术不能切除的局部晚期胃癌，如果患者年轻，一般状况较好，建议选择较为强烈的化疗方案。一旦治疗有效，肿瘤就变成可手术切除。为了创造这种可切除的机会，选择强烈化疗，承担一定的化疗毒性风险是值得的。由于胃癌根治术后上消化道生理功能的改变，使患者在很长一段时间内体质难以恢复，辅助化疗不能如期实施。因此，应把握好术前化疗的机会，严密监控化疗的过程和效果，一旦有效，应适当增加化疗的周期数，以尽量杀灭全身微小病灶，以期延长术后的无病生存期甚至生存期。当然，术前化疗有效后，也不能因过分追求最佳的化疗疗效而过度化疗，延误最佳的手术时机。掌控新辅助化疗的周期数要因人而异，因疗效而异，虽然尚无循证医学的证据，但一般不要超过 4 个周期，而对于认为能达到 R0 切除者，术前化疗更应适可而止。

3.晚期胃癌的解救治疗

对于不能手术的晚期胃癌，应以全身化疗为主。与最佳支持治疗比较，化疗能够改善部分患者的生活质量，延长生存期，但效果仍然有限。胃癌治疗可选择的化疗药物有 5-氟尿嘧啶、多柔比星、表柔比星、顺铂、足叶乙苷、丝裂霉素等，但单药应用的有效率不高。联合方案中 FAMTX（氟尿嘧啶＋多柔比星＋甲氨蝶呤）、ELF（足叶乙苷＋氟尿嘧啶＋亚叶酸钙）、CF（顺铂＋氟尿嘧啶)和ECF(表柔比星+顺铂+氟尿嘧啶)是以往治疗晚期胃癌常用的方案,但并不是公认的标准方案。ECF方案的有效率较高,中位肿瘤进展时间(TTP)和OS较长,与FAMTX方案比较,其毒性较小,因此,欧洲学者常将ECF方案作为晚期胃癌治疗的参考方案。临床上常用的CF方案的有效率也在40%左右,中位生存期达8～10个月。因此,多数学者都将CF和ECF方案作为晚期胃癌治疗的参考方案。

紫杉醇、多西紫杉醇、草酸铂、伊立替康等新的细胞毒药物已经用于晚期胃癌的治疗。相关临床研究显示,紫杉醇一线治疗的有效率为20%,PCF(紫杉醇+顺铂+5-氟尿嘧啶)方案治疗的有效率为50%,生存期为8～11个月;DTX治疗的有效率为17%～24%,DCF(多西紫杉醇+顺铂+5-氟尿嘧啶)方案治疗的有效率为56%,生存期为9～10个月。另外,V325研究的终期结果表明,DCF方案优于CF方案,DCF方案的有效率(37%)高于CF(25%,$P=0.01$),疾病进展时间(5.6个月比3.7个月,$P=0.0004$)和生存期(9.2个月比8.6个月,$P=0.02$)也长于CF,因此认为,DCF方案可以作为晚期胃癌的一线治疗方案。但是DTX的血液和非血液学毒性是制约其临床应用的主要因素。探索适合中国胃癌患者的最适剂量,将是临床医师要解决的问题。草酸铂作为第3代铂类药,与顺铂不完全交叉耐药,与5-氟尿嘧啶也有协同作用。FOLFOX6方案(5-氟尿嘧啶+亚叶酸钙+草酸铂)治疗胃癌治疗的有效率达50%。伊立替康与顺铂或与5-氟尿嘧啶+CF联合应用的有效率分别为34%和26%,患者的中位总生存期分别为10.7和6.9个月。目前,口服5-氟尿嘧啶衍生物以其方便、有效和低毒性的优点而令人关注,其中,卡培他滨或S1单药的有效率在24%～30%;与顺铂联合的有效率>50%,中位疾病进展时间>6个月,中位总生存期>10个月。

分子靶向药物联合化疗多为小样本的Ⅱ期临床试验,其中,靶向EGFR的西妥昔单抗与化疗联合一线治疗晚期胃癌的疗效在44%～65%,但其并不能明显延长患者的OS。另外,有关靶向Her-2/neu的曲妥珠单抗的个别报道,也显示了曲妥珠单抗较好的疗效。正在进行的Ⅲ期ToGA试验中比较了曲妥珠单抗联合化疗与单纯化疗的效果,但尚未得出结论。靶向血管内皮生长因子的贝伐单抗与化疗联合一线治疗晚期胃癌的有效率约为65%,患者的中位生存期为12.3个月。国际多中心的临床研究也正在评价贝伐单抗联合化疗与单纯化疗的效果。从目前的结果看,虽然分子靶向药物治疗胃癌的毒性不大,但费用较高,疗效尚不确定,临床效果尚需要更多的数据来评价。

一些新的化疗药物与以往的药物作用机制不同,无交叉耐药,毒性无明显的重叠,因此有可能取代老一代的药物,或与老药联合。即便如此,目前晚期胃癌一线化疗的有效率仅为30%～50%。化疗获益后,即使继续原方案化疗,中位疾病进展时间也仅为4～6个月。因此,化疗获益后的继续化疗,只能起到巩固和维持疗效的作用。在加拿大进行的一项对212名肿瘤内科医师关于晚期胃癌化疗效果看法的调查结果显示,仅41%的医师认为化疗能延长患者的生存期,仅59%的医师认为化疗能改善患者的生活质量。据文献报道,传统方案化疗对患者生存期的延长比最佳支持治疗仅多4个月,而以新化疗药物如伊立替康、紫杉醇和DTX为主的方案,对生存期的延长比最佳支持治疗仅多6个月。一般说来,三药联合的化疗方案,如ECF、DCF、PCF和FAMTX等属于较为强烈的化疗方案;而单药或两药联合的化疗,如PF(紫杉醇+氟尿嘧啶)、伊立替康+氟尿嘧啶和卡培他滨等是属于非强烈的方案。Meta分析表明,三药联合的生存优势明显,如以蒽环类药物联合顺铂和氟尿嘧啶的三药方案与顺铂和氟尿嘧啶联合的两药方案比较,患者的生存期增加了2个月。但是含顺铂、表柔比星或DTX的化疗方案,毒性相对较大。目前,晚期胃癌的临床治疗重点主要为以下两个方面:①控制肿瘤生长,提高患者生活质量,使患者与肿瘤共存。因此,在治疗方案的选择上,既要考虑个体患者的身体状况、经济状况,又要考虑所选方案的有效率、毒性的种类和程度,权衡疗效和毒性的利弊。②探索新的治疗方案,以达到增效减毒的效果。如 REAL-2 的Ⅲ期临床研究就是以标准的 ECF 方案作为对照,通过 2×2 的设计,综合权衡疗效和毒性后,得出以草酸铂替代顺铂、卡培他滨替代氟尿嘧啶后组成的 EOX 方案效果最佳的结论。

胃癌治疗的理想模式是个体化治疗,包括个体化地选择药物的种类、剂量以及治疗期限等。最近,英国皇家 Mamden 医院对一组可以手术切除的食管癌、食管和胃连接处癌患者,进行了术前基因表达图谱与术前化疗及手术后预后的分析研究。35 例患者术前接受内镜取肿瘤组织作基因图谱分析,通过术前化疗,其中有 25 例接受了手术治疗。初步的结果显示,根据基因图谱预测预后好和预后差的两组患者的生存期差异有统计学意义($P<0.001$),表明药物基因组学或蛋白质组学的研究是实现真正意义上胃癌个体化治疗的重要手段。

(二)放疗

胃癌对放疗不甚敏感。不过,未分化、低分化、管状腺癌和乳头状腺癌还是有一定的敏感性。放疗包括术前、术中、术后放疗,主要采用钴或直线加速器产生 γ 射线进行外照射,多提倡术前及术中放疗。由于胃部的位置非常靠近其他重要的器官,在进行胃癌的放疗时,很难不会对其他的器官造成不良反应。在这种情况下,胃癌的放疗有严格的适应证与禁忌证,同时应在胃癌的放疗过程中服用中药来保护周围脏器。

适应证:未分化癌,低分化癌,管状腺癌、乳头状腺癌;癌灶小而浅在,直径在 6 cm 以下,最大不超过 10 cm;肿瘤侵犯未超过浆膜面,淋巴结转移在第二组以内,无周围脏器、组织受累。

禁忌证:因黏液腺癌和印戒细胞癌对放疗无效,故应视为禁忌证。其他禁忌证还包括癌灶直径>10 cm,溃疡深且广泛;肿瘤侵犯至浆膜面以外,有周围脏器转移。

从以上分析我们可以看出,放疗适用于胃癌早期,不适用于已有转移的中晚期。

1.术前、术中放疗

指对某些进展期胃癌,临床上可摸到肿块,为提高切除率而进行的术前局部照射。Smalley 等总结了胃的解剖特点和术后复发的类型,并提供了详细的放疗推荐方案。北京报道了一项Ⅲ期临床试验,360 例患者随机接受术前放疗再手术或单纯手术。两组患者的切除率为89.5%和79.4%($P<0.01$)。两组术后病理 T_2 分期为 12.9%和 4.5%($P<0.01$),T_4 分期为40.3%和51.3%($P<0.05$),淋巴结转移分别为 64.3%和 84.9%($P<0.001$)。两组患者 5 年及 10 年的生存率分别为 30%对 20%,20%对 13%($P=0.009$)。这些数据提示术前放疗可以提高局部控制率和生存率。Skoropad 等报道,78 例可手术切除的胃癌患者随机接受单纯手术,或术前放疗(20 Gy/5 次)后再手术及术中放疗(20 Gy)。研究发现,对于有淋巴结侵犯及肿瘤侵出胃壁的患者,接受术前及术中放疗组的生存期显著优于单纯手术组。两组间在死亡率上无显著差异,提示术前放疗安全可行。关于术前放疗的大型临床研究资料有限,有待进一步的研究。

2.术后放疗及化疗

术后单纯放疗多数学者认为无效。有文献显示,术后单纯放疗未能提高生存率。术后放疗及化疗的设想合理,放疗可控制术后易发生的局部复发,化疗可以进行全身治疗,同时化疗能够起到放疗增敏的作用。氟尿嘧啶是一个最常用于与放疗联合的化疗药物,与单纯放疗相比,前者能够提高胃肠道肿瘤患者的生存期。

为了彻底了解放疗及化疗在胃癌术后辅助治疗中的疗效，INT0116 试验于 1991 年被启动。研究中共入组 603 例患者，其中 85%有淋巴结转移，68%为 T_3 或 T_4 期病变。患者随机分为术后同步放疗及化疗组和单纯手术组（$n=281$ 和 275）。单纯手术组接受胃癌根治性切除术，同步放疗及化疗组在根治性切除术后接受如下治疗：第 1 周期化疗，每天给予氟尿嘧啶 425 mg/m² 和 CF 20 mg/m²，连续用 5 天；4 周后再进行同步放疗及化疗，放疗总剂量为 45 Gy，分 25 次给予，每周 5 次，共 5 周。放疗范围包括瘤床、区域淋巴结和切缘上下各 2 cm。在放疗最初 4 天及最后 3 天连续给予上述化疗，放疗完全结束后 1 个月再给予以上化疗方案 2 周期。结果显示联合化放疗组的无病复发时间明显延长（30 个月 *vs* 19 个月，$P<0.001$），中位生存期明显延长（35 个月 *vs* 26 个月，$P=0.006$），3 年无复发生存率（48% *vs* 31%）和总生存率（50% *vs* 41%，$P=0.005$）均有提高。最常见 3～4 级的毒性反应为骨髓抑制（54%），胃肠道反应（33%），流感样症状（9%），感染（6%）和神经毒性（4%）。

无疑，INT0116 试验正式确立了放疗及化疗在胃癌术后辅助治疗中的地位。但是，该试验仍存在不少争议，焦点主要集中在以下几个方面。

其一，关于淋巴结的清扫范围。INT0116 中每例患者都要求进行胃癌 D2 淋巴结清扫术，但实际上仅 10%的手术达到该标准，36%为胃癌 D1 手术，54%为胃癌 D0 手术（即未将 N1 淋巴结完全清扫）。因而很多学者认为，术后放疗及化疗生存率提高可能是因为弥补了手术的不完全性，并由此提出胃癌 D2 淋巴结清扫后是否有必要接受辅助放疗及化疗的疑问。Hundahl 等在回顾性研究中收集了 INT0116 试验的完整手术资料，分层分析结果显示，术后放疗及化疗对提高胃癌 D0 或 D1 手术患者的生存率有益，而对胃癌 D2 手术后的患者并无帮助。然而，INT0116 试验中接受胃癌 D2 手术的患者极少，较小的样本量使分析结果缺乏说服力。Lim 等给予291 例 D2 手术的胃癌患者 INT0116 治疗方案，结果显示 5 年生存率和局部控制率比美国 INT0116 的研究结果更好。Oblak 等分析 123 例接受 INT0116 治疗方案的患者，其中 107 例行根治性（R0）切除，其 2 年局部控制率、无病生存率、总体生存率分别达 86%、65%和 73%。但上述两项研究缺乏对照组。生存率和局部控制率的提高是由于手术（D2 或 R0）、放疗及化疗或二者共同作用还不能肯定。韩国的一项多中心的观察性研究比较了 544 例 D2 术后接受放疗及化疗的胃癌患者与同期 446 例仅接受 D2 术胃癌患者的复发率和生存率。结果表明放疗及化疗组的中位总生存、无复发生存时间明显优于单纯手术组，分别为 95.3 个月对 62.6 个月（$P=0.020$），75.6 个月对 52.7 个月（$P=0.016$）。二者的 5 年总体生存率、无复发生存率分别为57.1%对 51.0%（$P=0.019\,8$），54.5%对47.9%（$P=0.016\,1$），且放疗及化疗组的死亡风险降低了 20%。研究认为胃癌 D2 术后辅以放疗及化疗能提高生存率，减少复发。

其二，INT0116 试验方案的安全性，即术后放疗及化疗的毒性反应也受到关注。试验进行中近 75%的患者出现了>3 级的毒性反应，另有 17%的患者因毒性反应未能完成全部疗程。术后放疗及化疗是否安全？是什么因素使患者的耐受性下降？Tormo 和 Hughes 的两个临床研究认为 INT0116 的放疗及化疗方案是安全的，毒性反应可以接受。在 INT0116 试验中，放疗方法多为传统的前后野照射，射野计划很少基于 CT 定位。而现在采用的放疗方法常为多野照射，且使用 CT 进行放疗计划，这些措施必将减轻正常组织的毒性反应。

此外，INT0116 试验使用的化疗药物为静脉推注的氟尿嘧啶，之后的分析发现，氟尿嘧啶的使用并没有减少腹腔外的复发（放疗及化疗组及单纯手术组的腹腔外的复发率分别为 14%和 12%）。这就提示放疗及化疗带来的生存益处是由于放疗提高了局控率的结果。

在某种程度上，氟尿嘧啶充当了放疗增敏的角色而并未起到全身化疗的效果。当然，INT0116 试验设计于 20 世纪 80 年代，在当时静脉推注氟尿嘧啶还是一个标准治疗。然而，单药氟尿嘧啶在胃癌中的有效率太低，目前出现了很多有效率更高的化疗方案，可以作为更好的放疗增敏剂，以及用于全身治疗。

同步放疗及化疗中是否有更好的化疗方案取代 FL/LV 方案，Leong 等在放疗同步氟尿嘧啶输注治疗的前后使用 ECF 方案用于胃癌的辅助治疗，并采用多野放疗。3 或 4 级毒性反应发生率分别为 38%、15%，主要毒性表现为骨髓抑制(3～4 级发生率为 23%)，胃肠道反应(3 级发生率为 19%)。Fuehs 等在一个含 ECF 方案的同步放疗及化疗研究也观察到相似的毒性反应，3～4 级的粒细胞减少及胃肠道反应分别为 29%、29%。目前，一个大型的Ⅲ期临床研究(Trial 80101)正在进行。该研究将根治性胃癌切除术的患者随机分为两组，术后的辅助治疗分别 FU/LV＋放疗(45 GY)/输注的氟尿嘧啶＋FU/LV方案及 ECF＋放疗(45 GY)/输注的氟尿嘧啶＋ECF。

(三)生物治疗

随着分子生物学、细胞生物学和免疫学等研究的进展，胃癌的治疗已形成了除以手术治疗为主，辅以放疗、化疗外，还包括生物治疗在内的综合治疗。

胃癌生物治疗主要基于以下几个方面：①给予免疫调节剂、细胞因子或效应细胞，调动或重建受损免疫系统。增强机体抗癌能力并提高对放、化疗的耐受。②通过各种手段。促进癌细胞特异抗原表达、递呈或对免疫杀伤的敏感性，增强机体抗癌的攻击靶向力与杀伤效率。③对癌细胞生物学行为进行调节，抑制其增殖、浸润和转移，促进其分化或死亡。

代表性的治疗方法有单细胞因子和多细胞因子疗法，IL-2/LAK 疗法、TIL/IL-2 疗法、单细胞抗体导向抗胃癌疗法、胃癌疫苗、主动性特异性免疫疗法及基因治疗。

1.免疫调节剂治疗

对免疫功能抑制程度较轻，一般状态较好者有一定疗效。具有代表性的免疫调节剂有卡介苗、K-432、短小棒状杆菌菌苗、左旋咪唑及多糖类中的云芝多糖、香菇多糖等。能够非特异性提高胃癌患者单核-巨噬细胞活性与细胞因子产生，调动机体免疫系统，促进残存癌细胞的清除，减少复发与转移，支持进一步的放、化疗。

2.单克隆抗体及其交联物导向治疗

该疗法将单克隆抗体与化疗药物、毒素或放射性核素相偶联，利用抗体对癌细胞的特殊亲和力。定向杀伤癌细胞，适用于清除亚临床病灶或术后微小残存病灶，减少胃癌复发和转移。用于胃癌治疗研究的抗体主要针对其癌相关抗原或与细胞生物学行为相关的抗原，如癌胚抗原、细胞膜转铁蛋白受体、细胞膜表面 Fas 蛋白、与细胞恶性转化相关的 EGFR 以及与癌组织血管形成密切相关的血管内皮生长因子及其受体等，但胃癌专一特异性抗体尚未发现。

目前，该疗法临床应用并不令人满意，原因可能有：鼠源性抗体，选择性不高及异源蛋白拮抗；胃癌抗原免疫性弱。异质性强致使单抗导向力降低；抗体半衰期短，与药物交联的稳定性及其生物活性间存在相互影响；抗体转运生理屏障与循环抗原封闭等。应用基因工程开发的人-鼠嵌合抗体、人源性单克隆抗体、单链抗体和双特异抗体等可显著提高对癌细胞的导向与亲和力，其临床效果尚有待观察。

3.细胞因子治疗

该方法适用于免疫功能损害较严重，外源性免疫调节剂已很难刺激机体产生免疫应答的患者。用于胃癌治疗的基因重组细胞因子主要有白细胞介素 2、干扰素-α。肿瘤坏死因子-α、粒细胞集落刺激因子、粒-巨噬细胞集落刺激因子。临床上多将细胞因子与放、化疗及其他生物疗法联用；也可在瘤内或区域内给药，以减轻毒副作用。细胞因子治疗研究目前多集中在：现有临床方案的改进；细胞因子结构的改良（分子修饰，提高生物活性、降低毒性）；通过分子生物学技术，构造出癌特异性抗体-细胞因子融合蛋白或细胞因子基因转移等。

4.肿瘤疫苗

免疫治疗是生物治疗的主要组成部分之一。肿瘤疫苗是肿瘤特异性的主动免疫治疗，其诱导的机体特异性主动免疫应答，增强机体抗肿瘤能力的作用在动物试验中取得了肯定，许多肿瘤疫苗已进入临床试验研究，显示出良好的前景。对于胃癌的免疫研究，将有助于胃癌综合治疗的实施、消灭残癌、预防复发与转移、提高患者的生活质量和生存率。胃癌的肿瘤疫苗主要有以下几种。

（1）肿瘤抗原肽疫苗：应用肿瘤相关抗原或肿瘤特异性抗原进行主动免疫治疗的研究发展较快。由于免疫效应细胞识别的是由抗原呈递细胞吞噬、并经 MHC 分子呈递的肽段，因此免疫活性肽的发现为肿瘤主动免疫治疗提供了新的思路，出现了以不同抗原肽为靶点的肿瘤疫苗。

（2）胚胎抗原疫苗：癌胚抗原是最早发现的肿瘤相关抗原，属胚胎性癌蛋白，也是与胃癌相关的研究最多的肿瘤相关抗原。Zaremba 等对癌胚抗原肽联 CAP1 的部分氨基酸残基进行替换得到 CAP1-6D，其不仅能在体外致敏癌胚抗原特异的细胞毒性 T 淋巴细胞（CTL），在体内也能诱导癌胚抗原特异的 CTL，目前部分癌胚抗原疫苗已进入Ⅰ期临床试验。曾有研究表明，在胃癌组织中分别可在胞核，胞质中识别到特异性对抗黑色素瘤抗原基因（MAGE 基因）蛋白的单克隆抗体 77B 和 57B，且 MAGE 可在大多胃癌患者中发现，故其可作为特异性免疫治疗胃癌的靶基因。但亦有报道认为 MAGE 基因多发生于进展期胃癌的晚期，在肿瘤免疫治疗中的价值值得再考虑。国内也有报道，多为混合性多价疫苗。有研究发现，应用 MAGE-3-HLA-A2 肿瘤肽疫苗可诱导产生对表达 MAGE-3 胃癌细胞特异性 CTL，这种 CTL 对胃癌细胞杀伤力很强，具有临床应用价值。

（3）其他肿瘤抗原肽疫苗：应用肿瘤细胞裂解产物经生物化学方法可以提取出肿瘤细胞的特异性抗原肽，目前这方面的研究较多。Nabeta 等从胃癌提纯了一种肿瘤抗原，称为 F4.2（一种肽），经体内、外试验证实，应用 F4.2 肿瘤肽疫苗可以诱导产生抗胃癌的特异性 CTL 细胞，有望作为一种 HLA-A31 结合性肽疫苗用于胃癌治疗。

（4）独特型抗体疫苗：抗独特型抗体具有模拟抗原及免疫调节的双重作用，同时能克服机体免疫抑制，打破免疫耐受，故能代替肿瘤抗原诱发特异性主动免疫。目前学者已成功构建了拟用于胃癌治疗的抗独特型抗体。有研究应用噬菌体抗体库技术成功地将胃癌单克隆抗体 MG7 改造成抗独特型抗体的单链可变区片段（SeFv），因为抗独特型抗体的 SeFv 组成及功能域的排序理想足以模拟初始抗原来激发机体的抗肿瘤免疫反应，所以其研究为应用抗独特型抗体 ScFv 治疗胃癌创造了条件。抗独特型抗体在实际应用中也存在一些问题，如肿瘤抗原决定簇出现变化时会影响抗独特型抗体疫苗的效果；大量有效抗独特型抗体的制备过程还存在一定困难以及若使用人单抗则可出现人体杂交瘤细胞不稳定、产量低等现象。这些均需通过进一步的研究解决。

（5）病毒修饰的肿瘤细胞疫苗：德国癌症中心研究开发了新城鸡瘟病毒（NDV）修饰的自体肿瘤疫苗，是目前研究较多的一种病毒修饰肿瘤细胞疫苗。主要方法是将 NDV 病毒转染肿瘤细胞，待其增生后灭活作为疫苗皮下注射。现该治疗方法在全世界范围内多中心多种癌症的临床治疗研究中取得了良好的效果，在胃癌也有应用，疗效亦较满意。

(6)树突细胞肿瘤疫苗:树突细胞即是体内最有效的专业抗原提呈细胞,也是抗原特异性免疫应答的始动者,具有摄取、加工、呈递抗原至T淋巴细胞的能力,表达高水平的MHCⅠ、Ⅱ和CD80,CD86等共刺激分子,在免疫应答中起关键作用。以树突细胞为基础的各种疫苗在胃癌免疫治疗中取得了很大的成就。

临床采用外周血单个核细胞及自体肿瘤抗原在体外制备树突细胞疫苗,采用临床随机对照研究将50例胃癌术后患者随机分为两组,对照组予以常规化疗;疫苗治疗组常规化疗2周后进行树突细胞疫苗皮下注射,每周1次,共4次。在治疗前后相应各时相点采取患者外周血检测白细胞介素-12、白细胞介素-4及干扰素γ的水平。结果疫苗治疗组患者树突细胞注射前及注射后2周、4周和8周的外周血IL12的水平分别为(37±4)pg/mL,(68±6)pg/mL,(96±12)pg/mL和(59±9)pg/mL;IFNγ的水平分别为(61±12)pg/mL,(134±19)pg/mL,(145±20)pg/mL和(111±15)pg/mL;IL4的水平分别为(55±7)pg/mL,(49±6)pg/mL,(46±5)pg/mL和(50±8)pg/mL。而常规治疗组患者外周血IL-12,IFN-γ及IL-4的水平分别为(39±7)pg/mL,(45±9)pg/mL,(44±10)pg/mL,(44±6)pg/mL;(63±10)pg/mL,(61±13)pg/mL,(62±11)pg/mL,(61±7)pg/mL;(52±11)pg/mL,(55±9)pg/mL,(53±10)pg/mL,(55±8)pg/mL。疫苗治疗组患者外周血IL-12及IFN-γ水平在疫苗治疗后明显提高,与同期正常对照组相比差异有显著意义($P<005$)。结论DCs疫苗可提高胃癌患者术后外周血IL-12的水平,并促进T细胞向Th1方向发展,临床应用无明显不良应。

Sadanaga等用负载MAGE-3肽的自身DCs治疗12例胃肠道肿瘤(胃癌6例),患者临床表现均有改观。其中7例患者的肿瘤标志物表达下降,3例患者肿瘤有消退现象,未发现毒副作用,表明用DCs负载肿瘤MAGE-3治疗胃肠道肿瘤安全、有效。目前,DC作为体内最强的抗原呈递细胞,是肿瘤治疗的研究热点,以DCs为中心的肿瘤疫苗是否能给胃癌生物治疗开辟新途径尚需深入研究,尤其是更深入的临床应用研究,相信DC肿瘤疫苗必将给胃癌的治疗带来新的曙光。

(7)DNA疫苗:一项国家自然科学基金资助项目—构建以胃癌MG7-Ag模拟表位为基础的DNA疫苗,在第四军医大学西京医院全军消化病研究所完成。这项研究成果为胃癌的免疫治疗提供了一条新途径。胃癌MG7-Ag是西京医院全军消化病研究所发现的一种特异性较好的胃癌标志物,并已初步证实可以诱导抗肿瘤免疫。研究人员希望能利用PADRE高效辅助作用的DNA疫苗制备容易,诱导免疫持久、广谱的特点,研制出一种新型的胃癌疫苗应用于胃癌免疫治疗。

(四)营养治疗

恶性肿瘤患者多存在营养不良。营养不良既是癌症的并发症,又是使其恶化造成患者死亡的主要原因之一,因此,癌症患者需要营养支持以改善其生活质量。其基本方法有胃肠内营养及胃肠外营养两种。全胃及近端切除术后患者术后经肠内营养支持治疗方便、有效、安全、可靠。能改善术后患者的营养状态,在临床上有很好的应用价值。

肠内营养制剂有管饲混合奶及要素饮食两种。由于管饲混合奶渗透压及黏度高,需要肠道消化液消化,不适合术后早期肠内营养支持。要素饮食具有营养全面、易于吸收、无须消化、残渣少、黏度低及pH适中等特点。临床应用要素饮食过程中,未出现由于营养制剂所导致的水、电解质失衡及肠痉挛等。说明术后应用要素膳进行肠内营养治疗是一种安全、可靠的方法,因而术后早期肠内营养的制剂以要素膳为首选。

关于肠内营养开始时间及滴速的选择，Nachlas 等认为胃肠道术后短期功能障碍主要局限于胃、结肠麻痹，其中胃麻痹 1～2 天、结肠麻痹 3～5 天，而小肠功能术后多保持正常。有不少学者提倡术后早期(24 小时后)即开始肠内营养。临床采用术后 48 小时后滴入生理盐水 200 mL，如无不良反应，即于术后 72 小时开始逐渐增加滴入总量、速度及浓度直至达到需要量。由于术后患者处于应激状态，患者在大手术后的急性期内分解代谢旺盛，机体自身的保护性反应使机体动员体内的蛋白质、脂肪贮存来满足急性期代谢需要。因而，此时机体的代谢状况较混乱，不宜过早给予肠内营养支持，术后 72 小时开始为佳。

肠内营养滴注速度以 30 mL/h 的滴速开始，以后逐渐增加至 100～125 mL/h，此后维持这一速度。根据患者的耐受情况，逐步增加灌注量。全组患者在营养治疗过程中虽早期出现轻度腹胀，在继续滴注过程中腹胀均逐渐减轻，且未出现较严重的腹泻。因此，我们认为术后短期进行肠内营养治疗时，滴入速度及浓度应遵循循序渐进的原则，只要使用得当，多可取得较满意的效果。

(五)中西医结合治疗

采用化疗与中药扶正抗癌冲剂治疗Ⅲ～Ⅳ期胃癌患者，术后 5 年生存率达 73.8%，中位生存期为(54.8±3.18)月，明显高于单纯化疗。通过中西医结合达到治疗胃癌的最佳疗效。

(刘颖颖)

第五节　原发性肝癌

一、概述

原发性肝癌是指发生在肝细胞或肝内胆管细胞的癌肿，是常见的恶性肿瘤。由于起病隐匿，早期没有症状或症状不明显，进展迅速，确诊时大多数患者已经达到局部晚期或发生远处转移，治疗困难，预后很差，如果仅采取支持对症治疗，自然生存时间很短，严重地威胁人民群众的身体健康和生命安全。

原发性肝癌主要包括肝细胞癌、肝内胆管细胞癌和肝细胞癌-肝内胆管细胞癌混合型等不同病理类型，在其发病机制、生物学行为、组织学形态、临床表现、治疗方法及预后等方面均有明显的不同，其中肝细胞癌占到 90%以上，故本章节中的诊断治疗主要指肝细胞癌。

目前我国原发性肝癌的发病率呈逐年上升趋势，已超过 50/100 000 人，发病率有明显的地域性，亚洲男性的发病率明显高于北美及北欧。我国是肝癌的高发区，尤以东南沿海多见，男女比例约 3∶1，相对于低发区，其发病年龄较轻且病情进展较快。

二、病因

原发性肝癌的病因尚不完全清楚，可能是多因素共同作用的结果。根据流行病学的调查，多认为与以下易患因素有关。

(一)病毒性肝炎

病毒性肝炎是原发性肝癌诸多致病因素中的最主要因素。其相关的发病机制包括乙型肝炎病毒DNA的分子致癌机制及丙型肝炎病毒的分子致癌机制。

1.乙型肝炎病毒DNA的分子致癌机制

其致癌机制比较复杂，虽然乙型肝炎病毒本身并不携带癌基因，但乙型肝炎病毒DNA与宿主DNA整合后会引起肝细胞基因丧失稳定性，诱导DNA重排或缺失，同时肝癌细胞中有多种生长因子和生长因子受体及基因的异常表达、癌基因的激活，以及抗癌基因的失活。因此，多认为乙型肝炎病毒可能与生长调控基因相互作用而促进肝细胞的异常增殖，抑制肝细胞的正常凋亡，最终导致肝癌的发生发展。另外，乙型肝炎病毒DNA在引起肝细胞损伤的同时，还影响DNA的修复，使肝细胞的遗传稳定性下降，这些因素的共同作用使其对致癌因素的易感性增加。

2.丙型肝炎病毒DNA的分子致癌机制

因丙型肝炎病毒为单链RNA病毒，无反转录过程，RNA核酸序列不可能整合入宿主染色体DNA，故其致癌机制不同于乙型肝炎病毒。现普遍认为丙型肝炎病毒可能通过其表达产物间接影响细胞的增殖分化而诱发肝细胞癌变。

(二)肝硬化与慢性肝损伤

在亚洲与非洲的肝癌患者中，60%～90%病例与肝硬化有关，且多为慢性乙型肝炎和慢性丙型肝炎发展而成的结节性肝硬化。抗病毒治疗有助于阻止肝炎向肝硬化发展，但一旦形成肝硬化，即使采取严密规范的抗病毒治疗也很难阻止肝癌的发生。另外，严重酒精性肝硬化也可并发肝癌，酒精中毒可能是乙型肝炎病毒的促癌物。

(三)环境、化学及物理因素

长期接触黄曲霉毒素是肝癌的主要危险因素之一，黄曲霉毒素在肝脏的代谢产物与肝细胞DNA分子上的鸟嘌呤碱基结合后，会干扰DNA的正常转录并形成黄曲霉毒素-DNA加合物。黄曲霉毒素-DNA加合物与宿主细胞结合可能是肝细胞癌变的协同始动因子和促发因素。饮水污染可能也与肝癌的发生有关。另外，某些化学物质、药物与长期接受辐射均有诱发肝癌的风险。

(四)肥胖和糖尿病

肥胖是隐源性肝硬化并发肝癌的重要危险因素，其所致的脂肪肝与糖尿病患者的高胰岛素血症被认为在促进肝细胞的异常增殖及诱发癌变的过程中起着重要作用。当存在胰岛素抵抗和(或)2型糖尿病时并发肝癌的危险性更高。

(五)遗传及其他因素

C282YHFE基因突变所致铁代谢异常而诱发的血色病、高酪氨酸血症、毛细血管扩张性运动失调等遗传性疾病都被认为与肝癌的发生有一定的关系。除铁代谢异常以外，低硒、低锰、低锌以及高镍、高砷等元素水平异常，都可能与肝癌的发生存在关联。肝细胞癌的家族聚集显现常见于慢性乙型肝炎患者。

三、分型与分期

(一)组织学分型

根据原发性肝癌的生物学特点及预后，临床上通常把原发性肝癌分为肝细胞癌、肝内胆管细胞癌。

（二）TNM 分期

1.T（原发肿瘤）

T_x：原发肿瘤不能测定。

T_0：无原发肿瘤的证据。

T_1：孤立肿瘤没有血管受侵。

T_2：孤立肿瘤有血管受侵或多发肿瘤直径≤5 cm。

T_{3a}：多发肿瘤直径＞5 cm。

T_{3b}：孤立肿瘤或多发肿瘤侵及门静脉或肝静脉主要分支。

T_4：肿瘤直接侵及周围组织，或致胆囊或脏器穿孔。

2.N（区域淋巴结）

N_x：区域内淋巴结不能测定。

N_0：无淋巴结转移。

N_1：区域淋巴结转移。

3.M（远处转移）

M_x：远处转移不能测定。

M_0：无远处转移。

M_1：有远处转移。

4.临床分期

Ⅰ期：$T_1N_0M_0$。

Ⅱ期：$T_2N_0M_0$。

ⅢA 期：$T_{3a}N_0M_0$。

ⅢB 期：$T_{3b}N_0M_0$。

ⅢC 期：$T_4N_0M_0$。

ⅣA 期：任何 TN_1M_0。

ⅣB 期：任何 T 任何 NM_1。

TNM 分期主要根据肿瘤的大小、数目、血管侵犯、淋巴结侵犯和有无远处转移而分为Ⅰ～Ⅳ期，由低到高反映了肿瘤的严重程度；其优点是对肝癌的发展情况做了详细的描述，最为规范，然而 TNM 分期在国际上被认可程度却较低，原因在于：①多数肝癌患者合并有严重的肝硬化，该分期没有对肝功能进行描述，而治疗肝细胞癌时非常强调肝功能代偿，肝功能明显影响治疗方法的选择和预后的判断。②对于肝细胞癌的治疗和预后至关重要的血管侵犯，在治疗前（特别是手术前）一般难以准确判断。③各版 TNM 分期的变化较大，难以比较和评价。

（三）巴塞罗那临床肝癌分期

通过巴塞罗那临床肝癌分期（表 6-1）与治疗策略，可比较全面地考虑了肿瘤、肝功能和全身情况，与治疗原则联系起来，并且具有循证医学高级别证据的支持，目前已在全球范围被广泛采用；但是，亚洲（不包括日本和印尼）与西方国家的肝细胞癌具有高度异质性，在病因学、分期、生物学恶性行为、诊治（治疗观念和临床实践指南）及预后等方面都存在明显差异；同时，我国有许多外科医师认为巴塞罗那临床肝癌分期与治疗策略对于手术指征控制过严，不太适合中国的国情和临床实际，仅作为重要参考。

表 6-1　肝细胞癌的巴塞罗那临床肝癌分期

期别	体能状态评分	肿瘤状态		肝功能状态
		肿瘤数目	肿瘤大小	
0 期：极早期	0	单个	＜2 cm	没有门静脉高压
A 期：早期	0	单个 3 个以内	任何＜3 cm	Child－Pugh A～B Child－Pugh A～B
B 期：中期	0	多结节肿瘤	任何	Child－Pugh A～B
C 期：进展期	1～2	门脉侵犯或 N_1M_1	任何	Child－Pugh A～B
D 期：终末期	3～4	任何	任何	Child－Pugh C

四、肝脏储备功能评估

通常采用 Child-Pugh 分级（表 6-2）和吲哚氰绿清除试验等综合评价肝实质功能。肝脏体积可作为反映肝脏储备功能的一项重要指标，能够客观反映肝脏的大小和肝实质的容量，间接反映肝脏的血流灌注和代谢能力，客观评估患者肝脏对手术的承受能力，有助于指导选择合适的手术方式。对于肿瘤直径＞3 cm 的肝癌，可以采用 CT 和（或）MRI 扫描，计算预期切除后剩余肝脏的体积。标准残肝体积则是评估肝切除术患者肝脏储备功能的有效且简便的方法，对预测患者术后发生肝功能损害的程度及避免患者术后发生肝衰竭有重要的临床指导作用。已有研究表明，采用 CT 扫描测定国人的标准残肝体积＜416 mL/m^2 者，肝癌切除术后中、重度肝功能代偿不全发生率比较高。

表 6-2　肝功能 Child-Pugh 分级

指标	评分		
	1	2	3
总胆红素（μmol/L）	＜34	34～51	＞51
血清白蛋白（g/L）	＞35	28～35	＜28
凝血酶原时间延长	1～3 秒	4～6 秒	＞6 秒
腹水	无	轻度	中等量
肝性脑病（级）	无	1～2	3～4

注：按积分法，5～6 分为 A 级，7～9 分为 B 级，10～15 分为 C 级。

吲哚氰绿清除试验主要反映肝细胞摄取能力（有功能的肝细胞量）及肝血流量，重复性较好。一次静脉注射吲哚氰绿 0.5 mg/kg，测定 15 分钟时吲哚氰绿在血中的潴留率（吲哚氰绿-R15），正常值＜12%，或通过清除曲线可测定肝血流量。

五、临床表现

（一）症状

肝癌的亚临床前期是指从病变开始至诊断亚临床肝癌之前，患者没有临床症状与体征，临床上难以发现，持续大约 10 个月时间。在肝癌亚临床期（早期），瘤体直径为 3～5 cm，大多数患者仍无典型症状，诊断仍较困难，多为血清甲胎蛋白普查发现，平均时间 8 个月左右，其间少数患者可以有上腹闷胀、腹痛、乏力和食欲缺乏等慢性基础肝病的相关症状。因此，对于具备高危因素，发生上述情况者，应该警惕肝癌的可能性。一旦出现典型症状，往往已达中、晚期肝癌，此时，病情发展迅速，时间共3～6个月。

1.肝区疼痛

肝区疼痛多为原发性肝癌的首发症状，右上腹疼痛最常见，为本病的重要症状，也常为首发症状。疼痛为间歇性或持续性隐痛、钝痛或胀痛，随着病情发展加剧。疼痛部位与病变部位密切相关，病变位于肝右叶为右季肋区疼痛，病变位于肝左叶则为剑突下区疼痛；如肿瘤侵犯膈肌，疼痛可放散至右肩或右背；向右后生长的肿瘤可引起右侧腰部疼痛。疼痛多由于癌肿迅速生长使肝包膜受牵拉所致。若肿瘤生长缓慢或位于肝实质深部也可完全无疼痛表现。突然发生的剧烈腹痛和腹膜刺激征，可能是肝包膜下癌结节破裂出血引起腹膜刺激，出血量大时可致休克。

2.消化道症状

食欲减退、恶心、呕吐、腹胀、消化不良、腹泻等消化道症状，可由肿瘤压迫、腹水、胃肠道淤血及肝功能受损引起，因这些症状缺乏特异性，容易被忽视。

3.恶性肿瘤的全身表现

主要表现为进行性消瘦、乏力、发热、营养不良及恶病质等。

4.发热

发热比较常见，多为持续性低热，体温37.5～38.0 ℃，也可呈不规则或间歇性、持续性或者弛张型高热，表现类似肝脓肿，但发热前无寒战，抗生素治疗无效。发热多为癌性热，与肿瘤坏死物的吸收有关。有时可因癌肿压迫或侵犯胆管而致胆管炎，或因抵抗力减低合并其他感染而发热。

5.转移灶症状

若出现肝外转移时，根据转移部位的不同可出现相应的症状。肺转移时可引起咳嗽、咯血，胸腔转移以右侧多见，可以引起胸痛和出现胸腔积液。骨转移可出现局部疼痛、病理性骨折或神经受压症状，颅内转移可出现相应的定位症状和体征。

6.副肿瘤综合征

副肿瘤综合征是指机体在肝癌组织自身所产生的异位激素或某些活性物质影响下而出现的一组特殊症状，可与临床表现同时存在，也可先于肝癌症状。临床表现多样且缺乏特异性，常见的有自发性低血糖症、红细胞增多症；其他有高脂血症、高钙血症、性早熟、促性腺激素分泌综合征、皮肤卟啉症、异常纤维蛋白原血症和类癌综合征等，但比较少见。

7.其他

晚期患者常出现黄疸、出血倾向（牙龈、鼻出血及皮下瘀斑等）、上消化道出血、肝性脑病、肝衰竭、肾衰竭等。

（二）体征

在肝癌早期，多数患者没有明显的阳性体征，仅少数患者体检可以发现轻度的肝大、黄疸和皮肤瘙痒，可能是基础肝病的非特异性表现。中、晚期肝癌患者，常见黄疸、肝脏肿大（质地硬，表面不平，伴有或不伴结节，血管杂音）和腹水等。如果有肝炎、肝硬化的病史，可发现肝掌、蜘蛛痣、腹壁静脉曲张及脾大等。

1.肝大

肝大为中晚期肝癌的主要体征。肝大往往呈进行性肿大，质地坚硬、表面凹凸不平，有大小不等的结节甚至巨块，边缘清楚，常有程度不等的触压痛。肝癌突出至右肋弓下或剑突下时，相应部位可见局部饱满隆起；如癌肿位于肝脏的横膈面，则主要表现横膈局限性抬高而肝脏下缘可不肿大；位于肝脏表面接近下缘的癌结节最易触及。

2.血管杂音

由于肝癌血管丰富而迂曲，动脉骤然变细或因癌块压迫肝动脉及腹主动脉，约半数患者可在相应部位听诊听到吹风样血管杂音。此体征具有重要的诊断价值，但对早期诊断意义不大。

3.黄疸

皮肤巩膜黄染常在晚期出现，以弥漫性肝癌或胆管细胞癌为常见。癌肿广泛侵犯可引起肝细胞性黄疸。当侵犯肝内胆管或肝门淋巴结肿大压迫胆管时，可出现梗阻性胆汁淤积。

4.门静脉高压

肝癌患者多有肝硬化病史，故常有门静脉高压和脾大。腹水为晚期表现，一般为漏出液，血性积液多为癌肿向腹腔破溃所致，也可因腹膜转移而引起；门静脉和肝静脉癌栓，可以加速腹水的生长。

(三)浸润和转移

1.肝内转移

肝癌最初多为肝内播散转移，易侵犯门静脉及分支并形成瘤栓，脱落后在肝内引起多发性转移灶。如果门静脉干支瘤栓阻塞，往往会引起或加重原有的门静脉高压。

2.肝外转移

(1)血行转移：以肺转移最为多见，还可转移至胸膜、肾上腺、肾脏及骨骼等部位。

(2)淋巴转移：以肝门淋巴结转移最常见，也可转移至胰、脾和主动脉旁淋巴结，偶尔累及锁骨上淋巴结。

(3)种植转移：比较少见，偶可种植在腹膜、横膈及胸腔等处，引起血性的腹腔、胸腔积液；女性可发生卵巢转移，形成较大的肿块。

(四)常见并发症

1.上消化道出血

肝癌常有肝炎、肝硬化背景伴有门静脉高压，而门静脉和肝静脉癌栓可以进一步加重门静脉高压，故常引起食管中下段或胃底静脉曲张破裂出血。若癌细胞侵犯胆管可致胆道出血，呕血和黑便。有的患者可因胃肠黏膜糜烂、溃疡和凝血功能障碍而广泛出血，大出血可以导致休克和肝昏迷。

2.肝病性肾病和肝性脑病

肝癌晚期尤其弥漫性肝癌，可以发生肝功能不全甚至衰竭，引起肝肾综合征，即功能性急性肾衰竭，主要表现为显著少尿，血压降低，伴有低钠血症、低血钾和氮质血症，往往呈进行性发展。肝性脑病往往是肝癌终末期的表现，常因消化道出血、使用大量利尿剂、电解质紊乱及继发感染等诱发。

3.肝癌结节破裂出血

肝癌结节破裂出血为肝癌最紧急而严重的并发症。癌灶晚期坏死液化可以发生自发破裂，也可因外力而破裂，故临床体检触诊时宜手法轻柔，切不可用力触压。癌结节破裂可以局限于肝包膜下，引起急骤疼痛，肝脏迅速增大，局部可触及软包块，若破溃入腹腔则引起急性腹痛和腹膜刺激征。少量出血可表现为血性腹水，大量出血则可导致休克甚至迅速死亡。

4.继发感染

肝癌患者因长期消耗及卧床，抵抗力减弱，尤其在化疗或放疗之后白细胞计数降低时容易并发多种感染，如肺炎、肠道感染、真菌感染及败血症等。

五、诊断

(一)高危人群的监测筛查

我国肝癌的病因因素主要有肝炎病毒感染、食物黄曲霉毒素污染、长期酗酒及农村饮水蓝绿藻类毒素污染等，其他的因素如肝脏代谢疾病、自身免疫病、隐源性肝病或隐源性肝硬化。由于肝癌的早期诊断对于有效治疗和长期生存至关重要，因此，肝癌的早期筛查和早期监测非常重要。常规监测筛查指标主要包括血清甲胎蛋白和肝脏超声检查。对于≥40 岁的男性或≥50 岁的女性，具有乙型肝炎病毒和(或)丙型肝炎病毒感染、嗜酒、合并糖尿病及有肝癌家族史的高危人群，一般是每隔 6 个月进行一次检查。一般认为，甲胎蛋白是肝细胞癌相对特异的肿瘤标志物，甲胎蛋白持续升高是发生肝细胞癌的危险信号。

(二)相关辅助检查

1.血液生化检查

肝癌患者通常会出现肝功能异常，表现为谷草转氨酶、谷丙转氨酶、血清碱性磷酸酶、乳酸脱氢酶升高，胆红素水平上升，同时白蛋白降低；此外，患者的免疫指标也会发生改变，如淋巴细胞亚群的变化。乙型肝炎表面抗原阳性，或乙型肝炎表面抗原、乙型肝炎 e 抗原、乙型肝炎 e 抗体、乙型肝炎核心抗体阳性和(或)丙型肝炎抗体阳性(包括抗丙型肝炎病毒免疫球蛋白 G、抗丙型肝炎病毒结构蛋白抗体、抗丙型肝炎病毒非结构蛋白抗体和抗丙型肝炎病毒免疫球蛋白 M)都是肝炎病毒感染的重要标志；而乙型肝炎病毒 DNA 和丙型肝炎病毒 mRNA 可以反映肝炎病毒载量。

2.肿瘤标志物检查

血清甲胎蛋白及其异质体是诊断肝癌的重要指标和特异性最强的肿瘤标志物，国内常用于肝癌的普查、早期诊断、术后监测和随访。对于甲胎蛋白≥400 μg/L 超过 1 个月，或≥200 μg/L 持续 2 个月，排除妊娠、生殖腺胚胎癌和活动性肝病，应该高度怀疑肝癌。关键是需要同期进行影像学检查是否具有肝癌特征性占位。尚有 30%～40%的肝癌患者，其甲胎蛋白检测呈阴性，其中涵盖肝内胆管细胞癌、高分化及低分化肝细胞癌，还有肝细胞癌已坏死液化的患者，这类情况下甲胎蛋白均可不出现增高现象。因此，仅靠甲胎蛋白不能诊断所有的肝癌，甲胎蛋白对肝癌诊断的阳性率为 60%～70%，有时差异较大，强调需要定期检测和动态观察，并且要借助于影像学检查甚或 B 超导引下的穿刺活检等手段来明确诊断。

其他可用于肝细胞癌辅助诊断的标志物还有多种血清酶，包括 γ-谷氨酰转肽酶及其同工酶、异常凝血酶原、高尔基体蛋白 73、5-核苷酸磷酸二酯酶同工酶、醛缩酶同工酶 A 和胎盘型谷胱甘肽 S-转移酶等。部分肝细胞癌患者，可有癌胚抗原和糖类抗原 19-9 等异常增高。

3.影像学检查

(1)腹部超声：因操作简便、直观、无创和价廉的优势，超声检查已成为肝脏检查最常用的重要方法。该方法可以确定肝内有无占位性病变，提示其性质，鉴别是液性或实质性占位，明确癌灶在肝内的具体位置及其与肝内重要血管的关系，用于指导治疗方法的选择及手术的进行。该检查有助于了解肝癌在肝内及邻近组织器官的播散与浸润。对于肝癌与肝囊肿、肝血管瘤等疾病的鉴别诊断具有较大参考价值，但因仪器设备、解剖部位、操作者的手法和经验等因素的限制，使其检出的敏感性和定性的准确性受到一定影响。实时超声检查造影可以动态观察病灶的血流动力学情况，有助于提高定性诊断，但是对于肝内胆管细胞癌患者可呈假阳性；而术中超声检查直接从开腹后的肝脏表面探查，能够避免超声衰减和腹壁、肋骨的干扰，可发现术前影像学检查未发现的肝内小病灶。

(2)CT：为肝癌诊断和鉴别诊断最重要的影像检查方法，用来观察肝癌形态、血供状况、检出、定性、分期，以及用于肝癌治疗后的复查。CT 的分辨率高，特别是多排螺旋 CT，扫描速度极快，数秒内即可完成全肝扫描，避免了呼吸运动伪影；能够进行多期动态增强扫描，最小扫描层厚为 0.5 mm，显著提高了肝癌小病灶的检出率和定性准确性。通常在平扫下肝癌多为低密度占位，边缘有清晰或模糊的不同表现，部分有晕圈征，大肝癌常有中央坏死液化。该检查可以提示病变性质和了解肝周围组织器官是否有癌灶，有助于放疗的定位，增强扫描除可以清晰地显示病灶的数目、大小、形态和强化特征外，还可明确病灶和重要血管之间的关系、肝门及腹腔有无淋巴结肿大，以及邻近器官有无侵犯的情况，为临床上准确分期提供可靠的依据，且有助于鉴别肝血管瘤。肝细胞癌的影像学典型表现为在动脉期呈显著强化，在静脉期其强化不及周边肝组织，而在延迟期造影剂持续消退，因此具有高度特异性。

(3)MRI 或 MR：为无放射性辐射，组织分辨率高，可以多方位、多序列成像，对肝癌病灶内部的组织结构变化，如出血坏死、脂肪变性及包膜的显示和分辨率均优于 CT 和超声检查。对良、恶性肝内占位，尤其与血管瘤的鉴别，该检查可能优于 CT；同时，无须增强即能显示门静脉和肝静脉的分支；对于小肝癌的诊断，MRI 也优于 CT，目前证据较多。特别是高场强 MR 设备的不断普及和发展，使 MR 扫描速度大大加快，可以和 CT 一样完成薄层、多期相动态增强扫描，充分显示病灶的强化特征，提高病灶的检出率和定性准确率。另外，MR 功能成像技术(如弥散加权成像、灌注加权成像和波谱分析)及肝细胞特异性对比剂的应用，均可为病灶的检出和定性提供有价值的补充信息，有助于进一步提高肝癌的检出率和定性准确率，以及全面、准确地评估多种局部治疗的疗效。

(4)选择性肝动脉造影：目前多采用数字减影血管造影，可以明确显示肝脏小病灶及其血供情况，同时可进行化疗和碘油栓塞等治疗。肝癌在选择性肝动脉造影的主要表现如下。①肿瘤血管：出现于早期动脉相。②肿瘤染色：出现于实质相。③较大肿瘤可见肝内动脉移位、拉直、扭曲等。④肝内动脉受肝瘤侵犯可呈锯齿状、串珠状或僵硬状态。⑤动静脉瘘："池状"或"湖状"造影剂充盈区等。

选择性肝动脉造影检查的意义不仅在于诊断和鉴别诊断，在术前或治疗前可用于估计病变范围，特别是了解肝内播散的子结节情况；也可为血管解剖变异和重要血管的解剖关系及门静脉浸润提供正确、客观的信息，对于判断手术切除的可能性和彻底性，以及决定合理的治疗方案有重要价值。选择性肝动脉造影是一种侵入性创伤性检查，可用于其他检查后仍未能确诊的患者。此外，对于可切除的肝癌，即使影像学上表现为局限性可切除肝癌，也有学者提倡进行术前选择性肝动脉造影，有可能发现其他影像学手段无法发现的病灶和明确有无血管侵犯。

(5)PET：反映肝脏占位的生化代谢信息，进行病灶的精确解剖定位，并且同时全身扫描可以了解整体状况和评估转移情况，达到早期发现病灶的目的，同时可了解肿瘤治疗前后的大小和代谢变化。但是，该检查的敏感性和特异性还需进一步提高，且在我国大多数医院尚未普及应用，不推荐其作为肝癌诊断的常规检查方法，可以作为其他手段的补充。

4.肝穿刺活检

在超声引导下经皮肝穿刺空芯针活检或细针穿刺，进行组织学或细胞学检查，可以获得肝癌的病理学诊断依据及了解分子标志物等情况，对于明确诊断病理类型、判断病情、指导治疗及评估预后都非常重要，近年来被越来越多地被采用，但是也有一定的局限性和危险性。肝穿刺活检时，应注意防止肝脏出血和针道癌细胞种植。禁忌用于有明显出血倾向，患有严重心肺、脑、肾疾病和全身衰竭的患者。

（三）肝癌的诊断标准

1.病理学诊断标准

肝脏占位病灶、肝外转移灶活检或手术切除组织标本，经病理组织学和（或）细胞学检查诊断为肝细胞癌，此为金标准。

2.临床诊断标准

在所有实体瘤中，仅肝细胞癌可采用临床诊断标准，此标准得到国内外广泛认可，具有非侵袭性、简便易行且可操作性强的特点。一般认为，肝细胞癌的临床诊断主要取决于三大因素：慢性肝病背景、影像学检查结果及血清甲胎蛋白水平。然而，学术界对于这些因素的认识和具体要求存在差异，且常有变化，实际应用中也存在误差。因此，结合我国国情、既往国内标准及临床实际情况，专家组建议从严掌握并进行联合分析，当同时满足以下条件中的①＋②a 两项，或者①＋②b＋③三项时，可确立肝细胞癌的临床诊断：①具备肝硬化及乙型肝炎病毒和（或）丙型肝炎病毒感染的证据。②具有典型的肝细胞癌影像学特征：同期多排 CT 扫描和（或）动态对比增强 MRI 检查显示，肝脏占位在动脉期呈现快速不均质血管强化，而在静脉期或延迟期出现快速洗脱。a.若肝脏占位直径≥2 cm，CT 和 MRI 两项影像学检查中，只要有一项显示肝脏占位具有上述肝癌特征，即可诊断为肝细胞癌；b.若肝脏占位直径为 1～2 cm，则需要 CT 和 MRI 两项影像学检查均显示肝脏占位具有上述肝癌特征，才可诊断肝细胞癌，以此增强诊断的特异性。③血清甲胎蛋白≥400 μg/L 持续 1 个月，或≥200 μg/L 持续 2 个月，并且能排除其他原因导致的甲胎蛋白升高，包括妊娠、生殖系胚胎源性肿瘤、活动性肝病及继发性肝癌等。

3.注意事项和说明

（1）国外的多项指南都强调，对于肝脏占位进行多排 CT 扫描和（或）动态对比增强 MRI 检查，并且应该在富有经验的影像学中心进行；同时，认为确切的肝细胞癌影像学诊断，需要进行平扫期、动脉期、静脉期和延迟期的四期扫描检查，病灶局部应进行 5 mm 薄扫，并且高度重视影像学检查动脉期强化的重要作用。肝细胞癌的特点是动脉早期病灶即可明显强化，密度高于正常肝组织，静脉期强化迅速消失，密度低于周围正常肝组织。如果肝脏占位影像学特征不典型，或 CT 和 MRI 两项检查显像不一致，应进行肝穿刺活检，但即使阴性结果也不能完全排除，仍然需要随访观察。

（2）国内外临床观察和研究结果均提示，血清甲胎蛋白在部分肝内胆管细胞癌和胃肠癌肝转移患者中也可升高，并且肝内胆管细胞癌也多伴有肝硬化。尽管肝内胆管细胞癌的发病率远低于肝细胞癌，但两者均常见于肝硬化患者。因此，肝占位性病变伴甲胎蛋白升高并不一定就是肝细胞癌，需要仔细地加以鉴别。在我国和亚太区的大部分国家，甲胎蛋白明显升高患者多为肝细胞癌，与肝内胆管细胞癌相比仍有鉴别价值，故在此沿用作为肝细胞癌的诊断指标。

（3）对于血清甲胎蛋白≥400 μg/L，而 B 超检查未发现肝脏占位者，应注意排除妊娠、生殖系胚胎源性肿瘤、活动性肝病及胃肠道肝样腺癌等；如果能够排除，必须及时进行多排 CT 和

(或)动态对比增强 MRI 扫描。如呈现典型的肝细胞癌影像学特征(动脉期血管丰富,而在门静脉期或延迟期消退),则即可诊断肝细胞癌。如检查结果或血管影像并不典型,应采用其他的影像模式进行对比增强检查,或对病灶进行肝活检。单纯的动脉期强化而无静脉期的消退对于诊断肝细胞癌证据不充分。如果甲胎蛋白升高,但未达到诊断水平,除了应该排除上述可能引起甲胎蛋白增高的情况外,还必须严密观察和追踪甲胎蛋白的变化,将 B 超检查间隔缩短 1～2 个月,需要时进行 CT 和(或)MRI 动态观察。如果高度怀疑肝癌,建议进一步做选择性肝动脉造影(选择性肝动脉造影)检查,必要时可酌情进行肝穿刺活检。

(4)对于有肝脏占位性病变,但是血清甲胎蛋白无升高,且影像学检查无肝癌影像学特征的患者,如果直径＜1 cm,可以严密观察。如果肝脏占位在动态显像中未见血管增强,则恶性的可能性不大。如果占位逐渐增大,或达到直径≥2 cm,应进行 B 超引导下肝穿刺活检等进一步检查。即使肝活检结果阴性,也不宜轻易否定,要追踪随访;应每间隔 6 个月进行影像学随访,直至该病灶消失、增大或呈现肝细胞癌诊断特征;如病灶增大,但仍无典型的肝细胞癌改变,可以考虑重复进行肝活检。

(5)需要指出的是我国的肝细胞癌中,5%～20%的患者并没有肝硬化背景,约 10%的患者无乙型肝炎病毒/丙型肝炎病毒感染的证据,约 30%的患者血清甲胎蛋白始终＜200 μg/L;同时,影像学上肝细胞癌大多数都具有富血管性特征,但是确有少数表现为乏血管性。另外,在欧美国家,非酒精性脂肪性肝炎患者可发展为肝硬化,进而引发肝细胞癌,这一情况已有较多报道,然而我国目前尚缺乏相关数据。

(四)鉴别诊断

1.血清甲胎蛋白阳性时,肝细胞癌应该与下列疾病进行鉴别

(1)慢性肝病:如肝炎、肝硬化,应对患者的血清甲胎蛋白水平进行动态观察。肝病活动时甲胎蛋白多与谷丙转氨酶同向活动,且多为一过性升高或呈反复波动性,一般不超过 400 μg/L,时间也较短暂。应结合肝功能检查,做全面观察分析,如果甲胎蛋白与谷丙转氨酶两者的曲线分离,甲胎蛋白上升而谷丙转氨酶下降,即甲胎蛋白与谷丙转氨酶异向活动和(或)甲胎蛋白持续高浓度,则应警惕肝细胞癌的可能。

(2)妊娠、生殖腺或胚胎型等肿瘤:主要通过病史、体检、腹盆腔 B 超和 CT 检查进行鉴别。

(3)消化系统肿瘤:某些发生于胃肠及胰腺的腺癌也可引起血清甲胎蛋白升高,称为肝样腺癌。鉴别诊断时,除了详细了解病史、体检和影像学检查外,测定血清甲胎蛋白异质体也有助于鉴别肿瘤的来源。

2.血清甲胎蛋白阴性时,肝细胞癌应该与下列疾病进行鉴别

(1)继发性肝癌:多见于消化道肿瘤转移,还常见于肺癌和乳腺癌。患者可以无肝病背景,了解病史可能有便血、饱胀不适、贫血及体重下降等消化道肿瘤表现,血清甲胎蛋白正常,而癌胚抗原、糖类抗原 19-9、糖类抗原 50、糖类抗原 72-4 及糖类抗原 242 等消化道肿瘤标志物可能升高。其影像学检查特点:①常为多发性占位,而肝细胞癌多为单发。②典型的转移瘤影像,可见"牛眼征"(肿物周边有晕环,中央缺乏血供而呈低回声或低密度)。③增强 CT 或选择性肝动脉造影可见肿瘤血管较少,血供没有肝细胞癌丰富。④消化道内镜或 X 线造影检查可能发现胃肠道的原发癌灶病变。

(2)肝内胆管细胞癌:是原发性肝癌的少见的病理类型,好发年龄为 30～50 岁,临床症状无特异性,患者多无肝病背景,多数甲胎蛋白不高,而癌胚抗原和糖类抗原 19-9 等肿瘤标志物也可

能升高。影像学检查CT平扫表现常为大小不一的分叶状或类圆形低密度区，密度不均匀，边缘一般模糊或不清楚，但是最有意义的是CT增强扫描可见肝脏占位的血供不如肝细胞癌丰富，且纤维成分较多，有延迟强化现象，呈"快进慢出"特点，周边有时可见肝内胆管不规则扩张；还可有局部肝叶萎缩，肝包膜呈内陷改变，有时肝肿瘤实质内有线状高密度影(线状征)。影像学检查确诊率不高，主要依赖手术后病理检查证实。

(3)肝肉瘤：常无肝病背景，影像学检查显示为血供丰富的均质实性占位，不易与甲胎蛋白阴性的肝细胞癌相鉴别。

(4)肝脏良性病变。①肝腺瘤：常无肝病背景，女性多，常有口服避孕药史，与高分化的肝细胞癌不易鉴别，对鉴别较有意义的检查是^{99m}Tc核素扫描，肝腺瘤能摄取核素，且延迟相表现为强阳性显像。②肝血管瘤：常无肝病背景，女性多，CT增强扫描可见自占位周边开始强化充填，呈"快进慢出"，与肝细胞癌的"快进快出"区别，MRI可见典型的"灯泡征"。③肝脓肿：常有痢疾或化脓性疾病史而无肝病史，有或曾经有感染表现，有发热、外周血白细胞和中性粒细胞增多等，脓肿相应部位的胸壁常有局限性水肿，压痛及右上腹肌紧张等改变。B超检查在未液化或浓稠时常与肝癌混淆，在液化后则呈液性暗区，应与肝癌的中央坏死鉴别；选择性肝动脉造影无肿瘤血管与染色。必要时可在压痛点做细针穿刺。抗阿米巴试验治疗为较好的鉴别诊断方法。④肝包虫：肝脏进行性肿大，质地坚硬，有结节感，晚期肝脏大部分被破坏，临床表现可极似肝癌；但本病一般病程较长，常具有多年病史，进展较缓慢，叩诊有震颤即"包虫囊震颤"是特征性表现，往往有流行牧区居住及与狗、羊接触史，包虫皮内试验为特异性试验，阳性率为90%～95%，B超检查在囊性占位腔内可发现漂浮子囊的强回声，CT有时可见囊壁钙化的头结。由于可诱发严重的变态反应，不宜行穿刺活检。

(五)病理学诊断

病理组织学和(或)细胞学检查是肝癌的诊断金标准的依据，但是在进行病理学诊断时仍然必须重视与临床证据相结合，全面了解患者的乙型肝炎病毒/丙型肝炎病毒感染情况、血清甲胎蛋白和其他肿瘤标志物的检测结果，以及肝占位的影像学特征等情况。目前，基于基因组学、蛋白组学和代谢酶学等现代分子生物学新技术的检查手段正在建立和应用，将具有更高的特异性和准确性，并可能有助于预测肿瘤对治疗反应、转移复发倾向及预后。在病理诊断时，应明确以下三种主要病理类型及注意其他少见类型癌。

1.肝细胞癌

肝细胞癌占原发性肝癌的90%以上，是最常见的一种病理类型。

(1)大体分型：可分为结节型，巨块型和弥漫型。瘤体直径＜1 cm称为微小癌，直径1～3 cm称为小肝癌，直径3～5 cm称为中肝癌，直径5～10 cm称为大肝癌，直径＞10 cm称为巨块型肝癌，而全肝散在分布小癌灶(类似肝硬化结节)称为弥漫型肝癌。目前，我国的小肝癌标准是单个癌结节最大直径≤3 cm，多个癌结节数目不超过2个，其最大直径总和≤3 cm。小肝癌除体积较小外，多呈单结节性、膨胀性生长，与周围肝组织分界清晰，或有包膜形成。其具有生长速度较慢、恶性程度较低、发生转移可能性较小及预后较好等特点。

(2)组织学特点：以梁索状排列为主，癌细胞呈多边形，细胞质嗜酸性，细胞核圆形，梁索之间衬覆血窦，也可出现多种细胞学和组织学上的特殊类型，若出现假腺管结构可类似肝内胆管癌和转移性腺癌，需要注意鉴别。

(3)代表性免疫组化标志物：肝细胞抗原在细胞质中呈阳性表达，多克隆性癌胚抗原在细胞膜毛细胆管处呈阳性表达，CD34 显示肝窦微血管弥漫性分布，而磷脂酰肌醇蛋白-3 通常在肝细胞癌癌细胞的细胞质内表达。对于小病灶的肝活检组织病理学检查，应由经验丰富的病理学家实施和评估。在病理检查中，可以进行磷脂酰肌醇蛋白-3、热休克蛋白和谷氨酰胺合成酶的染色，如果这 3 项染色中有 2 项呈阳性，则可以诊断为肝细胞癌。

2.肝内胆管癌

肝内胆管癌较少见，起源于胆管二级分支以远肝内胆管上皮细胞，一般仅占原发性肝癌的≤5%。

(1)大体分型：可分为结节型、管周浸润型、结节浸润型和管内生长型。

(2)组织学特点：以腺癌结构为主，癌细胞排列成类似胆管的腺腔状，但腺腔内无胆汁却分泌黏液。癌细胞呈立方形或低柱状，细胞质淡染，胞质透明，纤维间质丰富，即癌细胞周围含有较多的纤维组织。也可出现多种细胞学和组织学上的特殊类型，若出现梁索状排列可类似肝细胞癌，需要注意鉴别。癌细胞分化程度可分为好、中、差三级。

(3)代表性的标志物：免疫组化检查细胞角蛋白 19 和黏糖蛋白-1 可显示细胞质阳性。

3.混合型肝癌

肝细胞癌-肝内胆管细胞癌混合型肝癌比较少见，在一个肝肿瘤结节内，同时存在肝细胞癌和肝内胆管细胞癌两种成分，两者混杂分布，界限不清，分别表达各自的免疫组化标志物。

4.其他类型

原发性肝癌中还有些少见类型肝癌，如透明细胞型、巨细胞型、硬化型和纤维板层型肝细胞癌等。其中，纤维板层型肝细胞癌为肝细胞癌的一种特殊和少见的组织学亚型；其特点是多见于 35 岁以下的年轻患者，通常没有乙型肝炎病毒感染及肝硬化背景，恶性程度较肝细胞癌低，且肿瘤常较局限，因此本病通常可有手术切除的机会，预后较好。肿瘤大多位于肝左叶，常为单个，境界清晰，边缘呈扇形质地硬，剖面见纤维间隔横贯瘤体；镜下可见瘤细胞呈巢团状，部分呈相互吻合的瘤细胞索，周围有致密的纤维组织呈板层样包绕，瘤细胞较大，呈立方形或多角形，胞质丰富，呈强嗜酸性，核仁明显，瘤组织内血窦丰富。

六、治疗原则

原发性肝癌早期的治疗目标依然是根治。早期实施根治性切除术是改善肝癌预后的关键因素。只要肿瘤局限于一叶且肝功能代偿的患者，都应争取进行根治性切除。一般来说，肿瘤越小，患者的 5 年生存率越高，其中直径<3 cm 的单发小肝癌在接受根治术后治疗效果最佳。此外，选择不规则局部根治性切除方式，能够在切除肿瘤的同时最大程度保留肝组织，这不仅有利于患者术后恢复，还能降低手术死亡率。

对于部分中、晚期患者，以及经手术探查或影像学检查证实肿瘤巨大，或因肿瘤贴近大血管而难以实施根治性切除术的患者，可先采用非切除性姑息性治疗手段，例如肝动脉结扎加插管化疗、术中冷冻或微波等局部治疗方法；也可以采用非手术治疗方式，如肝动脉栓塞、单纯灌注化疗等。待肿瘤体积显著缩小后，再考虑进行二期切除。

对于晚期出现远处转移，或介入治疗失败的患者，可以实施全身性静脉化疗，不过其疗效通常不太理想。此时，也可采用免疫治疗、中医治疗及对症支持治疗等方法，力求改善晚期患者的生活质量，延长其生存期。

(一)外科手术治疗

原发性肝癌手术治疗主要有肝切除术和肝移植术两种方式。肝切除术适用于肿瘤局限、肝功能良好的患者,精准肝切除能保留更多健康肝组织,降低术后并发症。肝移植术则适用于肝功能失代偿、多发小肝癌患者,可同时解决肝癌和肝硬化问题,但面临供体短缺、免疫排斥等难题。手术要求患者一般情况良好,无严重心、肺、肾等重要脏器疾病,肝功能分级为 Child-Pugh A 级或 B 级且经保肝治疗可恢复到 A 级,肿瘤局限、未侵犯大血管且无肝外转移。早期肝癌手术切除后 5 年生存率较高,肝移植对符合条件者效果也较好,能显著延长生存期、提高生活质量,但术后存在复发风险,需密切随访和综合治疗。

(二)局部消融治疗

尽管外科手术是肝癌的首选治疗方法,但是在确诊时大部分患者已达中、晚期,往往失去了手术机会,据统计仅约 20%的患者适合手术。因此,需要积极采用非手术治疗,可能使相当一部分患者的症状减轻、生活质量改善及生存期延长。局部消融治疗是借助医学影像技术的引导对肿瘤靶向定位,局部采用物理或化学的方法直接杀灭肿瘤组织的一类治疗手段。其主要包括射频消融、微波消融、冷冻治疗、高功率超声聚焦消融及无水乙醇注射治疗,且具有微创、安全、简便和易于多次施行的特点。而影像引导技术包括超声、CT 和 MRI,而治疗途径有经皮、经腹腔镜手术和经开腹手术三种。

1.适应证

该治疗方式通常适用于以下情况:单发肿瘤,其最大直径≤5cm;或者肿瘤数目≤3 个,且每个肿瘤的最大直径≤3 cm。同时,要求不存在血管、胆管及邻近器官侵犯的情况,并且无远处转移。肝功能分级需为 Child-Pugh A 或 B 级,或经内科护肝治疗达到该标准。有时,对于不能手术切除的直径>5 cm 的单发肿瘤,或最大直径>3 cm 的多发肿瘤,局部消融可以作为姑息性综合治疗的一部分,但是需要严格掌握。

2.禁忌证

(1)肿瘤巨大或弥漫型肝癌。

(2)合并门脉主干至二级分支癌栓或肝静脉癌栓、邻近器官侵犯或远处转移。

(3)位于肝脏脏面,其中 1/3 以上外裸的肿瘤。

(4)肝功能分级为 Child-Pugh C 级,经护肝治疗无法改善者。

(5)治疗前 1 个月内有食管胃底静脉曲张破裂出血。

(6)不可纠正的凝血功能障碍和明显的血象异常,具有明显出血倾向者。

(7)顽固性大量腹水,有恶病质表现。

(8)合并活动性感染,尤其是胆管系统炎症等。

(9)肝、肾、心、肺和脑等重要脏器功能衰竭。

(10)意识障碍或不能配合治疗的患者。

(11)第一肝门区肿瘤应为相对禁忌证;肿瘤紧贴胆囊、胃肠、膈肌或突出于肝包膜为经皮穿刺路径的相对禁忌证。

通常认为,如果患者能够耐受解剖性肝切除,应首选外科切除,可以同时清除相应肝段或肝叶的微小转移灶,有效地防止术后复发。因此,外科治疗仍是直径≤5 cm 的肝癌治疗首选,对于同时满足局部手术治疗和消融治疗指征的直径≤5 cm 的肝癌,在有条件时还是进行手术治疗,而局部消融可作为手术切除之外的另一种治疗选择。对于 2~3 个癌灶位于不同区域、肝功能差不能进行切除手术者,包括肝功能 Child-Pugh B 级或经保肝治疗后可达 B 级者,可以考虑局部消融治疗。对于肝脏深部或中央型直径≤3 cm 的肝癌,局部消融可以达到手术切除疗效,获得微创下根治性消融,可以优先选择;对于直径 3～5 cm 的肝癌,通过选择适宜的仪器针具、掌握合理的消融技术和积累一定的治疗经验等,可以提高治疗效果。一般认为,局部消融后多数患者还需要采用综合性辅助治疗。

(三)放疗

一般认为对于下述肝癌患者可考虑放疗:肿瘤局限,因肝功能不佳不能进行手术切除;或肿瘤位于重要解剖结构,在技术上无法切除;或患者拒绝手术。另外,对已发生远处转移的患者有时可行姑息治疗,以控制疼痛或缓解压迫等。

1.适应证

(1)局限于肝内肝细胞癌:放疗联合肝动脉介入治疗,可以显著提高有效率和生存率。

(2)肝细胞癌伴癌栓:放疗可针对外科或介入治疗后出现的癌栓及原发灶的癌栓(包括下腔静脉癌栓),可能对延长患者生存期有帮助。

(3)肝细胞癌伴淋巴结转移:放疗可显著改善淋巴结转移的肝细胞癌患者的生存期。

(4)肝细胞癌肾上腺转移:放疗可缓解肾上腺转移灶出现的症状,但尚无证据说明放疗可以延长生存期。

(5)肝细胞癌骨转移:放疗可缓解症状从而提高患者生存质量。

(6)肝内胆管细胞癌:放疗可延长切除术后切缘阳性和不能切除的肝内胆管细胞癌患者的生存期。

上述对肝癌的放疗,大多属于姑息性手段,疗效较差,即使能延长生存期,也比较短,尚不能取代肝癌的传统治疗;但是针对上述临床情况的其他疗法,也未能显示有更好的疗效和更强的循证医学证据,因此,目前放疗仍然是可供选择的重要治疗方法之一,特别是针对肝外的转移病灶。已有的临床经验表明,大分割照射,如每次 5 Gy,每周照射 3 次,总剂量 50 Gy,对肿瘤的杀灭效应强,但是对正常肝脏的放射损伤也大。常规分割放疗,如每次 2 Gy,每天 1 次,每周照射5 次,总剂量为 50～62 Gy,正常肝脏的耐受性好,对肿瘤也有明显的抑制。究竟哪种分割方法更好,还需进一步的临床实践和研究比较;但是对需要在短期缓解临床症状的患者,更适用于大分割放疗,因为肿瘤的退缩较快,症状改善明显。

2.并发症

放疗的并发症包括急性期(放疗期间)毒副作用和放疗后期(4 个月内)的肝损伤。

(1)急性期(放疗期间)毒副作用:①患者可能出现厌食、恶心、呕吐等症状,严重者甚至会发生上消化道出血,尤其是当放疗范围累及较大体积的十二指肠、空肠和胃。②急性肝功能损害表现为胆红素上升,血清谷丙转氨酶上升。③骨髓抑制现象在大体积肝脏受照的患者,或者伴有脾功能亢进的患者中尤为明显。

(2)放疗的后期损伤:主要是放射诱导肝病,其临床表现和诊断标准如下。①患者已接受过肝脏高剂量的放疗。②症状在放疗结束后发生。③临床表现分为两种类型:典型放射诱导肝病表现为发病迅速,患者在短期内出现大量腹水和肝大,同时血清碱性磷酸酶升高至正常值的2 倍以上,或谷丙转氨酶升高至正常值的 5 倍以上;非典型放射诱导肝病则仅表现为肝功能损伤,即血清碱性磷酸酶升高至正常值的 2 倍以上,或谷丙转氨酶升高至正常值的 5 倍以上,但不伴有肝脏肿大和腹水。④需排除肝肿瘤进展引起的临床症状和肝功能损害。

(四)化疗

1.全身化疗

(1)单一化疗：临床上常用的治疗肝癌的抗肿瘤药物有氟尿嘧啶、多柔比星、顺铂和丝裂霉素等，但部分缓解率均在20%以下。其他药用于肝癌治疗也取得一定的疗效，如吉西他滨、卡培他滨和伊立替康等，但总体而言，效果并不理想。

(2)联合化疗：联合化疗对肝癌的疗效有所提高，临床上一般选择单药有效的药物进行联合。

总体看来，全身化疗对肝癌的疗效并不理想，应当严格掌握临床适应证，及时评估疗效，密切监测和防治不良反应。原则上，对于具有以下情况之一的患者不宜进行系统化疗：①美国东部肿瘤协作组评分>2分，Child-Pugh肝功能分级评分>7分。②白细胞计数<3.0×10^9/L或中性粒细胞计数<1.5×10^9/L，血小板计数<60×10^9/L，血红蛋白含量<90 g/L。③肝、肾功能明显异常，氨基转移酶>5倍正常值和(或)胆红素显著升高>2倍正常值，人血白蛋白含量<28 g/L，肌酐大于等于正常值上限，肌酐清除率≥50 mL/min。④具有感染发热、出血倾向、中大量腹水和肝性脑病。

2.动脉化疗

动脉化疗即通过动脉给药提高化疗药物对肝癌细胞的杀伤作用，包括经肝动脉导管化疗栓塞和经肝动脉导管化疗栓塞合并门静脉栓塞。

原发性肝癌的血供90%~95%来自肝动脉，而正常肝组织血供则75%~80%来自门静脉，选择性地对供给肿瘤血运的肝动脉进行栓塞，可阻断肿瘤的主要血供，使肿瘤发生坏死，而正常的肝脏能够代偿。目前多在肝动脉栓塞的同时经导管灌注化疗药物，化疗药物的疗效与肿瘤所在部位的有效血药浓度呈正相关，因此经肝动脉导管化疗栓塞可显著地提高肝癌的疗效。

经肝动脉导管化疗栓塞的主要影响因素有：①血清甲胎蛋白水平。②肿瘤病灶是否包膜完整、边界清楚。③门静脉有无癌栓。

经肝动脉导管化疗栓塞的主要适应证为不能手术切除的中、晚期肝细胞癌，无肝肾功能严重障碍。具体涵盖以下类型。①巨块型肝癌：肿瘤占整个肝脏的比例<70%。②多发结节型肝癌。③门静脉主干未完全阻塞，或虽完全阻塞但肝动脉与门静脉间代偿性侧支血管形成。④外科手术失败或术后复发者。⑤肝功能分级(Child-Pugh)A级或B级美国东部肿瘤协作组评分0~2分。⑥肝肿瘤破裂出血及肝动脉-门静脉分流造成门静脉高压出血。经肝动脉导管化疗栓塞在肝肿瘤切除术前应用具有重要意义，它能使肿瘤体积缩小，为二期切除创造有利条件，同时还有助于明确病灶数目。该治疗方法也适用于小肝癌患者，尤其是那些不适合手术、局部射频或微波消融治疗，或者不愿意接受这些治疗方式的患者。此外，在控制局部疼痛、出血以及栓堵动静脉瘘时，经肝动脉导管化疗栓塞也能发挥作用。在肝癌切除术后，应用该方法还可有效预防复发。

经肝动脉导管化疗栓塞主要禁忌证：①肝功能严重障碍(Child-Pugh C级)。②凝血功能严重减退，且无法纠正。③门静脉主干完全被癌栓栓塞，且侧支血管形成少。④合并活动性感染且不能同时治疗者。⑤肿瘤远处广泛转移，估计生存期<3个月者。⑥恶病质或多器官功能衰竭者。⑦肿瘤占全肝比例≥70%癌灶；如果肝功能基本正常，可考虑采用少量碘油乳剂分次栓塞。⑧外周血白细胞和血小板计数显著减少，白细胞计数<3.0×10^9/L(非绝对禁忌，如脾功能亢进者，与化疗性白细胞减少有所不同)，血小板计数<60×10^9/L。

常用的动脉化疗药物为多柔比星、表柔比星、氟尿嘧啶。目前临床常用的栓塞剂包括超液化碘油、吸收性明胶海绵及海藻微球等。经肝动脉导管化疗栓塞的出现使有效率大为提高,生存率也有很大改善,现已被广泛应用于临床。

(五)分子靶向药物治疗

肝癌的发病机制十分复杂,其发生、发展和转移与多种基因的突变、细胞信号转导通路及新生血管增生异常等密切相关,其中存在着多个关键性环节,正是进行分子靶向治疗的理论基础和重要的潜在靶点。分子靶向药物治疗在控制肝细胞癌的肿瘤增殖、预防、延缓复发转移及提高患者的生活质量等方面具有独特的优势。近年来,应用分子靶向药物治疗肝细胞癌已成为新的研究热点,受到高度的关注和重视。

索拉非尼是一种口服的多靶点、多激酶抑制剂,既可通过抑制血管内皮生长因子受体和血小板源性生长因子受体阻断肿瘤血管生成,又可通过阻断 Raf/MEK/ERK 信号转导通路抑制肿瘤细胞增殖,从而发挥双重抑制、多靶点阻断的抗肝细胞癌作用。多项国际多中心Ⅲ期临床研究证明,索拉非尼能够延缓肝细胞癌的进展,明显延长晚期患者生存期,且安全性较好;同时,不同的地域、不同的基线水平和不同的预后因素的肝细胞癌患者应用索拉非尼治疗都有临床获益,疗效相似。目前,索拉非尼已相继获得欧洲药品评估局、美国食品药品监督管理局和我国国家药品监督管理局等批准,其用于治疗不能手术切除和远处转移的肝细胞癌。其常规用法为 400 mg,口服给药,每天 2 次,应用时需注意对肝功能的影响,要求患者肝功能为 Child-Pugh A 级或相对较好的 B 级。该药对于肝功能情况良好、分期较早、及早用药者的获益更大。索拉非尼与肝动脉介入治疗或系统化疗联合应用,可使患者更多地获益,已有一些临床观察和研究证实,至于与其他治疗方法(手术、射频消融和放疗等)联合应用,正在进行研究。其他新的分子靶向药物,采用单药或联合手术、介入治疗和系统化疗等手段治疗肝癌的临床试验也正在陆续开展。其他常用的生物靶向治疗药物还有舒尼替尼、贝伐单抗及厄洛替尼等。

(六)中医药治疗

中医药有助于减少放、化疗的毒性,改善癌症相关症状和生活质量,可能延长生存期,可以作为肝癌治疗的重要辅助手段。除了采用传统的辨证论治、服用汤药之外,多年来我国药监部门已批准多种现代中药制剂,如消癌平、康莱特、华蟾素、榄香烯和得力生注射液及其口服剂型等,用于肝癌的治疗。这些药物在临床上应用广泛,积累了丰富的实践经验,具有一定疗效并各具特点,患者的依从性、安全性和耐受性表现良好。然而,由于这些药物上市多年,早期实验和临床研究相对薄弱,缺乏高级别的循证医学证据充分支撑,因此需要积极开展深入研究。

(七)其他治疗

一般认为生物治疗可以改善肝癌患者的生活质量,有助于提高抗肿瘤疗效,降低术后复发率。适当应用胸腺素 $\alpha1$ 可以增强机体的免疫功能,具有辅助抗病毒和抗肿瘤作用;而乙型病毒性肝炎相关肝细胞癌患者切除术后,长期应用 α 干扰素及其长效制剂作为辅助治疗,可以有效地延缓复发和降低复发率。

对于具有乙型肝炎和(或)丙型病毒性肝炎背景的肝细胞癌患者,应特别注意检查和监测病毒载量(乙型肝炎病毒 DNA/丙型肝炎病毒 RNA)及肝炎活动状况。已知上述抗肿瘤药物的治疗手段(包括经动脉导管灌注术/经肝动脉导管化疗栓塞、分子靶向治疗、化疗等),均存在激活肝炎病毒的潜在风险。而当病毒复制活跃且肝炎处于活动期时,往往会损害患者的肝功能,进而显著影响抗肿瘤治疗的实施进程与治疗效果,对此应予以高度重视。如果检查发现肝炎病毒复制活跃，必须及时地积极进行抗病毒治疗，可以选用核苷类似物、α干扰素及其长效制剂和胸腺素α1等。此外，在肝癌的治疗全程中，都应该统筹考虑，加强支持对症治疗，包括镇痛、保护肝功能、利胆、纠正贫血、改善营养状况、控制血糖、纠正低蛋白血症、控制腹水及防治消化道出血等并发症。这些对症支持治疗措施，对于缓解患者痛苦、提升生活质量，以及确保抗肿瘤治疗的顺利开展与效果，具有至关重要的作用，是不可或缺的。

（刘颖颖）

第六节　转移性肝癌

肝脏恶性肿瘤可分为原发性肝癌和转移性肝癌两大类。原发性肝癌包括常见的肝细胞肝癌、少见的胆管细胞癌、罕见的肝血管肉瘤等。身体其他部位的癌肿转移到肝脏，并在肝内继续生长、发展，其组织学特征与原发性癌相同，称为转移性肝癌或继发性肝癌。在西方国家，继发性肝癌的发生率远高于原发性肝癌，造成这种情况的原因是多方面的，而后者的发病率低是其中的影响因素之一；我国由于原发性肝癌的发病率较高，继发性肝癌发生率相对低于西方国家，两者发病率相近。国内统计两者之比为2∶1～4∶1，西方国家高达20∶1以上。在多数情况下，转移性肝癌的发生可被看成是原发性肿瘤治疗失败的结果。目前，虽然转移性肝癌的综合治疗已成为共识，但外科治疗依然被看作治疗转移性肝癌最重要、最常见的手段，尤其是对结直肠癌肝转移而言，手术治疗已被认为是一种更积极、更有效的治疗措施，其5年生存率目前可达20%～40%。随着对转移性肝癌生物学特性认识的加深，肝脏外科手术技巧的改进以及围术期支持疗法的改善，转移性肝癌手术切除的安全性和成功率已明显提高，手术死亡率仅为1.8%，5年生存率达33.6%。因此，早期发现、早期诊断、早期手术治疗是提高转移性肝癌远期疗效的重要途径，手术切除转移性肝癌灶可使患者获得痊愈或延长生命的机会，因此对转移性肝癌的外科治疗需持积极态度。

一、转移性肝癌的发病机制及临床诊断

（一）转移性肝癌的病理基础及来源

肝脏是全身最大的实质性器官，也是全身各种肿瘤转移的高发区域，这与肝脏本身的解剖结构、血液供应和组织学特点有关。

肝脏的显微结构表现为肝小叶，肝小叶是肝脏结构和功能的基本单位。小叶中央是中央静脉，围绕该静脉为放射状排列的单层细胞索（肝细胞板），肝板之间形成肝窦，肝窦的壁上附有库普弗细胞，它具有吞噬能力。肝窦实际上是肝脏的毛细血管网，它的一端与肝动脉和门静脉的小分支相通，另一端与中央静脉相连接。肝窦直径为9～13 mm，其内血流缓慢，肝窦内皮细胞无基膜，只有少量网状纤维，不形成连续结构，因此，在血液和肝细胞之间没有严密的屏障结构，有助于癌细胞的滞留、浸润。此外，肝窦通透性高，许多物质可以自由通过肝窦内皮下间隙（Disse间隙）。Disse间隙有富含营养成分的液体，间隙大小不等，肝细胞膜上的微绒毛伸入该间隙，癌细胞进入Disse间隙后可逃避库普弗细胞的“捕杀”。这些结构特点有助于癌细胞的滞留、生长与增生。

在血液循环方面,肝脏同时接受肝动脉和门静脉双重的血液供应,血流极为丰富,机体多个脏器的血液经门静脉回流至此,为转移癌的快速生长提供了较为充足的营养。有关转移癌的血供研究表明:当瘤体<1 mm 时,营养主要来源于周围循环的扩散;瘤体直径达 1～3 mm 时,由肝动脉、门静脉、混合的毛细血管在肿瘤周围形成新生的血管网;当瘤体进一步增大,直径超过 1.5 cm,从血管造影等观察,血液供应 90%主要来自肝动脉,瘤体边缘组织的部分血供可能来自门静脉,也有少部分肝脏转移癌的血液供应主要来自门静脉。

这些因素都在肝转移性肿瘤的形成中起着决定作用,使肝脏成为肿瘤容易侵犯、转移、生长的高发区域。在全身恶性肿瘤中,除淋巴结转移外,肝转移的发病率最高。据报道,在 9 700 例尸体解剖中共发现恶性肿瘤 10 912 个,其中有肝转移者 4 444 例,占 41.4%,是除淋巴结转移(57%)外转移部位最多的器官。

转移性肝癌的发生与原发肿瘤类型、部位有关,全身各部位的癌肿以消化道及盆腔部位(如胃、小肠、结肠、胆囊、胰腺、前列腺、子宫和卵巢等)的癌肿转移至肝脏者较为多见,临床统计转移性肝癌中腹腔内脏器癌肿占 50%～70%,有 40%～65%的结直肠癌、16%～51%的胃癌、25%～75%的胰腺癌、65%～90%的胆囊癌产生肝转移,临床资料还表明结直肠癌与其转移性肝癌同时发现者为 16%～25%,大多数是在原发处切除后 3 年内出现肝转移;其次是造血系统肿瘤,占 30%;胸部肿瘤(包括肺、食管肿瘤)占 20%;还有少数来自女性生殖系统、乳腺、软组织、泌尿系统的肿瘤等,如 52%的卵巢癌、27%的肾癌、25%～74%的支气管癌、56%～65%的乳腺癌、20%的黑色素瘤、10%的霍奇金淋巴瘤出现肝转移。肾上腺、甲状腺、眼和鼻咽部的癌肿转移至肝脏者亦不少见。中国医学科学院肿瘤医院经病理检查发现,在 83 例转移性肝癌中,原发灶来源于结直肠癌占 24%,乳腺癌占 16%,胃癌占 13%,肺癌占 8%,其他尚有食管癌、鼻咽癌、淋巴瘤、胸腺瘤、子宫内膜癌等。资料还显示,随着年龄增大,转移性肝癌发生率降低。按系统划分,转移性肝癌来源依次为消化、造血、呼吸及泌尿生殖系统等。

(二)转移途径

人体各部位癌肿转移至肝脏的途径有门静脉、肝动脉、淋巴和直接浸润四种。

1.门静脉转移

凡血流汇入门静脉系统的脏器,如食管下端、胃、小肠、结直肠、胰腺、胆囊及脾等的恶性肿瘤均可循门静脉转移至肝脏,这是原发癌播散至肝脏的重要途径。有学者报道门静脉血流存在分流现象,即脾静脉和肠系膜下静脉的血流主要进入左肝,而肠系膜上静脉的血流主要汇入右肝,这些门静脉所属脏器的肿瘤会因不同的血流方向转移至相应部位的肝脏。但临床上这种肿瘤转移的分流情况并不明显,而以全肝散在性转移多见。其他如子宫、卵巢、前列腺、膀胱和腹膜后组织等部位的癌肿,亦可通过体静脉和门静脉的吻合支转移至肝;也可因这些部位的肿瘤增长侵犯门静脉系统的脏器,再转移至肝脏;或先由体静脉至肺,然后再由肺到全身循环而至肝脏。经此途径转移的肿瘤占转移性肝癌的 35%～50%。

2.肝动脉转移

任何血行播散的癌肿均可循肝动脉转移到肝脏,如肺、肾、乳腺、肾上腺、甲状腺、睾丸、卵巢、鼻咽、皮肤及眼等部位的恶性肿瘤均可经肝动脉而播散至肝脏。眼的黑色素瘤转移至肝脏者也较常见。

3.淋巴转移

盆腔或腹膜后的癌肿可经淋巴管至主动脉旁和腹膜后淋巴结,然后逆流至肝脏。消化道癌肿也可经肝门淋巴结循淋巴管逆行转移到肝脏。乳腺癌或肺癌也可通过纵隔淋巴结而逆行转移到肝脏，但此转移方式较少见。临床上更多见的是胆囊癌沿着胆囊窝的淋巴管转移到肝脏。

4.直接浸润

肝脏邻近器官的癌肿，如胃癌、横结肠癌、胆囊癌和胰腺癌等，均可因癌肿与肝脏粘连使癌细胞直接浸润而蔓延至肝脏，右侧肾脏和肾上腺癌肿也可以直接侵犯肝脏。

(三)病理学特点

转移癌的大小、数目和形态多变，少则1～2个微小病灶，多则呈多结节甚至弥漫性散在生长，也有形成巨块的，仅有约5%的肝转移灶是孤立性结节或局限于单叶。转移灶可发生坏死、囊性变、病灶内出血及钙化等。转移性肝癌组织可位于肝脏表面，也可位于肝脏中央。癌结节外观多呈灰白色，质地硬，与周围肝组织常有明显分界，转移性肝癌灶多有完整包膜，位于肝脏表面者可有凸起或凹陷，癌结节中央可有坏死和出血。多数转移性肝癌为少血供肿瘤，少数转移性肝癌血供可相当丰富，如肾癌肝转移。来自结、直肠癌的转移性肝癌可发生钙化，钙化也可见于卵巢、乳腺、肺、肾脏和甲状腺癌肿的转移。来自卵巢与胰腺癌(特别是腺癌或囊腺癌)的转移灶可发生囊变。肉瘤的肝转移灶常表现为巨大肿块，并伴有坏死、出血等。转移性肝癌的病理组织学变化和原发病变相同，如来源于结直肠的腺癌组织学方面可显示腺状结构，来自恶性黑色素瘤的转移性肝癌组织中含有黑色素。但部分病例由于原发性癌分化较好，使肝脏转移灶表现为间变而无法提示原发病灶。与原发性肝癌不同，转移性肝癌很少合并肝硬化，一般也无门静脉癌栓形成，而已产生肝硬化的肝脏则很少发生转移性肿瘤。Jorres等报道6 356例癌症患者尸体解剖发现有300例转移性肝癌中，仅有2例伴有肝硬化，认为其原因可能是硬化的肝脏血液循环受阻和结缔组织改变限制了肿瘤转移和生长。转移性肝癌切除术后肝内复发率为5%～28%，低于原发性肝癌切除术后肝内复发率。

临床上根据发现转移性肝癌和原发肿瘤的先后分为同时转移、异时转移及先驱性肝转移。同时转移是指初次诊断或者外科治疗原发性肿瘤时发现转移病灶，发生率为10%～25%。资料显示，年龄、性别与肝转移无关，但大城市患者发生肝转移少于小城市和农村地区，这与在大城市易得到早期检查、早期发现有关。同时转移性肝癌发生率和临床病理分期明显相关，晚期患者中发病率较高，且多呈分散性多结节病灶。异时转移是指原发性肿瘤手术切除或局部控制后一段时间在随访中发现肝转移病灶，大多数在原发灶切除后3年内发现，其发生率尚不清楚。同时转移和异时转移可占肝转移的97%。先驱性肝转移是指肝转移病灶早于原发肿瘤发现，其发生率较低。

(四)转移性肝癌的分期

判明肿瘤分期对治疗方案选择、预后判断、疗效考核、资料对比极为重要，近几十年来国内外对转移性肝癌的分期提出了多种分类标准。

Fortner对术后证实的肝转移进行了以下分级。①Ⅰ级：肿瘤局限在切除标本内，切缘无癌残留。②Ⅱ级：肿瘤已局部扩散，包括肿瘤破溃、直接蔓延至周围邻近器官、镜下切缘癌阳性、直接浸润至大的血管或胆管。③Ⅲ级：伴有肝外转移者，包括肝外淋巴结转移、腹腔内其他器官转移、腹腔外远处转移。

Petlavel提出转移性肝癌的分期需要兼顾转移灶的大小、肝功能状态和肝大情况，依此将转移性肝癌分为四期。资料表明Ⅰ期预后最好，中位生存期为21.5个月，Ⅱ、Ⅲ、Ⅳ期中位生存期分别为10.4个月、4.7个月和1.4个月。

Genneri 认为转移性肝癌的预后主要与肝实质受侵犯的程度有关。根据转移灶的数目和肝实质受侵犯程度将转移性肝癌分为三期：Ⅰ期为单发性肝转移，侵犯肝实质 25%以下；Ⅱ期为多发性肝转移，侵犯肝实质 25%以下或单发性肝转移累计侵犯肝实质 25%～50%；Ⅲ期为多发性肝转移，侵犯肝实质 25%～50%或超过 50%。他认为Ⅰ期最适合手术治疗，Ⅱ期、Ⅲ期则应侧重于综合治疗。

Petreli 进一步肯定了肝实质被侵犯的程度是影响预后最重要的因素。肝实质受侵犯程度可以通过测量肝脏被肿瘤侵犯的百分比、肝脏大小和肝功能试验(包括碱性磷酸酶和胆红素水平)来判断，其他影响预后的因素主要为转移性肝癌结节的数目以及分布(单叶或双叶)、大小、能否手术切除、出现时间(与原发灶同时或异时)、有无肝外转移、肝外侵犯的类型、患者功能状况、有无症状或并发症等。

(五)转移性肝癌的临床表现

转移性肝癌常以肝外原发性癌肿所引起的症状为主要表现，但因无肝硬化，病情发展常较后者缓慢，症状也较轻。临床表现主要包括：①原发性肿瘤的临床表现。②肝癌的临床表现。③全身状况的改变。

1.原发性肿瘤的临床表现

早期主要表现为原发肿瘤的症状，肝脏本身的症状并不明显，大多在原发肿瘤术前检查、术中探查或者术后随访时发现，如结直肠癌出现大便性状改变，黑便、血便等；肺癌出现刺激性干咳和咯血等。部分原发性肿瘤临床表现不明显或晚于转移性肝癌，是造成转移性肝癌误诊、延诊的主要因素。继发性肝癌的临床表现常较轻，病程发展较缓慢。该病诊断的关键在于查清原发癌灶。

2.肝癌的临床表现

随着病情的发展，肝癌转移性肿瘤增大，肝脏转移的病理及体外症状逐渐表现出来，出现了如消瘦、乏力、发热、食欲缺乏、肝区疼痛、肝区结节性肿块、腹水、黄疸等中晚期肝癌的常见症状。也有少数患者出现继发性肝癌的症状以后，其原发癌灶仍不易被查出或隐匿不现，因此，有时与原发性肝癌难以鉴别。消瘦与恶性肿瘤的代谢消耗、进食少、营养不良有关；发热多是肿瘤组织坏死、合并感染及肿瘤代谢产物引起，多不伴寒战；肝区疼痛是由于肿瘤迅速生长使肝包膜紧张所致；食欲缺乏是由于肝功能损害，肿瘤压迫胃肠道所致；肝区疼痛部位和癌肿部位有密切关系，如突然发生剧烈腹痛并伴腹膜刺激征和休克，多有转移性肝癌结节破裂的可能；腹部包块表现为左肝的剑突下肿块和(或)右肝的肋缘下肿块，也可因转移性肝癌占位导致肝大；黄疸常由于癌肿侵犯肝内主要胆管，或肝门外转移淋巴结压迫肝外胆管所引起，癌肿广泛破坏肝脏可引起肝细胞性黄疸。

3.全身状况的改变

由于机体消耗增多和摄入减少，患者往往出现体重减轻，严重者出现恶病质。如发生全身多处转移，还可出现相应部位的症状，如肺转移可引起呼吸系统的临床表现。

(六)诊断方法

1.实验室检查

(1)肝功能检查：转移性肝癌患者在癌肿浸润初期肝功能检查多属正常，乙肝、丙型肝炎病毒感染指标往往呈阴性。随肿瘤的发展，患者血清胆红素、碱性磷酸酶、乳酸脱氢酶、γ-谷氨酰转肽酶、天门冬氨酸转氨酶等升高，但由于转移性肝癌多数不伴肝炎、肝硬化等，所以肝脏的代偿功能较强。在原发性肝癌中常出现的白/球蛋白比例倒置、凝血酶原时间延长等异常，在转移性肝癌中则极少出现。在无黄疸和骨转移时，AKP 活性增高对诊断转移性肝癌具有参考价值。

(2)甲胎蛋白测定：转移性肝癌中甲胎蛋白的阳性反应较少，主要见于胃癌伴肝转移。大约15%的胃癌患者甲胎蛋白阳性，其中绝大多数患者在 100 μg/L 以下，仅 1%～2%患者超过 200 μg/L。切除原发病灶后即使保留转移癌，甲胎蛋白也可以降至正常水平。

(3)癌胚抗原测定：消化道肿瘤，特别是结直肠癌肿瘤患者的癌胚抗原检查，对于转移性肝癌的诊断十分重要。目前多数学者认为癌胚抗原检查可作为转移性肝癌的辅助诊断指标，尤其是对无肿瘤病史、肝内出现单个肿瘤病灶、无明确肝炎病史、AFP 阴性的患者，必须复查癌胚抗原等指标，以警惕转移性肝癌的发生。一般认为癌胚抗原水平迅速升高或癌胚抗原超过 20 μg/L 是肝转移的指征，但其变化与肿瘤大小并无正相关。若癌胚抗原阳性，需复查 B 超、CT、结肠镜等寻找原发病灶以明确诊断或随访。转移性肝癌术后动态监测癌胚抗原对于手术切除是否彻底、术后辅助化疗疗效、肿瘤复发具有重要意义。在清除所有癌灶后，癌胚抗原可降至正常水平。原发性结直肠癌术后 2 年应定期监测，可 3 个月 1 次，如果癌胚抗原升高，应高度怀疑肿瘤复发，同时有 AKP、LDH、癌胚抗原明显增高提示肝转移。癌胚抗原升高时，有时影像学检查并无转移迹象，此时常需通过核素扫描或剖腹探查才能发现。此外，国外文献报道胆汁中的癌胚抗原敏感性远较血清癌胚抗原高。Norton 等研究发现，结直肠癌肝转移患者，胆汁癌胚抗原水平是血清的 29 倍，这对原发病灶在术后肝转移及隐匿性癌灶的发现尤为重要。

(4)其他肿瘤标志物测定：其他部位的肿瘤患者如出现 5′-核苷磷酸二酯酶同工酶 V 阳性常提示存在肝内转移的可能，同时它也可以作为转移性肝癌术后疗效和复发监测的指标，但不能区分原发性和转移性肝肿瘤。其他临床常用的肿瘤标志物还有酸性铁蛋白、糖类抗原 19-9、糖类抗原 50、糖类抗原 242 等，它们在多种肿瘤特别是消化系统肿瘤中均可增高，但组织特异性低，可作为转移性肝癌检测的综合判断指标。

2.影像学检查

影像学检查方法同原发性肝癌。转移性肝癌在影像学上可有某些特征性表现：①病灶常为多发且大小相仿。②由于病灶中央常有液化坏死。在 B 超和 MRI 上可出现“靶征”或“牛眼征”。③CT 扫描上病灶密度较低，有时接近水的密度，对肝内微小转移灶(<1 cm)普通的影像学检查常难以发现而漏诊，可采用 CT 加动脉门静脉造影，其准确率可达 96%。对这些微小转移灶的定性诊断，目前以 PET 检查特异性最强，后者以 ^{18}F-氟脱氧葡萄糖(^{18}F-FDG)作为示踪剂，通过评价细胞的葡萄糖代谢状况确定其良、恶性。

(七)诊断

转移性肝癌的诊断关键在于确定原发病灶，其特点是：①多数有原发性肿瘤病史，以结直肠癌、胃癌、胰腺癌等最常见。②常无慢性肝病病史，如乙型肝炎病毒、丙型肝炎病毒标志物多阴性。③由于转移性肝癌很少合并肝硬化，所以体检时癌结节病灶多较硬而肝脏质地较软。④影像学显示肝内多个散在、大小相仿的占位性病变，B 超可见“牛眼”征，且多无肝硬化影像，肝动脉造影肿瘤血管较少见。

临床上诊断的依据主要有：①有原发癌病史或依据。②有肝脏肿瘤的临床表现。③实验室肝脏酶学改变，癌胚抗原增高而甲胎蛋白可呈阴性。④影像学发现肝内占位性病变，多为散在、多发。⑤肝脏穿刺活检证实。

对于某些组织学上证实为转移性肝癌，但不能明确或证实原发性肿瘤起源的情况，临床上并不少见，如 Kansaa 大学医院所记载的 21 000 例癌症患者中，有 686 例(3.2%)未明确原发癌的部位。对于此类病例，需要通过更仔细的病史询问、更细致的体格检查以及相关的影像学和实验室检查来判断。例如，原发肿瘤不明时，乳腺、甲状腺及肺可能是原发灶；粪便潜血阳性提示胃肠道癌，胃镜、结肠镜、钡餐及钡灌肠检查对诊断有帮助；疑有胰体癌时，应行胰腺扫描及血管造影等。

(八)鉴别诊断

1.原发性肝癌

患者多来自肝癌高发区，有肝癌家族史或肝病病史，多合并肝硬化，肝功能多异常，肝癌的并发症较常见，病情重且发展迅速，甲胎蛋白等肿瘤标志呈阳性，影像学呈"失结构"占位性病变，孤立性结节型也较多见；转移性肝癌多有原发肿瘤病史和症状，很少合并肝硬化，肝功能多正常，病情发展相对缓慢，甲胎蛋白多正常，癌胚抗原多增高，影像学发现肝脏多个散在占位结节，可呈"牛眼征"。但甲胎蛋白阴性的原发性肝癌和原发灶不明确的转移性肝癌之间的鉴别诊断仍有一定困难，有时需依靠肝活检，当组织学检查发现有核居中央的多角形细胞、核内有胞质包涵体、恶性细胞被窦状隙毛细血管分隔、胆汁存留、肿瘤细胞群周围环绕着内皮细胞等表现时，提示为原发性而非继发性肝癌。

2.肝血管瘤

一般容易鉴别。女性多见，病程长，发展慢。临床症状多轻微，实验室酶学检查常属正常。B 超见有包膜完整的与正常肝脏有明显分界的影像，其诊断符合率达 85%；CT 表现为均匀一致的低密度区，在快速增强扫描中可见特征性增强，其对血管瘤的诊断阳性率近 95%；血管造影整个毛细血管期和静脉期持续染色，可见"早出晚归"征象。

3.肝囊肿

病史较长，一般情况好，囊肿常多发，可伴多囊肾，B 超提示肝内液性暗区，可见分隔，血清标志物甲胎蛋白、癌胚抗原阴性。

4.肝脓肿

肝脓肿多有肝外感染病史，临床可有或曾有发热、肝痛、白细胞计数增高等炎症表现，抗感染治疗有效。超声检查可见液平，穿刺为脓液，细胞培养阳性。

5.肝脏肉瘤

此病极少见，患者无肝脏外原发癌病史。多经病理证实。

二、治疗

(一)手术切除

与原发性肝癌一样，转移性肝癌的治疗也是以手术切除为首选，这是唯一能使患者获得长期生存的治疗手段，如大肠癌肝转移切除术后 5 年生存率可达 25%～58%，而未切除者 2 年生存率仅为 3%，4 年生存率为 0。

转移性肝癌的手术适应证近年来有逐渐放宽的趋势。有肝外转移者以往被认为是手术禁忌证，近年来的研究发现，只要肝外转移灶能得到根治性切除，可获得与无肝外转移者一样好的疗效，故也为手术治疗的适应证。目前临床上掌握转移性肝癌的手术指征为：①原发灶已切除并无复发，或可切除，或已得到有效控制(如鼻咽癌行放疗后)。②单发或多发肝转移灶，估计切除后有足够的残肝量并可保证足够的切缘。③无肝外转移或肝外转移灶可切除。④无其他手术禁忌证。

转移性肝癌的手术时机，原则上一经发现应尽早切除。但对原发灶切除后近期内刚发现的较小转移灶(如<2 cm)是否需要立即手术，有学者认为不必急于手术，否则很可能在手术后不久就有新的转移灶出现，对这样的病例可密切观察一段时间(如3个月)或在局部治疗下(如PEI)观察，若无新的转移灶出现再做手术切除。对同时转移癌的手术时机也是一个存在争议的问题，如大肠癌在原发灶手术的同时发现肝转移者占8.5%～26.0%，是同期手术还是分期手术尚有意见分歧，有学者认为只要肝转移灶可切除、估计患者能够耐受、可获得良好的切口显露，应尽可能同期行肝癌切除。

转移性肝癌的手术方式与原发性肝癌相似，但有如下几个特点：①由于转移性肝癌常为多发，术中B超检查就显得尤为重要，可以发现术前难以发现的隐匿于肝实质内的小病灶，并因此改变手术方案。②因很少伴有肝硬化，肝切除范围可适当放宽以确保阴性切缘，切缘一般要求超过1 cm，因为阴性切缘是决定手术远期疗效的关键因素。③由于转移性肝癌很少侵犯门静脉形成癌栓，肝切除术式可不必行规则性肝叶切除，确保阴性切缘的非规则性肝切除已为大家所接受，尤其是多发转移灶的切除更为适用。④伴肝门淋巴结转移较常见，手术时应做肝门淋巴结清扫。

转移性肝癌术后复发也是一个突出的问题，如大肠癌肝转移切除术后60%～70%复发，其中50%为肝内复发，是原转移灶切除后的复发还是新的转移灶在临床上难以区别。与原发性肝癌术后复发一样，转移性肝癌术后复发的首选治疗也是再切除，其手术指征基本同第一次手术。再切除率文献报道差别较大，为13%～53%，除其他因素外，这与第一次手术肝切除的范围有关，第一次如为局部切除则复发后再切除的机会较大，而第一次为半肝或半肝以上的切除则再切除的机会明显减小。

(二)肝动脉灌注化疗

虽然手术切除是转移性肝癌的首选治疗方法，但可切除病例仅占10%～25%，大多数患者则因病灶广泛而失去手术机会，此时肝动脉灌注化疗便成为这类患者的主要治疗方法。转移性肝癌的血供来源基本同原发性肝癌，即主要由肝动脉供血，肿瘤周边部分有门静脉参与供血。与全身化疗相比，肝动脉灌注化疗可提高肿瘤局部的化疗药物浓度，同时降低全身循环中的药物浓度，因而与全身化疗相比，可提高疗效而降低药物毒性作用，已有多组前瞻性对照研究证明，HAI对转移性肝癌的有效率显著高于全身化疗。肝动脉灌注化疗一般经全置入性DDS实施，后者可于术中置入；也可采用放射介入的方法置入，化疗药物多选择氟尿嘧啶或氟尿嘧啶脱氧核苷，后者的肝脏清除率高于前者。文献报道肝动脉灌注化疗治疗转移性肝癌的有效率为40%～60%，部分病例可因肿瘤缩小而获得二期切除，对肿瘤血供较为丰富者加用碘油栓塞可使有效率进一步提高。但转移性肝癌多为相对低血供，这与原发性肝癌有所不同，为了增加化疗药物进入肿瘤的选择性，临床上有在肝动脉灌注化疗给药前给予血管收缩药(如血管紧张素Ⅱ等)或可降解性淀粉微球暂时使肝内血流重新分布，以达到相对增加肿瘤血流量、提高化疗药物分布的癌/肝比值之目的，从而进一步提高肝动脉灌注化疗的有效率。

前瞻性对照研究表明，与全身化疗相比，肝动脉灌注化疗虽然显著提高了治疗的有效率，但未能显著提高患者的生存率，究其原因主要是肝动脉灌注化疗未能有效控制肝外转移的发生，使得原来死于肝内转移的患者死于肝外转移。因此，对转移性肝癌行肝动脉灌注化疗应联合全身化疗(氟尿嘧啶＋四氢叶酸)，或加大化疗药物的肝动脉灌注剂量，以使部分化疗药物因超过肝脏的清除率而“溢出”肝脏进入全身循环，联合使用肝脏清除率低的化疗药物，如丝裂霉素亦可达到相同作用。

(三)其他

治疗转移性肝癌的方法还有许多,如射频、微波、局部放疗、肝动脉化疗栓塞、瘤体无水乙醇注射、氩氦刀等。

(何士雁)

第七节 胰 腺 癌

一、概述

胰腺癌是较为常见的一种消化道恶性肿瘤,在美国,其年发病率约为10/100 000,病死率占所有恶性肿瘤的第4位或第5位。胰腺癌早期缺乏典型的临床表现,待诊断明确时往往已属晚期,现已被公认为是60余种恶性肿瘤中预后最差的。自然病程的中位生存期为4～6个月,而根治手术后的5年生存率也始终徘徊在10%左右。虽然对胰腺肿瘤的影像学诊断技术有了较快的发展,根治手术切除率也有了很大的提高,但总的预后并未发生明显改观。

胰腺癌病因尚不明确,吸烟、饮酒、慢性胰腺炎、高脂肪和高蛋白饮食、遗传家族史可能与其发病相关。胰腺癌患者的糖尿病发病率增高,但是两者之间的关系目前尚存在争议。胰腺癌以男性多见,男女之比为(1.5～2.1)∶1,且好发于40岁以上的中老年人。

二、病理分类与分期

(一)病理分类

胰腺癌的病理组织类型以导管腺癌最为常见,约占90%。大约70%的导管腺癌位于胰头部。黏液性非囊性癌(胶样癌)、印戒细胞癌、腺鳞癌、未分化癌、巨细胞癌及肉瘤样癌常被认为是导管腺癌的变异体。其他少见的类型还有腺泡细胞癌、胰胚细胞癌等。

(二)TNM分期

1.T(原发肿瘤)

T_x:原发肿瘤无法评价。

T_0:无原发肿瘤。

T_{is}:原位癌。

T_1:肿瘤局限于胰腺,最大径≤2 cm。

T_2:肿瘤局限于胰腺,最大径>2 cm。

T_3:肿瘤超出胰腺,未累及腹腔干或肠系膜上动脉。

T_4:肿瘤累及腹腔干或肠系膜上动脉(原发肿瘤不能切除)。

2.N(区域淋巴结)

N_x:区域淋巴结无法评价。

N_0:无区域淋巴结转移。

N_1:有区域淋巴结转移。

注：区域淋巴结为胰周围淋巴结，包括肝动脉淋巴结、腹腔干、幽门部和脾区淋巴结。

3.M(远处转移)

M_x：远处转移无法评价。

M_0；无远处转移。

M_1：有远处转移。

4.临床分期

0 期：$T_{is}N_0M_0$。

Ⅰ A 期：$T_1N_0M_0$。

Ⅰ B 期：$T_2N_0M_0$。

Ⅱ A 期：$T_3N_0M_0$。

Ⅱ B 期：$T_{1\sim3}N_1M_0$。

Ⅲ期：T_4 任何 NM_0。

Ⅳ期：任何 T 任何 NM_1。

三、临床表现

早期胰腺癌多无明显症状，随着肿瘤的发展，可有不同的临床表现，而临床表现则与肿瘤的部位、大小及分期关系密切。

(一)上腹部不适及隐痛

上腹部不适及隐痛是胰腺癌最常见的首发症状。肿瘤常致胰管和胆管梗阻，尽管尚未引起黄疸，但由于胆汁、胰液引流不畅，胆管、胰管会有一定程度的扩张，患者常出现腹部不适及隐痛的症状。腹痛在胰头癌是很常见的症状，至于胰体尾部癌，腹痛的发生率更高。当肿瘤侵犯腹腔神经丛，可出现持续剧烈的腰背部疼痛，患者可因疼痛出现蜷曲位，以缓解疼痛，且这样的疼痛以夜间明显。同时，肿瘤导致周围胰腺组织慢性炎症，也可能是引起疼痛的机制之一。

(二)梗阻性黄疸

梗阻性黄疸是胰头癌的突出表现，发生率可超过 90%。黄疸往往是胰头癌的首发症状，但并不是胰头癌的早期症状。肿瘤部位越是靠近壶腹周围，黄疸出现越早。黄疸常呈持续性且进行性加深，大便色泽变浅，甚至呈陶土色。同时尿色加深，呈浓茶或酱油色，皮肤黄染呈棕色或古铜色，可有皮肤瘙痒症。胰腺癌一般仅使胆道梗阻，无胆道炎症。但少数情况下也会合并急性胆管炎，出现高热。胰头癌除梗阻性黄疸外，常导致胆囊肿大，可在右上腹清楚扪及。若梗阻性黄疸者同时伴有胆囊肿大，常提示存在胰头或壶腹周围肿瘤的可能性。

(三)胰液、胆汁排泄受阻

肿瘤常导致胰液、胆汁的排泄受阻，由此可引起一系列消化道症状，如食欲减退、消化不良、腹泻、便秘、恶心、呕吐等。食欲减退、消化不良加之肿瘤的消耗，患者可出现明显的消瘦。肿瘤也可侵犯十二指肠，导致消化道的梗阻、出血。

(四)恶病质

胰腺癌晚期症状常可出现明显的恶病质表现，如可扪及上腹部肿块、移动性浊音阳性、锁骨上淋巴结肿大、直肠指检可扪及盆腔转移病灶等，若有骨转移时可出现明显的局部疼痛。

四、诊断

(一)血液检查

因肿瘤消耗常可出现贫血。肿瘤若阻塞胆道出现梗阻性黄疸,可有血清胆红素升高,尤其是结合胆红素升高为主。可伴有尿胆原升高,以及血清碱性磷酸酶、谷丙转氨酶、谷草转氨酶升高。少数早期胰腺癌患者,可因胰管梗阻而出现一过性血淀粉酶、尿淀粉酶升高,部分患者可有血糖、糖耐量检查的异常。

很多肿瘤标志物与胰腺癌相关,如癌胚抗原、糖类抗原 19-9、糖类抗原 125 等。其中,糖类抗原 19-9 相对敏感性和特异性较高,但是糖类抗原 19-9 在某些良性疾病中也会出现升高,因此不能作为确诊的依据。此外,也有部分胰腺癌不表达糖类抗原 19-9,因此糖类抗原 19-9 不宜作为一个筛查的指标,可作为一个治疗后的随访指标。一些研究表明,术后或化疗后糖类抗原 19-9 的水平同胰腺癌的预后相关。术后糖类抗原 19-9 降低至正常,常提示预后较好;术后或化疗后糖类抗原 19-9 再度升高,常提示疾病的复发或进展。另有研究发现,一些癌基因或抑癌基因的表达或突变,同胰腺癌的发生和发展有密切的关系,如胰腺癌组织可以有较高水平的 K-ras 基因第 12 位密码子突变。这方面的研究可能会给胰腺癌的早期诊断带来希望。

(二)超声检查

超声检查是胰腺癌首选的无创影像学检查。但由于受到肠道气体的干扰,超声检查对腹膜后位胰腺疾病的诊断还是存在一定的局限性;同时超声检查也受到检查者自身因素、超声检查设备的影响。对于超声检查发现有胆管扩张,而没有发现明显的胆石症患者,应高度警惕是否存在胰头癌的可能。目前,采用内镜超声检查可以提高对胰腺癌的检出率。内镜超声引导下的细针穿刺是在内镜超声基础上同细胞学检查结合的诊断方式,相对在 CT 引导下经皮穿刺具有较高的敏感性和特异性,同时其针道播散和胰瘘等并发症的发生率相对较低,对于诊断困难的胰腺占位性疾病可采用此方法。

(三)CT

螺旋 CT 是常用的影像学诊断手段。随着 CT 技术的不断提高,目前已经有可能发现直径<1 cm 的胰腺肿瘤。动态螺旋 CT 结合三维成像技术,可以直观地显示胰腺肿瘤和其周围血管的关系,对于判断肿瘤的可切除性具有重要的价值。

(四)MRI 检查

MRI 在空间分辨率上不及多排螺旋 CT,磁共振胆道成像能显示胆道、胰管梗阻的部位、扩张的程度,对诊断有一定的价值。

(五)PET 检查

PET 检查除了可以发现胰腺肿瘤外,对于发现转移性病灶有其独特的价值。已有研究表明,PET 检查对于胰腺癌术后局部复发、腹腔转移灶及肝外转移的诊断价值优于 CT 和 MRI。但是,对于肝脏转移灶的诊断价值不如 CT 和 MRI,而且由于价格昂贵,限制了其应用。

(六)有创性检查

1.内镜逆行胰胆管造影检查

内镜逆行胰胆管造影除能直接观察到十二指肠及乳头部的情况和病变外,还可通过造影显示胆道系统和胰管的解剖和病变,同时对病灶可取活组织病理学检查,也可以收集胰液进行脱落细胞、酶学、生物化学和基因等方面的检测。

2.经皮穿刺肝胆道成像及引流检查

经皮穿刺肝胆道成像及引流检查适用于有梗阻性黄疸的胰腺癌患者，操作者可在 X 线或超声设备引导下实施穿刺。经皮穿刺肝胆道成像可行造影检查，具有一定的诊断价值；其次可通过置管引流改善肝功能，减轻黄疸，是合并有重度梗阻性黄疸的胰头癌患者重要的术前准备措施之一。

3.选择性动脉造影检查

选择性动脉造影检查对胰腺癌的诊断有一定的参考价值，但是随着 CT 技术的提高，其地位已经下降。

4.腹腔镜检查

腹腔镜是一种有潜在应用价值的分期诊断工具，它可发现腹膜、空腔脏器、浆膜种植，或肝脏表面的颗粒状转移灶，而这些转移灶即使采用胰腺专用 CT 检查也不能被发现。腹腔镜检查的效果取决于术前影像学检查的质量和发生远处转移的可能性。腹腔镜检查的一个重要的目的在于避免不必要的开腹手术。最近的一些研究证据支持选择性使用腹腔镜进行分期（即如果高质量的影像学检查或某些临床体征提示存在隐匿性的转移灶，可以进行腹腔镜分期）。

尽管有上述多种诊断方式，胰腺癌的早期诊断仍然是摆在广大胰腺肿瘤外科医师面前的难题。或许对如下高危人群的重点检查可能是目前较为可行的方法：①年龄＞40 岁，有上腹部非特异性不适。②有胰腺癌家族史者。③年龄在 60 岁以上，无家族史，无肥胖，而突发糖尿病者，特别是一些不典型糖尿病，并很快形成胰岛素抵抗者。已有文献报道，约 40％的胰腺癌患者在确诊时伴有糖尿病。④目前有学者认为，慢性胰腺炎在小部分患者中是一个重要的胰腺癌前病变，特别是有慢性家族性胰腺炎和慢性钙化性胰腺炎患者。⑤导管内乳头状黏液瘤亦属胰腺癌前病变。⑥患有家族性腺瘤息肉病者。⑦良性病变行远端胃大部切除者，特别是术后 20 年以上的人群。⑧吸烟、大量饮酒，以及长期接触有害化学物质等人群。

五、治疗原则

胰腺癌预后差，手术切除率低，早期容易出现远处转移和局部浸润，术后易复发转移，应强调综合治疗的观念。胰腺癌的治疗主要包括手术治疗、放疗、化疗及介入治疗等。综合治疗是任何分期胰腺癌治疗的基础，但对每一个病例需采取个体化处理的原则，根据不同患者的身体状况、肿瘤部位、侵及范围、黄疸及肝肾功能水平，有计划、合理地应用现有的诊疗手段，最大幅度地根治、控制肿瘤，减少并发症和改善患者生活质量。

（一）手术治疗

手术切除可能是治愈胰腺癌的重要手段。根据胰腺肿瘤的性质、部位、侵犯的范围等可有多种术式的选择。随着手术技术、重症监护、营养支持等水平的不断提高，胰腺癌围术期死亡率、并发症发生率已大大降低，目前国内外主要的胰腺癌诊疗中心的胰十二指肠切除术的围术期死亡率多在 1％或更低。

1.手术治疗原则

手术切除是胰腺癌患者获得最好效果的治疗方法，然而，超过 80％的胰腺癌患者因病期较晚而失去手术机会，对这些患者进行手术并不能提高患者的生存率。因此，在对患者进行治疗前，应完成必要的影像学检查及全身情况评估，以腹部外科为主，包括影像诊断科、化疗科、放疗科等包括多学科的治疗小组判断肿瘤的可切除性和制订具体治疗方案。手术中应遵循以下原则。

(1)无瘤原则:包括肿瘤不接触原则、肿瘤整块切除原则及肿瘤供应血管的阻断等。

(2)足够的切除范围:胰十二指肠切除术的范围包括远端胃的1/3～1/2、胆总管下段和(或)胆囊;胰头切缘需位于肠系膜上静脉左侧,且距肿瘤3 cm;全部十二指肠、近端15 cm的空肠;同时,需充分切除胰腺前方的筋膜及胰腺后方的软组织、钩突部与局部淋巴液回流区域的组织、区域内的神经丛,还有大血管周围的疏松结缔组织等。

(3)安全的切缘:胰头癌行胰十二指肠切除需注意6个切缘,包括胰腺、胆总管(肝总管)、胃、十二指肠、腹膜后(是指肠系膜上动静脉的骨骼化清扫)、其他的软组织切缘(如胰后)等,其中胰腺的切缘要>3 cm,为保证足够的切缘可于手术中对切缘行冷冻病理检查。

(4)淋巴结清扫:理想的组织学检查应包括至少10枚淋巴结。如少于10枚,尽管病理检查均为阴性,N分级应定为pN_1而非pN_0。胰腺周围区域包括腹主动脉周围的淋巴结,腹主动脉旁淋巴结转移是术后复发的原因之一。

2.术前减黄

(1)术前减黄的主要目的是缓解瘙痒、胆管炎等症状,同时改善肝脏功能,降低手术死亡率。

(2)对症状严重,伴有发热,败血症,化脓性胆管炎患者可行术前减黄处理。

(3)减黄可通过引流和(或)安放支架,无条件的医院可行胆囊造瘘。

(4)一般于减黄术2周以后,胆红素下降初始数值一半以上,肝功能恢复,体温血象正常时再次进行手术切除肿瘤。

3.根治性手术切除

根治性手术切除指征包括:①年龄<75岁,全身状况良好。②临床分期为Ⅱ期以下的胰腺癌。③无肝脏转移,无腹水。④术中探查癌肿局限于胰腺内,未侵犯肠系膜门静脉和肠系膜上静脉等重要血管。⑤无远处播散和转移。

4.手术方式

手术方式包括:①肿瘤位于胰头、胰颈部可行胰十二指肠切除术。②肿瘤位于胰腺体尾部可行胰体尾加脾切除术。③肿瘤较大,范围包括胰头、颈、体时可行全胰切除术。

5.姑息性手术问题

对术前判断不可切除的胰腺癌患者,如同时伴有黄疸,消化道梗阻,全身条件允许的情况下可行姑息性手术,行胆肠、胃肠吻合术。

(二)放疗、化疗

1.术后辅助放疗、化疗

目前,在胰腺癌辅助治疗领域尚无确定的标准方案。基于吉西他滨的化疗经常与基于氟尿嘧啶的化疗、放疗联合或序贯使用。一项随机Ⅱ期临床试验结果提示包含吉西他滨的化疗、放疗方案或许是完全切除患者有效的辅助化疗方案。因此与吉西他滨(1类)或氟尿嘧啶+亚叶酸钙(1类)单独化疗一样,包含吉西他滨或氟尿嘧啶类的化疗、放疗联合吉西他滨或氟尿嘧啶/亚叶酸钙化疗也作为辅助治疗备选方案被列入美国国立综合癌症网络临床实践指南。然而专家组也达成了共识,当单独化疗作为辅助治疗时,对于大多数患者而言,吉西他滨由于毒性较低而优于氟尿嘧啶+亚叶酸钙。卡培他滨也被列入指南的辅助治疗部分。卡培他滨仅在其他治疗方案不可选或不可接受的情况下作为最后的治疗选择。专家组认为在这种情况下,卡培他滨可作为氟尿嘧啶+亚叶酸钙的合理备选用药。

尽管与放疗的最佳联合方式和进行顺序尚未确定，美国国立综合癌症网络临床实践指南专家组推荐当给予术后放疗时，应该以 45～54 Gy(1.8～2.0 Gy/d)的剂量联合高能质子束(>4 mV)对瘤床、手术吻合处以及邻近淋巴结区域进行照射，并序贯 5～15 Gy 对瘤床进行照射，同时需要特别注意对小肠的剂量。放疗常和氟尿嘧啶持续静脉输注或卡培他滨、吉西他滨联合使用，在辅助治疗中可在全身化疗之前或之后使用。然而尚无研究显示化疗之前对比化疗之后给予化疗、放疗更具优越性，当患者获得阳性切缘时，先给予化疗、放疗再序贯全身化疗是一个合适的选择。

已经接受新辅助化疗、放疗或化疗的患者适合接受进一步的化疗序贯手术治疗。辅助化疗或辅助放化疗仅仅考虑用于术后充分恢复的患者，理想情况下治疗应在术后 4～8 周开始。应推荐患者在术后且在辅助化疗、放疗开始前进行基线状态评估，包括 CT 扫描和糖类抗原 19-9 水平检测，明确是否存在疾病远处转移。而且，专家组推荐如果化疗在化疗、放疗之前进行，应该考虑在全身化疗后通过 CT 进行再次分期。

2.术前新辅助放疗、化疗

新辅助治疗的潜在获益包括：增加了肿瘤可切除患者接受化疗和(或)放疗的比例，有望缩小肿瘤以增加阴性切缘切除的可能性(即逆转肿瘤有可能切除的患者)，有望筛选出疾病更加稳定或对治疗更敏感的患者进行手术，在更早的阶段治疗微转移灶。

一项回顾性研究显示，肿瘤可切除患者接受术前化疗、放疗是有益的。该学者提示术前治疗具有选择患者的优势，原因在于治疗后重新分期的患者中约 25%发现有疾病进展，手术治疗不能给他们带来获益，从而可以避免手术带来的并发症。M.D.Anderson 癌症中心研究组的这项关于 132 例连续入组患者的分析报道显示，术前化疗、放疗联合胰十二指肠切除术的方法能获得 21 个月的中位生存期，中位随访 14 个月时 32%的患者无病生存。

尽管大多评估新辅助化疗用于胰腺癌患者的研究都是回顾性的，还是有一些小规模的Ⅱ期试验数据发表。在一项评估基于吉西他滨化疗方案用于可切除胰腺癌患者新辅助治疗的疗效和安全性的随机Ⅱ期试验中，更多接受吉西他滨联合方案的患者比单用吉西他滨方案的患者接受了切除术。

3.局部晚期和转移患者的化疗

晚期胰腺癌治疗的首要目的在于对症姑息治疗并延长生存期。尽管可获得一些生存获益，但这些获益往往仅限于那些体力状态较好的患者(美国东部肿瘤协作组评分为 0～1 分，疼痛控制良好，胆道支架通畅及充足的营养摄入)。值得一提的是，十分虚弱的晚期患者可能会发生临床状态的突然恶化。因此，如果开始治疗，应密切随访。患者可能会突发出血或血栓栓塞事件、迅速加重的疼痛、胆道支架堵塞、胆管炎或其他感染。而且，有临床意义的肿瘤进展可能会迅速发生，一些肿瘤相关的症状也可能会被错误地归因于化疗或其他原因。例如，有些患者主诉有无法控制的恶心、呕吐，这可能是由胃出口梗阻造成而非化疗引起。腹膜癌性播种可能表现为腹水或以更隐蔽的形式表现，比如腹胀、进食减少和便秘。常用的化疗方案如下。①亚叶酸钙+氟尿嘧啶+伊立替康方案。②吉西他滨单药方案。③吉西他滨+顺铂方案。④吉西他滨+氟尿嘧啶方案。⑤吉西他滨+厄洛替尼方案。⑥卡培他滨单药方案。

(三)姑息治疗

相当一部分胰腺癌患者需要接受姑息性治疗，且这种疗法在很多方面是胰腺癌所特有的。对于局部晚期不可切除以及远处转移的患者，针对胆道梗阻、胃出口梗阻及癌症相关疼痛的多学科治疗是相当重要的。姑息治疗的主要宗旨是在确保最佳生活质量的同时消除和缓解痛苦。外科姑息治疗措施适合预期寿命更长的患者。

（刘凤英）

第八节 胆 囊 癌

一、概述

胆囊癌是一种源于胆囊上皮细胞的恶性肿瘤，在消化系统肿瘤里相对少见，不过恶性程度却很高。晚期的胆囊癌常可导致肝门部胆道梗阻，由于肿瘤侵犯肝门及邻近血管、较晚的肿瘤分期及存在的合并症，绝大多数该类患者通常无法接受根治性切除术，且具有较短的生存时间和较差的生活质量。大多数患者需要接受姑息性的胆道引流治疗。迄今为止，已有多种引流技术应用于无法手术切除的胆囊癌所导致的肝门部胆道梗阻患者。内镜下胆道引流技术是当前公认的安全且微创的技术。相较于经皮穿刺、外科手术等引流手段，内镜下胆道引流近年来取得了较大的进步，加之新型引流装置或附件的出现，使内镜下胆道引流逐渐成为各大医疗中心的优选治疗方式。

二、临床表现

早期胆囊癌症状不典型，多为右上腹隐痛、消化不良、厌油等，与胆囊炎、胆结石相似，易被忽略。病情进展后，右上腹疼痛加剧，可为钝痛或绞痛，还会向右肩或背部放射，同时出现黄疸，表现为皮肤、巩膜黄染，尿黄、大便白色，伴有恶心、呕吐、食欲缺乏、体重减轻、乏力等症状。若肿瘤侵犯肝脏或转移，能摸到肝大、腹水、腹部肿块。晚期患者会出现恶病质、极度消瘦、贫血、全身衰竭，侵犯周围组织还会引发消化道出血、梗阻等并发症。

三、内镜治疗

（一）适应证与禁忌证

晚期胆囊癌导致明显梗阻性黄疸的患者通常合并多种并发症，在有多种合并症或身体一般条件太差无法耐受内镜手术时，不可强行尝试内镜治疗。

1.适应证

不能根治性切除且伴有肝门部胆管狭窄或梗阻的胆囊癌患者。

2.禁忌证

(1)严重的心、肺或肾功能不全者。

(2)严重的胆道感染。

(3)对碘对比剂过敏。

(4)凝血功能异常、精神病发作期。

(5)急性胰腺炎或慢性胰腺炎急性发作期。

(6)存在上消化道梗阻或狭窄，估计十二指肠镜无法到达十二指肠降部者。

经内镜逆行胆胰管成像（endoscopic retrograde cholangio pancreatography，ERCP）引导下胆道支架置入术已经成为缓解胆囊癌所致肝门部胆管狭窄的标准治疗方式，然而 ERCP 介导下的胆道支架置入术的成功率为 85%～95%，一些特殊情况，如十二指肠乳头插管不成功、十二指肠镜无法到达乳头部位、手术导致解剖结构改变或十二指肠梗阻等可导致 ERCP 失败。超声内镜引导下的胆管引流（endoscopic ultrasonography-guided biliary drainage，EUS-BD）近年逐渐得到关注。EUS-BD 的主要优势在于可以从多个角度进入胆管系统，可通过远端食管或胃进入肝左叶胆管系统，并扩张肝左叶胆管，或通过近端十二指肠穿刺进入胆总管内，支架置入可沿着乳头方向顺行插入或沿着肝内方向逆行插入，根据不同患者的实际情况可具体选择。EUS-BD 适用于胆囊癌侵犯或转移致胆管完全梗阻或中断，以及术后解剖结构改变等因素致 ERCP 插管失败，或胆囊癌晚期侵犯十二指肠致十二指肠管腔明显狭窄、镜身无法通过狭窄部位，无法完成 ERCP。

（二）常用术式

1.ERCP 引导下胆道内支架置入术

根据不同病情及需要选择置入塑料或金属支架。

2.EUS 引导下胆管（胆总管或肝左管）穿刺引流术

该技术主要包括 EUS 引导的会师技术、EUS 引导的胆总管十二指肠吻合术、EUS 引导下左肝胃吻合术。

3.内镜引导下光动力疗法

光动力疗法是一种肿瘤微创疗法，光敏剂借助外周手段进入患者体内并特异性聚集于肿瘤内，然后通过内镜引导的光纤发出一定范围的特定波长，在充分照射之后，光敏剂就会发生相应光动力学效应，进而促进肿瘤细胞发生坏死及凋亡，最终起到局部治疗效果。

4.内镜下粒子植入技术

通过 ERCP 胆道支架联合粒子植入，粒子内照射能有效抑制肿瘤细胞生长及杀死肿瘤细胞，明显延长支架通畅时间。

（三）操作技术

1.ERCP 引导下胆道内支架置入术

（1）行 ERCP 前，采用纤维或电子十二指肠侧视镜，选用大活检孔道内镜便于放置支架，如 Olympus TJF-200、TJF-240 等；若选用小孔道内镜则可能无法放置支架。

（2）胆道支架的选择：胆道支架主要有 2 种，即固定直径的塑料支架和自膨式金属支架。自膨式金属支架主要用于恶性胆道梗阻，分为全覆膜、部分覆膜和非覆膜 3 种（图 6-4）。如患者生存期有望超过 6 个月，推荐使用自膨式金属支架，而非覆膜自膨式金属支架适用于减轻恶性胆道梗阻。自膨式金属支架和塑料支架都可用于治疗恶性胆道梗阻，塑料支架安全、有效，较自膨式金属支架便宜，并且发生堵塞时可被替换。但是，塑料支架的主要缺点是过早的堵塞。由于自膨式金属支架具有较大的内径，可有效延长胆道引流时间，从而减少再次干预的需要。尽管自膨式金属支架的价格昂贵，但其随后的复发性胆管炎的发作较少，再次行择期和急诊 ERCP 的概率较低，需要反复住院的频率和住院时间减少。美国 Wallstent 多中心研究小组进行的一项随机对照研究提示，塑料支架的堵塞发生率较金属支架高 3 倍。在临床实际工作中，通常在如下情况中应用自膨式金属支架治疗胆囊癌导致的肝门部胆管狭窄或梗阻患者：①最初置入的塑料支架发生堵塞。②患者身体状况预示生存期超过 6 个月。③有明确的病理诊断，且胆囊癌侵犯明显或广泛转移,无根治性手术机会。主要推荐使用非覆膜自膨式金属支架。覆膜支架可防止恶性肿瘤和良性增生的上皮组织长入支架内部,从而避免支架过早的堵塞,但覆膜自膨式金属支架的金属丝并不嵌入组织,致使发生移位的概率较高;而非覆膜的自膨式金属支架移位概率低,可用于任何部位(包括肝门部胆管)的胆道梗阻,肿瘤内生长与极难取出是非覆膜自膨式金属支架的缺点。此外,覆膜自膨式金属支架还可导致对侧肝内胆管或同侧肝内胆管分支的堵塞,不能用来治疗肝门部或肝内梗阻,且堵塞胆囊管和胰管开口所致的胆囊炎和胰腺炎的概率也增加。

(3)胆道造影术:高质量的胆道造影对确定胆道梗阻的长度、位置和形状及合适支架的选择均至关重要;在行 ERCP 的同时,结合腹部磁共振胆道成像及增强 CT 扫描肝内外胆管的结果,确定采用单侧或双侧胆道引流。

(4)括约肌切开术:无论自膨式金属支架在胆道内还是跨乳头置入,都不一定行胆道括约肌切开术,是否进行乳头括约肌切开的主要依据是能否顺利插管(图 6-5)。

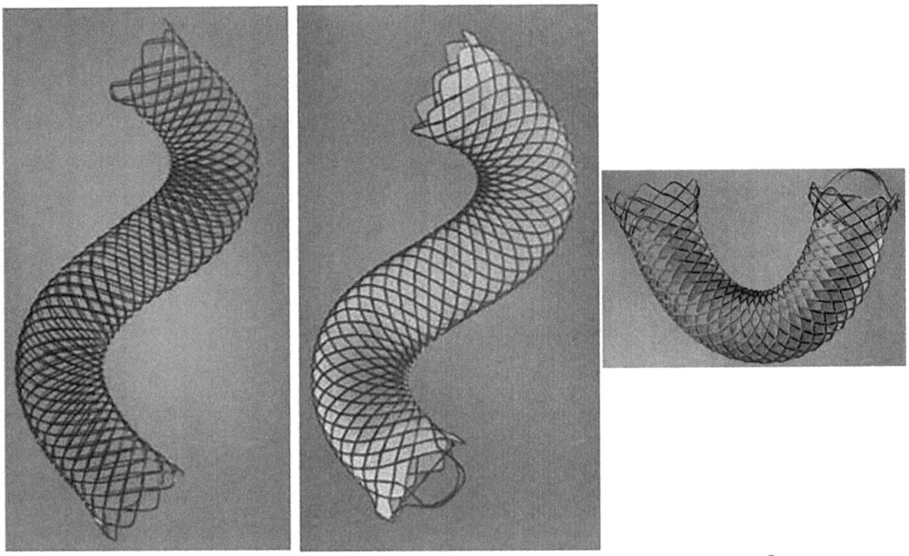

A B C

A. Wallflex 支架,非覆膜;B. Wallflex 支架,全覆膜;C. Wallflex 支架,部分覆膜

图 6-4 金属胆道支架

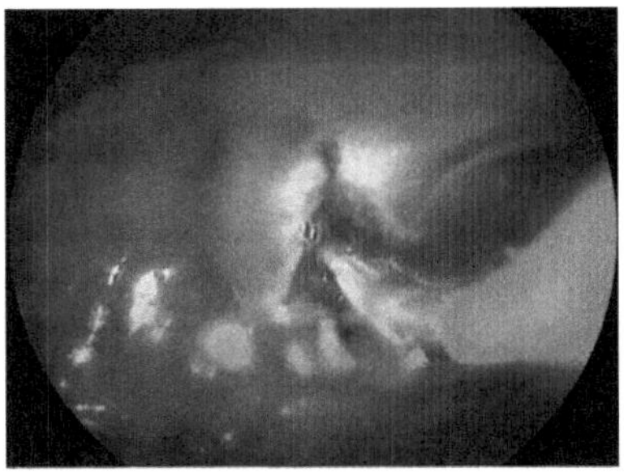

图 6-5 胆囊癌致肝门部胆管狭窄行 ERCP 置入支架,切开奥狄括约肌

(5)狭窄胆管的扩张:不需要常规为了方便置入自膨式金属支架而对狭窄段行扩张,自膨式

金属支架一般预装在小内径的释放装置中，释放装置容易通过狭窄段，自膨式金属支架的扩张力足以使支架在 48 小时内达到完全或近乎完全张开。

(6)支架与导丝的使用：直径 10 mm 的自膨式金属支架最为常用，支架的长度取决于狭窄段的长度、位置等，支架的长度在胆道造影后确定，释放并完全扩张的支架应超出狭窄远、近端至少 10 mm，以阻止肿瘤过度生长导致再次梗阻，应避免支架末端顶在胆管壁或十二指肠壁上。导丝通常用于越过胆道狭窄，以便于导管插入和在器械交换时维持通路，自膨式金属支架放置装置通过导丝进入并定位于狭窄处，大直径[0.035 in(0.89 mm)]、附有亲水层的镍钛合金导丝为首选(图 6-6)。

(7)自膨式金属支架的定位与释放：针对胆囊癌侵犯肝门部所致狭窄或梗阻的患者，自膨式金属支架通常置于乳头上方，由于此时支架的长度不足以跨越壶腹部，支架释放过程通常都需在 X 线透视和内镜监视下进行，以确保自膨式金属支架位置放置准确。当自膨式金属支架放置装置到达理想位置时，操作者应逐渐用力退出外鞘管以释放支架，随着外鞘管的退出，支架近端(相对于肝脏)会逐渐张开，此时仍可通过回撤整个支架装置以调整支架向远端移动，释放支架时放松抬钳器以保证外鞘管的顺利回撤，从而完全释放自膨式金属支架，随后移除导管及导丝(图 6-7)。

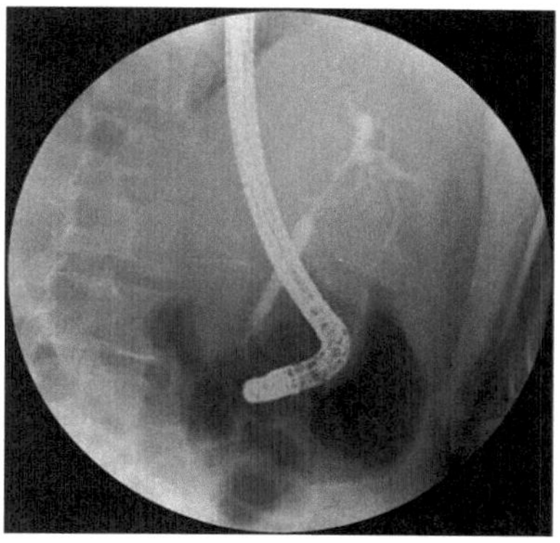

图 6-6　胆囊癌致肝门部胆管狭窄行 ERCP 置入支架，导丝越过狭窄至肝内

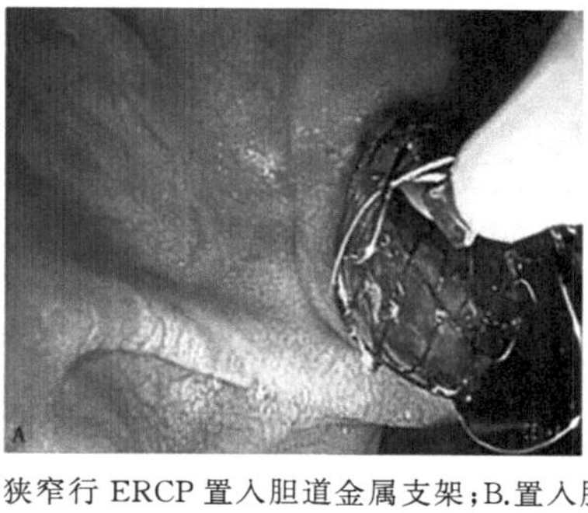

A.胆囊癌致肝门部胆管狭窄行 ERCP 置入胆道金属支架；B.置入胆道金属支架后 X 线片

图 6-7　金属胆囊癌支架置入

2.EUS 引导的会师技术

在超声内镜引导下，使用 19 G 穿刺针经胃壁穿刺入左肝管系统，将大直径[0.035 in(0.89 mm)]、附有亲水层的镍钛合金导丝插入胆管内穿过梗阻病变，在十二指肠内形成环，退出超声内镜，保留导丝在原位。然后，插入十二指肠镜于十二指肠降段，在十二指肠镜的工作通道中放入息肉圈套器抓取导丝，沿导丝行乳头括约肌切开及支架置入术。

3.EUS 引导的胆总管十二指肠吻合术

使 EUS 置入十二指肠降段，在其引导下，将 19 G 穿刺针经十二指肠插入胆总管，抽出胆汁，注入对比剂行胆道造影，将 0.89 mm 的粗导丝插入胆总管内，利用胆道扩张器扩张该隧道，通过该隧道将 7～10 Fr 胆道塑料支架或全覆膜自膨式金属支架置入该吻合口（图 6-8）。

4.EUS 引导下肝左管胃吻合术

将超声内镜置于胃体小弯的中间部分，将 19 G 的穿刺针穿过胃壁插入远端的肝左管，注入对比剂显示扩张的胆管及梗阻的胆道。通过穿刺针导入 6.5 Fr 带绝缘外鞘的导丝（直径 0.53 mm），采用扩张导管或扩张球囊行胃和肝左管之间的隧道扩张，在扩张胆管的远端与胃的近端形成的隧道内置入 8.5 Fr、8 cm 长的肝胃型支架或全覆膜自膨式金属支架。为了预防胆瘘，可以通过支架放置 6 Fr 或 7 Fr 的鼻胆管，进行 48 小时胆管外引流后拔除（图 6-9）。

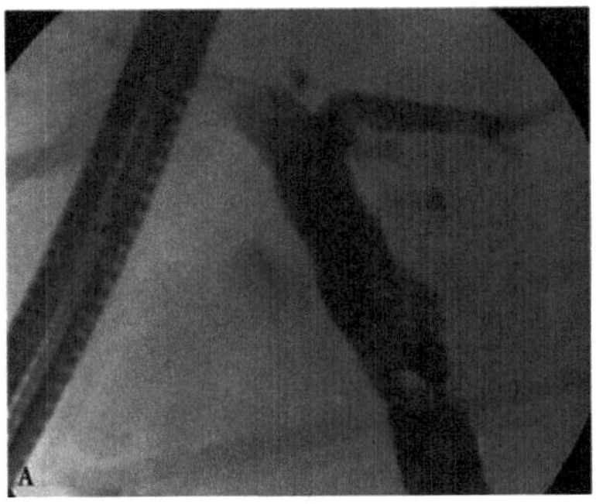

A.EUS 下照片；B.支架释放后照片

图 6-8　EUS 引导的胆总管十二指肠吻合术

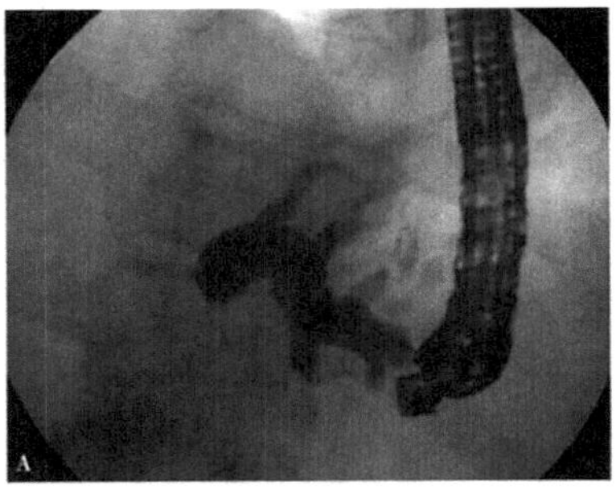

A.EUS 下照片；B.支架释放后照片

图 6-9　EUS 引导下肝左管胃吻合术

5.内镜引导下光动力疗法

光动力疗法是近年来新型的治疗肿瘤的微创技术，与手术、放疗、化疗等传统治疗方法相比，光动力疗法的优势是靶向杀伤肿瘤细胞，而对周边正常的组织损害较小，其原理在于光敏剂注入机体一段时间后，会特异性地聚集在肿瘤组织内，此时以特定波长的光源激发光敏剂，光敏剂发生光动力学反应，吸收光子能量后的激发态光敏剂可产生多种活性氧物质（氧自由基、单线态氧等）与周围细胞发生反应，引起肿瘤细胞坏死和凋亡，从而起到治疗作用。随着内镜、超声、CT、MRI 引导技术与光动力疗法联合运用，光动力疗法不仅对体表肿瘤具有很好的疗效，而且能治疗腹部实质性脏器、颅内、呼吸道、消化道等深部肿瘤，如在食管肿瘤、胃肿瘤、结直肠癌及肛门肿瘤、胆管肿瘤治疗方面取得较好的效果。有研究以胆囊癌患者为研究对象，评估内镜下光动力疗法的临床效果，对照组患者采用内镜下支架置入术，研究组患者在此基础之上采用光动力疗法，研究显示，光动力疗法能够显著提高患者的生活质量，治疗效果显著，不良反应发生率低，值得在临床上推广应用。

6.内镜下粒子植入技术

胆囊癌导致肝门部胆管梗阻而无法手术切除的患者，ERCP 介导下胆道支架置入术是目前非手术治疗的首选方法，然而，胆道支架的置入仅能起到短期内减黄的作用，对肿瘤本身无任何治疗效果，且随着肿瘤的浸润生长，支架可出现狭窄。碘-125 粒子是一种疗效肯定的低能放射粒子，应用于多种恶性肿瘤的治疗。在探讨碘-125 粒子在治疗胆管恶性肿瘤效果的研究中，所有患者在放置胆道支架成功后均接受组织间碘-125 粒子的放疗，在支架置入后 8～12 天开始植入粒子，粒子植入方式有多种，主要包括 B 超或 CT 引导下经皮穿刺植入、超声内镜下植入及小切口直视下植入。植入过程遵循以下原则：粒子尽量呈直线排列，相互平行，各粒子之间等距离（10～15 mm）；粒子的分布应周围密集，中央稀少，以免出现中心高剂量区而产生并发症；在中心平面上，各粒子之间的中点剂量率之和的平均值为基础剂量。经 ERCP 胆道支架置入术联合碘-125 粒子是一种崭新的治疗手段，结合了内镜与放疗的特性，充分发挥二者的优势，治疗效果满意，在胆囊癌晚期导致胆道梗阻的患者中，有待开展大样本的随机前瞻性对照研究。

（四）并发症与处理

针对 ERCP 引导下胆道支架置入术的并发症可分为 ERCP 相关并发症、早期及后期的自膨式金属支架失效的并发症。

1.ERCP 相关并发症

（1）ERCP 后胰腺炎：作为 ERCP 最常见的并发症，尤其在导丝反复插入主胰管后易发生，发生率在 1%～40%，一般在 5%左右。处理：胰管支架置入术可有效降低胰腺炎的发生率，在术后几小时检测血清淀粉酶等指标可观察是否有胰腺炎发生，可使用加贝酯或生长抑素等药物对症治疗。

（2）出血：在自膨式金属支架放置过程中，行括约肌切开术后可发生术中出血或术后的迟发出血。处理：内镜下注射稀释的肾上腺素一般可控制出血，用扩张球囊压迫常可临时止血，临床中，更常用的手段为双极电凝止血或止血夹止血。

（3）穿孔：术后穿孔的治疗因穿孔类型、渗出的严重程度及临床表现而不同。一旦怀疑有任何类型的穿孔，应立即行腹部 CT 扫描明确有无对比剂外渗，腹膜内及腹膜后有无积气。处理：肠道穿孔通常必须进行外科手术治疗，而导丝及支架相关的穿孔常通过内镜给予适当的引流治疗即可，有明确的漏口可进行内镜下钳夹封闭，或采用放置鼻胆管或支架行引流术，同时行持续胃肠减压、严格禁食禁水等处理。

2.早期及后期的自膨式金属支架失效的并发症

（1）支架移位：自膨式金属支架移位常由于操作者的失误造成，非覆膜自膨式金属支架一旦释放后很少发生移位。处理：如果支架的位置不满意，可考虑置入另一根支架，也可以完全取出支架。可用圈套器或抓取钳完整取出，非覆膜支架的取出最好在置入 48 小时内进行。

（2）支架堵塞：自膨式金属支架植入术最常见的远期并发症是支架堵塞，支架堵塞的原因主要包括肿瘤长入支架及肿瘤过度生长、胆泥淤积及反流的食物等；而非自膨式金属支架堵塞的最常见原因是肿瘤或上皮通过支架网眼向支架内生长。处理：支架堵塞可通过在自膨式金属支架内置入一根塑料支架或另一根金属支架或通过机械疏通来处理，有选择地在发生堵塞的自膨式金属支架里置入全覆膜支架是一种有前景的方法，若支架发生堵塞后无法取出又不能置入新的支架，可行经皮经肝穿刺胆管引流术以解除胆道梗阻，因此，对自膨式金属支架堵塞的处理应做到个体化，需要考虑患者的总体预后。

3.针对EUS引导下左肝胃吻合术的并发症

(1)支架移位：胃壁和肝左叶位置相对不固定，连接胃壁和肝内胆管的穿刺点存在位移的可能，在置入支架后可能导致支架移位。处理：可尝试使用非覆膜自膨式金属支架放置于肝胃之间。

(2)胆瘘：非覆膜自膨式金属支架置入肝胃之间后可能有胆瘘的风险，严重时可导致胆汁性腹膜炎。处理：在肝胃吻合之间放置非覆膜自膨式金属支架后，通过该支架再将全覆膜支架置入该吻合口，全覆膜自膨式金属支架完全张开后有效封闭了扩张的穿刺道，理论上防止了胆瘘。

(3)支架堵塞：肿瘤的内生长或胆汁淤积可导致支架堵塞。处理：可通过已经堵塞的自膨式金属支架直接插入新的支架(塑料或自膨式金属支架)。

四、介入治疗

(一)适应证与禁忌证

胆道介入治疗是建立在经皮经肝胆管造影的基础上的，逐步发展到引流、碎石及内镜治疗等。在胆囊癌导致高位胆道梗阻时，ERCP中导丝不能越过狭窄，而EUS介导下的内引流术不能在两个腔隙之间放置支架时，经皮经肝穿刺胆管引流术可作为一个重要的补充治疗手段。肝动脉插管化疗栓塞术同样可作为不能切除的胆囊癌及胆囊癌伴肝转移的有效的介入治疗方式。

1.适应证

(1)适用于胆囊癌侵犯肝门部或肝内外胆管、合并有梗阻性黄疸，以及一般情况较差，不能耐受ERCP介导下胆道支架置入术，或行ERCP乳头插管失败者。

(2)针对手术方案拟行胆囊癌根治性切除联合大部分肝切除，术前总胆红素超过171 μmol/L，或存在胆道感染且药物治疗无效，建议尽快行经皮经肝穿刺胆管引流术胆道引流的患者。

(3)胆囊癌致胆道梗阻引起急性胆道感染，常出现高热、寒战、黄疸、腹痛等症状，往往会合并严重的感染性休克，这种情况下，经皮经肝穿刺胆管引流术是一种重要的治疗手段。

(4)胆囊癌晚期伴明显的肝转移，患者一般情况尚可时，可行肝动脉插管化疗栓塞术治疗。

2.禁忌证

经皮经肝穿刺胆管引流术无绝对禁忌证，以下为相对禁忌证：①有出血倾向而未被纠正。由于经皮经肝穿刺胆管引流术需要经皮穿刺腹壁、肝，所以如有明显出血倾向需要及时纠正，必要时给患者输注鲜血并给予药物止血。②大量腹水。腹水增加腹腔内出血和胆汁向腹腔内渗漏的风险，大量腹水可腹腔穿刺，给予抽腹水治疗。③严重的肝硬化。若患者有严重的肝硬化，合并大量腹水、肝细胞性黄疸和凝血功能障碍时，经皮经肝穿刺胆管引流术并发症发生率和死亡率将明显增加。④弥漫性或多发性肝内胆管狭窄。患者存在多发性、广泛性胆管狭窄时，经皮经肝穿刺胆管引流术难以奏效。⑤生存期不足1个月的患者。

(二)常用术式

(1)经皮经肝穿刺胆管引流术分为单纯外引流、内外引流和支架置入的内引流术。

(2)经股动脉插管肝动脉栓塞化疗术(肝动脉插管化疗栓塞术)：是不能手术切除肝癌的常用

治疗技术。

(三)操作技术

1.经皮经肝胆管穿刺置管引流术

肝左管穿刺术时,在超声引导下选择剑突下合适进针点,通常在剑突下偏左下方 2～3 cm 处,局部消毒铺巾后,在超声图像引导下,以 22 G 穿刺针穿刺肝内胆管,一旦穿刺针进入肝内胆管,可用针管抽吸胆汁确认,固定穿刺针,置入 0.018 in(0.46 mm)导丝;行右肝穿刺术时,选择右侧腋中线,通常在第 8～9 肋间,超声引导下避开血管行胆管穿刺。通过不同部位穿刺成功并引入导丝后,将 6 Fr 同轴扩张管置入并扩张隧道,若导丝不能穿过狭窄处,即可在扩张的胆管处放置 6～10 Fr 不同粗细的单猪尾巴经皮经肝穿刺胆管引流术引流管行外引流。拟行内外引流时,在超声引导穿刺后,需要 X 线血管造影设备引导导丝的走行,若导丝可穿过狭窄闭塞段而进入十二指肠内时,可更换加硬的粗导丝行内外引流,内外引流管多选用 7～9 Fr 的多测孔专用引流管,引流管末端猪尾巴部分置入十二指肠,在成功置入内外引流管后,部分胆汁会由引流管流至十二指肠内。

2.经皮经肝穿刺胆道支架置入术

在胆囊癌侵犯肝门部或肝内外胆管的患者中,患者一般身体情况较差,或有明显的胆道感染或肝衰竭时,可先行经皮肝穿刺胆道引流术(图 6-10),再行二期支架置入术。该手术通常需要在 X 线透视设备下完成,胆道支架通常选择非覆膜自膨式金属支架,若梗阻部位较低,支架的末端达到乳头外时可选择全覆膜自膨式金属支架;支架的直径和长度根据病变的部位和长度确定,肝门部病变支架需跨肝左、肝右管和胆总管时,支架多选用直径 8～10 mm,长度原则上两端均需超过病变 15 mm。支架置入技术与 ERCP 引导下支架置入类似(图 6-11);先行经皮经肝穿刺胆管引流术引流管造影,将导丝经引流管插入十二指肠内(图 6-12),退出引流管,根据狭窄的长度选择非覆膜自膨式金属支架的长度,沿导丝将支架推送器送入预定的位置,退出外鞘管,完全释放支架后再行胆道造影,以明确支架两端跨过狭窄段。自膨式金属支架具有缓慢扩张的能力,通常在置入支架前不需要行预扩张。

3.肝动脉插管化疗栓塞术

患者取仰卧位,腹股沟区常规消毒、铺巾,局部麻醉后,行右侧股动脉穿刺,穿刺成功后插管进入肝固有动脉行血管造影,显示肿瘤部位及供应血管,可超选至肿瘤的供应分支血管,用氟尿嘧啶、顺铂、吡柔比星联合后行灌注化疗,若肿瘤血管供应丰富,可同时向血管内注入碘油及丝裂霉素的混合乳剂,再注入吸收性明胶海绵颗粒行栓塞治疗,栓塞满意后拔管及动脉鞘,穿刺口行压迫止血。

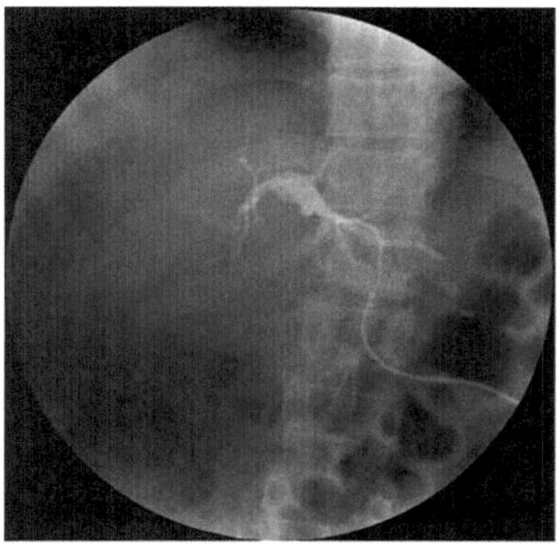

图 6-10 胆囊癌导致高位胆道梗阻行经皮肝穿刺胆道引流术

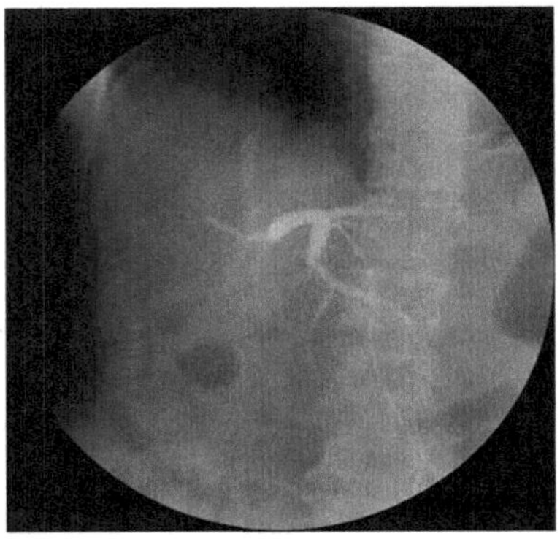

图 6-11 胆囊癌导致高位胆道梗阻，右肝放置支架内引流，左肝行经皮肝穿刺胆道引流术

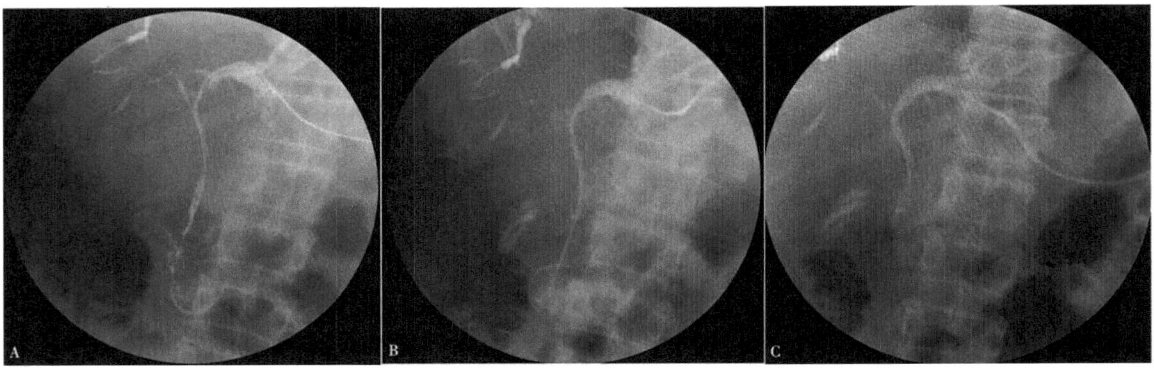

A.经皮肝穿刺胆道引流术管插入导丝至十二指肠；B.经导丝置入胆道支架；C.胆道支架放置完毕

图 6-12 经皮肝穿刺胆道引流术管放置胆道支架

（四）并发症与处理

1.针对经皮经肝穿刺胆管引流术的并发症

(1)出血：行经皮经肝穿刺过程中，穿刺针伤及肝门部或肝内血管时，或者多次穿刺肝脏包膜，均有可能导致腹腔内或引流管内出血。处理：少量出血可在使用止血药物后很快消退，若出血明显，伴有明显的腹腔内出血时，可行动脉造影栓塞，必要时行剖腹探查及止血治疗。

(2)胆瘘：反复穿刺肝被膜，未能顺利置管引流时，可有胆汁漏入腹腔内引起胆汁性腹膜炎，患者会出现剧烈腹痛等表现。处理：若患者出现胆瘘，积极行镇痛等对症治疗。另外，应当在超声引导下，一次性穿刺成功并置管，避免反复穿刺。

(3)胆道感染：在支架堵塞或引流管不通畅、夹闭引流管时，容易发生胆道感染，表现为急性胆管炎，患者可出现寒战、高热、腹痛等。处理：保持引流管通畅，打开夹闭的引流管，行支架的更换或再通术，治疗上给予强力抗生素抗感染治疗。

(4)支架再狭窄：由于肿瘤的内生长，支架内引流的患者可能出现支架再狭窄，造成胆道感染或梗阻性黄疸。处理：置入非覆膜自膨式金属支架难以再取出时，可行支架的球囊扩张术，或再行经皮经肝穿刺胆管引流术以退黄治疗。

2.针对肝动脉插管化疗栓塞术治疗的并发症

(1)栓塞术后综合征：是较为常见的并发症。术后患者通常表现为发热、恶心、呕吐、右上腹腹痛及转氨酶持续升高。处理:该并发症多为自限性,通过退热、消炎、保肝等对症治疗后患者多可自行缓解。

(2)肝衰竭:为肝动脉插管化疗栓塞术后最严重的并发症,其诱发因素通常为肝功能较差,伴有明显的高胆红素血症,以及大剂量抗肿瘤药物的应用。处理:积极对症治疗,治疗肝衰竭。针对肝功能较差的患者,行肝动脉插管化疗栓塞术时要慎重选择药物及剂量,是否行栓塞术应个体化。

(3)骨髓抑制表现:少部分患者对化疗药物敏感,在大剂量给予抗肿瘤药物后,患者出现明显的三系减少,伴有持续的发热等表现。处理:积极给予升白细胞等对抗骨髓抑制的治疗,预防患者发生感染,并根据患者身体状况,个体化选择抗肿瘤药物剂量。

(范振华)

第九节　大　肠　癌

一、概述

大肠癌是消化系统常见的恶性肿瘤,以 41～51 岁发病率高。大肠癌包括回盲部至肛门的肠道恶性肿瘤,即结肠癌、直肠癌、肛管癌。

二、病因

结直肠癌的发生是多因素、多步骤、内外因交互作用的结果,经诱癌、促癌及演进等多个阶段。其外因包括物理、化学和生物致癌因素等,内因包括遗传易感性等,研究结直肠癌高危外因对进一步预防结直肠癌的发生具有重要意义。明确结直肠癌的病因与发病机制,不仅有利于结直肠癌的早期诊断,还能精准确定高危人群,以便更有效地筛检患者;同时,为临床提供更具针对性的治疗方案;此外,还有助于人们全面、正确地认识结直肠癌的发生、发展过程。目前认为,结直肠癌的病因可能与下列因素有关。

(一)饮食因素

大肠癌的发病率与食物中的高脂肪消耗量有正相关系。高脂肪与直肠癌的发生有着十分重要的关系,高脂肪食谱可刺激胆汁分泌增加,并可促进肝中胆固醇和胆酸的合成,在结肠细菌的作用下使之转变成胆固醇代谢物,产生致癌物质。低纤维食物不吸收水分,大便次数减少,延长了粪便在肠道内的滞留时间,增加了致癌物质与大肠黏膜的长期接触,是导致发病的重要原因。有研究显示,部分微量元素与大肠癌的发生密切相关,如硒、钙、锌、铁与大肠癌发生呈负相关。

(二)遗传因素

大肠癌的遗传倾向明显,有 20%～30%的患者与遗传相关。主要分为两种情况:遗传易感性大肠肿瘤和遗传性大肠肿瘤。前者是指有大肠癌家族史;后者主要包括两种遗传性大肠肿瘤,即家族性腺瘤病和遗传性非腺瘤病性结直肠癌。有 10%～15%的大肠癌发生于一级亲属(包括父母、兄弟姐妹、子女)中有患大肠癌的家族中。家族性腺瘤病占大肠癌患者的 0.5%～1.0%,分子基因学已证实遗传性大肠癌的发生与基因变化的累积相关,家族性腺瘤病是以 APC 基因突变致使一系列基因变化的结果。遗传性非腺瘤病性结直肠癌为常染色体显性遗传性疾病，其特点为大肠癌发病年龄早、癌位于近侧结肠，且多原发大肠癌较为常见。患者的一级亲属中约80%将发病，在全部大肠癌患者中5%～10%为本病患者。

（三）直肠息肉

直肠息肉是直肠癌发病的另一主要因素。直肠不良息肉是癌前病变的主要诱因，尤其是家族性多发性腺瘤息肉病，癌变的概率比较大。乳头状腺瘤性息肉癌变中，绒毛样腺瘤样息肉癌变率为25%左右。管状腺瘤样息肉恶变相比较也不少见。多数研究认为，80%以上的大肠癌由大肠腺瘤演变而成。因此，凡检查发现的腺瘤均应摘除，以预防日后大肠癌的发生。但大肠腺瘤摘除后的患者中30%以上的人将会再次长出新的腺瘤，因此这些患者在治疗后仍应按高危人群严密随访。

（四）慢性炎症性肠病

慢性的炎症刺激可引起直肠癌的发生，如慢性细菌感染血吸虫病、阿米巴痢疾、慢性非特异性溃疡性结肠炎、憩室炎、慢性菌痢等，使黏膜发生肉芽肿，并通过肉芽肿、炎性和假性息肉阶段而发生癌变。

（五）盆腔放疗

宫颈癌放疗后的患者属大肠癌高危人群，其患大肠癌的危险比一般人高4倍。Martins等人报道，放疗后大肠癌的平均发生时间为15.2年，其中32%的病例发生在放疗后的10年内，而28%的病例则发生在放疗后的20年或更长时间之后。

（六）其他因素

对石棉工人、吸烟者、乳腺癌或女性生殖系癌病史者、肾癌或膀胱癌病史者、做过输尿管-乙状结肠吻合术者、免疫缺陷者、糖尿病患者等也应注意，因为他们患大肠癌的危险比一般人群高。

我国流行病学研究明确了中国人大肠癌发病的高危因素为肠息肉史、慢性腹泻、黏液血便、精神刺激史、阑尾炎史、阑尾手术史、便秘史、家族肿瘤史、饮不洁水史、喜食油炸食品史、喜食腌菜史、饮酒史、吸烟史、服导泻药史、轻体力劳动等。研究发现，大肠癌患者的一级亲属遗传度较高，且年龄<40岁的大肠癌患者受遗传因素影响更大。饮食因素在环境因素中占主要地位，约占大肠癌归因危险度的80%。其发生与外来致癌物或抑癌物在体内代谢有关的酶基因的多态性有关。饮食因素与发病关系较密切，膳食中含有较多饱和脂肪酸的高脂肪是导致左半结肠癌的重要因素之一，饮食中适当增加纤维素可以降低结肠癌的发病率。

在我国结直肠癌高发区嘉善县，经过群体干预摘除直肠息肉、腺瘤等，10年内直肠癌病死率降低了31.7%。在海宁20年随访定期摘除复发腺瘤、息肉，虽然结直肠癌发病率下降了31.42%，但仍有60%～70%的大肠癌患者未能被预防。除流行病学已明确的高危因素外，饮用受污染的不洁水和幽门螺杆菌高感染率可能是我国农村、江南水乡结直肠癌发生的重要外因之一。

三、病理分类与分期

（一）病理分类

1.早期结直肠癌类型

癌细胞限于结直肠黏膜下层者称早期结直肠癌。WHO消化道肿瘤分类将黏膜层内有浸润的病变也称为“高级别上皮内瘤变”。早期大肠癌一般无淋巴结转移，但浸润至黏膜下层的早期大肠癌有 5%～10%有局部淋巴结转移。确定早期大肠癌要求必须把肿瘤病灶全部取材制片观察，目的是明确肿瘤细胞未超越黏膜下层。大体分型分为 3 种类型。

(1)息肉隆起型(Ⅰ型)：根据肿瘤蒂的形态，也可进一步分为有蒂型、广茎型两个亚型。在组织学上多为黏膜内癌。

(2)扁平隆起型(Ⅱ型)：肿瘤呈分币状，向黏膜表面隆起，此型多为黏膜下层癌。

(3)扁平隆起伴溃疡型(Ⅲ型)：肿瘤如小盘状，边缘隆起，中心凹陷，此型均为黏膜下层癌。

2.进展期结直肠癌类型

(1)隆起型：凡肿瘤的主体向肠腔内突出者，均属本型。

(2)溃疡型：肿瘤形成深达或贯穿肌层之溃疡者均属此型。根据溃疡的外形及生长情况又可分为两种亚型：局限溃疡型和浸润溃疡型。

(3)浸润型：肿瘤向肠壁各层弥漫浸润，使局部肠壁增厚，但表面常无明显溃疡或隆起。

(4)胶样型：肿瘤外形不一，或隆起，或伴有溃疡形成，但外观及切面均呈半透明胶冻状。

3.组织学类型

分为以下类型。①腺癌：乳头状腺癌、管状腺癌、黏液腺癌、印戒细胞癌；②未分化癌；③腺鳞癌；④鳞状细胞癌；⑤小细胞癌；⑥类癌。

4.分级与组织学类型的关系

结直肠癌细胞分级与组织学类型的关系见表 6-3。

表 6-3　分级与组织学类型的关系

级别	分级	类型
低级别	Ⅰ级	高分化(管状)腺癌，乳头状腺癌
	Ⅱ级	中分化(管状)腺癌
高级别	Ⅲ级	低分化(管状)腺癌，黏液腺癌，印戒细胞癌
	Ⅳ级	未分化癌，髓样癌

(二)分期

1.T(原发肿瘤)

T_x：原发肿瘤无法评价。

T_0：无原发肿瘤证据。

T_{is}：原位癌，局限于上皮内或侵犯黏膜固有层。

T_1：肿瘤侵犯黏膜下层。

T_2：肿瘤侵犯固有肌层。

T_3：肿瘤穿透固有肌层到达浆膜下层，或侵犯无腹膜覆盖的结直肠旁组织。

T_4：肿瘤穿透腹膜或侵犯邻近结构。

T_{4a}：肿瘤穿透腹膜脏层。

T_{4b}：肿瘤直接侵犯或粘连于其他器官或结构。

2.N(区域淋巴结)

N_X：区域淋巴结无法评价。

N_0：无区域淋巴结转移。

N_1：有 1～3 枚区域淋巴结转移。

N_{1a}：有 1 枚区域淋巴结转移。

N_{1b}：有 2～3 枚区域淋巴结转移。

N_{1c}：浆膜下、肠系膜、无腹膜覆盖结肠/直肠周围组织内有肿瘤种植，无区域淋巴结转移。

N_2：有 4 枚以上区域淋巴结转移。

N_{2a}：4～6 枚区域淋巴结转移。

N_{2b}：7 枚及更多区域淋巴结转移。

3.M(远处转移)

M_0：无远处转移。

M_1：有远处转移(如肝、肺、腹膜等)。

4.临床分期

Ⅰ期：$T_1N_0M_0$，$T_2N_0M_0$。

Ⅱ期：$T_3N_0M_0$。

ⅡA 期：$T_3N_0M_0$。

ⅡB 期：$T_{4a}N_0M_0$。

ⅡC 期：$T_{4b}N_0M_0$。

ⅢA 期：$T_{1\sim2}N_1/N_{1c}M_0$，$T_1N_{2a}M_0$。

ⅢB 期：$T_{3\sim4a}N_1/N_{1c}M_0$，$T_{2\sim3}N_{2a}M_0$，$T_{1\sim2}N_{2b}M_0$。

ⅢC 期：$T_{4a}N_{2a}M_0$，$T_{3\sim4a}N_{2b}M_0$，$T_{4b}N_{1\sim2}M_0$。

ⅣA 期：任何 T 任何 NM_{1a}。

ⅣB 期：任何 T 任何 NM_{1b}。

四、临床表现

并非所有的大肠癌患者均有症状，在无症状的人群中普查检出的大肠癌已有部分属Ⅲ、Ⅳ期，临床上常见的症状与体征可归纳为以下几个方面。

(一)肿瘤出血引起的症状

便血是大肠癌最常见的症状之一，是左半结肠癌和直肠癌最常见的症状。出血量与肿瘤性质无明显关系，与肿瘤的严重程度也无必然联系。良性肿瘤或非肿瘤性病变也可发生大出血，而恶性肿瘤可仅有潜血阳性。当长期的失血超过机体造血的代偿时，患者可出现贫血。

(二)大便形状改变

直肠、肛管肿瘤当体积增大到一定程度时，常使大便的外形发生改变，表现为大便变细、变形等。痔疮患者有时也可出现大便形状的改变，但痔疮患者便血的特点为大便带血常在大便表面，血不与粪便混合，血液呈鲜红色；而肛管、直肠癌患者便血常为混合性，在粪便中混有脓血、黏液等成分，并常带有坏死组织，可资鉴别。

(三)大便习惯改变

大便习惯改变主要是排便次数的改变，包括腹泻、便秘、腹泻和便秘两者交替、排便不尽、排便困难等。腹泻是指排便频率增加，粪便稀薄和(或)含有异常成分，一般次数在每天 3 次以上。便秘是指排便次数减少，每 2～3 天或更长时间排便 1 次，无规律性，粪便干结，质地较硬，可伴有排便困难感。

（四）腹痛和腹部不适

结肠癌患者腹痛更为多见，发生率为 60%～81%。根据疼痛时间可分为阵发性疼痛和持续性疼痛；根据疼痛性质可分为隐痛、钝痛、绞痛。

（五）腹部肿块

恶性肿瘤较良性肿瘤更容易表现为腹部肿块。文献中大约 40%的结肠癌患者在确诊时已有腹块可触及。

（六）急慢性肠梗阻症状

可引起完全性或不完全性梗阻症状，特点是梗阻症状常呈进行性加重，非手术方法难以缓解。左半结肠中肠内容物比右半结肠中干稠，故阻塞症状较常见，发生肠梗阻的机会可达 31.5%，比右半结肠癌多 1 倍左右。

（七）急性结肠穿孔和腹膜炎表现

文献报道，结肠癌合并结肠穿孔者占 6%左右。大肠癌在穿孔前常伴有不同程度低位肠梗阻表现，在此基础上突发腹部剧痛、全腹压痛及反跳痛、板状腹、发热或全身中毒症状者，此时应考虑是否有穿孔可能。值得注意的是，老年或体弱患者的腹膜刺激征不明显，应综合考虑，避免判断失误。

（八）慢性消耗性表现

随着疾病进展，肿瘤患者可出现慢性消耗性表现，如消瘦、乏力、贫血等，晚期患者可呈恶病质状态。贫血是大肠癌较为常见的临床表现，在右半结肠癌中更常见。对贫血伴大便性状和习惯改变者，应先考虑大肠癌可能。

（九）淋巴结转移的临床表现

部分大肠癌患者可以首发表现为左锁骨上淋巴结转移，而尚无肠道方面症状。髂血管旁淋巴结广泛转移者可压迫髂静脉甚至下腔静脉，导致下肢的水肿和阴囊或阴唇水肿等。

（十）腹腔种植播散引起的临床表现

直肠膀胱陷凹（或直肠子宫陷凹）为腹膜腔最低的部位，癌细胞易种植于此。直肠指检可触及该区有种植结节。当腹膜面广泛种植播散时，可出现腹水及种植灶浸润压迫肠管而致肠梗阻。

（十一）血行转移引起的症状

偶尔大肠癌患者原发灶症状不明显，而以血行转移如肝转移、骨转移等为首发临床症状。发生血行转移时最常见的部位为肝、肺、骨。

五、诊断

（一）体格检查

1.一般状况评价

对患者一般状况进行全面评价，包括精神状态、营养状况等；同时检查全身浅表淋巴结，查看是否存在肿大、压痛等异常情况。

2.腹部视诊和触诊

仔细观察腹部有无肠型、肠蠕动波，并行触诊检查，判断是否存在腹部肿块。

3.直肠指检

对于所有疑似结直肠癌的患者，肛门直肠指诊为常规检查项目。通过指检，详细了解肿瘤的大小、质地、占据肠壁周径的范围、基底部活动度、距肛缘的距离、肿瘤向肠外浸润的情况及与周围脏器的关系等。指检过程中，检查者务必仔细触摸，同时观察指套是否染血。

(二)实验室检查

1.血常规

了解有无贫血。

2.尿常规

观察有无血尿，了解肿瘤是否侵犯泌尿系统。

3.大便常规

检查应当注意有无红细胞、脓细胞。

4.粪便隐血试验

对消化道少量出血的诊断有重要价值。需要注意的是，粪便隐血试验阴性不能完全排除大肠腺瘤或癌的可能。

5.血清肿瘤标志物

结直肠癌患者在诊断、治疗前、评价疗效、随访时必须检测癌胚抗原、糖类抗原 19-9；建议检测糖类抗原 242、糖类抗原 72-4；有肝转移患者建议检测甲胎蛋白；有卵巢转移患者建议检测糖类抗原 125。

(三)内镜检查

1.乙状结肠镜检查

病变位置较低的结直肠病变适用直肠镜和乙状结肠镜，硬管乙状结肠镜一般可检查至距肛门 25 cm 处。除急性腹膜炎、肠穿孔、腹腔内广泛粘连、完全性肠梗阻、肛周或严重肠道感染、放射性肠炎、妇女妊娠期和月经期外，疑似结直肠癌患者推荐纤维结肠镜或电子结肠镜检查。

2.纤维结肠镜检查

对于距肛 15 cm 以上的结肠癌，该检查为最可靠的检查方法。技术熟练的医师 90%以上可检查至盲肠。纤维结肠镜检查不仅可以澄清钡灌肠检查有疑问病变的性质，还可以发现不少为钡灌肠所漏诊的小腺瘤与癌。

(四)影像检查

1.结肠钡剂灌肠

特别是气钡双重造影检查是诊断结直肠癌的重要手段。疑有肠梗阻的患者应当谨慎选择。一般的钡灌肠检查不易发现直径 2 cm 以下的病灶，但有经验的检查医师用低张气钡造影法可发现直径 1 cm 以下的结肠癌。

2.B 超

了解患者有无复发转移，其具有方便快捷的优越性。直肠腔内 B 超可较细致地显示直肠癌肠壁内、外的浸润深度，对临床研究是否需要做术前放疗等方面提供参考依据。此检查对确定直肠癌有无淋巴结转移的意义仍有限，因为它们难以发现小的淋巴结，而转移淋巴结中可有 78%的直径≤5 mm。它们可发现直径 10 mm 以上的淋巴结，但大的淋巴结不一定是转移的。

3.CT、MRI

上述检查主要用于了解直肠癌的浸润状态。CT 对局部浸润广泛的直肠癌及直肠癌术后盆腔复发的诊断有所帮助，可以直接观察肿瘤是否侵犯盆腔肌肉(肛提肌、闭孔内肌、梨状肌等)、膀胱、前列腺。MRI 对于了解直肠癌浸润范围及盆腔内复发的意义与 CT 相仿。

（五）病理组织学检查

病理活检明确占位性质是结直肠癌治疗的依据。活检诊断为浸润性癌的病例进行规范性结直肠癌治疗。如因活检取材的限制，活检病理不能确定浸润深度，诊断为高级别上皮内瘤变的病例，建议临床医师综合其他临床情况，确定治疗方案。确定为复发或转移性结直肠癌时，检测肿瘤组织 K-ras 基因状态。

（六）开腹探查

经过多种诊查手段尚不能确诊且高度怀疑结直肠肿瘤、肠梗阻保守治疗无效、可疑出现肠穿孔及保守治疗无效的消化道大出血者，建议行开腹探查。

六、治疗原则

（一）外科治疗

1.结肠癌

手术遵循无瘤原则，采用锐性分离技术，由远及近地进行手术清扫。全面探查必须记录肝脏、胃肠道、子宫及附件、盆底腹膜及相关肠系膜、主要血管淋巴结、肿瘤邻近脏器的情况，建议切除足够的肠管，清扫区域淋巴结，进行整块切除。如果患者已失去根治性手术机会，且不存在出血、梗阻、穿孔等症状，那么就没有先进行姑息性切除原发灶的必要。

（1）$T_1N_0M_0$ 结肠癌：建议局部切除。如果具有预后不良的组织学特征，或者非完整切除，标本破碎切缘无法评价，或直径超过 2.5 cm 癌变率高的绒毛状腺瘤，推荐行结肠切除术加区域淋巴结清扫。所有患者术后均须定期行全结肠镜检查，以排除是否存在多发腺瘤或多发肠癌。

（2）$T_{2\sim4}N_{0\sim2}M_0$ 结肠癌：首选的手术方式是相应结肠切除加区域淋巴结清扫。区域淋巴结清扫必须包括肠旁、中间和系膜根部淋巴结三站。建议标示系膜根部淋巴结并送病理学检查；对具有遗传性非息肉病性结直肠癌家族史、结肠癌家族史、多原发结肠癌的患者建议行更广泛的结肠切除术；肿瘤侵犯周围组织器官建议联合脏器整块切除。已引起梗阻的可切除结肠癌，推荐行Ⅰ期切除吻合，或Ⅰ期肿瘤切除近端造口远端闭合，或造瘘术后Ⅱ期切除，或支架植入术后Ⅱ期切除。

（3）肺转移癌：原发灶需满足可根治性切除的条件，在手术决策时，必须充分考量肿瘤的范围及解剖部位。术后需确保机体维持足够的生理功能，对于部分患者，可依据其具体病情采取分次切除的方式。此外，手术治疗应当联合化疗。

2.直肠癌

（1）$T_1N_0M_0$ 直肠癌：建议局部切除。如经肛门切除必须满足如下要求：①侵犯肠周径＜30％。②肿瘤大小＜3 cm。③切缘阴性（距离肿瘤＞3 mm）。④活动，不固定。⑤距肛缘 8 cm 以内。⑥内镜下切除的息肉，伴癌浸润，或病理学不确定。⑦无血管淋巴管浸润或神经浸润。⑧高-中分化。⑨术前影像学无淋巴结肿大的证据。

（2）$T_{2\sim4}N_{0\sim2}M_0$ 直肠癌：积极争取根治性手术治疗。中上段直肠癌推荐行低位前切除术；低位直肠癌推荐行腹会阴联合切除术或慎重选择保肛手术。中下段直肠癌必须遵循直肠癌全系膜切除术原则，尽可能锐性游离直肠系膜，连同肿瘤远侧系膜整块切除。在根治肿瘤的前提下，尽可能保持肛门括约肌功能、排尿和性功能。

（二）内科治疗

结直肠癌的新辅助治疗目的在于提高手术切除率，提高保肛率，延长患者无病生存期。除结肠癌肝转移外，不推荐结肠癌患者术前行新辅助治疗。

1.直肠癌的新辅助放疗、化疗

(1) $T_{1\sim2}N_0M_0$ 或有放疗、化疗禁忌的患者推荐直接手术，不推荐新辅助治疗；T_3 和(或)N 的可切除直肠癌患者，推荐术前新辅助放疗、化疗；T_4 或局部晚期不可切除的直肠癌患者，必须行新辅助放疗、化疗。治疗后须重新评价，考虑是否可行手术。

(2) $T_{3\sim4}$ 或 $N_{1\sim2}$ 距肛缘≤12 cm 的直肠癌，行术前新辅助放疗、化疗，首选化疗方案为持续灌注氟尿嘧啶，或者氟尿嘧啶/亚叶酸钙，或者卡培他滨单药。化疗时限为 2～3 个月。

2.结直肠癌肝转移的新辅助化疗

对于结直肠癌患者，若合并肝转移和(或)肺转移，且转移灶可切除或者潜在可切除，推荐进行术前化疗，或化疗联合靶向药物治疗。其中，靶向药物可选择西妥昔单抗(仅推荐用于 K-ras 基因状态为野生型的患者)，也可选择联合贝伐珠单抗。

化疗方案推荐亚叶酸钙＋氟尿嘧啶＋奥利沙铂，或者亚叶酸钙＋氟尿嘧啶＋伊立替康，或者卡培他滨＋奥沙利铂。建议治疗时限 2～3 个月。治疗后须重新评价，并考虑是否可行手术。

3.结直肠癌辅助治疗

(1) Ⅰ期($T_{1\sim2}N_0M_0$)及放疗、化疗禁忌的患者不推荐辅助治疗。

(2) Ⅱ期结直肠癌的辅助化疗。Ⅱ期结直肠癌患者，应当确认有无以下高危因素：组织学分化差(Ⅲ或Ⅳ级)、T_4、血管淋巴管浸润、术前肠梗阻/肠穿孔、标本检出淋巴结不足(少于 12 枚)。无高危因素者可随访观察，或者单药氟尿嘧啶类药物化疗；有高危因素者，建议辅助化疗。化疗方案推荐选用氟尿嘧啶＋亚叶酸钙、卡培他滨、氟尿嘧啶＋亚叶酸钙＋奥沙利铂或卡培他滨＋奥利沙铂方案。化疗时限应当不超过 6 个月。对于具备检测条件的患者，建议对组织标本进行错配修复蛋白或微卫星不稳定性检测。若检测结果显示为错配修复缺陷或微卫星高度不稳定，则不推荐使用氟尿嘧啶类药物进行单药辅助化疗。

(3) Ⅲ期结直肠癌的辅助化疗：化疗方案选用氟尿嘧啶＋亚叶酸钙、卡培他滨、亚叶酸钙＋氟尿嘧啶＋奥利沙铂或奥利沙铂＋卡培他滨方案。化疗不应超过 6 个月。

4.晚期、转移性结直肠癌化疗

目前主要的治疗药物包括：氟尿嘧啶、亚叶酸钙、伊立替康、奥沙利铂、卡培他滨及靶向药物，其中靶向药物有西妥昔单抗(推荐用于 K-ras 基因野生型患者)和贝伐珠单抗。在治疗前，需检测肿瘤的 K-ras 基因状态，而 EGFR 不推荐作为常规检查项目。

一、二线治疗联合化疗推荐方案为亚叶酸钙＋氟尿嘧啶＋奥利沙铂/亚叶酸钙＋氟尿嘧啶＋伊立替康/奥利沙铂＋卡培他滨±西妥昔单抗(K-ras 基因野生型患者)，亚叶酸钙＋氟尿嘧啶＋奥利沙铂/亚叶酸钙＋氟尿嘧啶＋伊立替康/奥利沙铂＋卡培他滨±贝伐珠单抗；三线以上化疗的患者推荐进入临床研究；对在一、二线治疗中没有选用靶向药物的患者可考虑伊立替康联合靶向药物治疗；不能耐受联合化疗的患者，推荐方案氟尿嘧啶＋亚叶酸钙±靶向药物，或氟尿嘧啶持续灌注，或卡培他滨单药。

如果转移复发局限于肝脏，建议考虑针对肝病灶的局部治疗。结直肠癌局部复发者，需进行多学科评估，判定能否有机会再次切除，是否适合术前放疗、化疗。如与放疗联合，可以根据患者身体状况选择氟尿嘧啶类单药或联合化疗；若患者一般状况或器官功能很差可行最佳支持治疗，不建议化疗。

5.局部/区域化疗

目前不常规推荐应用术中或术后区域性缓释化疗与腹腔热灌注化疗。

(三)结直肠癌肝转移治疗规范

手术完全切除肝转移灶是目前治愈结直肠癌肝转移的最佳方法,符合条件的患者均应当在适当的时候接受手术治疗。对部分最初肝转移灶无法切除的患者应当经多学科讨论慎重决定新辅助化疗和手术时机,创造手术机会。

1.肝转移灶手术

(1)适应证:①结直肠癌原发灶能够或已经根治性切除。②根据肝脏解剖学基础和病灶范围肝转移灶可完全切除,且要求保留足够的肝脏功能,肝脏残留容积≥50%(同步原发灶和肝转移灶切除)或≥30%(分阶段原发灶和肝转移灶切除)。③患者全身状况允许,没有不可切除的肝外转移病变。

(2)禁忌证:①结直肠癌原发灶不能取得根治性切除。②出现不能切除的肝外转移。③预计术后残余肝脏容积不够。④患者全身状况不能耐受手术。

(3)切除:①先手术切除结直肠癌原发病灶,分阶段切除肝转移灶,时机选择在结直肠癌根治术后4～6周。②若在肝转移灶手术前进行治疗,肝转移灶的切除可延至原发灶切除后3个月内进行。③急诊手术不推荐原发结直肠癌和肝脏转移病灶同步切除。④可根治的复发性结直肠癌伴有可切除肝转移灶倾向于进行分阶段切除肝转移灶。

2.可切除的结直肠癌肝转移的治疗

(1)手术治疗:对于确诊结直肠癌时合并肝转移的患者,若肝转移灶较小,且多位于肝脏周边或局限于半肝,预计肝切除量低于50%,同时肝门部淋巴结、腹腔或其他远处转移灶均可手术切除,建议考虑同步切除结直肠癌原发灶和肝转移灶。这种同步切除策略有助于减少手术次数,可能提高患者的生存率和生活质量。

然而,在不符合上述同步切除条件的情况下,如肝转移灶较大、位置不佳、预计肝切除量较大,或存在不可切除的肝门部淋巴结、腹腔或其他远处转移时,则建议采取分阶段手术策略。首先进行结直肠癌原发灶的切除,待患者恢复情况良好后,再择期进行肝转移灶的切除。分阶段手术虽然增加了手术次数和患者的治疗周期,但能够确保手术的安全性和有效性,提高患者的生存率。

(2)术前治疗:①对于结直肠癌确诊时合并肝转移的情况,在原发灶无出血、梗阻或穿孔时推荐术前治疗,方案可选亚叶酸钙+氟尿嘧啶+奥利沙铂、亚叶酸钙+氟尿嘧啶+伊立替康或奥利沙铂+卡培他滨,可联合分子靶向药物治疗;建议2～3个月完成。西妥昔单抗推荐用于K-ras基因野生型患者。使用贝伐珠单抗时,建议手术时机选择在最后一次使用贝伐珠单抗6周以后,因使用贝伐珠单抗可能影响手术和伤口愈合。不建议多种靶向药物联合应用。②对于结直肠癌根治术后发生的肝转移的情况,若原发灶切除术后未接受过化疗,或者发现肝转移12个月前已完成化疗的患者,可采用术前治疗;肝转移发现前12个月内接受过化疗的患者,也可直接切除肝转移灶;既往结直肠原发灶为根治性切除且不伴有原发灶复发,肝转移灶能完全切除且肝切除量低于70%(无肝硬化者),应当予以手术切除肝转移灶,可先行新辅助治疗。③对于肝转移灶切除术后复发的情况,若全身状况和肝脏条件允许,对于可切除的肝转移灶术后的复发病灶,可进行两次、三次甚至多次的肝转移灶切除。

(3)切除术后的辅助治疗:肝转移灶完全切除的患者推荐接受术后辅助化疗,建议手术前后化疗时间共6个月。术后化疗方案建议可选氟尿嘧啶＋亚叶酸钙、卡培他滨、氟尿嘧啶＋亚叶酸钙＋奥沙利铂或奥利沙铂＋卡培他滨方案。术前治疗有效的患者建议沿用术前方案。

3.不可切除的结直肠癌肝转移的治疗

(1)慎重选择方案及药物(原则同术前治疗):需进行系统治疗,创造一切机会转化为可手术治疗。治疗过程中每6～8周评估疗效,一旦达到可手术切除条件,尽早争取手术治疗。

(2)射频消融:不适宜或不愿意接受手术治疗的可切除结直肠癌肝转移的患者推荐使用射频消融,射频消融的肝转移灶的最大直径＜3 cm且一次消融最多3枚;预期术后残余肝脏体积过小时,建议先切除部分较大的肝转移灶,对剩余直径＜3 cm的转移病灶进行射频消融。

(3)放疗:无法手术切除的肝转移灶,若全身化疗、肝动脉灌注化疗或射频消融无效,建议放疗。

(4)肝动脉灌注化疗:仅限于肝转移灶多发且不能耐受全身化疗的患者。

(5)其他治疗方法:无水酒精瘤内注射、冷冻治疗和中医中药治疗等作为综合治疗的补充。

(四)直肠癌的放疗

(1)Ⅰ期直肠癌不推荐放疗。

(2)临床诊断为Ⅱ/Ⅲ期的直肠癌,推荐行术前放疗或术前同步放疗、化疗。

(3)根治术后病理诊断为Ⅱ/Ⅲ期的直肠癌,如果未行术前放疗、化疗者,必须行术后同步放疗、化疗。

(4)局部晚期不可手术切除的直肠癌,必须行术前同步放疗、化疗,放疗、化疗后重新评估,争取根治性手术。

(5)局部区域复发的直肠癌,首选手术;如无手术可能,推荐放疗、化疗。

(6)对于初治Ⅳ期直肠癌,建议化疗±原发病灶放疗,治疗后重新评估可切除性;转移灶必要时行姑息减症放疗。

(7)复发转移直肠癌可切除的局部复发患者,建议先行手术切除,然后再考虑是否进行术后放疗。不可切除局部复发患者,推荐行术前同步放疗、化疗,并争取手术切除。

(8)同步放疗、化疗的化疗方案:选用以氟尿嘧啶或氟尿嘧啶类似物为基础的方案。一般推荐,对于Ⅱ～Ⅲ期直肠癌根治术后的患者,可采用以下两种治疗模式:一是先行同步放疗、化疗,再行辅助化疗;二是先行1～2周期辅助化疗,接着进行同步放疗、化疗,然后再进行辅助化疗的夹心治疗模式。

(五)局部复发直肠癌的治疗

根据患者和病变的具体情况评估,可切除或潜在可切除患者争取手术治疗,并与术前放疗、化疗,术中放疗,辅助放疗、化疗等结合使用;不可切除的患者建议放疗、化疗结合的综合治疗。

1.手术治疗

(1)手术原则:①推荐由结直肠外科专科医师根据患者和病变的具体情况选择适当的手术方案,并与术前放疗、化疗,术中放疗,辅助放疗、化疗等结合使用。②必要时与泌尿外科、骨科、血管外科、妇产科医师等共同制订手术方案。③手术探查必须由远及近,注意排除远处转移。④必须遵循整块切除原则,尽可能达到完全切除。⑤术中注意保护输尿管(酌情术前放置输尿管支架)及尿道。

(2)可切除性的评估:必须在术前评估复发病灶得到根治切除的可能性。推荐根据复发范围考虑决定是否使用术前放疗、化疗。建议根据术中探查结果核实病灶的可切除性,必要时可行术中冷冻病理检查。

(3)可切除的病灶手术方式:常见的手术方式包括低位前切除术、腹会阴联合切除术、盆腔清扫术等。不同的病灶可适用的手术方式如下。①中心型病灶:建议行腹会阴联合切除术以保证达到完全切除;既往行保肛手术的在病变较为局限的情况下可考虑低位前切除术。腹会阴联合切除术后会阴部术野复发如病变局限可考虑行经会阴或经骶切除术。②前向型病灶:在患者身体情况允许的情况下,可考虑切除受侵犯器官,行后半盆清扫或全盆清扫术。③侧向型病灶:切除受累及的输尿管、髂内血管及梨状肌。④后向型病灶:腹骶联合切除受侵骶骨。会阴部切口可使用大网膜覆盖或一期缝合。必要时使用肌皮瓣(股薄肌、臀肌、横行腹直肌皮瓣、背阔肌等)。

2.放疗原则

可切除的局部复发患者,建议先行手术切除,然后再考虑是否进行术后放疗。不可切除局部复发患者,推荐行术前同步放疗、化疗,并争取手术切除。

3.化疗原则

可切除的复发转移患者,不常规推荐术前化疗,术后考虑行辅助化疗。

(刘凤英)

第七章

泌尿生殖系统肿瘤

第一节　肾　　癌

一、概述

肾癌又称肾细胞癌，是肾脏多种肿瘤的总称。在成人恶性肿瘤中的发病率为 2%～3%，约占肾恶性肿瘤的 85%。发病率随年龄的增长而升高，高发年龄为 50～70 岁，发病率男性高于女性。肾癌的发病率在不同国家和地区有明显差异，发达国家较发展中国家发病率高，城市地区高于农村地区，且其发病率呈逐年增加的趋势。

二、解剖

肾为实质脏器，位于脊柱两侧，腹膜后间隙，为腹膜外位器官，形似蚕豆。肾长 8～14 cm，宽 3～5 cm。右肾因受肝脏挤压位置低于左肾 1～2 cm。肾动脉于肾门处分出一级分支，即前支和后支。前支较粗分出 4 个二级分支，与后支一起进入肾实质内。肾动脉的 5 个分支在肾内呈节段性分布称为肾段动脉。

三、病因与病理学分类

(一)病因

1.非遗传危险因素

吸烟、高血压、职业暴露、肥胖、肾脏慢性疾病和长期透析相关的肾囊肿性疾病。

2.基因易感性/家族综合征

冯-希佩尔-林道病、遗传性乳头状肾细胞癌、伯特-霍格-迪贝综合征、遗传性平滑肌瘤、琥珀酸脱氢酶缺失。

(二)病理学分类

肾癌常为单发病灶，可发生于肾脏各个部位，多见于肾两极，上极多见。双侧同时或先后发病仅占 2%左右。肿瘤大小不等，以 4～8 cm 多见。肿瘤可有假包膜，切面呈黄色、黄褐色、棕色为主，可合并出血、坏死、囊变和钙化。根据形态学和组织学的不同可将其分为透明细胞癌、乳头状细胞癌、嫌色细胞癌、未分类肾细胞癌、集合管癌、肾髓质癌和基因相关性肾癌等。临床上以透明细胞癌多见，占 70%～80%。

四、临床表现

肾癌早期缺乏典型症状，约 60%患者是在体检中发现。血尿、腹痛、腹部包块的三联征多出现在疾病的中晚期。

(一)血尿

间歇性无痛性全程肉眼血尿为常见症状，多为肿瘤已侵及肾盏、肾盂所致。

(二)疼痛

疼痛多为腰部钝痛或隐痛，由肿瘤生长牵拉肾包膜、邻近器官所致。

(三)腹部包块

肿瘤较大时可在腹部或腰部触及。

(四)副瘤综合征

常出现发热、高血压、红细胞沉降率增快等，见于 10%～20%患者中。

(五)转移性肿瘤症状

骨转移部位疼痛、咳嗽、咯血、神经麻痹、精索静脉曲张等。

五、辅助检查

(一)超声

发现肾癌的敏感性高，常表现为不均匀的中低回声实性肿块。

(二)CT

对肾癌的确诊率高，可以显示肿瘤的大小、部位、是否累及邻近器官，也可用于评估区域淋巴结。病灶在 CT 下多呈不均匀密度肿块，增强扫描强化不及正常肾组织。

(三)MRI

对肾癌的诊断准确性与 CT 相近。T_1呈不均匀低信号或等信号，T_2高信号。MRI 对于肾静脉、下腔静脉侵犯较 CT 有一定优势。

(四)骨扫描

对于碱性磷酸酶增高，高钙血症、病理性骨折或胸痛患者可进行骨扫描检查。

六、诊断

肾癌的术前诊断主要依赖于影像学检查，并结合临床症状及实验室检查进行全面分析。此外，仍需和肾囊肿、肾血管平滑肌脂肪瘤、肾黄色肉芽肿等疾病相鉴别。若治疗前需明确病理诊断可考虑行穿刺活检。

七、治疗

(一)常规治疗

目前肾癌的治疗仍是以手术治疗为主，分子靶向药物及免疫治疗为辅的综合治疗。具体治疗方案的主要依据临床分期来制订。外科手术治疗方式有根治性肾切除术及保留肾单位手术。

肾癌对于常规的化疗药物不敏感。但以舒尼替尼、索拉非尼、帕唑帕尼等为代表的分子靶向药物及白介素和干扰素等免疫治疗药物已被证实可以显著提高晚期肾癌患者的客观缓解率及总体生存期。

(二)介入治疗

肾癌的介入治疗已有30余年历史，主要包括肾动脉化疗栓塞术及经皮肾癌消融术。前者主要应用于术前栓塞，肾癌破裂出血或姑息治疗。后者既可应用于部分早期不愿或不能手术患者的根治性治疗，也可用于晚期局部减瘤的姑息治疗。

1.肾动脉化疗栓塞术

(1)治疗原理：①术前栓塞可抑制肿瘤生长，减少肿瘤术中播散。②降低手术出血量，缩短手术时间。③对于较大的病灶，栓塞后肾包膜可出现水肿，有可能使手术剥离肿瘤的难度降低。④栓塞肾动脉后，以及肾静脉压力，降低了肾内或肾静脉癌栓随血流播散的机会。⑤高浓度的化疗药物可降低肿瘤数量。⑥控制肾癌的内分泌症状。⑦瘤体局部缺血性坏死可激活机体免疫应答反应。

(2)适应证：①体积大、富血供，并可行手术切除的肾癌，行术前栓塞治疗。②肾肿瘤破裂出血行栓塞止血治疗。③对于不能手术切除的肾癌，或为缓解肾癌继发的内分泌症状，行姑息性化疗栓塞治疗。

(3)禁忌证：除碘过敏者外无绝对禁忌证。相对禁忌证有：①对侧肾功能不全。②尿路严重感染者。③严重的心、肺、肝功能不全者。④严重凝血功能不全者。⑤全身状况差或恶病质者。⑥有化疗药物禁忌者。

(4)术前准备。①患者准备：完善常规检查，血常规、尿常规、粪便常规、凝血功能、生化系列、心电图、胸片、腹部CT或MRI增强；向患者及家属告知手术目的及风险并签署介入治疗同意书；术前穿刺部位备皮；术前禁食6小时。②器械及药物准备：常规血管介入治疗器械；4～6F Cobra导管，猪尾造影导管，也可根据实际情况选择相应导管；微导管、微导丝；明胶海绵或颗粒、超液化碘油、无水乙醇、弹簧圈、聚乙烯醇颗粒或载药微球等；常用化疗药物有多柔比星、表柔比星、顺铂、丝裂霉素等。

(5)操作技术。①动脉穿刺插管及造影：常规采用Seldinger穿刺技术，选择股动脉穿刺。先以猪尾造影导管行腹主动脉造影，造影时需观察肾动脉主干及分支是否受压移位，是否合并动静脉瘘；观察肾静脉及下腔静脉是否合并癌栓；观察患侧肾大小、有无侧支供血及供血程度；观察健侧肾脏大小形态及排泄功能是否正常。②化疗栓塞：超选择插管至患侧肾动脉及相关侧支动脉，造影确定导管位置后，可根据不同的治疗目的选择不同的栓塞材料进行栓塞治疗。根治性手术前栓塞尽可能行血管远端栓塞，可选用明胶海绵、弹簧圈进行栓塞，由栓塞后3～7天肿瘤缩小，血量减少，瘤体与正常组织间形成水肿带，有利于手术切除，因此手术宜在3～7天进行。姑息性栓塞因需要栓塞更为长久和彻底，因此，可以选用聚乙烯醇颗粒、明胶海绵、弹簧圈等栓塞剂。在行化疗栓塞时可以将超液化碘油与化疗药物配制成混悬液或选择载药微球，经导管缓慢推注后再行进一步栓塞。栓塞过程必须在透视监视下进行，栓塞位置尽量超选插管远离肾动脉开口处，栓塞后造影尽量降低压力，以减少异位栓塞发生的可能。

(6)术后处理：介入术后可给予保肾、止痛、抑酸、止吐、退热等对症治疗，必要时应用抗生素治疗；定期复查肝肾功能及血常规；观察有无异位栓塞症状体征。

(7)并发症。①栓塞综合征：介入治疗后出现一过性腹痛、腰痛、发热、呕吐，是栓塞后机体对肿瘤坏死、变性的反应所致。症状一般在 1 周左右减轻或消失。可以给予对症治疗。②异位栓塞:如肠系膜上、下动脉、下肢动脉栓塞等,由注射栓塞剂时反流所致。栓塞时应保证全程透视下进行,尽量超选择栓塞,确保栓塞过程中导管尖端位置固定(图 7-1)。③一过性高血压:栓塞后出现一过性血压升高,一般可于术后数小时后恢复。④肾脓肿:少数病例栓塞后可出现肾脓肿或腹膜后脓肿,可行穿刺引流,并积极抗感染治疗。对于合并糖尿病等高危因素患者,可术前及术后预防性应用抗生素治疗。

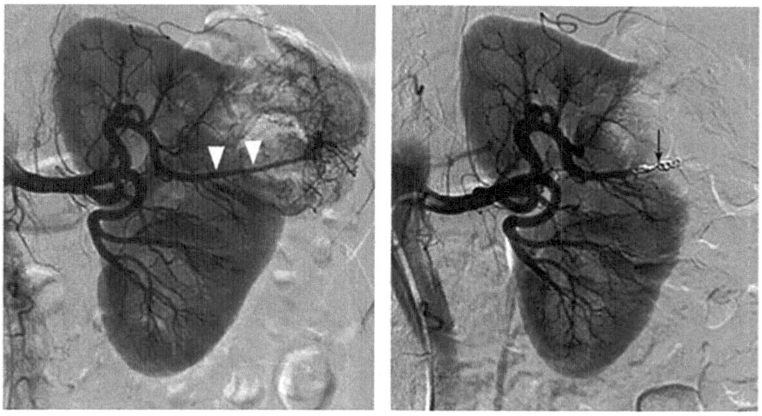

图 7-1　肾癌动脉栓塞治疗前、后数字减影血管造影图像

(8)疗效评价:对于肾动脉化疗栓塞后 3～7 天行手术切除的,可由切除标本了解栓塞治疗的疗效。对于姑息性栓塞治疗的需观察:①患者的症状、体征如腰痛、血尿、腹部包块是否有改善。②生存时间是否延长。③影像学检查观察病灶大小、是否坏死及强化程度等(图 7-2)。

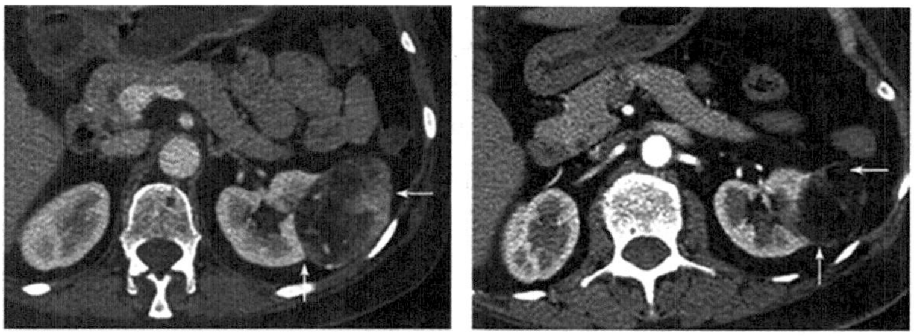

图 7-2　肾癌动脉栓塞治疗前、后 CT 图像

2.肾癌的射频消融

(1)治疗原理:射频消融治疗的原理是在影像引导下如超声、CT、MRI,将射频电极插入肿瘤组织内,通电后高频的射频电流通过电极针产生电磁场,使射频电极周围组织内离子受到电磁波的激发而相互碰撞、摩擦产生热能,并逐渐向周围组织传导。当热能的沉积超过组织的耐受程度时使其发生凝固性坏死,同时肿瘤组织周围的小血管因热损伤而阻断,从而达到灭活肿瘤的目的(图 7-3)。

(2)适应证:①不适合手术或不愿行外科手术治疗者。②肿瘤最大径＜3 cm 的肾肿瘤且未侵及肾门为最佳适应证。③肾功能不全、遗传性肾癌、多发肾肿瘤、双肾肾癌者。④局部消融可以作为不可切除肾癌姑息性治疗的一部分。

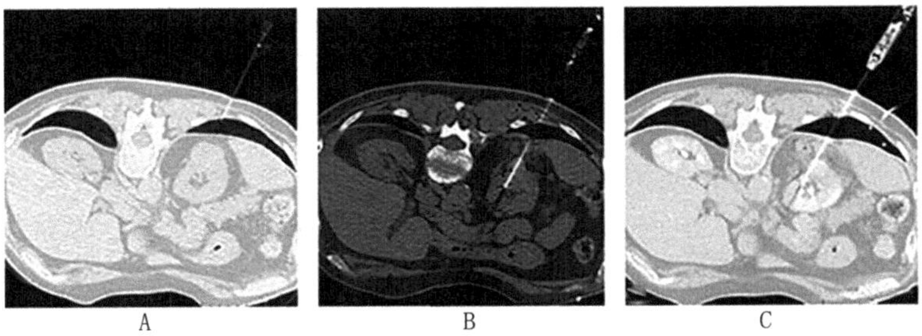

A.引入消融电极前建立人工气胸;B、C.射频消融电极穿刺至肾肿瘤时且未经过胸膜

图 7-3 肾癌射频消融术

(3)禁忌证:①无法纠正的凝血功能障碍;②顽固性腹水、恶病质;③严重的心、肺、肝、肾等器官功能障碍;④合并肾静脉主干、下腔静脉癌栓、邻近器官侵犯及远处转移;⑤严重感染。

(4)术前准备。①患者准备:完善血、尿、便常规,肝肾功能、离子、血糖、凝血功能;心电图;肾脏超声、肾脏 CT 或 MRI 增强检查、胸部 X 线或 CT;向患者及其家属告知手术目的及风险并签署介入治疗同意书;术前禁食水,必要时留置导尿管、静脉留置针。②器械准备:射频消融治疗仪、射频消融电极针、备心电监护仪、吸氧装置,需全麻时备麻醉机。③药品准备:盐酸哌替啶、盐酸异丙嗪、地西泮、硝普钠、止血药物等急救药品。

(5)操作技术:以 CT 引导下经皮肾癌射频消融为例。①定位:常规取俯卧位或侧卧位。先行 CT 扫描确定病灶位置、大小、边界,在皮肤上标记进针点,设计进针角度及深度。②穿刺:常规消毒铺巾,视患者情况决定选择麻醉方式。根据病灶大小、位置选择合适的消融电极针。嘱患者屏气后,将射频消融电极经皮肤穿刺点切口插入肿瘤内。穿刺时应选择肋间进针,尽量先经过部分正常肾脏组织再进入肿瘤,避开重要血管及肠管。尽量避免反复穿刺,减少出血及种植转移风险。穿刺过深时不应直接将电极拔出,而应在原位消融后退针,减少肿瘤种植风险。③消融:行 CT 扫描见消融电极已到达预定位置后,接通电源,进行消融治疗。对于较大的肿瘤需采用一针多点重叠式消融,以减少遗漏区域,保证消融范围。必要时可联合多根消融电极同时消融。消融完成后,边行针道消融,边缓慢撤针,减少术中出血及针道种植。④CT 扫描:撤针后,再次行 CT 扫描,确定消融范围是否完全覆盖肿瘤,力求保留 0.5～1 cm 的安全消融边界。排除出血、气胸等并发症。

(6)术后处理:穿刺点贴无菌敷料;术后监测生命体征 4 小时,卧床 6 小时以上;注意监测血常规、肝肾功能,根据术后症状,给予保肝、预防感染,止痛、止血等对症治疗;出现并发症时应积极处理。

(7)并发症:①出血,多为肾周围血肿。少量出血时,缺乏症状,无需特殊处理。出血量大时需要手术探查或介入止血。②集合系统损伤致输尿管狭窄。③消融后综合征,发热、疼痛、血尿等。④邻近脏器损伤,如胆囊、肠管。⑤肿瘤种植播散。

(8)疗效评价:肾癌射频消融的疗效与肿瘤的大小及位置关系密切。肿瘤＜3 cm,肿瘤位于外侧及后侧更易获得较好的治疗效果。评价肾癌射频消融的方法是在消融治疗后 1 个月,复查肾脏 CT/MRI 平扫＋增强扫描。

(9)展望:随着介入治疗设备的不断改进,操作经验的日趋成熟,加之多种介入治疗手段联合应用,相信介入治疗必将会在肾癌的治疗领域中发挥更大的作用。 **(范振华)**

第二节　肾血管平滑肌脂肪瘤

一、概述

血管平滑肌脂肪瘤是来源于间叶组织的肿瘤，由不同比例的血管、平滑肌和脂肪组织及少量纤维组织组成，其中脂肪成分具有特征性。研究表明，血管平滑肌脂肪瘤是单克隆增生的真性肿瘤，平滑肌为肿瘤成分，而脂肪则是化生性或反应性成分。该病最常发生的器官是肾脏，肾血管平滑肌脂肪瘤发生率占肾肿瘤的1%～3%，女性远高于男性。

二、临床表现与分型

（一）临床表现

肾血管平滑肌脂肪瘤缺乏特异的临床表现，以腰腹部疼痛不适、扪及肿块及血尿最为常见，部分病例无任何症状，体检时偶然发现，也有因肿瘤自发性破裂出血而发现。

（二）分型

临床上根据是否合并结节性硬化常将其分为两型。①肾血管平滑肌脂肪瘤合并结节性硬化症，常双侧发病，有家族史，较少见。②肾血管平滑肌脂肪瘤不伴结节性硬化症，常孤立单侧发病，无家族史。

三、辅助检查

本病术前诊断主要依靠影像学检查，可以选择 MRI、CT 或者 B 超，而确诊则有赖于病理学检查。所有患者必须行增强检查，影像学可见软组织普遍强化，并见强化的增粗扭曲的条索状血管影，特征表现为混杂性实质肿块内测到脂肪密度，但脂肪成分不强化而使肿块呈典型的不均匀强化。增强检查的意义在于除了协助诊断，更在于判断血管成分的多少及是否合并假性动脉瘤，这有利于治疗方案的确定。鉴别诊断主要包括肾癌、脂肪瘤、脂肪肉瘤等。

四、治疗

一般而言，对已明确诊断者，治疗的目的主要是消除症状、保护肾功能及防止自发破裂。治疗本病应根据肿瘤大小、并发症状和对肾功能的影响程度来决定所采用的方法。肿瘤＜4 cm 且无症状者，可以随访处理；肿瘤＞4 cm 且有症状者，需要积极干预，预防出血。其治疗方式目前没有统一，一般选择保留肾单位的肾肿瘤切除术，也可选择介入治疗方式，包括肾动脉栓塞术、肾肿瘤消融治疗，如射频消融、微波消融或者冷冻消融治疗等。但各种治疗后可能存在复发，术后仍需密切随访。以下将重点叙述介入治疗在肾血管平滑肌脂肪瘤中的应用。

（一）介入治疗方式

1.肾动脉栓塞术

肾动脉栓塞术为最常用治疗方法，常规采用 Seldinger 改良法经股动脉插管。先用 5F 猪尾导管行腹主动脉造影，了解肿瘤供血血管及有无肾外供血情况，如副肾动脉、膈动脉、腰动脉等。

然后用 5F Cobra 导管完成选择性肾动脉造影，判断肿瘤位置，肿瘤血供；最后采用 3F 微导管对肿瘤供血动脉分别进行超选择插管栓塞治疗。栓塞材料应用较为广泛，在超选择的基础上可以选用碘油乳剂（碘油和平阳霉素或者博来霉素按比例混合），无水乙醇、栓塞微球或聚乙烯醇颗粒、明胶海绵、弹簧圈等进行栓塞，栓塞材料具体大小根据肿瘤血管直径选择，原则上多种栓塞材料联用。无水乙醇可以配合碘油，以 7∶3 配合，保证乙醇注射的可见性，建议对于介入经验欠丰富者，尽量避免使用无水乙醇等液体栓塞剂，以免反流导致其他肾动脉分支的栓塞。

对于滑肌瘤样型和脂肪瘤样型肾血管平滑肌脂肪瘤，在肾动脉主干常不能发现肿瘤染色，需要根据术前影像学检查进一步超选，或者结合术中 CT 准确寻找肿瘤血管，进而完成超选和治疗（图 7-4），后者有金属钢圈、聚乙烯醇、2-氰基丙烯酸异丁酯以及无水乙醇。一般肾肿瘤术前栓塞多用明胶海绵，姑息治疗用无水乙醇或螺圈。

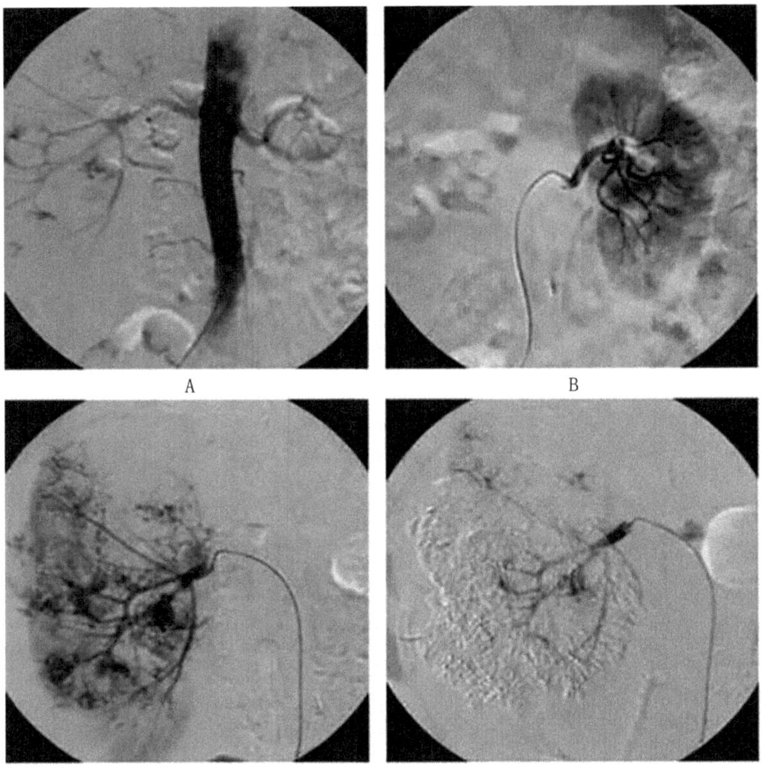

A　　B　　C　　D

A～C.腹主动脉及右肾动脉造影见右肾增大，肾动脉分支紊乱增粗，见肿瘤血管及染色；左肾造影正常；D.化疗药和碘油乳剂及明胶海绵栓塞后表现

图 7-4　右肾透明细胞癌

2.消融治疗

消融治疗包括射频消融、微波消融、冷冻消融，甚至目前的纳米刀治疗等，主要适用于病灶较小的肿瘤，也可用于介入栓塞后病灶的联合消融治疗或者复发病灶的治疗。具有并发症更低、安全性更高的优点。

引导方式可以选择 B 超或者 CT 引导，开通静脉通路，常规心电监护，可以选择局部麻醉或者静脉基础麻醉方式，术前根据病变大小、位置及消融目的选择一种消融模式，小病灶消融范围一般超过病灶边缘 0.5～1.0 cm，当肿瘤靠近肾盂或者周边组织时适当调整。对于大病灶，主要达到减瘤目的，不需要彻底消融。消融后常规影像检查，观察有无活动性出血及周围脏器损伤，同时初步评估消融范围。

（二）疗效评价

肾血管平滑肌脂肪瘤瘤体大小及动脉瘤的形成是预测瘤体破裂出血及预防性治疗的可靠因素。目前肾动脉栓塞术被越来越广泛地应用于临床治疗肾血管平滑肌脂肪瘤，并取得了良好的疗效，对破裂出血的患者，其栓塞成功率为 83%～100%，且在长期随访中，肿瘤体积可缩小 57%～80%。瘤体中的组织成分对栓塞疗效的判断非常重要，其中血管瘤样成分对血管栓塞十分敏感，效果良好者大部分血管瘤样成分消失，脂肪成分部分萎缩液化，因此采用超选择性肾动脉栓塞技术能够最大限度保留患肾正常组织和功能。部位病灶治疗后瘤体缩小程度也不明显，可能与瘤体内脂肪成分比例高有关；脂肪组织乏血供且对栓塞治疗不敏感；但病灶内的血管及平滑肌成分对栓塞治疗敏感，影像学随访可发现栓塞前病灶内增强区域在栓塞后会显著减少或消失。但对于栓塞不彻底者或者病灶较大者，仍需要多次栓塞治疗。

对于肾血管平滑肌脂肪瘤，当双侧肾脏均为巨大肿瘤占据时，是否同时行栓塞治疗没有统一的意见，建议分期、分次栓塞较为合适。

（三）并发症及其处理

1.栓塞后综合征

栓塞后综合征是由肾脏缺血、机体对栓塞物的异物反应，以及肿瘤变性肿胀、坏死所导致的。患者常伴随栓塞侧腰腹疼痛、发热、恶心和呕吐等症状。这些症状一般在 5～7 天消失，发热体温可高达 40℃，常规用镇痛剂、解热剂等对症治疗，有出血者建议使用抗生素预防感染。

2.肾外异位栓塞

如下肢动脉栓塞、肠系膜动脉栓塞等，为肾动脉栓塞的严重并发症，由栓塞物质反流造成。导管头位置正确，选择适宜栓塞剂，注意控制注射速度和在透视监控下推注、复查造影是重要的预防措施。其他偶有栓塞后一过性血压升高，不经处理可于几小时内恢复正常，必要时使用降压药物。

3.肾脓肿和败血症

肾脓肿和败血症比较少见，多因操作中消毒不严、栓塞材料有菌或肾脏原有感染造成。栓塞材料要严格无菌处理。术前和术后可预防性使用抗生素。

肾血管平滑肌脂肪瘤出血栓塞后因为栓塞不到位可在短期内再次出血，术中注意责任血管的确认，并注意联合使用栓塞材料。极个别患者栓塞范围广者也有可能导致肾性高血压及肾功能不全等并发症，术中注意超选择栓塞，注意保留正常肾组织。

消融并发症大致同前，其他需注意消融后可能导致肾出血，患者短期内出血、腹痛、血压下降等改变，术前需注意规划穿刺通道，消融后注意针道消融止血，术后常规心电监护，注意血压改变等。肿瘤位置靠近者需注意周围组织的损伤，适当控制消融范围，并注意消融方式。

（范振华）

第三节 膀 胱 癌

一、概况

膀胱癌是我国泌尿系统和男性生殖器官肿瘤中最常见的恶性肿瘤，发生率呈逐年上升的趋势。其发病年龄集中在50～70岁，男性发病率约是女性的3.3倍。

二、临床表现

膀胱癌最常见的症状为血尿，尤其是间歇性、无痛性、全程血尿，但血尿出现的时间及出血量和肿瘤恶性程度、分期、大小、数目并不一致。弥漫性原位癌或浸润性膀胱患者亦有以尿频、尿急、尿痛等膀胱刺激征和盆腔疼痛为首发表现。少数患者还可因肿瘤堵塞尿路发生排尿困难或尿潴留。晚期患者可因盆腔广泛浸润而出现腰骶部疼痛或触及下腹部肿块。

三、辅助检查

(1)膀胱镜检查和活检是诊断膀胱癌最可靠的方法，荧光膀胱镜能提高膀胱癌的检出率。尿脱落法细胞学检查是术后随诊的主要方法之一。

(2)尿液肿瘤标志物检查敏感性较高，但特异性低于尿脱落法细胞学检查。

(3)超声检查可分为经腹壁或经直肠(膀胱外)和经尿道(膀胱内)超声，可发现0.5 cm以上的膀胱肿瘤。

(4)排泄性尿路造影可协助排除并发的肾盂、输尿管肿瘤，了解有无肾积水。

(5)CT检查有助于评估膀胱癌浸润范围，特别是膀胱外的肿瘤浸润，对于存在膀胱镜检查禁忌的患者CT仿真膀胱镜是可以选择的替代方法。由于存在尿液的对比，动态增强MRI有助于评估肿瘤浸润深度及有无周围组织侵犯，对于膀胱癌的分期，MRI检查优于CT检查。

四、治疗

膀胱癌的治疗方法多样，主要包括手术、化疗、放疗、免疫治疗和介入治疗等。介入治疗在膀胱癌的治疗中具有重要地位，尤其是动脉灌注化疗和动脉栓塞术，能够有效控制肿瘤生长、缓解症状，并减少全身不良反应。结合手术、化疗、放疗和免疫治疗等综合治疗手段，可以显著提高膀胱癌的治疗效果，改善患者预后。以下将重点叙述介入治疗在膀胱癌中的应用，其他治疗方法简要概述。

(一)介入治疗

1.适应证

作为肌层浸润性膀胱癌新辅助化疗或化疗手段；无手术指征或手术不能切除的膀胱癌姑息治疗手段；外科术后复发的膀胱癌；膀胱癌疼痛或并发不易控制的出血。

2.禁忌证

严重肝、肾、心功能不全及碘过敏者不宜采用；严重凝血功能障碍患者；骨髓抑制不能耐受化疗等。

3.介入术前准备

(1)患者准备:同一般肿瘤介入治疗术前准备。

(2)器械准备:导管鞘、造影导管、微导管、导丝及微导丝。

(3)药物准备:包括造影剂、等渗氯化钠注射液、肝素;局部麻醉药1%普鲁卡因或2%利多卡因;栓塞剂包括无水乙醇、碘化油、明胶海绵颗粒、聚乙烯醇颗粒、栓塞微球。

4.介入操作方法

通常采用单侧股动脉进路,两侧髂内动脉选择性或膀胱供血动脉超选择性插管。将导管插至髂内动脉前干以避开臀上动脉。已累及盆壁的晚期病例,只需在髂内动脉内给药即可。栓塞时尽量超选择至肿瘤供血动脉,如不能超选择至肿瘤供血动脉,则尽量不要使用碘化油等末梢栓塞剂栓塞。

5.疗效评价

对于广基或体积巨大膀胱癌,外科手术切除效果不佳,且术中、术后出血量大。动脉化疗栓塞可以达到降期,降级,减少术中出血,改善血尿症状,提高外科手术的安全性和成功率。但由于膀胱癌存在多支动脉供血情况,动脉化疗栓塞难以达到根治效果,还需结合外科手术及放疗(图7-5)。

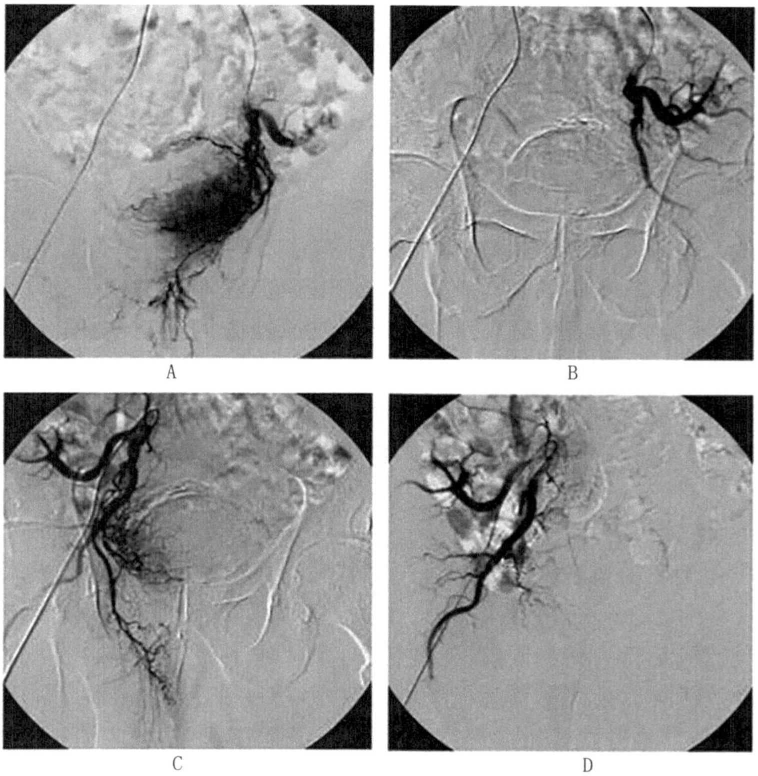

A、B.可见肿瘤供血动脉增粗和大片肿瘤染色;C、D.为栓塞后复查造影,肿瘤血管消失,臀上下动脉保持通畅

图7-5 晚期膀胱癌患者

6.并发症及其处理

膀胱癌的髂内动脉灌注化疗栓塞术一般无严重的并发症。术后不良反应以发热、恶心、呕

吐、骨髓抑制最为常见。化疗药、栓塞剂反流可导致非靶器官缺血和感染等较严重并发症，应尽可能超选择性插管，并注意给药浓度、给药速度。

(二)其他治疗方法

1.手术治疗

经尿道膀胱肿瘤切除术适用于非肌层浸润性膀胱癌；根治性膀胱切除术适用于肌层浸润性膀胱癌或高危非肌层浸润性膀胱癌。

2.化疗

全身化疗常用药物包括顺铂、吉西他滨等，适用于晚期或转移性膀胱癌。膀胱灌注化疗用于非肌层浸润性膀胱癌的术后辅助治疗。

3.放疗

外照射放疗适用于不能手术或拒绝手术的患者。

4.免疫治疗

免疫检查点抑制剂：如 PD-1/PD-L1 抑制剂，适用于晚期或转移性膀胱癌。

(范振华)

第四节　前列腺癌

一、概述

前列腺癌在欧美国家发病率极高，在美国男性中，前列腺癌发病率为第一位，发病率为95.1/100 000 人，占癌症死亡原因的第二位。在中国，前列腺癌较少见，发病率约 1/100 000 人，随着人均寿命的延长、生活方式的改变及前列腺特异性抗原检查的广泛应用，发病率有增加趋势。85%临床前列腺癌发生在 65 岁以上，小于 40 岁者极少发病，发病高峰在 60～70 岁。前列腺癌的发生可能与种族、遗传、激素水平和雄激素受体、环境、社会及饮食等因素有关，如黑人发病率高于白人、有家族史的发病率高，趋向高脂肪饮食、前列腺癌发病率逐年增高。肿瘤分级是影响愈后的主要因素。

(一)前列腺的解剖

前列腺形态类似倒置的栗子(图 7-6)，位于膀胱和泌尿生殖膈之间，尿道穿越其中。成人前列腺重8～20 g，大小约为 2.5 cm×2.5 cm× 3.5 cm。前列腺分为底部、体部和颈部，上端宽大为前列腺底，邻近膀胱颈，后部有精囊附着；下端尖细，尖部向下称前列腺尖，位于尿生殖膈上。底部与尖部之间为前列腺体。前列腺体后面平坦，正中线有一纵行浅沟，称为前列腺沟，将前列腺分为左右两叶，正常的前列腺直肠指诊可扪及此沟，前列腺肥大时，此沟消失。

(二)淋巴引流

前列腺淋巴主要注入髂内淋巴结和骶淋巴结，然后至髂总淋巴结，其淋巴引流途径主要包括以下 3 个途径：第一组淋巴结沿髂内动脉走行至髂外淋巴结组，该组内位于闭孔神经周围的淋巴结，为前列腺癌淋巴结转移的第一站；第二组淋巴管从前列腺的背侧引流至骶侧淋巴结，然后至髂总淋巴链；第三组淋巴结通过膀胱旁淋巴结引流至髂内动脉周围淋巴结(图 7-7)。

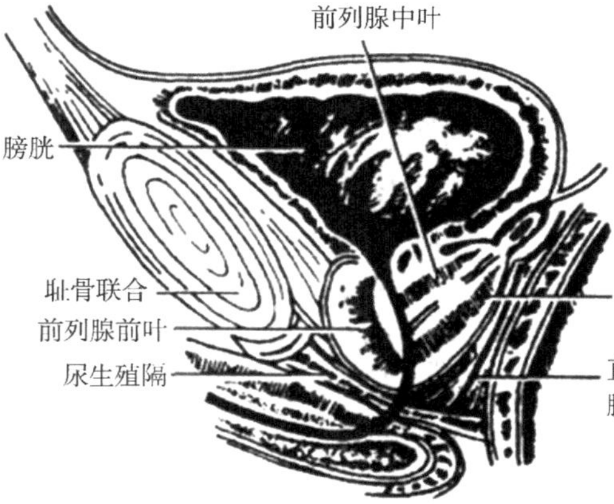

图 7-6　前列腺的解剖

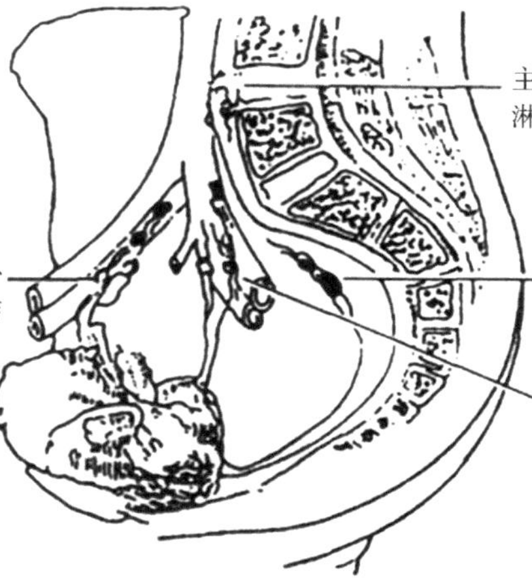

图 7-7　前列腺的淋巴引流

二、病理类型及肿瘤分级

前列腺癌根据病理类型分为上皮来源和基质细胞来源两大类。上皮来源包括腺癌、鳞癌、黏液样癌及移行上皮癌，基质细胞来源包括恶性淋巴瘤、肉瘤样癌。其中前列腺腺癌占 97%以上，按分化程度分高、中、低及未分化型；其余少见的有黏液癌、移行细胞癌、鳞状细胞癌、肉瘤样癌，子宫内膜样癌罕见。前列腺癌好发于前列腺外周带，大多数为多灶性，易侵及前列腺尖部。

目前常用的前列腺癌肿瘤分级方法有 Gleason 评分与 WHO 分级，其中 Gleason 评分与预后密切相关，故在国内外得到广泛应用。Gleason 评分系统是根据低倍镜下腺体生长方式分级，即腺体分化程度，而不考虑核的异型等，分为 1～5 级，分级的高低说明了肿瘤的分化程度。肿瘤分为最常见与次常见的生长方式，若肿瘤结构单一，则可以看作最常见生长方式与次常见生长方式相同。这两种不同的生长方式均为影响预后的因素，故 Gleason 评分就是把最常见的癌肿生长形式组织学分级数加上次常见的组织学分级数之和，形成预后的组织分级常数。Gleason 分级总分在 2～10 分，分化最好者为 1＋1＝2 分，最差者为 5＋5＝10 分。

三、临床表现

（一）症状

（1）早期前列腺癌大多没有临床症状，随着肿瘤的发展出现压迫邻近的组织或器官时，引起压迫症状。如增大的前列腺腺体压迫尿道时出现进行性排尿困难，包括尿流变细、缓慢或中断，射程短，排尿滴沥、排尿不尽、尿程延长、排尿费力等症状，梗阻严重时可引起肾积水、肾功能障碍甚至急性肾衰竭；肿瘤压迫直肠时会引起排便困难；压迫神经时会引起会阴部的疼痛。

（2）晚期转移癌出现转移症状，如引起血尿、血精、阳痿等。前列腺癌常发生骨转移，可引起骨痛或病理性骨折。盆腔淋巴结转移影响到下肢静脉及淋巴回流，引起双下肢肿胀。

（3）其他的晚期症状有消瘦、贫血、衰弱、排便困难等。

（二）体征

前列腺癌除常规的体格检查外，直肠指检是诊断前列腺癌首要的诊断步骤，可早期发现肿瘤，检查项目包括前列腺的大小、形状、硬度、边界或有无不规则结节及精囊情况。一般前列腺癌直肠指诊时可触及硬度加大的区域，边缘坚实。当肿瘤侵及精囊时可触及硬索状并向两侧盆壁伸展的肿块。当前列腺出现远处转移时出现相应部位的体征，如肝脏转移时可触及肿大的肝脏或肿块，浅表淋巴结转移时可触及肿大淋巴结。

四、诊断与鉴别诊断

（一）诊断

1.临床表现及症状、体征

主要的临床症状为尿路症状。直肠指诊是重要的诊断步骤，是诊断前列腺癌最简单、有效的方法。直肠指诊可以发现前列腺结节，质地坚硬，中央沟消失等体征。

2.肿瘤标志物

（1）前列腺特异性抗原是一种单链糖蛋白，存在于血液和精浆中，男性血清前列腺特异性抗原正常值为 0～4 μg/L（Hybritech 分析法）。前列腺特异性抗原具有显著的器官特异性，但不是前列腺癌的特异性抗原。前列腺增生、前列腺炎、前列腺癌都可以引起前列腺特异性抗原增高，甚至直肠指诊、前列腺活检、膀胱镜检查、射精都可以引起血清前列腺特异性抗原暂时增高。前列腺特异性抗原是最重要的前列腺癌标志物，可用来做普查前列腺癌、早期诊断以及用于治疗前后的监测指标。

（2）前列腺酸性磷酸酶：前列腺酸性磷酸酶由前列腺上皮细胞合成，由于其稳定性、特异性差，有假阳性、假阴性结果，诊断价值低于前列腺特异性抗原，异常增高时提示有广泛的骨转移。

3.前列腺穿刺活检

前列腺穿刺活检是最可靠的诊断依据，其主要包括直肠指诊手指引导经会阴或经直肠穿刺活检和超声引导下经会阴或经直肠前列腺穿刺活检。前者是传统的穿刺方法，有一定盲目性，对于较小的病变穿刺成功率低，但操作简单、经济、实用；后者穿刺取材部位准确，组织块完整，安全、可靠、成功率较高、并发症少。目前前列腺穿刺采用新的穿刺方法，即在传统的两侧上中下六点穿刺外，增加外周区穿刺点，用此方法可以提高了14％～20％肿瘤检出率。

4.影像学检查

(1)X线检查：包括胸部正侧位X线片、骨骼X线片及静脉尿路造影或膀胱尿道造影等。胸部正侧位X线片用于观察有无肺转移，骨骼X线片用于观察骨转移，静脉尿路造影或膀胱尿道造影用来了解有无前列腺癌对膀胱、尿道侵犯压迫。

(2)盆腔CT或MRI检查：CT或MRI是前列腺癌常用的检查方法。前列腺癌在CT上表现为前列腺形态不对称，有局部结节样隆起，包膜受侵时，可使前列腺轮廓不规则，周围侵犯时表现为直肠周围脂肪层消失，与邻近肌肉界限消失或不清。前列腺MRI检查的诊断价值高于CT，对前列腺的分期有重要价值，在T_2WI表现为周围带内低信号区，当前列腺周围高信号的脂肪区内出现低信号区，表示肿瘤侵犯周围脂肪。

(3)骨扫描检查：前列腺癌骨转移常见。前列腺癌患者做全身骨扫描，可发现早期骨转移，但其敏感性高，特异性低，在退行性骨关节病、炎症、Paget病、陈旧性骨折等情况时出现假阳性结果，应注意鉴别排除。

(4)超声检查：主要用来观察肿瘤的大小、回声情况、与周边器官关系及盆腔、腹主动脉旁淋巴结和肝转移情况。

(二)鉴别诊断

前列腺癌的诊断要与以下疾病做鉴别。①前列腺增生：多发于移行带上，表现为前列腺增大引起的压迫症状，其边缘光滑，其增生密度相对均匀，很少有坏死，而前列腺癌则常常增生密度不均匀，有坏死，晚期常伴有转移灶。②前列腺肉瘤：在影像学上难以与前列腺癌鉴别，可根据患者年龄、临床检查情况鉴别。③前列腺结核：常继发于肾结核，前列腺液或精液中可有结核杆菌，骨盆平片可发现前列腺有结核钙化。其他的还需与前列腺结石、急性前列腺炎、肉芽性前列腺炎做鉴别。

五、放疗

手术和放疗是前列腺癌的重要治疗手段。手术适用于局限早期的前列腺癌患者，放疗适应用于局限期和局部晚期前列腺癌患者。放疗有疗效好、并发症少、疗后患者生存质量高等优点。放疗和内分泌综合治疗提高了高危局限期和局部晚期的局部控制率和生存率。

(一)常规外照射

1.常规模拟定位

患者取仰卧位或俯卧位，体模固定，向膀胱和直肠注入造影剂以协助定位和确定PTV，在体表标记前列腺中心点，前列腺中心点位于耻骨联合上缘下1 cm，模拟定位片包括从L_5/S_1到坐骨结节下1 cm，在定位片上勾画靶区。

2.盆腔野

采用前后野和两侧野四野照射法。射野上界位于S_1上缘，下界位于坐骨结节下缘，前后野两侧界为真骨盆外1.5～2 cm，左右野两侧野前界位于耻骨联合前缘，后界位于股骨头后1～2 cm或后界下方在S_2和S_3之间(图7-8)。

3.前列腺野

采用前后野和两侧野四野照射法。射野上界位于耻骨联合上5 cm，下界位于坐骨结节下缘。前后野两侧界为射野中心各旁开3.5～4 cm，侧野前界位于耻骨骨皮质后缘，后界包括直肠前壁后6～10 cm，但需避开(图7-9)。

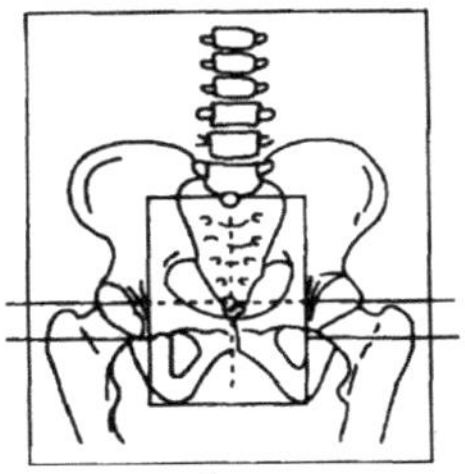

A.盆腔前后野；B.盆腔侧野

图 7-8　前列腺的盆腔照射野示意图

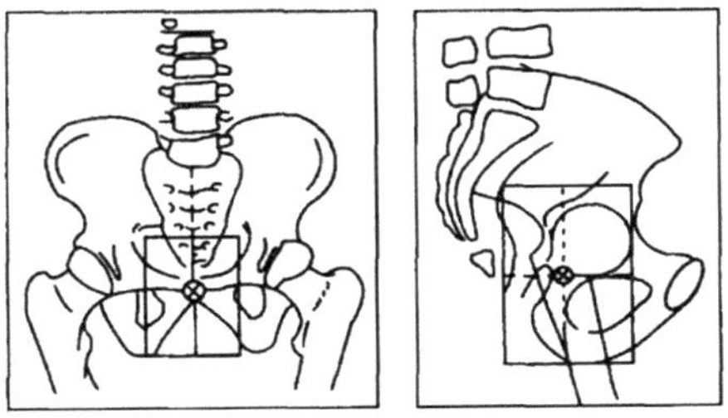

A.前后野；B.侧野

图 7-9　前列腺癌的盆腔小野示意图

4.照射剂量

通常选用 10 MeV 以上的高能 X 射线。常规外照射每天照射剂量为 1.8～2 Gy/次，5 次/周，肿瘤剂量达 45～50 Gy 后，针对前列腺野补量照射 20～25 Gy，总剂量达 65～70 Gy/6～7 周。

(二)三维适形放疗和调强适形放疗

三维适形放疗能提高肿瘤剂量，同时减轻正常组织的受量，从而提高无生化失败生存率，更好地保护正常组织，降低膀胱和直肠放射损伤。

1.治疗体位

仰卧位或俯卧位，体膜固定。前列腺位置易受直肠和膀胱体积影响，故应保证每次治疗前直肠和膀胱充盈情况相似，以保证每次治疗前列腺位置的可重复性。

2.CT 模拟定位

体膜固定后在 CT 下模拟扫描。要求进行 CT 增强后，以层厚 0.5 cm 进行扫描。扫描前先在常规模拟机下决定患者位置、射野等中心等。

3.三维适形/调强计划设计

在 CT 图像上进行勾画 GTV、CTV 和 PTV，同时勾画直肠、膀胱、小肠等正常器官。GTV 应包括整个前列腺及包膜；CTV 除了包括整个前列腺和包膜外，如盆腔淋巴结引流区要进行照射，还需包括髂外、髂内和骶前淋巴结引流区，对于中、高危患者 CTV 还应包括精囊；PTV 一般在 CTV 外放 1 cm，为减少直肠照射剂量，PTV 在后方可仅外放 0.5 cm。最常用的照射野为 5～7野共面照射。然后根据设置的剂量参考点、处方剂量及照射次数，计算等剂量曲线和剂量体积直方图(DVH)。

4.校位和射野验证

CT 模拟机上或常规模拟机确定射野中心，通过射野电子成像系统拍摄射野验证片进行射野验证。

(三)术后放疗

(1)适应证:①包膜外广泛侵犯。②术后病理切缘阳性。③精囊受侵。④术后前列腺特异性抗原持续增高。⑤术后复发的患者。⑥手术不彻底者。

(2)术后放疗的靶区为前列腺瘤床,局部照射剂量为45～60 Gy,局部复发者或有残留者,照射剂量为60～65 Gy。

(胡　波)

第五节　宫　颈　癌

宫颈癌是我国最常见的女性生殖道恶性肿瘤,其发病率有明显的地区差异。在世界范围内,宫颈癌发病率最高的地区是哥伦比亚,最低的是以色列。我国属于高发区,但不同的地区发病率也相差悬殊,其地区分布特点是高发区连接成片,从山西、内蒙古、陕西,经湖北、湖南到江西,形成一个宫颈癌的高发地带。农村高于城市,山区高于平原。随着国内外长期大面积普查、普治及妇女保健工作的开展,宫颈癌的发病率和死亡率均已明显下降,且晚期肿瘤的发生率明显下降,早期及癌前病变的发生率在上升。该病发病年龄以40～55岁为最多见,20岁以前少见。宫颈癌以鳞状细胞癌为最多见,其次还有腺癌及鳞腺癌。少见病理类型还有神经内分泌癌、未分化癌、混合型上皮/间叶肿瘤、黑色素瘤、淋巴瘤等。

一、子宫颈鳞状细胞癌

子宫颈恶性肿瘤中70%～90%为鳞状细胞癌。多发生于子宫颈鳞状上皮细胞和柱状上皮细胞交界的移行区。子宫颈鳞状细胞癌又有疣状鳞癌及乳头状鳞癌等亚型。

(一)病因

宫颈癌病因至今比较明确的是与HPV感染有关。HPV在自然界广泛存在,主要侵犯人的皮肤和黏膜,导致不同程度的增生性病变。目前鉴定出的HPV种类130余种亚型,大约有40种与肛门生殖道感染有关。根据其在宫颈癌发生中的危险性不同,可将HPV分为2类:高危型HPV,包括16、18、31、33、35、39、45、51、52、56、58、59、68、73、82,此种类型通常与子宫颈高度病变和宫颈癌的发生相关,如HPV 16、18型常常在宫颈癌中检测到。而我国还包括33、31、58及52型。低危型HPV,包括6、11、40、42、43、44、54、61、70、72、81、88、CP6108型等,常常在良性或子宫颈低度病变中检测到,而很少存在于癌灶中,如HPV 6、11型与外生殖器和肛周区域的外生型湿疣关系密切。

已有大量研究证实HPV阴性者几乎不会发生宫颈癌(子宫颈微偏腺癌、透明细胞癌除外)。因此,检测HPV感染是宫颈癌的一种重要的辅助筛查手段。

但以往资料也显示,宫颈癌的发生可能也与下列因素有关:①早婚、早育、多产。②性生活紊乱、性卫生不良。③子宫颈裂伤、外翻、糜烂及慢性炎症的长期刺激。④其他病毒:疱疹病毒Ⅱ型(HSV-Ⅱ)及人巨细胞病毒(HCMV)等感染。⑤有高危的性伴侣:性伴侣有多种性病、性伴侣有多个性伴、性伴侣患有阴茎癌、性伴侣的前任妻子患有宫颈癌等。⑥吸烟者。⑦社会经济地位低下、从事重体力劳动者。

(二)病理特点

1.组织发生

子宫颈鳞状细胞癌的好发部位为子宫颈阴道部鳞状上皮与子宫颈管柱状上皮交界部，即移行带。在子宫颈移行带形成过程中，其表面被覆的柱状上皮可通过鳞状上皮化生或鳞状上皮化被鳞状上皮所代替。此时，如有某些外来致癌物质刺激或 HPV 高危亚型的持续感染存在等，使移行带区近柱状上皮活跃的未成熟储备细胞或化生的鳞状上皮，向细胞的不典型方向发展，形成子宫颈上皮内瘤变，并继续发展为镜下早期浸润癌和浸润癌。这一过程绝大多数是逐渐的、缓慢的，但也可能有少数患者不经过原位癌而于短期内直接发展为浸润癌。

2.病理表现

(1)根据癌细胞的分化程度分为 3 种类型。①高分化鳞癌(角化性大细胞型，Ⅰ级)：癌细胞大，高度多形性。有明显的角化珠形成，可见细胞间桥，癌细胞异型性较轻，核分裂较少，或无核分裂。②中分化鳞癌(非角化性大细胞型，Ⅱ级)：癌细胞大，多形性，细胞异型性明显，核深染，不规则，核浆比例失常，核分裂较多见，细胞间桥不明显，无或有少量角化珠，可有单个的角化不良细胞。③低分化鳞癌(小细胞型，Ⅲ级)：含有小的原始细胞，核深染，含粗颗粒。癌细胞大小均匀，核浆比例更高。无角化珠形成，亦无细胞间桥存在，偶可找到散在的角化不良的细胞。细胞异型性明显，核分裂象多见。此型常需利用免疫组化及电镜来鉴别。

(2)根据肿瘤生长的方式及形态，子宫颈鳞癌大体标本可分为以下四种。

外生型：最常见，累及阴道。外生型分为以下三种。①糜烂型：子宫颈外形清晰，肉眼未见肿瘤，子宫颈表面可见不规则糜烂，程度不一，多呈粗糙颗粒性，质地较硬，容易接触性出血，此种类型多见于早期宫颈癌。②结节型：肿瘤从子宫颈外口向子宫颈表面生长，多个结节融合形成团块状，有明显的突起，常有深浅不一的溃疡形成。肿瘤质地较硬、脆，触诊时出血明显。③菜花型：为典型外生型肿瘤。癌肿生长类似菜花样，自子宫颈向阴道内生长。此型瘤体较大，质地较脆、血液循环丰富、接触性出血明显，常伴有感染和坏死灶存在。因向外生长，故较少侵犯宫旁组织，预后相对好。

内生型：癌灶向子宫颈邻近组织浸润，子宫颈表面光滑或仅有柱状上皮异位，子宫颈肥大质硬呈桶装，常累及宫旁组织。

溃疡型：内生型和乳头型，肿瘤向子宫颈管侵蚀性生长，形成溃疡或空洞，状如火山口。有时整个子宫颈穹隆组织及阴道溃烂而完全消失，边缘不整齐。组织坏死、分泌物恶臭、排液、癌瘤组织硬脆。此型多见于体形消瘦、体质虚弱、一般情况差的患者。

颈管型：癌灶发生于颈管内，常侵及子宫颈管及子宫峡部供血层及转移至盆腔淋巴结。

3.根据癌灶浸润的深浅分类

(1)原位癌：见子宫颈上皮内瘤变。

(2)微小浸润癌：在原位癌的基础上，镜下发现癌细胞小团似泪滴状甚至锯齿状出芽穿破基膜，或进而出现膨胀性间质浸润，但深度不超过 5 mm，宽不超过 7 mm，且无癌灶互相融合现象，浸润间质。

(3)浸润癌：癌组织浸润间质的深度超过 5 mm，宽度超过 7 mm 或在淋巴管、血管中发现癌栓。

(三)转移途径

1.直接蔓延

直接蔓延最常见。向下侵犯阴道,向上可累及子宫峡部及宫体,向两侧扩散到子宫颈旁组织,主、骶韧带,压迫输尿管并侵犯阴道旁组织,晚期向前后可侵犯膀胱和直肠,形成膀胱阴道瘘或直肠阴道瘘。

2.淋巴转移

淋巴转移这是宫颈癌转移的主要途径,转移率与临床期别有关。最初受累的淋巴结有宫旁、子宫颈旁、闭孔、髂内、髂外、髂总、骶前淋巴结,称为一级组淋巴转移。继而受累的淋巴结有腹主动脉旁淋巴结和腹股沟深浅淋巴结,称为二级组淋巴结转移。晚期还可出现左锁骨上淋巴结转移。

3.血行转移

血行转移较少见,多发生在癌症晚期。主要转移部位有肺、肝、骨骼等处。

(四)临床分期

宫颈癌临床分期目前采用的是国际妇产科联盟的临床分期标准。

1.宫颈癌临床分期

Ⅰ期:癌局限于宫颈(不考虑扩散至宫体)。

ⅠA:仅在显微镜下诊断的漫润癌,最大浸润深度≤5 mm。

ⅠA_1:间质浸润深度<3 mm。

ⅠA_2:间质浸润深度>3 mm,且≤5 mm。

ⅠB:最大浸润深度>5 mm 的浸润癌(超过ⅠA 期);病变局限于宫颈,病变大小为肿瘤最大径。

ⅠB_1:间质浸润深度>5 mm 及最大径≤2 cm 的浸润癌。

ⅠB_2:浸润癌最大径>2 cm 月≤4 cm。

ⅠB_3:浸润癌最大径>4 cm。

Ⅱ期:宫颈癌侵犯至子宫外,但未累及至阴道下 1/3 或盆壁。

ⅡA:累及阴道上 2/3,且无宫旁浸润。

ⅡA_1:最大径≤4 cm 的浸润癌。

ⅡA_2:最大径>4 cm 的浸润癌。

ⅡB:宫旁浸润,但未达盆壁。

Ⅲ期:肿瘤累及阴道下 1/3 和(或)侵犯到盆壁和(或)导致肾盂积水或肾无功能和(或)累及盆腔和(或)主动脉旁淋巴结。

ⅢA:肿瘤累及阴道下 1/3,但未达盆壁。

ⅢB:肿瘤侵犯到盆壁和(或)导致肾盂积水或肾无功能(排除其他原因所致)。

ⅢC:累及盆腔和(或)主动脉旁淋巴结(包括微转移),不论肿大小与范围。

ⅢC_1:仅盆腔淋巴结转移。

ⅢC_2:主动脉旁淋巴结转移。

Ⅳ期:肿瘤扩散至真骨盆外,或已累及膀胱或直肠黏膜(活检证实)。泡状水肿不诊断为Ⅳ期。

ⅣA:扩散至邻近器官。

ⅣB:转移至远端器官。

2.分期注意事项

(1)ⅠA期应包括最小的间质浸润及可测量的微小癌;ⅠA_1及ⅠA_2均为显微镜下的诊断,非肉眼可见。

(2)静脉和淋巴管等脉管区域受累,宫体扩散和淋巴结受累均不参与分期。

(3)检查宫旁组织增厚并非一定是癌性浸润所致,可由于炎性增厚;只有宫旁组织结节性增厚、弹性差、硬韧未达盆壁者才能诊断为ⅡB期,达盆壁者诊断为ⅢB期。

(4)癌性输尿管狭窄而产生的肾盂积水或肾无功能时,无论其他检查是否判断为Ⅰ或Ⅱ期,均应定为Ⅲ期。

(5)仅有膀胱泡样水肿者不能列为Ⅳ期而为Ⅲ期。必须膀胱冲洗液有恶性细胞时,需病理证实有膀胱黏膜下浸润,方可诊断为Ⅳ期。

(五)诊断

宫颈癌在出现典型症状和体征后,一般已为浸润癌,诊断多无困难,活组织病理检查可确诊。但早期宫颈癌及癌前病变往往无症状,体征也不明显,目前国内外均主张使用三阶梯检查法来进行子宫颈病变和宫颈癌的筛查,从而尽早发现癌前病变和早期癌,同时减少漏诊的发生。

1.症状

(1)无症状:微小浸润癌一般无症状,多在普查中发现。

(2)阴道出血:ⅠB期后,癌肿侵及间质内血管,开始出现阴道出血,最初表现为少量血性白带或性交后、双合诊检查后少量出血,称接触性出血。也可能有经间期或绝经后少量不规则出血。晚期癌灶较大时则表现为多量出血,甚至因较大血管被侵蚀而引起致命大出血。

(3)排液、腐臭味:阴道排液,最初量不多,呈白色或淡黄色,无臭味。随着癌组织破溃和继发感染,阴道可排出大量米汤样、脓性或脓血性液体,常伴有蛋白质腐败样的恶臭味。

(4)疼痛:晚期癌子宫颈旁组织有浸润,常累及闭孔神经、腰骶神经等,可出现严重持续的腰骶部或下肢疼痛。癌瘤压迫髂血管或髂淋巴,可引起回流受阻,出现下肢肿胀疼痛。癌肿压迫输尿管,引起输尿管及肾盂积水,则伴有腰部胀痛不适。

(5)水肿:癌症晚期肿瘤压迫髂淋巴或髂内、髂外动静脉引起血流障碍,发生下肢水肿、外阴水肿、腹壁水肿等。末期营养障碍也可能发生全身水肿。

(6)邻近器官转移。①膀胱:晚期癌侵犯膀胱,可引起尿频、尿痛或血尿。双侧输尿管受压,可出现无尿,排尿异常及尿毒症。癌浸润穿透膀胱壁,可发生膀胱阴道瘘。②直肠:癌肿压迫或侵犯直肠,常有里急后重、便血或排便困难,严重者可发生肠梗阻及直肠阴道瘘。

(7)远处器官转移:晚期宫颈癌可通过血行转移发生远处器官转移。最常见肺脏、骨骼及肝脏等器官的转移。①肺转移:患者出现咳嗽、血痰、胸痛、背痛、胸腔积液等。②骨骼转移:常见于腰椎、胸椎、耻骨等,有腰背痛及肢体痛发生,病灶侵犯或压迫脊髓,可引起肢体感觉及运动障碍。③肝脏转移:早期可不表现,晚期则出现黄疸、腹水及肝区痛等表现。

2.体征

早期宫颈癌子宫颈的外观和质地可无异常,或仅见不同程度的糜烂。子宫颈浸润癌外观上可见糜烂、菜花、结节及溃疡,有时子宫颈肿大变硬呈桶状。妇科检查除注意子宫颈情况外,还应注意穹隆及阴道是否被侵犯,子宫是否受累。要注意子宫大小、质地、活动度、宫旁有无肿物及压痛。

3.辅助检查

(1)子宫颈细胞学检查。传统涂片巴氏染色,结果分为5级:Ⅰ级为正常的阴道上皮细胞涂片,不需特殊处理。Ⅱ级为炎症。现多将Ⅱ级再分为Ⅱa和Ⅱb级。Ⅱa级细胞为炎症变化,Ⅱb级细胞有核异质的不典型改变。对Ⅱ级特别是Ⅱb级应先给予抗感染治疗,4~6周后行涂片检查追访。如持续异常,应行阴道镜检查或阴道镜下定位活组织检查。Ⅲ、Ⅳ、Ⅴ级分别为可疑癌、高度可疑癌及癌。对Ⅲ级以上的涂片,应立即重复涂片,并做进一步检查,如阴道镜检查、碘试验、活组织检查等。目前即使是传统涂片,也主张采用TBS描述性诊断法进行报告。TBS描述性诊断法包括:①良性细胞改变。感染:滴虫性阴道炎;真菌形态符合念珠菌属;球杆菌占优势,形态符合阴道变异菌群(阴道嗜血杆菌);杆菌形态符合放线菌属;细胞改变与单纯疱疹病毒有关;其他。反应性改变:与下列因素有关——炎症(包括不典型修复);萎缩性阴道炎;放疗;宫内避孕器;其他。②上皮细胞改变。鳞状上皮细胞:无明确诊断意义的非典型鳞状细胞;低度鳞状上皮内病变:HPV感染、宫颈上皮内瘤变1级;高度鳞状上皮内病变:原位癌、宫颈上皮内瘤变2级、宫颈上皮内瘤变3级;鳞状上皮细胞癌。腺上皮细胞:宫内膜细胞(良性,绝经后)、无明确诊断意义的非典型腺上皮、子宫颈腺癌、宫内膜腺癌、宫外腺癌、腺癌。其他恶性新生物。

(2)碘试验:称席勒(Schiller)或卢戈(Lugol)试验。将2%的溶液涂在子宫颈和阴道壁上,观察其染色。正常子宫颈鳞状上皮含糖原,与碘结合后呈深赤褐色或深棕色。子宫颈炎或宫颈癌的鳞状上皮及不成熟的化生上皮不含或缺乏糖原而不着色,碘试验主要用于子宫颈细胞学检查可疑癌又无阴道镜的条件下时识别子宫颈病变的危险区,确定活检的部位,了解阴道有无癌浸润。

(3)阴道镜检查:是一种简便有效的了解子宫颈及阴道有无病变的方法。当子宫颈防癌涂片可疑或阳性,而肉眼不能见到子宫颈上皮及毛细血管异常,通过阴道镜的放大作用则可明确其形态变化,可根据形态异常部位活组织检查,以提高活检的准确率,常作为子宫颈细胞学检查异常,组织病理学检查时确定活检部位的检查方法。并可定期追踪观察宫颈上皮内瘤变治疗后的变化。但阴道镜无法观察子宫颈管内疾病。

(4)HPV检测:鉴于HPV感染与宫颈癌有直接关系,常用检测子宫颈细胞内HPV-DNA,对细胞学无明确诊断意义的非典型鳞状细胞以上的人群进行分流,对宫颈癌进行辅助诊断。子宫颈涂片检查呈阴性或可疑者,如HPV-DNA阳性,重新复查涂片或再次取材可降低子宫颈涂片的假阴性率。因为细胞学对残留病变的敏感性为70%,HPV为90%。但HPV阴性者意义更大。同时HPV的分型检测对于临床上追踪HPV的持续感染、宫颈上皮内瘤变及宫颈癌的治疗后追踪评价、疫苗注射前的感染与否的知晓均有意义。

(5)子宫颈和颈管活组织检查及子宫颈管内膜刮取术:是确诊宫颈上皮内瘤变和宫颈癌最可靠和不可缺少的方法。一般无阴道镜时应在子宫颈鳞-柱交界部的3、6、9、12点四处取活检;有阴道镜时可在碘试验不着色区、醋白试验明显异常区,上皮及血管异常区或肉眼观察的可疑癌变部位取多处组织,各块组织分瓶标清楚位置送病理检查。除做子宫颈活组织检查外,怀疑腺癌时还应用刮匙做子宫颈管搔刮术,特别是子宫颈刮片细胞学检查为Ⅲ级或Ⅲ级以上而子宫颈活检为阴性时,以确定颈管内有无肿瘤或宫颈癌是否已侵犯颈管尤为重要。

(6)子宫颈锥形切除术:在广泛应用阴道镜以前,绝大部分阴道涂片检查呈异常的患者,都行子宫颈锥切术作为辅助诊断的方法,以排除子宫颈浸润癌。目前阴道镜下多点活检结合颈管诊刮术已代替了许多锥切术。但在下列情况下应用锥切:①子宫颈细胞学检查多次为阳性,而子宫颈活检及颈管内膜刮取术为阴性时。②细胞学检查与阴道镜检查或颈管内膜刮取术结果不符。③活检诊断为子宫颈原位癌或微灶型浸润癌,但不能完全除外浸润癌。④级别高的宫颈上皮内瘤变病变超出阴道镜检查的范围,延伸到颈管内。⑤临床怀疑早期腺癌,细胞学检查阴性,阴道镜检查未发现明显异常时。做子宫颈锥切时应注意:手术前要避免做过多的阴道和子宫颈准备,以免破坏子宫颈上皮;尽量用冷刀不用电刀,锥切范围高度在癌灶外0.5 cm,锥高延伸至颈管2.0～2.5 cm应包括阴道镜下确定的异常部位、颈管的异常上皮。怀疑鳞癌时,重点为子宫颈外口的鳞柱状细胞交界处及阴道镜检查的异常范围;怀疑为腺癌时,子宫颈管应切达子宫颈管内口处。

(7)子宫颈环形电切术及移形带大的环状切除术:为一种新的单较为成熟的宫颈上皮内瘤变及早期浸润癌的诊断及治疗方法。常用于:①不满意的阴道镜检查。②颈管内膜切除术阳性。③细胞学和颈管活检不一致。④子宫颈的高等级病变(宫颈上皮内瘤变2级至3级)。此种方法具有一定的热损伤作用,应切除范围在病灶外0.5～1.0 cm,方不影响早期浸润癌的诊断。

(8)其他:当宫颈癌诊断确定后,根据具体情况,可进行肺摄片、B型超声检查、膀胱镜、直肠镜检查及静脉肾盂造影等检查,以确定宫颈癌的临床分期。视情况可行MRI、CT、PET-CT、骨扫描等检查。

(六)鉴别诊断

1.子宫颈良性病变

需与子宫颈糜烂、子宫颈息肉、宫颈子宫内膜异位症进行鉴别。可出现接触性出血和白带增多,外观有时与宫颈癌难以鉴别,应做子宫颈涂片或取活体组织进行病理检查。

2.子宫颈良性肿瘤

需与子宫黏膜下肌瘤、子宫颈管肌瘤、子宫颈乳头瘤等进行鉴别。表面如有感染坏死,有时可误诊为宫颈癌。但肌瘤多为球形,来自颈管或宫腔,常有蒂,质硬,且可见正常的子宫颈包绕肌瘤或肌瘤的蒂部。

3.子宫颈恶性肿瘤

原发性恶性黑色素瘤、肉瘤及淋巴瘤、转移性癌。

(七)治疗

宫颈癌的治疗方法主要是放射及手术治疗或两者联合应用。随着抗癌药物的发展,化疗已成为常用的辅助治疗方法,尤其对晚期癌及转移癌患者。其他还有免疫治疗、中医中药治疗等。

对患者选择放疗还是手术,应根据宫颈癌的临床分期、病理类型、患者年龄、全身健康状况、患者意愿以及治疗单位的设备条件和技术水平等而定。一般早期鳞癌如Ⅰ期～ⅡA期,多采用手术治疗,ⅡB期以上多用放疗。早期病例放疗与手术治疗的效果几乎相同。手术治疗的优点是早期病例一次手术就能完全清除病灶,治疗期短,对年轻患者既可保留正常卵巢功能又可保留正常性交能力。其缺点是手术范围大,创伤多,术时、术后可能发生严重并发症。放疗的优点是适合于各期患者,缺点是病灶旁可造成正常组织的永久性损伤以及发生继发性肿瘤。

1.放疗

放疗是治疗宫颈癌的主要方法,适用于各期。早期病例以腔内放疗为主,体外照射为辅;晚期病例以体外照射为主,腔内放疗为辅。腔内照射的目的是控制局部病灶。体外照射则用于治疗盆腔淋巴结及子宫颈旁组织等转移灶。腔内照射的放射源主要有^{60}Co、^{137}Cs、^{192}Ir。现已采用后装技术，既保证放射位置准确，又可减轻直肠、膀胱的反应，提高治疗效果，同时也解决了医务人员的防护问题。体外照射目前已用直线加速器、高 LET 射线、快中子、质子、负 π 介子等射线。低剂量率照射时 A 点（相当于输尿管和子宫动脉在子宫颈内口水平交叉处）给 70～80 Gy/10 d。高剂量率在早期患者A 点给 50 Gy/5 w（宫腔 25 Gy，穹隆 25 Gy）。晚期患者A 点给 40 Gy/4 w（宫腔 17.5 Gy，穹隆 22.5 Gy）。体外照射，早期患者给予两侧骨盆中部剂量为40～45 Gy，晚期患者全盆腔照射 30 Gy 左右，以后小野照射至骨盆中部剂量达50～55 Gy。

（1）选择放疗应考虑的因素：①既往有剖腹手术史、腹膜炎、附件炎史，可能有肠管粘连、肠管与腹膜的粘连及肠管与附件的粘连；进行大剂量的放疗时易损伤膀胱及肠管。②阴道狭窄者行腔内治疗时，直肠及膀胱的受照剂量增大。③内脏下垂者，下垂的内脏有被照射的危险。④放射耐受不良的患者，能手术时尽量手术治疗。⑤残端癌患者子宫颈变短，膀胱和直肠与子宫颈部接近，有与膀胱、直肠粘连的可能，使邻近器官受量大，且由于既往的手术改变了子宫颈部的血流分布，使放射敏感性降低。

（2）放疗的时机。①术前照射：在手术前进行的放疗为术前照射。术前照射的目的为使手术困难的肿瘤缩小，以利手术；如ⅠB$_2$ 期肿瘤；减少肿瘤细胞的活性，防止手术中挤压造成游离的肿瘤细胞发生转移；手术野残存的微小病灶放疗后灭活，可防止术后复发。术前照射一般取放射剂量的半量，术前照射一般不良反应较大，常造成术中困难、术后创伤组织复原困难。②术中照射：即在开腹手术中，术中对准病灶部位进行放射。③术后照射：对术后疑有癌残存及淋巴清扫不彻底者应进行术后补充治疗。术后照射的适应证：盆腔淋巴结阳性者；宫旁有浸润、切缘有病灶者；子宫颈原发病灶大或有脉管癌栓者；阴道切除不足者。术后照射的原则：为体外照射，应根据术者术中的情况进行全盆腔或中央挡铅进行盆腔四野照射，总的肿瘤剂量可达 45～50 Gy。

（3）放疗后并发症。①丧失内分泌功能：完全采用放疗，使卵巢功能丧失，造成性功能减退、性欲下降。若手术后保留卵巢者，则应游离悬吊双卵巢，并放置标志物，使体外照射治疗时可保留双卵巢功能。②阴道狭窄及闭锁：放疗后阴道上端及阴道旁组织弹性发生变化，黏膜变薄、充血、干燥、易裂伤，甚至上段粘连发生闭锁。③放射性膀胱炎：治疗期间可发生较严重的急性膀胱炎，出现尿频、尿急、尿痛、血尿等表现；远期可出现慢性膀胱炎的表现。④放射性肠炎：可表现为腹痛、顽固性腹泻、营养不良等表现。⑤骨髓抑制：放射性治疗可造成骨髓抑制，白细胞降低、贫血及出血倾向。⑥放疗后可引发远期癌症：如卵巢癌、结肠癌、膀胱癌及白血病。

2.手术治疗

（1）适应证：手术治疗是早期子宫颈浸润癌的主要治疗方法之一。其适应证原则上限于Ⅰ期及ⅡB 期以下的病例，特别情况应当另行考虑。患者年轻、卵巢无病变、为鳞状细胞癌，可以保留卵巢。

（2）禁忌证：患者体质不良，过于瘦弱；过于肥胖，对极度肥胖的患者选择手术时应慎重；伴有严重心、肺、肝、肾等内科疾病不能耐受手术者，不宜行手术治疗；对 70 岁以上有明显内科并发症的高龄患者尽量采用放疗。

（3）不同期别的手术范围。①ⅠA$_1$ 期：行扩大筋膜外全子宫切除术。本手术按一般筋膜外全子宫切除术进行。阴道壁需切除 0.5～1.0 cm。②ⅠA$_2$ 期：行次广泛全子宫切除术。本术式需切除的范围为全子宫切除合并切除宫旁组织 1.5～2.0 cm，宫骶韧带 2.0 cm，阴道壁需切除 1.5～2.0 cm。手术时必须游离输尿管内侧，将其推向外侧。游离输尿管时必须保留其营养血管。同时应行盆腔淋巴结切除术。③ⅠB～ⅡA 期：行广泛性全子宫切除术及盆腔淋巴结清扫术。对于年轻、鳞癌患者应考虑保留附件。切除子宫时必须打开膀胱侧窝、隧道及直肠侧窝，游离输尿管，并将子宫的前后及两侧韧带及结缔组织分离和切断，主韧带周围的脂肪组织亦需切除。切除主韧带的多少可以根据病灶浸润范围决定，至少要在癌灶边缘以外 2.5 cm 以上，一般切除的宫旁组织及主韧带应在 3.0 cm 以上，有时甚至沿盆壁切除之。阴道上段有侵犯时，应切除病灶达外缘 1.0 cm 以上。需清除的盆腔淋巴结为髂总、髂内、髂外、腹股沟深、闭孔及子宫旁等淋巴结，必要时需清除腹主动脉旁、骶前等淋巴结。

此外，有人主张对ⅡB 期及部分ⅢB 期患者行超子宫根治术，即将主韧带从其盆壁附着的根部切除；对Ⅳa 期年轻、全身一般情况好的病例行盆腔脏器切除术。但这些手术范围广，创伤大，手术后并发症多，即使有条件的大医院也需慎重考虑。

(4)手术后常见并发症及其防治。①膀胱功能障碍：宫颈癌行广泛性全子宫切除术由于术中必须游离输尿管，分离下推膀胱，处理子宫各韧带，切除组织较多，常易损伤支配膀胱的副交感神经，引起术后膀胱逼尿肌功能减弱，影响膀胱功能，导致排尿困难、尿潴留、尿路感染。为减少此并发症，术中处理宫骶韧带及主韧带时应尽量保留盆腔神经丛及其分支；分离膀胱侧窝及直肠时尽量减少神经纤维的损伤，保留膀胱上、下动脉及神经节；手术操作要轻柔，止血细致。术后认真护理，防止继发感染。常规保留尿管 14 天，后 2 天尿管要定时开放，做膀胱操，每 2～3 小时开放半小时，促进膀胱舒缩功能的恢复。拔除尿管后，做好患者思想工作，消除其顾虑和紧张情绪，让患者试行排尿。如能自解，需测残余尿，以了解排尿功能。如残余尿＜100 mL，则认为膀胱功能已基本恢复，不必再保留尿管；如剩余尿＞120 mL，则需继续保留尿管，并可做下腹热敷、耻上封闭、针灸、超声、理疗等促进膀胱功能恢复。同时应注意外阴清洁，给抗生素预防感染。②输尿管瘘：术中游离输尿管时，易损伤输尿管鞘或影响其局部血液循环，加之术后继发感染、粘连、排尿不畅等，可使输尿管壁局部损伤处或血供障碍处发生坏死、脱落，形成输尿管瘘。输尿管瘘最常发生于术后 1～3 周。为防止输尿管瘘的形成，应提高手术技巧，术中尽量保留输尿管的外鞘及营养血管，术后预防盆腔感染。如术中发现输尿管损伤，应立即进行修补，多能愈合。术后发生输尿管瘘，可在膀胱镜下试行瘘侧插入输尿管导管，一般保留 2～3 周可自愈。若导管通不过修补口，则需行肾盂造瘘，之后行吻合术，修补性手术应在损伤发现后 3～6 个月进行。③盆腔淋巴囊肿：行盆腔淋巴结清扫术后，腹膜后留有无效腔，回流的淋巴液滞留在腹膜后形成囊肿，即盆腔淋巴囊肿。常于术后一周左右在下腹部腹股沟上方或其下方单侧或双侧触及卵圆形囊肿，可有轻压痛。可在 1～2 个月自行吸收。也可用大黄、芒硝局敷或热敷可消肿，促进淋巴液吸收。如囊肿较大有压迫症状或继发感染，应用广谱抗生素，或行腹膜外切开引流术。④盆腔感染：因手术范围大，时间长，剥离创面多，渗血、渗出液聚积等，易发生盆腔感染。若抗生素应用无效，且有脓肿形成，宜切开引流。术中若在双侧闭孔窝部位放置橡皮条经阴道断端向阴道外引流，可减少盆腔感染的发生。

(5)手术前后放疗：对ⅠB_2 期菜花型、年轻ⅡB 期患者，最好在术前先给半量放疗，以缩小局部肿瘤，使手术易于进行，降低癌瘤的活力，避免手术时的扩散，降低局部复发的概率。放疗结束后应在 4～6 周进行手术。术后放疗适用于术中发现盆腔淋巴结有癌转移、宫旁组织癌转移、手术切缘有癌细胞残留者，以提高术后疗效。

3.化疗

手术及放疗对于早期宫颈癌的疗效均佳，但是对中晚期、低分化病例的疗效均不理想。随着抗癌药物的不断问世，使晚期病例在多药联合治疗、不同途径给药等综合治疗下生存期有所延长。作为肿瘤综合治疗的一种手段，化疗本身具有一定疗效；同时对于放疗有一定的增敏作用。宫颈癌的化疗主要用于下述3个方面：①对复发、转移癌的姑息治疗。②对局部巨大肿瘤患者术前或放疗前的辅助治疗。③对早期但有不良预后因素患者的术后或放疗中的辅助治疗。

化疗与手术或放疗并用，综合治疗的意义在于：杀灭术野或照射野以外的癌灶；杀灭术野内的残存病灶或照射野内的放射线抵抗性癌灶；使不能手术的大癌灶缩小，提高手术切除率；增加放射敏感性。

(1)常用单一化疗用药：顺铂、博来霉素、异环磷酰胺、氟尿嘧啶、环磷酰胺、多柔比星、甲氨蝶呤等效果较好。如顺铂20～50 mg/m^2，静脉滴注，每3周为一周期；其单药反应率在6%～25%。

(2)联合静脉全身化疗常用的方案：①博来霉素10 mg/m^2，肌内注射，每周1次，每3周重复。②长春新碱1.5 mg/m^2，静脉滴注，第1天，每10天重复。顺铂50～60 mg/m^2，静脉滴注，第1天，4周内完成3次。③异环磷酰胺5 g/m^2 静脉滴注。卡铂300 mg/m^2(AUC＝4.5)静脉滴注，每4周重复。④顺铂60 mg/m^2，静脉滴注，第1天。长春瑞滨25 mg/m^2 静脉滴注，第1天，每3周重复。博来霉素15 mg，静脉滴注，第1、8、15天。

(3)动脉插管化疗：采用区域性动脉插管灌注化疗药物，可以提高肿瘤内部的药物浓度，使肿瘤缩小，增加手术机会；在控制盆腔肿瘤的同时又可减少对免疫系统的影响，因而可以提高疗效。所使用的药物与全身化疗所使用的药物相同，但可根据所具有的条件采用不同的途径给药，如髂内动脉插管、腹壁下动脉插管、子宫动脉插管等，在插管化疗的同时还可加用暂时性动脉栓塞来延长药物的作用时间。常采用的化疗方案：①顺铂70 mg/m^2，博来霉素15 mg，长春瑞滨25 mg/m^2。3～4周重复。动脉注射，一次推注。②顺铂70 mg/m^2，吡柔比星40 mg/m^2，长春瑞滨25 mg/m^2。3～4周重复。动脉注射，一次推注。③顺铂70 mg/m^2，多柔比星25～50 mg/m^2，环磷酰胺600 mg/m^2。3～4周重复，动脉注射，一次推注。静脉注射，分两次入小壶。

(八)预后

宫颈癌的预后与临床期别、有无淋巴结转移、肿瘤分级等的关系最密切。临床期别高、组织细胞分化差、淋巴结阳性为危险因素。据国际妇产科联盟资料，宫颈癌的5年存活率Ⅰ期为85%，Ⅱ期为60%，Ⅲ期为30%，Ⅳ期为10%。国内中国医科院肿瘤医院放疗的5年生存率：Ⅰ期95.6%，Ⅱ期82.7%，Ⅲ期26.6%；手术治疗的5年生存率：Ⅰ期95.6%，Ⅱ期68.7%。宫颈癌的主要死亡原因是肿瘤压迫双侧输尿管造成的尿毒症，肿瘤侵蚀血管引起的大出血及感染、恶病质等。

二、子宫颈腺癌

子宫颈腺癌较子宫颈鳞癌少见，占子宫颈浸润癌的5%～15%。发病平均年龄为54岁，略高于子宫颈鳞状细胞癌。但20岁以下妇女的宫颈癌以腺癌居多。子宫颈腺癌的发病原因仍不清楚，但一般认为与子宫颈鳞癌病因不同。腺癌的发生与性生活及分娩无关，而可能与性激素失衡，服用外源性雌激素及HPV 18型感染及其他病毒的感染有关。

(一)病理特点

1.子宫颈腺癌大体形态

在早期微浸润癌时，子宫颈表面可光滑或呈糜烂、息肉、乳头状。当子宫颈浸润到颈管壁、病灶大到一定程度时，颈管扩大使整个子宫颈呈现为“桶状宫颈”，子宫颈表面光滑或轻度糜烂，但整个子宫颈质硬。外生型者可呈息肉状、结节状、乳头状、菜花状等。

2.子宫颈腺癌组织学类型

目前尚无统一的病理学分类标准。但以子宫颈管内膜腺癌最常见。其组织形态多种多样，常见者为腺性，其次为黏液性。高度分化的腺癌有时与腺瘤样增生很难区别，而分化不良的腺癌有时则极似分化很差的鳞状细胞癌。腺癌中含有鳞状化生的良性上皮，称为腺棘皮癌。如鳞状上皮有重度间变，称为腺鳞癌。黏液性腺癌的特征是产生黏液，根据细胞的分化程度分为高、中、低分化。子宫颈腺癌中还有几种特殊组织起源的腺癌，如子宫颈透明细胞癌（起源于残留的副中肾管上皮）、子宫颈中肾癌（起源于残留的中肾管）、浆液乳头状腺癌、未分化腺癌、微偏腺癌（黏液性腺癌中的一种）等。

（二）转移途径及临床分期

同子宫颈鳞癌。

（三）诊断及鉴别诊断

症状与子宫颈鳞癌大致相同。可有异常阴道流血包括接触性出血、白带内带血、不规则阴道流血或绝经后阴道出血。但子宫颈腺癌患者的白带有其特点，一般为水样或黏液样，色白，量大、无臭味。患者常主诉大量黏液性白带，少数呈黄水样脓液，往往一天要换数次内裤或卫生垫。查体子宫颈局部可光滑或呈糜烂、息肉状生长。部分子宫颈内生性生长呈有特色的质硬的桶状子宫颈。根据症状及体征还需做以下检查，阴道细胞学涂片检查假阴性率高，阳性率较低，易漏诊。因此，阴道细胞学涂片检查只能用于初筛，如症状与涂片结果不符，需进一步检查。如细胞学检查腺癌细胞为阳性，还应行分段诊刮术，以明确腺癌是来自子宫内膜还是来自子宫颈管。子宫颈腺癌的确诊必须依靠病理检查。活检对ⅠA期的诊断比较困难，因为活检所取的组织仅为小块组织，难以肯定浸润的深度，要诊断腺癌是否属于ⅠA期，有学者建议行子宫颈锥形切除术。

（四）治疗

子宫颈腺癌对放疗不甚敏感。其治疗原则：只要患者能耐受手术，病灶估计尚能切除，早中期患者应尽量争取手术治疗。晚期病例手术困难或估计难以切干净者，在术前或术后加用动脉插管化疗、全身化疗或放疗可能有助于提高疗效。

1.Ⅰ期

行广泛性全子宫切除＋双附件切除术及双侧盆腔淋巴结清扫术。

2.Ⅱ期

能手术者行广泛性全子宫切除＋双附件切除术及双侧盆腔淋巴结清扫术，根据情况决定术前或术后加用放、化疗。病灶大者可于术前放疗，待病灶缩小后再手术。如病灶较小，估计手术能切除者，可先手术，根据病理结果再决定是否加用放疗。

3.Ⅲ期及Ⅳ期

宜用放疗为主的综合治疗。若病变仅侵犯膀胱黏膜或直肠黏膜，且腹主动脉旁淋巴结病理检查为阴性者，可考虑行全、前或后盆腔除脏术。

三、子宫颈复发癌

子宫颈复发癌是指宫颈癌经根治性手术治疗后1年，放疗后超过半年又出现癌灶。据报道，子宫颈晚期浸润癌治疗后，约有35％的患者将来会复发，其中50％复发癌发生于治疗后第一年内，70%以上发生于治疗后 3 年内。10 年后复发的概率很低。如治疗 10 年后复发，则称为子宫颈晚期复发癌。复发可分为手术后复发及放疗后复发。复发部位以盆腔为主，占 60%～70%。远处复发相对较少，占 30%～40%，其中以锁骨上淋巴结、肺、骨、肝多见。

(一)诊断

1.症状

随复发部位不同而异。早期或部分患者可无症状。

(1)中心性复发：即子宫颈、阴道或宫体的复发，常见于放疗后复发。最常见的症状有白带增多(水样或有恶臭)和阴道出血。

(2)宫旁复发：即盆壁组织的复发。下腹痛、腰痛及骶髂部疼痛、下肢痛伴水肿、排尿排便困难为宫旁复发的常见症状。

(3)远处复发及转移：咳嗽、咯血、胸背疼痛或其他局部疼痛为肺或其他部位转移的症状。

(4)晚期恶病质患者可出现食欲减退、消瘦、贫血等全身消耗表现。

2.体征

阴道和(或)子宫颈复发，窥视阴道可见易出血的癌灶。盆腔内复发可发现低位盆腔内有肿块或片状增厚。但需注意，宫颈局部结节感、溃疡坏死及盆腔内片状增厚疑有复发时，应与放射线引起的组织反应相鉴别。全身检查应注意有无可疑病灶及浅表淋巴结肿大，尤其是左锁骨上淋巴结有无转移。

3.辅助检查

(1)细胞学和阴道镜检查：对中心性复发的早期诊断有帮助。但放疗后局部变化，尤其阴道上端闭锁者常影响检查的可靠性，需有经验者进行检查以提高准确率。

(2)病理检查：诊断复发必须依靠病理。对可疑部位行多点活检、颈管刮术或分段诊刮取子宫内膜，必要时行穿刺活检等。

(3)其他辅助检查：胸部或其他部位的 X 线检查，盆腹腔彩色 B 超、CT、磁共振成像、PET-CT 等，同位素肾图及静脉肾盂造影等检查对诊断盆腔内复发和盆腔外器官转移可提供一定的参考价值和依据。

(二)治疗

子宫颈复发癌的治疗，主要依据首次治疗的方法、复发部位及肿瘤情况等因素而分别采取以下治疗。

1.放疗

凡手术后阴道残端复发者，可采用阴道腔内后装放疗。如阴道残端癌灶较大，累及盆壁，应加盆腔野的体外放疗。

2.手术治疗

放疗后阴道、子宫颈部位复发者，可予以手术治疗，但在放疗区域内手术难度大，并发症多，需严格选择患者。

3.综合治疗

对较大的盆腔复发灶，可先行盆腔动脉内灌注抗癌化疗药物，待肿块缩小后再行放疗。放疗后的盆腔内复发灶，能手术切除者应先切除，术后给予盆腔动脉插管化疗；不能手术者，可行动脉插管化疗和(或)应用高能放射源中子束进行放疗。对肺、肝的单发癌灶，能切除者考虑先行切除，术后加全身或局部化疗。不能手术者、锁骨上淋巴结转移或多灶性者，可化疗与放疗配合应用。化疗对复发癌也有一定疗效。化疗方案见子宫颈鳞状细胞癌的化疗。

四、子宫颈残端癌

子宫次全切除术后，残留的子宫颈以后又发生癌称为子宫颈残端癌，可分为真性残端癌和隐性残端癌。前者为次全子宫切除术后发生，后者为次全子宫切除时癌已存在，而临床上漏诊，未能发现。随着次全子宫切除术的减少，子宫颈残端癌的发生已非常少见，国内报道仅占宫颈癌的1%以下。

（一）治疗

与一般宫颈癌一样，应根据不同期别决定治疗方案。但由于次全子宫切除术后残留的子宫颈管较短，腔内放疗受很大限制，宫旁及盆腔组织的照射剂量较一般腔内放疗量减少，需通过外照射做部分补充。Ⅰ期及ⅡA期子宫颈残端癌仍可行手术治疗，但是由于前次手术后盆腔结构有变化，手术有一定难度，极易出现输尿管及肠管的损伤。不能手术者可行放疗。

（二）预防

因妇科疾病需行子宫切除术前，应了解子宫颈情况，常规做子宫颈刮片细胞学检查，必要时做阴道镜检查及子宫颈活检，以排除癌变。除年轻患者外，尽量行全子宫切除术而不做次全子宫切除术。即使保留子宫颈，也应去除颈管内膜及子宫颈的移行带区。

（王　婷）

第八章

内分泌系统肿瘤

第一节 甲状腺癌

甲状腺癌是最常见的内分泌系统恶性肿瘤，在内分泌恶性肿瘤中占89%。国内普查报道，其发生率为11.44/100 000，其中男性为5.98/100 000，女性为14.56/100 000。甲状腺癌的发病率一般随年龄的增大而增加，女子的发病率约较男子多3倍，地区差别亦较明显，一般在地方性甲状腺肿的流行区，甲状腺癌的发病率较高，而在地方性甲状腺肿的非流行区则甲状腺癌的发病率相对较低。统计资料显示，男性发病率有逐渐上升的趋势，可能与外源性放射线有关。甲状腺癌的发病率虽不是很高，但由于其在临床上与结节性甲状腺肿、甲状腺腺瘤等常难以鉴别，在具体处理时常感到为难。同时，在对诊断明确的甲状腺癌进行手术时，究竟应切除多少甲状腺组织，以及是否行颈淋巴结清扫等方面尚存在诸多争议。

一、病因

其与其他肿瘤一样，甲状腺癌的发生与发展过程至今尚未完全清楚。现代研究表明，肿瘤的发生与原癌基因序列的过度表达、突变或缺失有关。在甲状腺滤泡细胞中有多种原癌基因表达，对细胞生长及分化起重要作用。学者从甲状腺乳头状癌细胞中分离出PTC癌基因，被认为与核苷酸序列的突变有关。有研究发现，PTC癌基因位于Ⅱa型多发性内分泌瘤(MEN-Ⅱa)基因染色体11的近侧长臂区，其机制尚不清，PTC基因仅出现于少数甲状腺乳头状癌。H-ras、K-ras及N-ras等癌基因的突变形式已于多种甲状腺肿瘤中被发现。在髓样癌组织中发现高水平的H-ras、c-myc及N-myc等癌基因的表达，p53多见于伴淋巴结或远处转移的甲状腺癌灶，但这些癌基因也可在其他癌肿或神经内分泌疾病中被检出。实际上甲状腺癌的发生和生长是复杂的生物过程，受不同的癌基因和多种生长因子的影响，同时还有其他多种致癌因素的作用。已知的可能致甲状腺癌的因素包括以下几种。

(一)缺碘

缺碘一直被认为与甲状腺的肿瘤发生有关，但这种观点始终未被证实。一些流行病学调查资料提示，甲状腺癌不仅在地方性甲状腺肿地区较多发，在沿海高碘地区亦较常发。地方性甲状腺肿地区所发生的多为甲状腺滤泡癌或间变癌，而高碘地区则多为乳头状癌；在地方性甲状腺肿流行区，食物中碘的增加降低了甲状腺滤泡癌的发病率，但乳头状癌的发病却呈上升趋势，其致癌因素有待研究。

（二）放射线的影响

放射线致癌的机制被认为是放射线诱导细胞突变，并促使其生长，在亚致死量下可杀灭部分细胞而致 TSH 分泌减少，反馈到脑垂体的促甲状腺细胞，增加 TSH 的产生，从而促进具有潜在恶性的细胞增殖、恶变。Winships 等报道，562 例儿童甲状腺癌中 80％过去曾有射线照射史，其后许多类似的报道相继出现。放射线为致甲状腺癌的因素之一的观点，已经被广为接受。放射线致癌与放射方式有关，放射线致癌皆产生于 X 射线外照射之后；从放疗到发病的时间不一，有报道最短为 2 年，最长 14 年，平均 8.5 年。

（三）家族因素

在一些甲状腺癌患者中，可见到一个家庭中一个以上成员同患甲状腺乳头状癌，Stoffer 等报道，甲状腺乳头状癌家族中，有 3.5％～6.2％的家庭存在成员同患甲状腺癌的情况，而甲状腺髓样癌具有明显家族史的比例更高；有 5％～10％甚至 20％有明显家族史，该病为常染色体显性遗传，多为双侧肿瘤。

（四）甲状腺癌与其他甲状腺疾病的关系

关于其他甲状腺病合并甲状腺癌的报道很多，据统计，甲状腺腺瘤患者中有4％～17％并发甲状腺癌；一些甲状腺增生性病变，如腺瘤样甲状腺肿和功能亢进性甲状腺肿，分别有约 5％及 2％合并甲状腺癌。但甲状腺癌与甲状腺疾病是否有因果关系尚需进一步研究。

二、病理和临床表现

甲状腺癌按细胞来源可分为滤泡源性甲状腺癌和滤泡旁（C）细胞源性甲状腺癌两类。前者来自滤泡上皮细胞，包括乳头状癌、滤泡状癌和未分化癌等类型；后者来自 C 细胞，称甲状腺髓样癌。乳头状癌和滤泡状癌又可归于“分化性癌”，与未分化癌相区别。不同类型的甲状腺癌，其生物学行为包括恶性程度、发展速度、转移规律和最终预后等均有较大差别，且病理变化和临床联系密切。

（一）乳头状癌

1.病理

乳头状癌为甲状腺癌中最常见的类型，占总数的 75％。此外，作为隐性癌，在尸检中屡被发现，占尸检的 6％～13％，表明一定数量的病变，可较长时期保持隐性状态，而不发展为临床癌。乳头状癌根据癌瘤大小、浸润程度，分隐匿型、腺内型和腺外型三大类型。

小的隐匿型（直径≤1 cm），病变局限，质坚硬，呈显著浸润常伴有纤维化，状似“星状瘢痕”，故又称为隐匿硬化型癌，常在其他良性甲状腺疾病手术时发现。

大的直径可超过 10 cm，质硬或囊性感，肿瘤呈实质性时，切面粗糙、颗粒状，灰白色，几乎无包膜，半数以上可见钙化的砂粒体。镜下癌组织由乳头状结构组成，乳头一般皆细长，常见三级以上分支，有时亦可粗大，间质水肿。乳头的中心为纤维血管束，覆盖紧密排列的单层或复层立方或低柱状上皮细胞。细胞大小不均匀，核间变一般不甚明显。

乳头状癌最重要的亚型是乳头状微小癌、滤泡状癌及弥漫性硬化型癌。WHO 分型以乳头状微小癌代替隐匿型癌。该型肿瘤直径＜1 cm，预后好，很少发生远处转移。

对甲状腺乳头状癌的病理组织学诊断标准，已基本取得一致意见，即乳头状癌病理组织中，虽常伴有滤泡癌成分，有时甚至占较大比重，但只要查见浸润性生长且有磨砂玻璃样核的乳头状癌结构，不论其所占成分多少，均应诊断为乳头状癌。

2.临床表现

甲状腺乳头状癌好发于20～40岁，儿童及青年人常见，女性发病率明显高于男性。70%儿童甲状腺癌及50%以上成人甲状腺癌均属此型。肿瘤多为单发，亦有多发，不少病例与良性肿瘤难以区别，无症状，病程长，发展慢。肿瘤质硬，不规则，表面不光滑，边界欠清，活动度较差。甲状腺乳头状癌呈腺内播散而形成多发灶者为20%～80%。淋巴转移为其特点，颈淋巴结转移率为50%～70%，而且往往较长时间局限于区域淋巴结系统。病程后期可发生血行转移。肺和其他远处转移少于乳头状癌5%。有时颈淋巴结转移可作为首发症状。由于生长缓慢，早期常可无症状，若癌组织侵犯周围组织，则出现声音嘶哑、呼吸困难、吞咽不适等症状。

(二)滤泡状癌

1.病理

占全部甲状腺癌的11.6%～15.0%，占高分化癌中第二位。大体形态上，当局部侵犯不明显时，多不易与甲状腺腺瘤区别。瘤体大小不一，圆形或椭圆形，分叶或结节状，切面呈肉样，褐红色，常被结缔组织分隔成大小不一的小叶。中心区常呈纤维化或钙化。较大的肿瘤常合并出血、坏死或静脉内癌栓。

镜下本型以滤泡状结构为其主要组织学特征，瘤细胞仅轻或中度间变，无乳头状形成，无淀粉样物。癌细胞形成滤泡状或腺管状，有时呈片状。最近，WHO病理分类将胞浆内充满嗜酸性红染颗粒的嗜酸性细胞癌亦归入滤泡癌中。

滤泡状癌多见于中老年女性，病程长，生长慢，颈部淋巴转移较少，而较早出现血行转移，预后较乳头状癌差。

2.临床表现

此癌在40～60岁人群中多见。与乳头癌相比，男性患病相对较多，男与女之比为1∶2，患病年龄以年龄较大者相对为多。一般病程较长，生长缓慢，少数近期生长较快，常缺乏明显的局部恶性表现，肿块直径一般为数厘米或更大，多为单发，少数可为多发或双侧，实性，硬韧，边界不清，较少发生淋巴结转移，血行转移相对较多，主要转移至肺，其次为骨。

(三)甲状腺髓样癌

甲状腺髓样癌起源于甲状腺滤泡旁细胞，故又称滤泡旁细胞癌或C细胞癌，可分泌降钙素，产生淀粉样物质，也可分泌其他具有生物活性物质，如前列腺素、5-HT、促肾上腺皮质激素、组胺酶等。

甲状腺髓样癌分为散发型(80%～90%)、家族型(8%～14%)及多发性内分泌瘤(少于10%)三种。甲状腺髓样癌可以通过常染色体显性遗传发展为不同的类型。甲状腺髓样癌是甲状腺癌的一个重要类型，较少见，恶性度中等，存活率小于乳头状瘤，而远大于未分化癌。早期诊断、治疗可改善预后，甚至可以治愈。甲状腺髓样癌的发病率占甲状腺癌的3%～10%，女性患者较多，中位年龄在38岁左右，其中散发型年龄在50岁；家族型年龄较轻，一般不超过20岁。

其发病机制、病理表现及临床表现均不同于一般甲状腺癌，独成一型。

1.病理

瘤体一般呈圆形或卵圆形，边界清楚，质硬或呈不规则形，伴周围甲状腺实质浸润，切面灰白色、浅色、淡红色，可伴有出血、坏死、纤维化及钙化，肿瘤直径平均3～4 cm，小至数毫米，大至

10 cm。镜下癌细胞多排列成实体性肿瘤，偶见滤泡，不含胶样物质。癌细胞呈圆形或多边形，体积稍大，大小较一致，间质有多少不等的淀粉样物质，番红花及刚果红染色皆为阳性。淀粉样物质为肿瘤细胞产生的降钙素沉积，间质还可有钙沉积，似砂粒体，还有少量浆细胞和淋巴细胞，常见侵犯包膜和气管。在家族性甲状腺髓样癌中，总是呈现双侧肿瘤且呈多中心，大小变化很大，肿瘤具有分布在甲状腺中上部的特点。在散发性甲状腺髓样癌中一般局限于一叶，双侧多中心分布者占比低于 5%。

2.临床表现

所有的散发型甲状腺髓样癌及多数家族型甲状腺髓样癌都有临床症状和体征。通常甲状腺髓样癌表现为颈部肿块，70%～80%的散发型患者，因触及无痛性甲状腺结节而发现，近 10%可侵及周围组织出现声嘶、呼吸困难和吞咽困难。临床上男女发病率大致相仿。家族型为一种常染色体显性遗传性疾病，属多发性内分泌肿瘤Ⅱ型（MEN-Ⅱ），它又分为Ⅱa 型和Ⅱb 型，占 10%～15%，多在 30 岁左右发病，往往累及两侧甲状腺。临床上大多数为散发型，发病在 40 岁以后，常累及一侧甲状腺。甲状腺髓样癌恶性程度介于分化型癌与未分化型癌之间，早期就发生淋巴结转移。临床上，甲状腺髓样癌常以甲状腺肿块和淋巴结肿大就诊，由于甲状腺髓样癌产生的 5-HT 和前列腺素的影响，约 1/3 患者可发生腹泻和面部潮红的类癌综合征。本病可合并肾上腺嗜铬细胞瘤、多发性唇黏膜神经瘤和甲状腺瘤等疾病。有 B 型多发性内分泌瘤（MEN-Ⅱ）和髓样癌家族史患者，不管触及甲状腺结节与否，应及时检测基础的五肽促胃液素激发反应时血清降钙素水平，以早期发现本病，明显升高时常强烈提示本病存在。此外，甲状腺结节患者伴癌胚抗原水平明显升高，也应考虑此病存在可能，甲状腺结节细针穿刺活检或淋巴结活检常可做出明确诊断。

（四）甲状腺未分化癌

未分化癌为甲状腺癌中恶性程度最高的一种，较少见，占全部甲状腺癌的 5%～14%，主要是指大细胞癌、小细胞癌和其他类型癌（鳞状细胞癌、巨细胞癌、腺样囊性癌、黏液腺癌以及分化不良的乳头状癌、滤泡状癌等）。未分化癌以老年患者居多，中位年龄为 60 岁，女性中常见的是小细胞弥漫型，男性常是大细胞型。

1.病理

未分化癌生长迅速，往往早期侵犯周围组织。肉眼观癌肿无包膜，切面呈肉色、苍白，并有出血、坏死。镜下组织学检查未分化癌可分为大细胞型及小细胞型两种。前者主要由巨细胞组成，但有梭形细胞，巨细胞体积大，奇形怪状，核大、核分裂多；后者由圆形或椭圆形小细胞组成，体积小，胞浆少、核深染、核分裂多见。有资料提示表明，有的未分化癌中尚可见残留的形似乳头状或滤泡状的结构，提示这些分化型的甲状腺癌可能转变为未分化癌，小细胞型分化癌与恶性淋巴瘤在组织学上易发生混淆，可通过免疫过氧化酶染色做出鉴别。

2.临床表现

该病发病前患者常有甲状腺肿或甲状腺结节多年，巨细胞癌的此种表现尤为明显。肿块可于短期内急骤增大，发展迅速，形成双侧弥漫性甲状腺巨大肿块，质硬、固定、边界不清，往往伴有疼痛、呼吸或吞咽困难，早期即可出现淋巴结转移及血行播散。细针吸取细胞学检查可做出诊断，但需在不同位置穿刺，因癌灶坏死、出血及水肿会造成假阴性。

三、诊断

声嘶、吞咽困难、哮喘、呼吸困难和疼痛是常见的症状。甲状腺癌的诊断是一个困难而复杂的问题，临床上甲状腺癌多以甲状腺结节为主要表现，而甲状腺多种良性疾病亦表现为甲状腺结节，两者之间无绝对的分界线。对一个甲状腺结节患者，在诊断的同时始终存在着鉴别诊断的问题，首先要确定它是非癌性的甲状腺结节、慢性甲状腺炎或良性腺瘤，还是甲状腺癌；其次由于不同的甲状腺癌及同种甲状腺癌的不同分期，其治疗方法及预后差异很大，诊断时还要决定它是哪种甲状腺癌及它的病期（包括局部生长情况、淋巴结转移范围和有无远处转移）。由于目前所具备的辅助检查绝大多为影像学范围，对甲状腺癌的诊断并无绝对的诊断价值，而细胞组织学检查虽有较高的诊断符合率，但患者要遭受一定的痛苦，且因病理取材、检验师的实践经验等影响，存在一定的假阴性。故而，常规的询问病史和体格检查更显出其重要性。通过详细地询问病史、仔细的体检获得一个初步的诊断，再结合必要的辅助检查以取得进一步的佐证是诊断甲状腺癌的正确思路。

（一）诊断要点

1.临床表现

患者有甲状腺结节性肿大病史，如有下述几点临床表现者，应考虑甲状腺癌的可能：①肿块突然迅速增大变硬。②颈部因其他疾病而行放疗者，尤其是青少年。③甲状腺结节质地硬、不平、固定、边界不清、活动差。④有颈部淋巴结肿大或其他组织转移。⑤有声音嘶哑、呼吸困难、吞咽障碍。⑥长期水样腹泻、面色潮红，伴其他内分泌肿瘤。

2.辅助检查

进一步明确结节的性质可行下列检查。

(1)B 超检查：应列为首选。通过 B 超探测来区别结节的囊性或实性。实性结节形态不规则、钙化、结节内血流信号丰富等则恶性可能更大。

(2)核素扫描：对实性结节，应常规行核素扫描检查，如果为冷结节，则有 10%～20%可能为癌肿。

(3)X 线、CT、MRI 检查：主要用于甲状腺癌转移的发现、定位和诊断。在甲状腺内发现砂粒样钙化灶，则提示有恶性的可能。

(4)针吸细胞学检查：诊断正确率可高达 60%～85%，但最终确诊应由病理切片检查来决定。

(5)血清甲状腺球蛋白测定：采用放射免疫法测定血清中甲状腺球蛋白，在分化型腺癌中其水平明显增高。

实际上，部分甲状腺结节虽经种种方法检查，仍无法确定其良恶性，需定期随访、反复检查，必要时可行手术探查，术中行快速冰冻病理学检查。

（二）甲状腺癌的临床分期

甲状腺癌的临床分期以往较复杂，现统一采用国际抗癌学会关于甲状腺癌的 TNM 临床分类法，见表 8-1。

表 8-1 甲状腺癌分期

基础指标	定义	分期	不同年龄的分期标准	
			<55 岁	≥55 岁
T_x	原发肿瘤无法评估			
T_0	无原发肿瘤证据			
T_1	肿瘤最大径≤2 cm，局限于甲状腺内	Ⅰ期	任何 T，任何 N，M_0	T_1，$N_{0/x}$，M_0；T_2，$N_{0/x}$，M_0
T_{1a}	肿瘤最大径≤1 cm，局限于甲状腺内			
T_{1b}	肿瘤最大径>1 cm 但≤2 cm，局限于甲状腺内			
T_2	肿瘤最大径>2 cm 但≤4 cm，局限于甲状腺内			
T_3	肿瘤最大径>4 cm 且局限于甲状腺内，或肉眼可见甲状腺外侵犯仅累及带状肌	Ⅱ期	任何 T，任何 N，M_1	T_1，N_1，M_0；T_2，N_1，M_0；T_3，N_0，M_0；T_3，N_1，M_0
T_{3a}	肿瘤最大径>4 cm，局限于甲状腺内			
T_{3b}	任何大小肿瘤，伴肉眼可见甲状腺外侵犯仅累及带状肌（包括胸骨舌骨肌、胸骨甲状肌、甲状舌骨肌、肩胛舌骨肌）			
T_4	肉眼可见甲状腺外侵犯超出带状肌			
T_{4a}	任何大小的肿瘤，伴肉眼可见甲状腺外侵犯累及皮下软组织、喉、气管、食管或喉返神经	Ⅲ期	无	T_{4a}，N_0，M_0；T_{4a}，N_1，M_0
T_{4b}	任何大小的肿瘤，伴肉眼可见甲状腺外侵犯累及椎前筋膜，或包绕颈动脉或纵隔血管	Ⅳ A 期	无	T_{4b}，N_0，M_0；T_{4b}，N_1，M_0
N_x	区域淋巴结无法评估			
N_0	无淋巴结转移证据			
N_{0a}	一个或更多细胞学或组织学确诊的良性淋巴结			
N_{0b}	无区域淋巴结转移的放射学或临床证据			
N_1	区域淋巴结转移	Ⅳ B 期	无	任何 T，任何 N，M_1
N_{1a}	Ⅵ和Ⅶ区淋巴结转移（气管前、气管旁、喉前/Deiph 淋巴结、上纵隔淋巴结），可为单侧或双侧病变			
N_{1b}	转移至单侧、双侧，或对侧颈侧淋巴结（Ⅰ、Ⅱ、Ⅲ、Ⅳ、Ⅴ区）或咽后淋巴结			
M_0	无远处转移			
M_1	远处转移			

四、治疗

甲状腺癌除未分化癌外，主要的治疗手段是外科手术。其他如放疗、化疗、内分泌治疗和中医治疗等，仅是辅助性治疗措施。

(一)手术治疗

1.乳头状腺癌

手术切除是最佳方案。

手术是分化型甲状腺癌的基本治疗方法,术后辅助应用核素、甲状腺素及外照射等综合治疗。手术能根治性切除原发灶和转移灶,达到治愈目的。甲状腺乳头状腺癌为临床上最常见的高分化型腺癌,具有恶性程度低、颈淋巴结转移率高等特点,在根治性切除的原则下,应兼顾功能与美观。手术治疗包括三个方面。

(1)原发灶切除范围:目前尚存在争论,主要是行甲状腺全切除或腺叶加峡部切除。

主张全切除的主要理由是:①对侧多中心或微小转移灶为20%～80%,全切除可消除潜在复发;②有利于术后放射性碘检测复发或转移灶并及时治疗;③全切除可避免1%高分化癌转变为未分化癌;④全切除可增加甲状腺球蛋白检测复发或转移灶的敏感性。

持反对观点者认为,全切除会增加手术后并发症,喉返神经损伤及甲状腺功能减退发生率可为23%～29%;其次,对侧微小转移灶可长期处于隐匿状态,未必发展成临床肿瘤,一旦复发再切除也不影响预后。

目前多数学者认为,病灶限于腺叶内,对侧甲状腺检查无异常,行患侧腺叶、峡部加对侧次全切除,疗效与全切除术差不多,而术后并发症明显减少,是比较合理的术式。这种术式优点是可以避免因全甲状腺切除后所引起的永久性甲状腺功能减退的后遗症,又可减少或避免喉返神经及甲状旁腺损伤机会。如术中探查患侧腺叶已累及对侧或双侧腺叶均存在病灶,则改行甲状腺全切除术。Sarde等报道,采用甲状腺近全切除术,喉返神经及甲状旁腺损伤发生率明显降低,或许是取代全切除术的一种较好的术式。

(2)颈淋巴结切除:乳头状腺癌颈淋巴结转移率为50%～70%。对淋巴结转移是否影响预后曾有不同看法。甲状腺癌协作组大宗病例表明,淋巴结转移影响预后。对颈淋巴结阳性的患者行颈淋巴结清扫术已达成共识。以往很多人主张经典式颈淋巴结清扫术,通过实践目前已被改良或功能性颈清扫术所取代。这种手术同样能达到治疗目的,且能兼顾功能与美容,特别为年轻女子所乐于接受。但胸锁乳突肌、副神经和颈内静脉三者究竟能保留多少,则需视肿瘤大小、局部浸润和淋巴结转移等情况而定。颈淋巴结的清扫范围主要包括气管旁(气管食管沟及胸骨柄上区)及颈内静脉区淋巴结链。对乳头状腺癌无淋巴结转移的患者,预防性颈淋巴结清扫并不能改善预后,国内外多数学者均不主张采用。

近年来,大宗回顾性研究资料提示,预防性颈淋巴结清扫组和对照组的预后无明显差异,甲状腺乳头状癌的淋巴结转移趋向局限在淋巴结内,即使以后发现淋巴结肿大时再手术,也不影响预后。

(3)对局部严重累及的乳头状癌的处理:有些乳头状癌局部浸润广泛,可累及气管、食管、喉返神经、双侧颈内静脉等。如患者全身情况允许,应争取行扩大手术。如双侧喉返神经受侵,可将入喉端找出与迷走神经中的喉返束直接吻合,效果良好。如气管侵累,要根据侵累范围,行全喉或部分气管切除修补。一侧颈内静脉受累,可予以切除;若双侧受累、确实无法保留,则一侧颈内静脉切除后行静脉移植,也可采用保留双侧颈外静脉代替颈内静脉回流。如果CT或MRI证实上纵隔有肿大淋巴结,也可将胸骨劈开至第二肋间平面,显露上纵隔再沿颈内静脉向下解剖,把部分胸腺和纵隔淋巴结一并切除。有时癌肿和气管固定,或累及食管肌层,只要未破坏气管壁和侵入食管腔内,可将癌肿从气管前筋膜下钝性剥离,并将食管肌层切除,仍可取得满意效果。

2.滤泡性腺癌

原发癌的治疗原则基本上同乳头状癌，颈淋巴结的处理与乳头状癌不同，因本型甚少发生淋巴结转移，所以除临床上已出现颈淋巴结转移时需行颈淋巴结清除术外，一般不做选择性颈清术。

3.髓样癌

髓样癌对放疗和化疗均不敏感，主要用外科治疗。彻底手术是一种行之有效的办法，不少患者可因此治愈。对其采取甲状腺全切除加淋巴结清扫术，但散发性甲状腺髓样癌也可根据探查情况行患侧腺叶加峡部切除。由于髓样癌隐匿性淋巴结转移癌发生率较高，即使无淋巴结转移也应做根治性颈淋巴结清扫；至于采取传统性还是功能性颈清扫术，需视病灶及淋巴结浸润和转移程度而定。术中同时探查甲状旁腺，肿大时应予以切除。术前发现合并嗜铬细胞瘤者，应先行肾上腺切除，否则术中会继发高血压，影响手术顺利进行，术后应定期复查血清降钙素、癌胚抗原，并做胸部 X 线、CT 和 MRI 等检查以早期发现颈部、前纵隔淋巴结和其他脏器的复发或转移。

4.未分化癌

由于恶性程度高，就诊时多属晚期，已无手术指证，近年也采用手术、化疗、放疗等联合治疗本病。目前，在延长存活率上尚无明显改善。但对局部控制癌肿还是有效的，可以降低死于局部压迫或窒息的风险。

(二)外放疗

不同病理类型的甲状腺癌对放疗的敏感度不同，其中尤以未分化癌最为敏感，而其他类型癌较差。未分化癌由于早期既有广泛浸润或转移，手术治疗很难达到良好的疗效，因而放疗为其主要的治疗方法。即使未分化癌患者做了手术治疗，也仅可达到使肿瘤减量的目的，手术后仍应继续放疗，否则复发率较高。部分有气管阻塞的患者，只要条件允许，仍可行放疗。分化型腺癌首选手术根治而无须放疗。对无法完全切除的髓样癌，术后可行放疗，虽然本病放疗不甚敏感，但放疗后，肿瘤仍可缓慢退缩，使病情得到缓解，有的甚至完全消除。

(三)放射性碘治疗

1.定义

甲状腺癌的放射性碘治疗包括清除残留甲状腺组织（简称清甲）治疗（1 次或多次）和转移灶治疗。

2.机制

甲状腺组织有一种特殊的摄碘功能，^{131}I 被摄入甲状腺组织内衰变发出 99% 的 β 射线，对病变组织细胞进行照射。β 射线在体内的有效射程为 2～4 mm，对临近组织器官无损伤。因正常甲状腺组织摄碘功能高于癌组织，且甲状腺癌原发灶无摄碘功能，故对于已确诊或疑为甲状腺癌的和复发灶，放射性碘治疗前均应先行手术切除。治疗前还应停服甲状腺素 4～6 周，刺激 TSH 分泌，促进癌组织对^{131}I 的吸收。

3.适应证

(1)不能手术切除的分化型甲状腺癌（包括乳头状、滤泡状和混合型癌）及术后残留的甲状腺组织。

(2)复发的分化型甲状腺癌。

(3)颈部淋巴结或远处其他脏器转移（包括骨转移）。

(4)白细胞计数在 3.0×10^9/L 以上，摄碘率大于 1%。

4.禁忌证

(1)妊娠和哺乳期妇女不愿停止妊娠和哺乳的。

(2)甲状腺癌术后伤口未愈合。

(3)白细胞计数在 3.0×10^9/L 以下。

(4)肝肾功能严重损害及患者一般情况很差，预计不能耐受大剂量放射性碘治疗。

5.方法及注意事项

(1)1 次口服一定剂量(80～120 mCi)^{131}碘。

(2)服^{131}I 后 3～5 天加甲状腺素口服治疗。

(3)服用甲状腺素 3 个月，停药 40 天复查 TSH、摄碘率、血甲状腺球蛋白及全身显像，根据结果决定是否需要再次治疗。

(4)服^{131}I 治疗当日起，1 月内禁食含碘食物及药物。

(5)^{131}I 清甲治疗后未发现转移灶存在，采用适量的甲状腺激素永久性替代治疗是目前防发和转移的最有效方法。

(6)如果已有远处转移，对局部可以全部切除的腺体，不但应将患者的腺体全部切除，还应将颈淋巴结以及健叶的全部腺体加以清除。这样才可用放射性碘来治疗远处转移。

(四)内分泌治疗

分化型甲状腺癌做次全、全切除者应该口服甲状腺素，以防甲状腺功能减退及抑制 TSH。乳头状和滤泡状癌均有 TSH 受体，TSH 通过其受体能影响分泌型甲状腺癌的功能及生长，一般剂量掌握在保持 TSH 低水平，但以不引起甲亢为宜。一般用甲状腺片(每天 80～120 mg)，也可选用左甲状腺素片(每天100 μg)，并定期检测血浆 T_3、T_4 和 TSH，以此调整用药剂量。甲状腺癌对激素的依赖现象早已被人们认识。某些分化性的甲状腺癌可受 TSH 的刺激而生长，故 TSH 可促使残留甲状腺增生、恶变，抑制 TSH 的产生，可减少甲状腺癌的复发率。任何甲状腺癌均应长期用抑制剂量的甲状腺素作维持治疗。对分化好的甲状腺癌尤为适用，其可达到预防复发的效果。即使是晚期分化型甲状腺癌，应用甲状腺素治疗，也可使病情有所缓解，甚至在治疗后病变消退。

(五)化疗

近年来，化疗的疗效有显著提高。但至今尚缺少治疗甲状腺癌的有效药物，故而化疗的效果尚不够理想。目前，临床上主要用化疗治疗复发者和病情迅速进展的病例。对分化差或未分化的甲状腺癌，尚可选作术后的辅助治疗。曾用于甲状腺癌的单药有多柔比星、放线菌素 D、甲氨蝶呤等。单药治疗的效果较差，故现常采用联合化疗，以求提高疗效。

五、预后

甲状腺癌的生物学行为存在巨大差异，发展迅速的低分化癌侵袭性强，可短期致人死亡，而发展缓慢的高分化癌患者往往可长期带瘤生存。高分化型甲状腺癌，特别是乳头状癌术后预后良好，弥漫性硬化型乳头状癌预后较差，有时呈侵袭性。因此，不能认为甲状腺乳头状癌的临床过程总是缓和的，各种亚型的组织学特点不同，其生物学特性有显著差异。对甲状腺癌预后的判断，常采用年龄、组织学分级、侵犯程度(即肿瘤分期)和大小分类方法及其他预测肿瘤生物学行为的指标。以下指标在评估甲状腺癌预后时具有重要意义。①癌瘤对放射性碘摄取能力：乳头状、滤泡状或乳头滤泡混合型癌能摄取碘者比不能摄取的预后要好；②腺苷酸环化酶对 TSH 有强反应的癌其预后似较低反应者好；③癌瘤 DNA 呈双倍体比异倍体预后要好。

（马登滨）

第二节　肾上腺肿瘤

一、概述

肾上腺肿瘤根据肿瘤的来源可分为原发性肿瘤和转移性肿瘤。肾上腺原发性肿瘤可分为皮质肿瘤和髓质肿瘤。皮质肿瘤主要包括肾上腺皮质腺瘤和皮质腺癌两类。髓质肿瘤主要为嗜铬细胞瘤。根据有无内分泌功能也可分为功能性肾上腺肿瘤和无功能性肾上腺肿瘤。前者主要包括部分肾上腺皮质腺瘤、嗜铬细胞瘤、肾上腺皮质癌及极少数转移性肿瘤。后者则包括大部分肾上腺皮质腺瘤和肾上腺转移性肿瘤。

二、解剖

肾上腺属内分泌器官，位于脊柱的两侧，平对第 11 胸椎高度，紧贴肾上端，与肾共同包在肾筋膜内。左侧肾上腺为半月形，右侧为三角形，高约 5 cm，宽 3 cm，厚 0.5～1 cm。肾上腺由中央皮质和周边髓质两部分构成。

肾上腺动脉分上、中、下 3 支。肾上腺上动脉起自膈下动脉，肾上腺中动脉起自腹主动脉，肾上腺下动脉起自肾动脉。这些动脉在肾上腺被膜内形成丰富的吻合，并发出分支进入肾上腺皮质和髓质。左肾上腺静脉通常为 1 支，汇入左肾静脉。右肾上腺静脉通常为 1 支，多数汇入下腔静脉。

三、临床表现

（一）功能性肾上腺肿瘤

多伴有皮质醇、醛固酮或儿茶酚胺增多的表现。皮质醇增多在临床上可表现为向心性肥胖、满月脸、水牛背、高血压、性欲减退、月经不调、阳痿、骨质疏松等；醛固酮增多的典型表现为高血压、高血钠、低血钾、低血肾素、碱中毒、肌无力、周期性瘫痪等。儿茶酚胺增多则可表现为持续性或阵发性高血压、代谢紊乱、心肌损害等。

（二）无功能性肾上腺肿瘤

多无临床症状，若病灶较大，可有局部压迫症状。

四、辅助检查

（一）超声

对于直径＞1 cm 的肾上腺肿瘤检出率可达 90％以上。

（二）CT

目前最常用的检查手段，可诊断出 99％以上的肾上腺皮质腺瘤和增生。

（三）MRI

空间分辨率低于CT，可作为CT的补充，用于肿瘤性质的鉴别。

（四）核素显像

对腺瘤、癌、增生鉴别诊断有帮助。

五、诊断

原发性肾上腺肿瘤的诊断主要根据患者的典型临床表现及影像学检查的肾上腺的形态异常表现来诊断。转移性肾上腺肿瘤多数无明显临床症状，因此需将患者肿瘤病史及影像学检查结果相结合来判断，一般不难诊断。

六、治疗

（一）常规治疗

目前肾上腺肿瘤仍以外科手术治疗为主。外科手术治疗方式主要包括腹腔镜手术、开放手术。腹腔镜手术被认为是肾上腺外科的“金标准”。

（二）介入治疗

目前肾上腺肿瘤的介入治疗方式主要有动脉化疗栓塞术、微波消融、射频消融、化学消融术、放射性粒子植入术。本节将着重介绍动脉栓塞，并简要介绍射频消融术及放射性粒子植入术。

1.动脉栓塞治疗

(1)治疗原理：肾上腺血供丰富，主要有肾上腺上、中、下3支供血动脉，3支血管在肾上腺被膜下形成动脉环，栓塞1～2支通常不会导致肾上腺完全梗死或肾上腺功能低下。

(2)适应证：①瘤体大、血供丰富，可行手术切除的肾上腺肿瘤，行术前栓塞治疗。②对于不能手术切除的肾上腺肿瘤，或为缓解其继发的内分泌症状，行姑息性化疗栓塞治疗。

(3)禁忌证：①碘造影剂过敏。②严重凝血功能不全者。③严重的心、肺、肝肾功能不全者。④全身状况差或恶病质者。

(4)术前准备。①患者准备：完善常规检查，血常规、尿常规、粪便常规、凝血功能、生化系列、心电图、胸、腹部CT或MRI增强；向患者及家属告知手术目的及风险并签署介入治疗同意书；术前穿刺部位备皮；术前禁食6小时。②器械及药物准备：常规血管介入治疗器械；4～5F Cobra、RLG、RH导管，猪尾造影导管，也可根据实际情况选择相应导管；微导管、微导丝；栓塞剂可选用明胶海绵或颗粒、超液化碘油、无水乙醇、微弹簧圈、聚乙烯醇颗粒等；常用化疗药物有氟尿嘧啶、多柔比星、表柔比星、顺铂、卡铂、丝裂霉素等。

(5)操作技术。①动脉穿刺插管及造影：常规采用Seldinger穿刺技术，选择股动脉穿刺。由于肾上腺动脉供血血管多且细小，易变异，因此应先以猪尾造影导管行腹主动脉造影，造影时需观察各条肾上腺动脉开口位置及走向，有无变异及动静脉瘘，进而选择相应的导管或微导管，超选择各支肾上腺动脉。②动脉栓塞：超选择插管至肾上腺动脉后再次血管造影，明确肿瘤血供情况，确定导管位置后，可根据不同的治疗目的选择合适的栓塞材料。栓塞过程必须在透视监视下进行。

(6)注意事项：因肾上腺嗜铬细胞瘤血供丰富，治疗时可能释放出大量儿茶酚胺类物质，引起高血压危象，因此治疗时需十分谨慎，严密监测血压的同时，做好随时静脉注射酚妥拉明的准备。个别肿瘤供血血管可与脊髓动脉共干或存在交通支，超选择栓塞是减少脊髓动脉损伤的关键。

(7)术后处理:血管介入术后可给予补液、止痛、抑酸、止吐、退热等对症治疗。定期复查肝肾功能及血常规;观察有无异位栓塞症状体征。对于功能性肾上腺肿瘤,需注意对比手术前后醛固酮、皮质醇、儿茶酚胺的变化情况。

(8)并发症。①栓塞后综合征:由肿瘤缺血、坏死、水肿所致。可有一过性的腰痛,发热等症状。可给予对症治疗。②呃逆:肾上腺上动脉多由膈下动脉分出,栓塞该血管后刺激膈肌所致。一般可自行好转。

(9)疗效评价:肾上腺肿瘤动脉栓塞治疗有着创伤小、并发症少,住院时间短等优点,临床上多作为外科手术的重要补充。但目前仍缺乏足够的病例对其疗效进行客观的评价(图 8-1,图 8-2)。

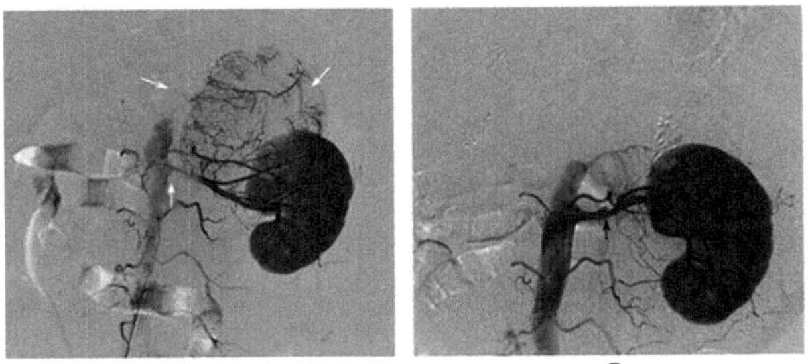

A　　B

A.左侧肾上腺肿瘤动脉栓塞前数字减影血管造影图像(箭头);B.左侧肾上腺肿瘤动脉栓塞后数字减影血管造影图像(箭头)

图 8-1　肾上腺肿瘤动脉栓塞治疗数字减影血管造影表现

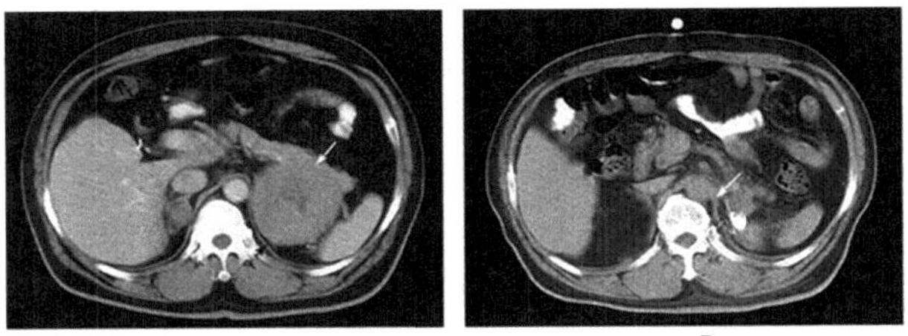

A　　B

A.左侧肾上腺肿瘤栓塞前 CT 图像(箭头);B.左侧肾上腺肿瘤栓塞后 CT 图像(箭头)

图 8-2　肾上腺肿瘤动脉栓塞治疗 CT 表现

2.射频消融治疗

(1)适应证:①因年龄、其他系统伴随疾病等原因不能行外科手术或拒绝外科手术的患者。②肿瘤切除术后复发者。③转移性肾上腺肿瘤。

(2)禁忌证:①不能纠正的凝血功能障碍。②严重的心、肺、肝肾功能不全者。③全身状况差或恶病质者。④严重感染者。⑤高血压及肾上腺危象不能控制者。⑥双侧肾上腺肿瘤。

(3)术前准备:进行肾上腺肿瘤消融前需进行相关学科如肿瘤内科、肿瘤外科、内分泌科、放疗科、影像科等会诊,综合评估现有治疗方案的安全性及有效性,并制订最佳治疗方案(图 8-3)。其余术前准备同肾上腺肿瘤的动脉栓塞治疗(图 8-4)。由于部分功能性肾上腺肿瘤有可能在术中出现大量儿茶酚胺及皮质激素释放入血,引起高血压危象、脑出血、脑梗死或心肌梗死等疾病。因此对于此类肿瘤行消融术前需于手术前后行肾上腺素阻滞剂或补充糖皮质激素治疗(图 8-5)。

(4)操作过程:同肾肿瘤的射频消融治疗。

(5)并发症:①消融后综合征:发热、出血、疼痛等。②高血压危象:围手术期应动态监测血压及其他生命体征。一旦出现高血压危象,应立即静脉注射酚妥拉明 5～10 mg,并每间隔 15～

20 分钟重复使用，同时积极扩容，纠正心衰。请相关科室会诊。③邻近器官损伤，如肾脏、胆囊、胃肠道、肺等。④种植转移。

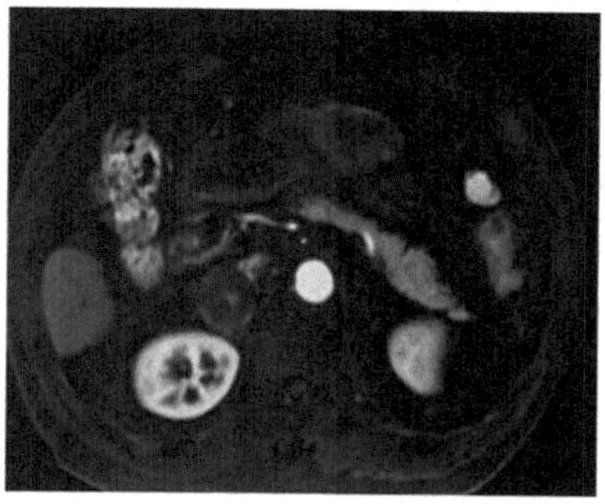

图 8-3　右肾上腺肿瘤术前 MRI 图像

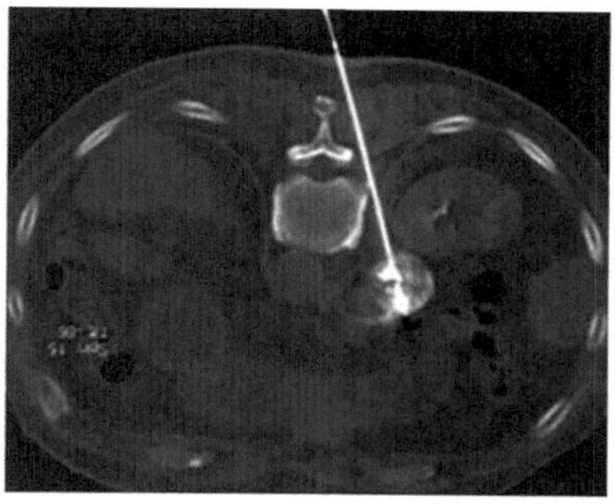

图 8-4　右肾上腺肿瘤经导管动脉化疗栓塞术后射频消融术

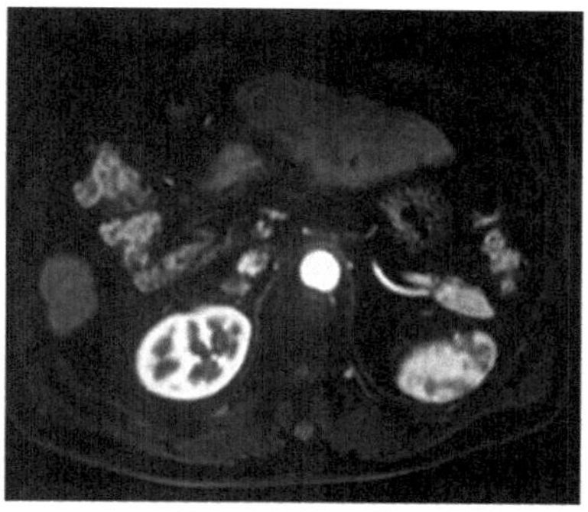

图 8-5　射频消融术后 2 年复查 MRI 图像

3.放射性粒子植入治疗

CT 引导下放射性碘-125 粒子植入治疗目前已广泛应用于恶性肿瘤的治疗。但由于肾上腺肿瘤的病理类型多，其放疗敏感性参差不齐，尤其是肾上腺原发肿瘤，多对放疗不敏感，因此目前临床放射性粒子植入多用于原发肿瘤对放疗中、高度敏感的肾上腺转移瘤的治疗(图 8-6)。

(1)操作流程：①术前患者选取合适体位，一般为俯卧位，行 CT 扫描明确病灶位置、大小、范围，并将图像导入治疗计划系统，制订术前计划。术前计划应包括每根导针的皮肤进针点、进针路径及深度，所需植入粒子的位置及数目。②常规消毒、铺巾，局部麻醉。参照术前计划，于 CT 引导下插植粒子植入导针。尽量选择肋间隙、避开周围重要器官、血管。推荐使用 3D 打印共面或非共面模板引导，确保植入治疗精度。间隔 0.5～1.0 cm 植入粒子。③术后复查 CT，并即刻行剂量验证，若存在剂量“冷区”，需补充粒子植入治疗。必要时需补充外照射放疗。

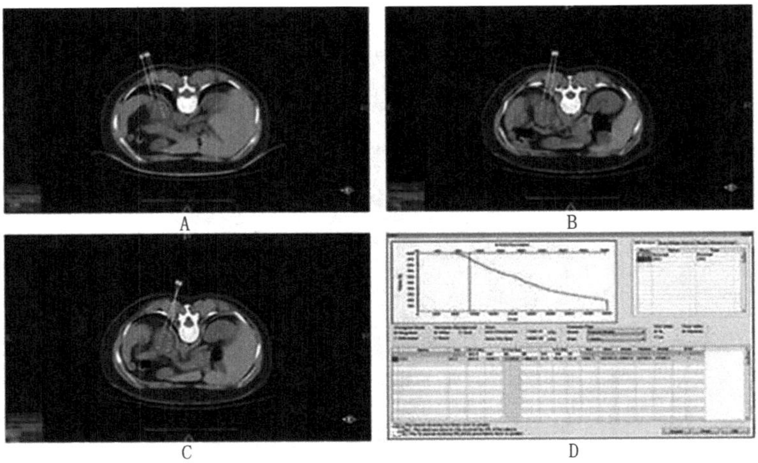

图 8-6　放射性粒子植入

(2)术后注意事项：术后应监测血压、脉搏、血氧，常规给予补液、止血、对症治疗。注意患者的放射防护，定期复查。

(范振华)

第九章

运动系统肿瘤

第一节 良性骨肿瘤

一、骨样骨瘤

(一)临床要点

骨样骨瘤是一种特殊类型的骨肿瘤,由成骨性结缔组织及其形成的骨样组织所构成,周围为反应骨质,中间为富含血管的瘤巢。骨样骨瘤好发于11～20岁儿童和青少年,典型症状为局部疼痛,呈剧烈针刺样痛或钝痛,夜间加重,服用非甾体抗炎药可缓解。肿瘤邻近关节时,可出现活动受限、关节肿胀、脱位、僵硬及挛缩;肿瘤位于脊柱时,常因疼痛出现脊柱侧凸畸形。影像检查主要包括X线、CT和MRI。X线表现为偏心性圆形或类圆形低密度影(即瘤巢),大小多<0.5 cm,周围有致密硬化骨包绕;CT和MRI不仅能明确病变范围,正确判断瘤巢大小和部位。骨样骨瘤的诊断主要依靠其临床及影像学特征。

(二)介入治疗

1.适应证

有安全穿刺途径的骨样骨瘤均可行介入治疗。

2.禁忌证

无安全的穿刺路径;局部感染。

3.治疗器械

CT为必备的影像导向设备。手术器械主要包括:①带芯骨穿刺针;②外科不锈钢锤;③消融设备与电极(探针),如射频仪和射频;④最好备有与套管针配套的电钻。

4.技术与方法

(1)术前准备:①患者评估:评估患者的现病史、既往史、体格检查及之前的影像学检查。②行常规实验室和心电图检查。③根据病变的部位选择合适的消融方法,准备相应的设备与器材,如射频消融推荐使用有效工作段长度为8 mm或更短的穿刺针。④禁饮食时间根据麻醉方式,射频消融应在全麻下进行、冷冻消融可在局麻下即可操作。

(2)方法步骤:①CT下定位病灶并设计穿刺路径、测量进针距离。薄层CT利于确定瘤巢位置；原则上采取安全、最近的穿刺途径和皮肤穿刺点；患者体位取决于病变位置，四肢病变多可取仰卧位，脊椎病变多采用俯卧位。②在穿刺局部常规消毒铺巾后用1%利多卡因在穿刺点皮肤向病变表面作穿刺通道全层浸润麻醉。③穿刺针抵达病变表面时用外科锤敲击穿刺针进入瘤巢中央，期间需反复多次CT定位。④根据治疗方式不同进行相应操作。射频消融为经骨穿刺针植入射频电极，头端进入瘤巢内，消融操作应遵照设备生产商的指导，治疗持续时间根据设备不同而有所不同。通常情况，温度升高并维持在90℃，持续6～8分钟，已可以对<5 mm的病灶达到充分消融治疗。对于更大的病灶，需要将射频针重新引入病灶内2～3次，以使射频消融范围完全覆盖病灶，使整个病灶得到充分的消融。冷冻消融则在将冷冻探针头端置入瘤巢内后，开启氩氦冷冻治疗系统，采用2个冷冻-复温治疗模式(冷冻8分钟，复温5分钟)，冷冻过程中CT扫描检测冰球形成应超出瘤巢边缘。⑤术毕采用抗生素液冲洗伤口，最后应将伤口加压包扎。

5.术后处理

(1)休息2～4小时，6小时内监测生命体征，1小时1次，平稳后并可自如活动，数天后出院。

(2)治疗后的24～48小时，患者会出现一过性的疼痛加重。一周后疼痛会得到缓解。应该给予患者口服、麻醉类镇痛剂等止痛治疗。如果对位于承重骨上的肿瘤进行治疗后，有些学者建议治疗后的3个月内避免进行长距离的跑步。

6.疗效评价

介入治疗后1～3天局部疼痛即明显缓解，1个月内疼痛可完全消失，局部功能多可恢复。消融治疗骨样骨瘤的首次成功率据报道高于90%，再次治疗的成功率在100%(图9-1)。治疗后的复发通常发生在3～6个月。

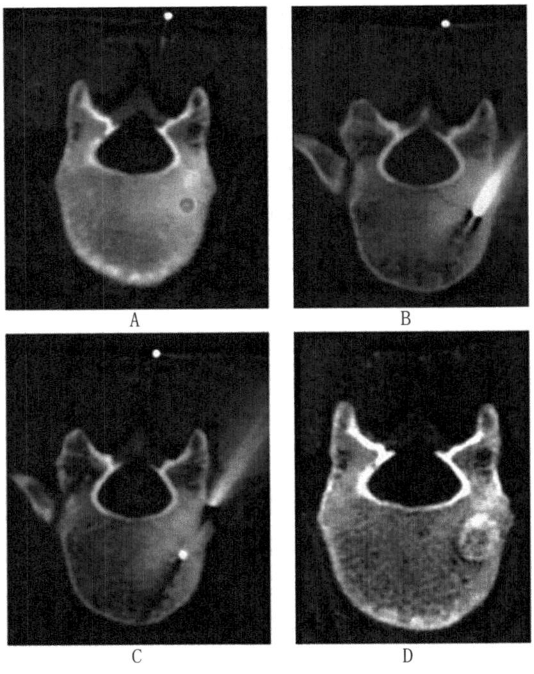

A.男性，15岁，第12胸椎骨样骨瘤，2 mm扫描显示椎体左侧瘤巢；B.CT导引下射频针后外侧入路进入；C.射频电极位于瘤巢中央，消融后第2天患者症状消失；D.6个月后复查CT见局部完全坏死

图9-1　骨样骨瘤的经皮射频消融

7.并发症及其处理

(1)出血和神经损伤:熟悉解剖结构可以很大程度上避免发生。

(2)皮肤烧伤:对于靠近体表的病灶风险较大,需要特别注意。

(3)对邻近病灶关节的关节软骨的损伤会导致关节炎。

(4)术后感染:防止继发感染可在术后预防性静脉滴注抗生素 3 天。预防出血,可将切口缝合 1～2 针,局部亦可加压止血。

二、骨巨细胞瘤

(一)临床要点

骨巨细胞瘤原发于非成骨性结缔组织,是常见的骨肿瘤,占原发良性骨肿瘤的 20%,好发于 20～40 岁成年人,极少在骨骺未闭合前发病,发病部位为股骨远端、胫骨近端、桡骨远端,女性多于男性。骨巨细胞瘤的性质分良性、生长活跃和恶性。患者可有不同程度的疼痛、局部肿胀,相邻关节的活动受限。检查时,可有压痛,此外,瘤内出血或病理性骨折往往伴有剧烈疼痛。病程从数月至数年不等,无特征性表现,不易从症状方面与其他骨肿瘤相区别,骨质被破坏到一定程度时,可致病理性骨折,当肿瘤位于脊柱和骶骨时可出现神经系统症状。骨巨细胞瘤的影像检查主要包括 X 线、CT、MRI。典型 CT 表现为干骺端或骨骺处偏心性、膨胀性、溶骨性骨质破坏,骨皮质变薄,连续性完整或栅栏状中断,肿瘤边缘可有程度不等、断续的骨质破坏,肿瘤内可见有短小的骨嵴即 X 线上的"皂泡征"改变,在显示骨膨胀、皮质变薄、病理性骨折及骨膜反应方面较 X 线和 MRI 更有优势,可以早期发现病变,显示软组织包块,骨受侵形式和范围,并能够显示病变与重要血管和神经的关系,关节内是否受侵等。MRI 显示软组织肿块范围较 CT 更有优势。依据 CT、X 线及 MRI 等典型影像表现,结合发病年龄段、骨端疼痛、局部肿胀等临床表现多可做出临床确诊,但最终确诊骨巨细胞瘤仍取决于活检。

(二)介入治疗

1.概述

骨巨细胞瘤的介入治疗主要基于肿瘤血管的特点。通过数字减影血管造影技术,医师可以清晰地显示肿瘤的供血血管。在此基础上,将导管超选择性地插入肿瘤供血动脉内,然后注入栓塞材料,如明胶海绵颗粒、聚乙烯醇颗粒等,阻断肿瘤的血液供应,使肿瘤细胞因缺血缺氧而坏死。

除了血管栓塞,介入治疗还包括经皮穿刺肿瘤内注射药物治疗。例如,将无水乙醇、骨水泥等注入肿瘤组织内,直接破坏肿瘤细胞,同时骨水泥还能起到填充和加固病变骨的作用,降低病理性骨折的发生风险。

2.适应证

(1)四肢巨大巨细胞瘤,拒绝截肢,为保肢而行术前栓塞或作为外科替代疗法。

(2)位于骨盆、骶尾部、头颈部及其他脊柱深部位的巨细胞瘤,为减少外科术中出血或作为外科替代疗法。

3.禁忌证

有严重肝、肾、心功能不全与出血性疾病或出血性组织感染发热患者都不适用介入治疗。

4.治疗器械

骨巨细胞瘤血管内介入治疗所需的技术条件与设备同一般血管介入设备。

5.治疗技术与方法

(1)术前准备:①术前6小时不进固体食物,但不禁流质。②穿刺处备皮。③胸片、肝肾功能、心电图、血常规、血型,以及出、凝血时间。④介入治疗术前常规用阿托品0.6～0.9 mg肌内注射或地西泮5～10 mg肌内注射。

(2)方法步骤:在局麻下进行股动脉Seldinger穿刺插管,行选择动脉数字减影血管造影以了解肿瘤的供血动脉及瘤内血管情况,将导管逐支超选入肿瘤供血动脉后进行栓塞。作为外科术前栓塞,可用明胶海绵颗粒、500～710μm聚乙烯醇颗粒或Embosphere微球等栓塞材料。栓塞治疗一般在术外1周内,作为外科替代疗法栓塞,可结合药物进行栓塞。

(3)注意事项:为了达到预期栓塞效果,必须采用末梢栓塞物,如聚乙烯醇颗粒、明胶海绵颗粒等,这样栓塞既较彻底,又可防止出现侧支循环建立。

6.术后处理

除与一般血管造影相同外,应注意肿瘤局部疼痛及肿胀加重,需及时对症处理。

7.疗效评价

作为术前栓塞可显著减少术中出血量,降低大出血风险。而作为手术替代治疗,栓塞后3～4个月可见到效果,数年后肿瘤仍可保持缩小患者经2～3疗程(介入治疗)之后,临床症状明显减轻,甚至消失;影像学有较明显骨质反应性骨化(钙化),病灶逐渐越变越小,均提示病变介入治疗有效,否则反之。

8.并发症及其处理

(1)栓塞综合征:栓塞综合征是良性骨肿瘤栓塞后常见并发症,尤其是四肢骨肿瘤,表现为术后病变局部疼痛加剧、肿胀及不同程度发热,一般可予以吲哚美辛止痛、退热,多在3～5天可缓解。

(2)截瘫:截瘫为脊椎肿瘤栓塞时误栓脊髓和动脉所致的严重并发症,预防措施为如术中数字减影血管造影有脊髓动脉显影,则放弃栓塞即可避免。

三、骨囊肿

(一)临床要点

骨囊肿是在骨内形成一个充满棕黄色液体的囊腔,确切病因不明,有学者认为是良性肿瘤的变性、液化,但是病理检查没有真正的肿瘤组织。骨囊肿在骨骼系统中较为常见,多发生于儿童和成人四肢长管状骨的骨松质或髓腔内。在儿童时期,发生于干骺端的,成年后即遗留在骨干内,也见于短管状骨、椎骨、肋骨、腕骨、跗骨和扁骨等。

本病在其发展过程中,很少产生自觉症状。大多数患者都因外伤造成病理骨折后,才产生局部疼痛、肿胀、压痛、不能活动等骨折症状。不少患者因多次外伤产生局部肿痛,出现“肿物”,走路跛行,肌肉萎缩,关节活动受限,甚至产生畸形。个别患者发生于椎体者,因病变膨胀扩张,产生下腰疼痛,向下肢放射痛,局部压痛,甚至产生肢体麻木,感觉减退等神经压迫症状。

X线检查显示病灶为边界清晰的液性低密度灶,四壁为薄层的硬化灶壳。病灶略向近骨骺的干骺部位扩大。病灶非偏心性,也不破坏骨外壳,更不会突破骨质形成骨膜外反应骨,除非是在病理骨折后的愈合期。有时脱落的骨皮质成分落入囊腔中,X线检查显示被称为“落叶征”。当病灶发生在骨盆,CT扫描对病灶部位及囊肿形态的判断有价值。MRI可以明确囊内富含的液性成分。本病最终的诊断需要依靠影像学检查或者病理检查。

骨囊肿开放性病灶刮除植骨术虽然有较好的促进新骨形成的能力，但复发率仍为 20%～60%，且开放手术创伤较大，对靠近骺板的活动性骨囊肿存在损伤骺板的可能，有造成肢体发育畸形和不等长的风险，因此，更多学者倾向选择侵袭性较小的手术或者介入治疗。

（二）介入治疗

1.概述

骨囊肿的介入治疗是一种微创且有效的治疗方法，主要适用于单纯性骨囊肿和动脉瘤样骨囊肿，尤其是对于手术风险较高或复发性囊肿的患者。该治疗方法在影像引导下进行，通过精准穿刺、囊液抽吸及药物注射来促进囊肿愈合。常用的药物包括类固醇激素（如甲泼尼龙）、骨髓穿刺物、脱矿骨基质或人工骨材料等，这些药物能够刺激囊肿壁的成骨活性，促进新骨形成，从而加速囊肿的愈合过程。

2.适应证

人体任何部位骨囊肿均可行介入治疗。

3.禁忌证

病理性骨折未愈合或愈合后存在明显畸形者、病变超过骺板者，以及有出血性疾病患者慎用。

4.治疗器械

影像增强电视监视系统或 CT，根据治疗方法的不同选择相应的器材。

5.治疗技术与方法

（1）术前准备：手术前常规行 X 线、CT 与 MRI 检查，充分评估病灶的形态、特点，制订合适的手术方案。因为骨囊肿一般发生在青少年阶段，因此介入治疗一般全身麻醉下施行，术前准备同骨巨细胞瘤，另外通知麻醉科医师参加患者麻醉工作。

（2）方法步骤：在透视引导下确定病变部位后将穿刺针穿入囊肿内，可抽吸囊液或者让其自动流出，接着用生理盐水反复冲洗。然后在实时透视下，自囊肿近端穿刺针将注射物缓慢注入，至混合物逐渐充满囊腔。常用的注射物有甲泼尼龙、注射型硫酸钙和自体骨髓等，最近有学者尝试用骨水泥也取得满意的效果。术毕拔针，稍加压止血，术后定期进行复查。

（3）注意事项：骨囊肿介入治疗中应注意穿刺部位一定准确，引流针应低位，保持通畅。穿刺时注意防止局部神经、血管损伤等。术后 3 个月后定期 X 线片复查追踪。

6.术后处理

术后避免暴力和外伤，常规用药抗感染 2～3 天。肱骨骨囊肿患者术后用三角巾悬吊患肢 3～4 周，1 周后开始逐步行肘关节活动，2 周后逐步行肩关节锻炼。股骨骨囊肿患者术后 2 个月内负重不能超过体重的 50%，术后 3 个月内不能完全负重行走。术后每隔 1 个月复查 X 线，直至骨囊肿愈合。

7.疗效评价

骨囊肿囊液中存在高水平的炎性介质前列腺素 E2 与骨破坏的程度正相关，并进一步发现前列腺素 E2 是由囊壁内皮细胞分泌，而激素可以阻止囊壁内皮细胞前列腺素的释放，从而解释了激素注射治疗骨囊肿出现阳性反应的原因，并为激素、抗炎药物治疗骨囊肿奠定了理论基础。虽然经皮激素注射治疗技术简单，但其不足是只通过激素阻止囊肿内皮细胞分泌炎性介质，抑制骨吸收，无促进成骨作用，临床结果也证明其复发率仍较高，需要多次注射，且有部分患者对治疗无反应。临床结果分析表明，激素注射治疗对于单房性、面积小、肱骨近端的骨囊肿效果更好。

8.并发症及其处理

并发症主要是神经血管损伤、病理性骨折、复发、药物的变态反应等。防治要点是充分的术前影像学评估，术中操作避免暴力，以及及时发现和对症处理。对复发患者，应再次增加药物注入囊腔。如果囊肿在肱骨头或股骨头，紧邻或者累及骨骺板，虽经介入治疗有时也不可避免地出现骺板损伤而致骺早闭畸形的并发症。为防止骺早闭，主要在介入治疗过程中尽可能不要损伤骺板软骨，将骺早闭发生率降低到最低程度。极少数患者术后会出现急性过敏反应，当患者出现胸闷、心慌、心率增快等情况时，立即给予吸氧、并静脉推注 20 mg 地塞米松等进行处理。

（范振华）

第二节　恶性骨肿瘤

一、骨肉瘤

（一）临床要点

骨肉瘤为最常见的骨原发恶性肿瘤，好发于骨骼生长迅速的青春期，多见于 10～30 岁，男女之比约为 2∶1。四肢长骨多见于股骨下端和胫骨上端。骨肉瘤组织学基本特征是形成肿瘤样骨组织，根据含瘤骨的多少分为成骨型、溶骨型和混合型，肿瘤组织内血管丰富。绝大多数骨肉瘤生物学行为均呈高度恶性，血行转移率高且出现早。早期症状为局部疼痛，呈持续性，进行性加重，夜间疼痛尤甚，后期疼痛剧烈难忍。局部肿胀可逐渐增大，皮肤张力高，可发亮，色暗红，皮温较高，浅静脉怒张。由于肿瘤生长迅速，发病数月后多可触及肿块，质地坚硬，有压痛且固定。晚期可出现恶病质，远处转移以肺内常见。

骨肉瘤的影像检查主要包括 X 线、CT、MRI 及数字减影血管造影。X 线检查可表现为多种形式的骨破坏、瘤骨形成、骨膜新生骨及其再破坏，软组织肿块等。成骨型以骨质增生硬化（瘤骨或反应骨）为主，明显时可呈大片致密影称象牙质变，骨质破坏较少见，软组织肿块中也有较多肿瘤骨；溶骨型以骨质破坏为主，很少或没有骨质增生，骨膜增生易被肿瘤破坏，形成骨膜三角，软组织肿块中大多无瘤骨形成；混合型的骨质增生与破坏程度大致相当。

CT 检查发现肿瘤骨较平片敏感，能更好地显示肿瘤与邻近结构的关系及在髓腔内的蔓延范围。而 MRI 检查虽在显示细小钙化能力上远不及 CT，但由于 MRI 多平面成像可清楚地显示周围正常组织结构的关系。数字减影血管造影检查一般于介入治疗时使用，表现为肿瘤供血动脉增粗、肿瘤周围血管包绕，瘤内肿瘤血管丰富和大片肿瘤染色。

骨肉瘤患者的血碱性磷酸酶、乳酸脱氢酶和红细胞沉降率多升高，而其他实验室检查多正常。依据 X 线、CT 及 MRI 等典型影像表现，结合短时间内骨端疼痛进行性加剧，局部肿胀、皮肤发热，发病年龄等临床特点，多可做出临床确诊，但最终确诊骨肉瘤仍取决于活检或术后病理诊断。

（二）介入治疗

1.概述

骨肉瘤的介入治疗是一种重要的辅助治疗手段，通常与手术、化疗和放疗结合使用，以提高治疗效果并改善患者生活质量。介入治疗主要通过影像引导下的微创技术，直接针对肿瘤进行治疗，常用的方法包括动脉灌注化疗、栓塞治疗，以及局部消融治疗等。

介入治疗的优势在于其微创性、精准性和可重复性，特别适用于无法手术切除或术后复发的患者。治疗前需要通过影像学检查（如 CT、MRI）明确肿瘤的位置、大小和血供情况，以确保治疗的准确性和安全性。治疗后需密切随访，评估肿瘤的反应情况并调整治疗方案。尽管介入治疗在骨肉瘤的综合治疗中发挥了重要作用，但其效果仍需结合患者的具体情况和整体治疗策略进行综合评估。总体而言，骨肉瘤的介入治疗为患者提供了一种有效的治疗方式。

2.适应证

(1)保肢手术前行动脉栓塞化疗。

(2)已经合并远处转移，患者及家属拒绝截肢，为减轻症状、缩小肿瘤而行动脉栓塞化疗作为姑息疗法。

3.禁忌证

无绝对禁忌证，已出现恶病质、预期生存期短者慎用。

4.治疗器械

骨肉瘤血管内介入治疗所需的技术条件与设备同一般血管介入设备。

5.治疗技术与方法

(1)术前准备：同一般血管介入要求。

(2)方法步骤：常规消毒铺巾，在局麻下急性股动脉 Seldinger 穿刺插管，行选择性血管造影了解肿瘤的供血动脉及瘤内血管情况，将导管超选择置入肿瘤供血动脉主干，缓慢灌注化疗药物，最常与之配合的药物是多柔比星和顺铂类药物治疗。也可同时进行栓塞治疗。如果存在多支肿瘤供血动脉需要逐支超选，如何进行灌注化疗或者栓塞。栓塞材料根据治疗目的而定，如作为外科术前栓塞，可用适量明胶海绵颗粒、聚乙烯醇颗粒或 Embosphere 微球；作为姑息性栓塞化疗，可用碘化油、Embosphere 微球甚至载药微球。灌注可每 2～4 周重复 1 次，每次为 1 疗程，视病情改变共行 3～7 个疗程。

6.术后处理

除与一般血管造影相同外，应注意可能引起肿瘤局部疼痛及肿胀加重，需要及时对症处理。

7.疗效评价

在局部动脉灌注化疗栓塞后肢体保留率可达到 90%，骨肉瘤的 5 年总生存率已达到 60%以上。姑息性的止痛效果通常于几天内即可显示。完全或部分缓解的比率可达 60%或更高。

8.并发症及其处理

(1)栓塞综合征：栓塞综合征是骨肉瘤栓塞后常见并发症，表现为术后病变局部疼痛加剧、肿胀及不同程度发热，一般可予以吲哚美辛止痛、退热，疼痛未能缓解者，可用布桂嗪（布桂嗪）、哌替啶等药物，多在 3～5 天可缓解。

(2)骨髓抑制：主要表现为白细胞与血小板减少。多在用药后 1～2 周出现。应常规给予利血生、鲨肝醇等药物。若白细胞计数低至 3×10^9/L 以下时，应注意防治感染。可输新鲜血或白细胞悬液。

(3)局部皮肤改变：因高浓度化疗药物刺激或栓塞后缺血，局部皮肤可出现充血、皮疹或轻度坏死。应注意护理，防治感染。

(4)异位栓塞与血栓形成：异位栓塞与血栓形成是栓塞治疗的严重并发症，应以预防为主。

操作一定要准确、精细。推注栓塞物时严防反流。若较大动脉血栓形成，早期发现可进行溶栓治疗。

二、转移性骨肿瘤

(一)临床要点

转移性骨肿瘤是指骨外的原发恶性肿瘤经血液、淋巴途径转移至骨骼，或恶性骨肿瘤经血液、淋巴发生远处骨转移(多发生在术后)。各种恶性肿瘤发生骨转移率为15%～20%，男女之比约2.3∶1.0，大多数来源于乳腺癌、肺癌、肾癌、前列腺癌和肝癌等。骨转移常见部位为脊椎、骨盆、肋骨及四肢，其中脊椎转移率高达70%～90%，而脊椎转移肿瘤是其原发恶性肿瘤的20倍。脊椎转移肿瘤以腰椎最多，胸椎次之，颈椎最少。临床上主要表现为局部疼痛、肌痉挛或运动障碍。骨转移出现溶骨性破坏时，易发生病理性骨折。

转移性骨肿瘤的影像检查主要包括X线、CT、MRI及核素扫描。X线可较早发现四肢骨转移，但早期骨转移磁共振扫描检查敏感性最高。实验室检查时根据原发肿瘤不同，肿瘤相关标志物如癌胚抗原、糖类抗原19-9、糖类抗原125、甲胎蛋白、前列腺特异性抗原等可不同程度升高。依据典型影像表现，结合有原发肿瘤病史和局部疼痛进行性加重，甚至病理骨折等临床表现，多可作出临床确诊，但最终确诊仍取决于骨破坏区的活检病理检查结果；无原发肿瘤病史和症状者，尽管有典型的影像学表现，但临床诊断应慎重，必须取得活检病理才能做出最终诊断。

(二)介入治疗

1.适应证

(1)选择性动脉栓塞化疗术适用于原发肿瘤血管丰富的癌肿骨转移，如肾癌、原发性肝癌及肺癌等。

(2)经皮骨成形术适用于椎体及脊柱外骨(髂骨、髋臼骨、肱骨、股骨、坐骨、骶骨翼及耻骨等)较局限的溶骨型或混合型转移，并有安全穿刺途径。

(3)消融和放射性粒子治疗最佳适应证为骨破坏病灶≤5 cm，但也适合于内科放化疗无效、家属及患者强烈要求减轻疼痛症状者。

2.禁忌证

(1)绝对禁忌证：结核、化脓等椎体感染性破坏病变；穿刺点周围或穿刺通路感染；心、肺、肝、肾衰竭或昏迷者。

(2)相对禁忌证：严重畸形的外周长骨病理骨折；软组织肿块明显大于骨破坏者慎用骨成形术；病变紧邻脊髓、脊神经根和大神经(坐骨神经、腋神经)则慎用消融治疗；已出现恶病质、预期生存期<2个月者慎用。

3.治疗器械

根据治疗方法的不同选择相应的器材。

4.治疗技术与方法

(1)术前准备。①设备与器械：选择骨成形术、消融和放射性粒子治疗，则CT为必备的影像导向设备，以确保术中精确定位外周骨破坏区，保证手术疗效；选择选择性动脉栓塞化疗术、椎体成形术则大C臂数字减影血管造影为必备的影像导向设备。②患者准备：除常规准备外，对疼痛剧烈、难以配合的患者，术前需要进行镇痛或者采取全身麻醉以便于安全完成介入手术。

(2)方法步骤：①外周骨成形术、消融和放射性粒子治疗时患者体位取决于病变位置，四肢、趾骨等病变多可取仰卧位，髋臼、髂骨及骶骨翼病变多采用俯卧位。先进行薄层 CT 确定骨破坏区位置，安全、最近的穿刺途径和皮肤穿刺点，在麻醉后将穿刺针置入病变中央，在 CT 确认位置后根据选用治疗方式不同进行相应操作。②选择动脉栓塞化疗术和经皮椎体成形术见相关内容。③放射性粒子操作见相关内容。

5.术后处理

(1)休息 2～4 小时，6 小时内监测生命体征，每小时 1 次，平稳后并可自如活动，3 天后出院。

(2)如穿刺局部及病变内疼痛，可用吲哚美辛或类固醇类消炎药。

(3)放射性粒子患者注意辐射防护。

6.疗效评价

介入治疗骨转移肿瘤的疗效评价主要是观察疼痛缓解，而骨成形术尚需评价防止椎体塌陷或病理骨折。动脉化疗栓塞治疗富血供的骨转移肿瘤，可在短时间内明显减轻局部疼痛并缩小肿瘤，但不能加固病变骨骼和预防病理骨折发生。消融治疗也可迅速减轻局部疼痛、缩小肿瘤，但也不能加固病变骨骼和预防病理骨折。骨成形术可迅速缓解局部疼痛，术后 1 个月疼痛缓解率高达 86%，而且可控制局部肿瘤、加固病变骨骼和预防病理骨折发生。放射性粒子治疗后近期疼痛缓解率可高达 86%，约一半患者可以完全缓解。

然而转移瘤骨肿瘤仍主张介入治疗与内科化疗、放疗及支持等治疗相结合，特别是要积极治疗原发病灶，才能更好地延长患者生存时间(图 9-2)。

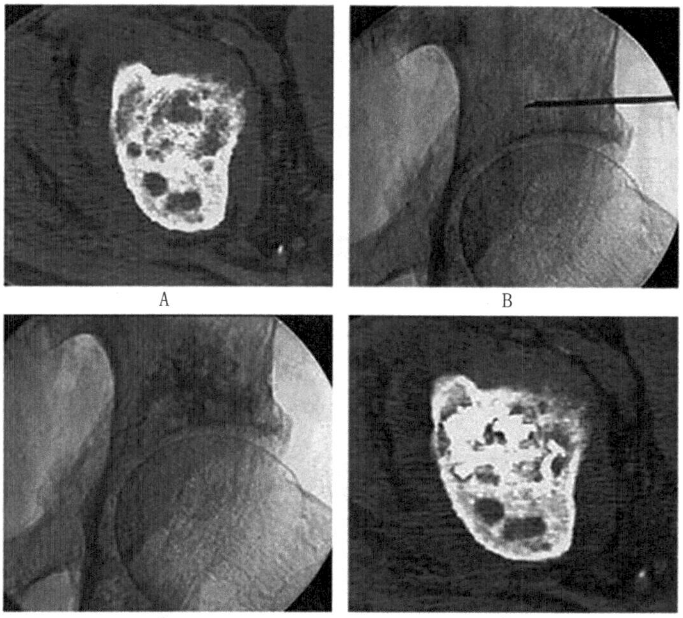

A.左髋臼转移瘤 CT 表现；B.穿刺到肿瘤内；C.骨成形术后平片；D.骨成形术后 CT

图 9-2　左髋臼转移瘤的骨成形术

(范振华)

第十章

病 案 评 析

第一节 鼻 咽 癌

一、病案摘要

基本信息：患者，男，31 岁。

主诉：因“双侧鼻塞 1 年余”入院。

现病史：患者 1 年前无明显诱因下出现双侧鼻塞，持续发作，右侧较重，无流涕，偶有右鼻出血，偶打喷嚏，右侧鼻腔嗅觉明显下降，伴右侧头痛，鼻面部及唇齿麻木感，无视力下降，至医院就诊，给予药物喷鼻，口服鼻渊舒，症状稍缓解。近 1 年来出现双侧鼻塞渐加重，约 40 天前出现右眼视力下降，鼻面部及唇齿部麻木感加重，至医院门诊就诊，鼻内镜显示双侧鼻腔黏膜充血，双侧下鼻甲肥大，鼻中隔不规则偏曲，右侧鼻道内见新生物阻塞总鼻道，托坠至右侧后鼻孔，右侧见棘突，左侧中鼻道未见明显新生物，鼻咽部尚光整，建议结合临床、影像学等检查，综合评估，必要时内镜下活检。鼻旁窦增强 CT 显示双侧筛窦、蝶窦及右侧翼腭窝、双侧鼻腔(右侧为主)软组织，周围骨质吸收变薄，请结合临床及相关检查；右侧额窦及右侧上颌窦炎症；鼻中隔偏曲；双侧颈部多发肿大淋巴结。门诊以“鼻腔肿物，鼻窦炎”收入院。患者自本次发病以来，双侧持续鼻塞，右侧重，右侧头痛伴鼻面部唇齿麻木，右眼视力下降，右鼻偶有出血，嗅觉减退，偶有鼻痒打喷嚏，无胸闷、胸痛，无发热、畏寒，无咳嗽、咳痰，精神可，食欲情况可，睡眠尚可，大小便正常，体重未见明显下降。

既往史：平素健康状况良好。既往无结核病史，无肝炎史，无外伤史，无手术史，无过敏史，无糖尿病史，无高血压病史，无急性心肌梗死病史，无肺功能异常史，无恶性肿瘤病史，无炎症性肠病病史，无静脉血栓栓塞症病史。近一个月内无脓毒症史，无严重肺病史，无充血性心衰，无卒中史，无易栓症。既往无输血史，无其他慢性病史。无特殊药物服用史。预防接种史随当地。

个人史、月经婚育史及家族史：无特殊。

体格检查：体温 36.7 ℃，脉搏 88 次/分，呼吸 18 次/分，血压 20.5/13.9 kPa(154/104 mmHg)，体质指数 34.33 kg/m^2。一般情况可，神志清晰，全身皮肤黏膜稍苍白，浅表淋巴结未及肿大。双瞳孔等大等圆，对光反射存在，颈软，气管居中，甲状腺无肿大，胸廓无畸形，双肺呼吸音清，未闻及病理性呼吸音及干、湿啰音。心律齐，各心瓣膜区未闻及杂音。腹平软，无压痛、反跳痛，肝脾肋下未及。脊柱、四肢无畸形，活动自如。各生理反射存在，未引出病理反射。专科检查显示双侧鼻腔黏膜充血，双侧下鼻甲肥大，鼻中隔不规则偏曲，右侧鼻道内见新生物阻塞总鼻道，托坠至右侧后鼻孔，右侧见棘突，左侧中鼻道未见明显新生物，鼻咽部尚光整。双侧鼓膜完整，咽部黏膜充血，未见明显新生物。双侧颈部可触及肿大淋巴结，边界尚清晰。

辅助检查：鼻旁窦增强CT显示双侧筛窦、蝶窦及右侧翼腭窝、双侧鼻腔（右侧为著）软组织，周围骨质吸收变薄，请结合临床及相关检查；右侧额窦及右侧上颌窦炎症；鼻中隔偏曲；双侧颈部多发肿大淋巴结。鼻内镜检查显示双侧鼻腔黏膜充血，双侧下鼻甲肥大，鼻中隔不规则偏曲，右侧鼻道内见新生物阻塞总鼻道，托坠至右侧后鼻孔，右侧见棘突，左侧中鼻道未见明显新生物，鼻咽部尚光整，建议结合临床、影像学等检查，综合评估，必要时进行内镜下活检。

初步诊断：鼻颅底交通性肿瘤（腺样囊性癌？嗅母细胞瘤？肉瘤?）；鼻腔肿瘤（右侧，腺样囊性癌？嗅母细胞瘤？息肉?）；慢性鼻窦炎（双侧）；鼻中隔偏曲；鼻甲肥大（双侧）；变应性鼻炎。

诊疗经过：患者入院后完善各项检查，行血常规、尿常规、大便常规、凝血功能、生化全套等常规检查。常规心电图显示窦性心动过缓。彩超腹部（肝、胆、胰、脾常规）声像图显示均未见明显异常。彩超浅表（颈部及锁骨上淋巴结）显示双侧颈部Ⅰ区、Ⅲ区淋巴结肿大。胸部CT显示右肺实性微小结节，暂无临床意义；脂肪肝。磁共振3.0 T显示右侧鼻腔、颅底及鼻旁窦占位性病变，伴鼻旁窦炎症、鼻中隔偏曲及颈部淋巴结肿大，需结合病理活检、实验室检查及进一步影像学检查明确诊断，并根据病因制定个体化治疗方案。请眼科会诊后完善相关检查显示最佳矫正视力：右眼最佳矫正视力为1.0，对应的球镜度数为－2.75（即近视275°），柱镜度数为－0.50（即散光50°），散光轴位为5°；左眼最佳矫正视力为1.0，对应的球镜度数为－1.75（即近视175°），柱镜度数为－1.25（即散光125°），散光轴位为175°。右眼眼压为1.7 kPa（12.4 mmHg），处于正常眼压范围1.3～2.8 kPa（10～21 mmHg）；左眼眼压为2.1 kPa（15.4mmHg），同样处于正常眼压范围1.3～2.8 kPa（10～21 mmHg）。视野检查显示右眼视野鼻侧及下方大部缺损，残留颞侧视岛。左眼视野未见明显异常。眼部B超显示双眼玻璃体混浊。光学相干断层扫描检查显示双眼黄斑中心凹曲线存在，层间反射尚可。鼻腔肿物性质尚不明确，遂行内镜下鼻腔肿物活检。病理（右鼻腔新生物）显示低分化鳞状细胞癌，非角化型。免疫组化显示肿瘤细胞表达CK（＋＋＋），P63（＋），P40（＋），Ki67（约70％＋），S100（－），NUT（－），PD-1（间质免疫细胞个别＋），CD3（＋＋），CD8（间质免疫细胞＋＋），EGFR（＋＋），P53（＋＋），PDGFRa（－），P16（－），PTEN（6H2.1）（－）。感染EB病毒。根据鼻腔内病变病理性质考虑肿瘤来源鼻咽部，遂行鼻咽部活检，病理回示（右鼻咽部病损）显示低分化鳞状细胞癌，非角化型。考虑肿瘤侵犯范围大，请肿瘤科、病理科、影像科讨论病情后，建议先行放化疗。告知患者相关病情后，患者要求出院至肿瘤科，予办理出院，告知患者出院后注意事项。

出院诊断：鼻咽恶性肿瘤（低分化鳞癌，$cT_4N_3M_0$）；鼻窦恶性肿瘤（低分化鳞癌）；颈部继发性恶性肿瘤；慢性鼻窦炎（双侧）；鼻中隔偏曲；鼻甲肥大（双侧）；变应性鼻炎窦性心动过缓；视野缺损（右眼）。

二、病案分析

鼻咽是鼻腔后方与咽腔相连接的部位，属于咽腔的一部分。鼻咽癌是一种起源于鼻咽部黏膜上皮的恶性肿瘤，主要发生于鼻咽顶壁及侧壁，尤以咽隐窝多见。

鼻咽癌早期患者可单独进行根治性放疗；中晚期患者一般采用根治性放疗联合化疗的方案，部分患者还需结合靶向、免疫等生物治疗手段。少数患者在放疗后存在残留或复发情况，可依据肿瘤范围选择手术治疗，或者选择再程放疗及综合治疗。根据该患者的病变范围，其已侵犯鼻腔鼻窦，考虑为 T_4 期病变，且颈部有明显淋巴结转移，达到 N_3 分期。对于该患者而言，单纯放疗可能效果欠佳，因此需进行综合性治疗，即放疗联合化疗。若治疗后颈部淋巴结仍有残留，必要时可行颈部淋巴结清扫术。

鼻咽癌患者在放化疗后，还需警惕放疗后并发症，如分泌性中耳炎、慢性鼻窦炎、鼻腔鼻咽狭窄粘连、鼻咽颅底骨和软组织坏死等。其中，鼻咽颅底骨和软组织坏死情况较为严重，通常表现为头痛、鼻腔异味、鼻出血，甚至可能出现致命性大出血等症状，患者可前往相应等级医院的耳鼻咽喉科就诊。

以往，放疗后并发症通常采取保守治疗，患者生活质量较差。随着技术的进步，对于部分患有放疗后并发症的患者开展鼻内镜手术治疗，取得了较好的疗效。该患者在放疗结束两个月后出现双耳闷堵及鼻塞症状，经检查发现存在分泌性中耳炎及鼻腔粘连，严重影响了患者的生活质量。于是，患者前往耳鼻咽喉头颈外科接受了内镜下鼻腔粘连松解＋双侧鼓膜切开伴置管术。治疗后，患者症状改善显著。

（马登滨）

第二节　喉　　癌

一、病案摘要

基本信息：患者，男，80 岁。

主诉：患者因“声音嘶哑 1 年余”入院。

现病史：患者 1 年前无明显诱因下出现声嘶，无咳嗽、咳痰、咽痛、吞咽痛等症状，自服消炎药后声嘶症状改善，未予其他特殊治疗。3 个月前患者再次出现声嘶，遂至医院就诊，查电子喉镜提示右侧声带肿物，活动差。诊断“喉恶性肿瘤”，建议全麻下病理活检，患者拒绝。现患者为求进一步治疗，至医院门诊查电子喉镜显示双侧声带、喉室及前联合见菜花状新生物生长，表面粗糙，右侧明显，右侧声带运动差，双侧梨状窝见积液，未见明显新生物。鼻咽部表面尚光整。行局麻下活检，医院病理显示（右声带）鳞状细胞癌，中分化。建议手术治疗并以“喉恶性肿瘤”将患者收入院。病程中患者声嘶，无咽痛、吞咽痛，无明显咳嗽、咳痰，无头痛、头晕、恶心、呕吐等不适。患者精神可，食欲尚可、睡眠可，大小便正常，体重无明显下降。

既往史：平素健康状况良好。无结核病史，无肝炎史，无外伤史，无手术史，无食物过敏史，无药物过敏史，无糖尿病史，无高血压病史，无急性心肌梗死病史，无肺功能异常史，无恶性肿瘤病史，无炎症性肠病病史，无静脉血栓栓塞症病史。近一个月内无脓毒症史，无严重肺病史，无充血性心衰，无卒中史，无易栓症。既往无输血史，无其他慢性病史。无特殊药物服用史。预防接种史不详。

体格检查：体温 36.5 ℃，脉搏 85 次/分，呼吸 19 次/分，血压 20.0/10.5 kPa(150/79 mmHg)，体质指数 19.49 kg/m^2。一般情况可，神志清晰，全身皮肤黏膜无充血黄染，双瞳孔等大等圆，对光反射存在，颈软，气管居中，甲状腺无明显肿大，左颈部自颌下至锁骨上可触及质软包块，形状不规则，可推动，边界欠清，胸廓无畸形，双肺呼吸音清，未闻及病理性呼吸音及干、湿啰音。心率 85 次/分，律齐，各心瓣膜区未闻及杂音。腹平软，无压痛、反跳痛，肝、脾肋下未及。脊柱、四肢无畸形，活动自如。各生理反射存在，未引出病理反射。专科查体显示双侧声带、喉室及前联合见菜花状新生物生长，表面粗糙，右侧明显，右侧声带运动差，双侧梨状窝见积液，未见明显新生物。鼻咽部表面尚光整。双耳及鼻未见明显异常。颈部未触及明显肿大淋巴结。

辅助检查：血常规显示红细胞计数 3.93×10^{12}/L，血红蛋白浓度 116 g/L，血细胞比容 35.6%。尿常规化学检测＋尿沉渣定量显示尿潜血阳性(＋＋)，红细胞每微升 58 个。碱性磷酸酶 25.8 U/L，总蛋白含量 59.7 g/L，白蛋白含量 37.3 g/L，尿酸 527 μmol/L，载脂蛋白 B 0.58 g/L，eGFR(MDRD)71.2 mL/(min·1.73m^2)。活化部分凝血活酶时间 34.4 秒。其余实验室检查未见明显异常。2024 年 5 月 12 日头颈部＋胸腹部 CT 平扫显示喉腔声门区及声门上区右侧缘软组织稍厚，请结合临床；两肺胸膜下散在斑点、结节及索条。2024 年 5 月 12 日肺功能检查显示肺通气功能正常；肺储备功能轻度异常；肺活量中度异常。2024 年 5 月 13 日心脏超声检查显示主动脉瓣钙化；左室舒张功能降低。2024 年 5 月 16 日喉镜检查显示双侧声带、喉室及前联合见菜花状新生物生长，表面粗糙，右侧明显，右侧声带运动差，双侧梨状窝见积液，未见明显新生物。鼻咽部表面尚光整。2024 年 5 月 20 日病理检查显示(右声带)鳞形细胞癌，中分化。

术前诊断：喉恶性肿瘤声门型鳞癌($cT_2N_0M_0$)

二、术前讨论与临床决策

手术指征：患者因声嘶 1 年余入院；经检查确诊为喉鳞性细胞癌。诊断明确；手术为最佳治疗方案。可进一步明确性质及分期，改善患者生存期。

临床决策：拟行喉部分切除术＋喉功能重建术＋气管切开术＋右侧颈部淋巴结清扫术，备全喉切除术。

三、手术过程

(1)全身麻醉插管满意后，患者取仰卧位，肩下垫枕，常规消毒铺巾。

(2)气管切开术：于切口下方约 2 cm 做一纵形切口，分离皮下各层至气管前，在 3、4 气管软骨环间做一横形切口切开气管前壁，拔除口腔内气管插管，插入塑料气管套管，查无出血，接入麻醉呼吸机，暂时固定气管套管。

(3)行右侧颈淋巴结清扫术：于右颈部做半 U 形切口，切口下缘定于环甲膜水平，切口顶端始于右侧乳突尖，向下延伸至左侧胸锁乳突肌前缘。切开皮肤、皮下组织、颈阔肌，分离皮瓣上达舌骨稍上缘，将皮瓣向上翻，超声刀沿胸锁乳突肌前缘分离，将胸锁乳突肌并向后拉起，暴露并游离肩胛舌骨肌。舌骨水平切开颈深部组织并向上游离颌下腺，暴露其深面的中间腱，沿二腹肌后腹浅面向后游离至其与胸锁乳突肌交角处。以颈前带状肌后缘为前界，二腹肌为上界，胸锁乳突肌后缘为后界，锁骨上为下界，椎前筋膜为底界，自下往上、自前向后清扫右侧颈部Ⅱ、Ⅲ、Ⅳ区淋巴结。肿大淋巴结主要位于Ⅱ、Ⅲ区。

(4)喉部分切除术：沿中线分离带状肌，显露甲状软骨和环甲膜，清扫喉前淋巴结，于两侧甲状软骨板距中线 5 mm 处纵形切开甲状软骨板，切开环甲膜，自甲状软骨上方切开甲舌膜，从室带上缘进入喉腔。直视下观察见双侧声带、喉室及前联合见菜花状新生物生长，表面粗糙。切开环甲膜上缘，向上分离，见双侧声门下未累及，高频电针沿肿物安全切缘切除右侧室带、声带、声带突、杓状软骨、前联合及对侧大部声带、室带，深达肌层。取切缘送术中快速病理，显示少量黏膜组织示慢性炎，目前未见明确恶性，等待常规病理检查结果。

(5)仔细止血，纯化水反复冲洗术腔，2 cm×3 cm 软组织修补片，缝合覆盖右侧喉部术腔，松解左侧部分室带与声门下残端对位缝合覆盖左侧喉部术腔，对位缝合关闭喉腔，右侧胸锁乳突肌及喉前放置负压引流管各 1 根。创面加压包扎。拔除麻醉弹簧管，更换为直径 8 mm 塑料气管套管，创面加压包扎，术毕。

(6)取出组织送病理。术中出血少量，未输血。术中无特殊情况，术后患者复苏后安返病房。

四、术后恢复情况

患者术后给予抗感染、营养支持、补液、化痰、雾化等对症治疗。患者术后第 9 天出现膝部疼痛，皮肤充血，体温稍高。追问病史，患者既往有痛风病史，予以静脉推注 5 mg 地塞米松后症状好转。患者术后 15 天出现发热，体温最高为 38.3 ℃。予以查胸部 CT 显示两肺多发小结节，建议年度随诊复查；两肺轻度炎症，建议治疗后复查；两肺肺气肿、慢性支气管炎；包前缘轻度增厚，主动脉及冠脉壁钙化；双侧胸膜增厚；肝脏形态不规则，请结合临床病史；胰头部脂肪浸润及点状钙化，考虑术后呛咳出现肺部感染所致，予以加用左氧氟沙星抗感染治疗后好转。

术后病理显示喉声门型鳞状细胞癌，中分化，肿块大小 2.4 cm×1.7 cm×1.1 cm。癌组织浸润上皮下结缔组织及横纹肌组织，局灶侵及骨组织(1.5 cm 骨组织)，未见明确脉管内癌栓，可见癌组织侵犯神经。右颈淋巴结查见淋巴结 10 枚未见癌组织转移。免疫组化显示肿瘤细胞表达 EGFR(+++)，VEGFR2(−)，PDGFRa(−)，P16(−)，P53(−，突变型表达)，PTEN(+++)，Ki67(40%+)，肿瘤微环境中淋巴细胞表达 PD-1(每高倍视野约 10 个)，CD3(每高倍视野约 80 个)，CD8(每高倍视野约 40 个)。EB 病毒阴性。

结合患者术后病理及术后相关症状，予修正诊断为：喉恶性肿瘤声门型鳞癌，中分化；双侧肺炎；痛风。

术后患者三周患者至肿瘤科行放疗+奈达铂同步化疗。

五、经验与体会

喉癌是发生于喉部的一种恶性肿瘤，其常见病理类型是鳞状细胞癌。按照解剖位置，通常将其分为三种类型：声门型，声门上型及声门下型。声门型喉癌最常见，声音嘶哑为常见的早期临床症状。出现声嘶主要因为声带本身的占位导致声门闭合欠佳，支配声带的神经受累而引起声带运动障碍。早期为发声易倦或声音嘶哑，多误认为感冒、喉炎。结合该病例，根据患者临床症状及内镜检查可知为声门型喉鳞状细胞癌。对于该类患者如无绝对的手术禁忌证，手术为最佳治疗方案。对于早期喉癌手术后根据其术后常规病理情况大多可进行长期随访观察，无需行后续放化疗。根据患者术前影像学检查提示考虑为 T_2期病变，可行保留喉功能的额侧入路部分喉切除术。术中注意病灶切缘。对部分喉患者术中常规行切缘的快速病理检查，保障有安全的手术切除范围。此外，患者电子喉镜检查示右侧声带运动差，影像学检查声门旁间隙可疑有受累，尽管 CT 及超声检查提示颈部未见可疑阳性淋巴结转移，为降低淋巴结转移风险，本次手术进行了右侧颈部功能性淋巴结清扫术。术中常规清扫Ⅱ、Ⅲ、Ⅳ区淋巴结。

该患者术后常规病理提示喉软骨及神经有侵犯，达 T_3 期病变。为降低手术后复发风险，延期其生命期术后 3～4 周，患者进行了放化疗联合奈达铂同步化疗。

奈达铂在喉癌治疗中的使用主要体现在化疗方案中。根据相关研究，奈达铂作为喉癌术后放疗的辅助治疗部分，显示出一定的疗效。在一项研究中，奈达铂被用于 TPF 方案(多西他赛、顺铂＋5-氟尿嘧啶)的改良方案中，用于晚期喉癌和下咽癌患者的诱导化疗。结果显示，该方案在改善患者生存质量和病理学应答方面表现出色。主要的不良反应是骨髓抑制，但患者普遍可以耐受。因此，奈达铂在喉癌术后放疗中的作用是作为化疗药物的一部分，帮助减少肿瘤负荷并提高治疗效果。

(马登滨)

第三节 甲状腺癌

一、病案摘要

基本信息：患者，女，23 岁。

主诉：因“发现左颈部包块 2 周”入院。

现病史：患者 2 周前无明显诱因下发现左颈部包块，无红肿疼痛，表面皮肤完整，遂至当地人民医院就诊，查颈部彩超显示左侧颈部多发混合性包块，建议进一步检查。患者为求进一步治疗至我科门诊，门诊以“颈部肿物”收入院。病程中，患者左颈部包块无渐进性增大，无红肿疼痛，无咽痛、吞咽痛，无进食梗阻及呼吸困难，无饮水、呛咳及上肢麻木等症状，近期无发热，无咳嗽伴黏痰，稍声嘶，无鼻塞、脓涕，无胸闷、胸痛，食欲睡眠可，大小便正常。近期体重无明显变化。

既往史：平素健康状况良好。既往无结核病史，无肝炎史，无外伤史，无手术史，无食物过敏史，无药物过敏史，无糖尿病史，无高血压病史，无急性心肌梗死病史，无肺功能异常史，无恶性肿瘤病史，无炎症性肠病病史，无静脉血栓栓塞症病史。近一个月内无脓毒症史，无严重肺病史，无充血性心衰，无脑卒中史。无易栓症。既往无输血史，无其他慢性病史。无特殊药物服用史。

体格检查：体温 36.2 ℃，脉搏 90 次/分，呼吸 20 次/分，血压 16.0/11.9 kPa(117/89 mmHg)，体质指数 16.77 kg/m^2。一般情况可，神志清晰，全身皮肤黏膜无充血黄染，双瞳孔等大等圆，对光反射存在，颈软，气管居中，甲状腺无明显肿大，左颈部自颌下至锁骨上可触及质软包块，形状不规则，可推动，边界欠清，胸廓无畸形，双肺呼吸音清，未闻及病理性呼吸音及干、湿啰音。心率 90 次/分，律齐，各心瓣膜区未闻及杂音。腹平软，无压痛、反跳痛，肝、脾肋下未及。脊柱、四肢无畸形，活动自如。各生理反射存在，未引出病理反射。专科查体显示左颈部自颌下至锁骨上可触及质软包块，形状不规则，可推动，边界欠清。右颈部可触及散在淋巴结肿大，质软，可推动，边界尚清，触诊甲状腺无明显肿大，余颈部未触及明显包块。咽喉黏膜稍充血，双扁桃体不大，会厌无红肿，声门未窥及。前鼻镜及电耳镜未见明显异常。

辅助检查：患者入院后完善各项检查。血常规显示嗜碱性粒细胞百分数 1.2%，嗜碱性粒细胞绝对值 0.07×10^9/L，血红蛋白量 92 g/L，血细胞比容 30.8%，平均红细胞体积 68.9 fl，平均红细胞血红蛋白含量 20.5 pg,平均红细胞血红蛋白浓度 299 g/L,红细胞体积分布宽度 17.6%,血小板计数 372×10^{9}/L。谷丙转氨酶 4.7 U/L,谷草转氨酶 10.8 U/L,总蛋白含量 60.5 g/L,载脂蛋白 AI 0.93 g/L,载脂蛋白 B 0.44g/L。抗乙型肝炎病毒表面抗体 46.14(+) mIU/mL。甲状旁腺激素测定 10.02 pmol/L。心电图显示窦性心律正常心电图。电子喉镜检查显示双侧声带充血,运动尚可,双侧梨状窝未见明显新生物,鼻咽部表面淋巴样组织增生。甲状腺(颈部)+胸部平扫+增强 CT 显示左侧颈部软组织肿块,双侧颈动脉鞘旁及上纵隔多发淋巴结,部分肿大,请结合临床;甲状腺多发结节,恶性病变可能,建议穿刺活检;两肺多发结节,转移可能大,密度随诊复查;左肾囊肿可能,请结合超声;扫描范围内,鼻旁窦少量炎症。彩超浅表(颈部及锁骨上淋巴结)显示双侧颈部淋巴结肿大,建议超声引导下穿刺。彩超腹部(肝、胆、胰、脾常规)显示均未见明显异常。甲状腺及颈部淋巴结穿刺活检病理查见异型细胞及较多吞噬细胞,结合临床考虑为转移性甲状腺乳头状癌。

术前诊断:甲状腺癌;颈部淋巴结继发恶性肿瘤;贫血(轻度);肺诊断性影像检查的异常所见。

二、术前讨论与临床决策

手术指征:因"发现左颈部包块 2 周"入院;专科查体显示左颈部自颌下至锁骨上可触及质软包块,形状不规则,可推动,边界欠清。右颈部可触及散在淋巴结肿大,质软,可推动,边界尚清,触诊甲状腺无明显肿大,余颈部未触及明显包块;颈部彩超显示左侧颈部多发混合性包块,建议进一步检查;颈部 CT 及超声检查显示考虑颈部肿物为甲状腺癌转移可能,遂进行了超声引导下穿刺确诊为甲状腺乳头状癌伴颈部淋巴结转移;经入院检查甲状腺癌伴颈部淋巴结转移诊断明确;手术可切除病灶,改善患者预后。

临床决策:经检查完善后行疑难病例及多学科讨论后,拟行甲状腺全部切除术+双侧颈部淋巴结清扫术+手术中神经监测术。

三、手术过程

(1)全麻成功后插神经监护气管插管,予以患者肩下垫枕,头后仰,常规消毒、包头、铺巾。

(2)先行右侧颈部淋巴结清扫术:颈部做 U 形围裙切口,切口下缘做在胸骨上缘 2 cm,切口顶端左侧至乳突尖,右侧至乳突尖下方 1 cm 处。切开皮肤、皮下组织,颈阔肌,分离皮瓣上达舌骨稍上缘,将皮瓣向上翻,见右侧颈部ⅡA、Ⅲ、Ⅳ区数枚肿大淋巴结,最大者直径约 1.5 cm,质软,呈褐色,与颈内静脉粘连,沿颈内静脉清扫上述肿大淋巴结,探查颈侧区无明显肿大淋巴结残留。

(3)行左侧颈部淋巴结清扫术:探查左颈数枚肿大淋巴结,呈褐色,质软,相互融合,最大者位于Ⅲ区,直径约 5 cm,游离左侧胸锁乳突肌、颈内静脉、副神经,打开颈鞘,见肿大淋巴结与颈内静脉及颈动脉粘连,仔细分离淋巴结,见颈动脉外膜与淋巴结粘连明显,予以剥脱、分离,彻底清除Ⅰ、Ⅲ、Ⅳ、Ⅴ区淋巴结缔组织。

(4)行甲状腺全部切除+中央区及上纵隔淋巴结清扫术:分离带状肌,暴露甲状腺腺叶,触诊甲状腺双叶内多发结节,较大的结节位于左叶,直径约 8 mm。仔细分离、进一步暴露甲状腺,多点注射纳米碳混悬液,示踪淋巴结。先分离甲状腺右叶及峡部,牵拉甲状腺右叶,分离甲状腺与周围间隙结缔组织,完整暴露游离甲状腺右叶,结扎离断甲状腺上动脉,由上至下分离甲状腺背侧被膜，保护甲旁腺，结扎离断甲状腺下动脉，最后完整分离甲状腺右叶及峡部。显露喉返神经，见喉返神经被右侧气管旁肿大淋巴结包裹、粘连，在神经监护下仔细分离喉返神经，清除右侧中央区肿大淋巴结，组织留送病理。同法切除甲状腺左叶并行左侧中央区淋巴结清扫，解剖左侧喉返神经，见喉返神经入喉处与甲状腺肿物及气管旁、上纵隔淋巴结粘连明显、分界不清，在神经监护下仔细分离甲状腺左叶，过程中见甲状腺肿物与食管壁粘连，超声刀仔细分离，在保护喉返神经完整的前提下，尽可能完全切除甲状腺肿物及可疑淋巴结，分离左侧甲状腺叶背面甲状旁腺组织，种植于右侧胸锁乳突肌内，切除组织予以送病理，神经监测探查双侧喉返神经反应可。

(5)纯化水冲洗术腔，检查无活动性出血，术腔予以覆盖雪花速即纱 1 片、置负压引流管 3 根。逐层缝合颈前筋膜，颈阔肌、皮下组织及皮肤，切口敷料包盖。

(6)术中出血少量，未输血，取出组织送病理。术中无特殊情况，术后患者复苏后安返病区。

四、术后恢复情况

患者术后常规病理示(甲状腺病损)：甲状腺乳头状癌伴腺叶内播散，肿瘤散在多灶(>10 灶)，镜下最大径 0.05 cm～0.6 cm，癌组织侵及甲状腺周围纤维结缔组织。脉管及神经未见明确癌组织侵犯。癌组织紧靠标本切缘。周围甲状腺组织未见特殊。左颈淋巴结查见淋巴结 3/21 枚见癌组织转移，最大转移灶最大径为 2.5 cm。右颈淋巴结查见淋巴结 4/11 枚见癌组织转移，最大转移灶最大径为 1.2 cm。左中央区淋巴结查见淋巴结 2/2 枚见癌组织转移，最大转移灶最大径为 2.2 cm。右中央区淋巴结查见淋巴结 3/5 枚见癌组织转移，最大转移灶最大径为 1 cm。喉前淋巴结查见淋巴结 1/1 枚见癌组织转移，最大转移灶最大径为 0.8 cm。

患者术后短期内出现低钙现象，予以补钙等治疗后手足麻木症状好转。出院后完善 PET-CT 检查排除肺部转移。现患者整体情况良好。后续拟行碘-131 治疗。

五、经验与体会

甲状腺是人体最大的内分泌腺，由左右两叶、峡部及锥状叶组成，位于颈部甲状软骨下方，气管两旁。其主要功能是合成并分泌甲状腺激素，调控体内组织器官的代谢与功能，增加基础代谢率，对维持神经系统的兴奋性也有重要意义。甲状腺乳头状癌是最常见的甲状腺癌，占所有的 80%，肿瘤好发于中青年女性，高峰年龄为 20～50 岁，大多表现为一侧甲状腺逐渐增大的肿块，预后良好，10 年生存率>90%，被称为“可治愈的癌症”。此外，直系亲属中如果有甲状腺癌病史，后代患甲状腺癌的风险也会随之增高。绝大多数甲状腺癌并不影响患者的生存期。

甲状腺乳头状癌即使病灶较小也易发生淋巴结转移，该患者为年轻女性，因发现左侧颈部肿物就诊，入院后经检查确诊为甲状腺乳头状癌伴颈部淋巴结多发转移，且可疑有肺转移。经术前评估排除手术禁忌后行甲状腺全部切除术+双侧颈部淋巴结清扫术+术中喉返神经监测术。甲状腺全切术中要注意保护甲状旁腺及喉返神经。术中使用纳米碳示踪剂为了更好的保护甲状旁腺，防止术后发生低钙现象。此外，术中合理使用神经监测技术有利于保护喉返神经，避免双侧喉返神经受损引起声嘶及呼吸困难等并发症。对于甲状腺乳头状癌颈部淋巴结，甚至远处转移患者手术仍为有效的治疗方案。甲状腺全部切除后通过碘-131 及甲状腺激素激素替代治疗，以降低复发风险，延长患者生命期。

总之，甲状腺乳头状癌的颈部淋巴结转移是该疾病特征之一，通过适当的手术治疗和个性化的治疗方案，可以有效地控制疾病进展，提高患者的生存率和生活质量。　**(马登滨)**

第四节　食　管　癌

一、病案摘要

基本信息：患者，女，69 岁。

主诉：食管癌诊疗史 5 个月余，续行治疗。

现病史：患者 5 个月余前(2022 年 9 月 23 日)因"确诊食管癌 2 天"入院，入院前进行辅助检查，胃镜检查显示距门齿 28～32 cm 处见深溃疡性病变，周边黏膜隆起，活检 3 块送检，距门齿 34 cm 处见一范围约 0.8 cm×0.4 cm 的不规则发红，取活检 1 块。诊断为食管溃疡型病变(食管癌?)。病理检查显示食管癌，倾向中分化鳞状细胞癌。胸部＋上腹强化 CT 显示食管下段占位伴强化；双肺多发微结节。入院后完善辅助检查，排除化疗禁忌，2022 年 9 月 26 日、10 月 17 日行第 1～2 周期化疗方案，具体为顺铂 30 mg＋卡培他滨早 1.0 g、晚 1.5 g，辅助给予保肝、止吐、抗感染、促进黏膜修复等对症治疗。2022 年 11 月 7 日入院复查评估病情，病灶有所缩小。2022 年11 月 10 日开始行食管癌根治性放疗，大体肿瘤靶区：依据内镜、CT 及钡餐检查所见的食管病变进行确定。临床靶区 CTV：以 GTV 为基础，向四周外扩 0.5 cm，头脚方向外扩 3cm，同时涵盖部分 105、106、107、108、110 组淋巴结区，以及腹腔 1、2、3、7 组淋巴结区。计划大体肿瘤靶区(PGTV)：在 GTV 基础上外扩 0.5 cm。计划靶区(PTV)：在 CTV 基础上外扩 0.5 cm。放疗剂量设定为：PGTV 处方剂量 59.4 Gy，分 33 次给予，单次剂量 1.8 Gy；PTV 处方剂量 50.4 Gy，分 28 次给予，单次剂量 1 Gy。患者经治疗后病情好转出院。2023 年 2 月 7 日入院查胃镜：食管癌放疗后，食管炎(LA-D 级)，慢性非萎缩性胃炎伴糜烂。给予抑酸、抗感染、补液、促进黏膜修复等对症治疗。患者症状好转后，2 月 11 日开始行第 3 周期化疗。为行进一步治疗，门诊以"食管癌"收入院。患者自上次发病以来，偶有左上腹疼痛，时轻时重，无明显吞咽困难，无反酸、胃灼热，无饮水、呛咳，无恶心、呕吐，无发热，无胸闷、气短，精神一般，食欲一般，睡眠质量可，大小便无异常，近期体重无变化。

既往史：患者健康状况一般。否认高血压病史，否认糖尿病史，否认冠心病、脑血管病病史，否认重大手术外伤史，无输血史，无药物过敏史，无食物过敏史，否认肝炎、结核等传染性疾病接触史，其他预防接种史不详。

个人史、婚育史及家族史：生于原籍，否认外地久居史，否认疫区接触史。否认化学性物质、放射性物质、粉尘、工业毒物接触史，生活规律，否认吸烟史，无饮酒史，否认冶游史，否认重大精神创伤史。已婚，结婚年龄 23 岁，配偶健康，育有 1 子 2 女。父亲健在，母亲已故，死因不详。

体格检查：体温 36.3 ℃，脉搏 106 次/分，呼吸 24 次/分，血压 15.11/10.8 kPa(113/81 mmHg)，身高 155 cm，体重 48.5 kg。老年女性，发育正常，营养一般，神志清，精神可，自主体位，查体合作。全身皮肤黏膜无黄染、出血点、蜘蛛痣。浅表淋巴结未触及肿大，头颅无畸形，眼睑及颜面部无水肿，眼睑无下垂，巩膜无黄染，结膜无充血，双侧瞳孔等大等圆，直径约 3 mm，对光反射灵敏。耳、鼻未见异常。口唇无明显发绀，咽部无充血，双扁桃体不大。颈部无抵抗感，双侧颈静脉无充盈，气管居中，甲状腺未触及肿大，胸廓对称，双侧呼吸动度正常，双肺叩诊呈清音，听诊双肺呼吸音粗糙，未闻及干、湿啰音及胸膜摩擦音，心前区无隆起，心尖冲动点位于胸骨左缘第五肋间锁骨中线内侧 0.5 cm 处，心界无明显扩大，心率 106 次/分，律齐，心音低钝，未闻及病理性杂音及心包摩擦音，腹部平坦，柔软，未触及腹腔包块，无压痛、反跳痛，肝、脾肋下未触及，肝、肾区无叩痛。移动性浊音阴性，肠鸣音正常，直肠、肛门未查，外生殖器未查，脊柱无畸形，四肢无畸形，双下肢无水肿，四肢肌力、肌张力正常，肱二头肌反射、肱三头肌反射、膝反射、跟腱反射正常。双侧巴宾斯基征阴性，脑膜刺激征阴性。

辅助检查：2022 年 11 月 7 日胃镜显示食管癌化疗后（结合病史）；慢性非萎缩性胃炎。2022 年11 月 8 日胸部强化 CT 显示食管下段管壁略增厚，建议结合镜检；双肺小结节，建议随诊；心包局部钙化。上消化道造影显示符合食管癌治疗后；胃炎；十二指肠降段憩室。

初步诊断：食管恶性肿瘤（鳞癌，$cT_3N_0M_0$，ⅡB 期）；慢性胃炎；孤立性肺结节；胆囊炎。

诊疗经过：患者入院后完善辅助检查，白细胞计数 3.25×10^9/L，给予粒细胞集落刺激因子升白治疗后，排除化疗禁忌。2023 年 3 月 10 日开始行第 4 周期化疗，具体化疗方案：顺铂 30 mg，于第 1～3 天使用；卡培他滨，每天早上 1.0 g、晚上 1.5 g，于第 1～14 天使用。辅助给予止吐、抑酸、保肝等对症治疗，现患者本周期静脉化疗结束，评估病情稳定，准予出院。

出院诊断：食管恶性肿瘤（鳞癌，$cT_3N_0M_0$，ⅡB 期）；慢性胃炎；孤立性肺结节；胆囊炎。

二、病案分析

胃癌患者的病例呈现出疾病的复杂特性。从患者最初因诸如腹痛、腹胀、消瘦等不适症状就诊，到后续一系列检查才明确诊断，凸显出早期诊断的困难。早期胃癌症状往往不典型，容易被忽视或误诊，这使得疾病发现时可能已进展至相对较晚阶段。就像此病例，患者出现症状一段时间后才就诊，而在就诊初期，若非全面细致的检查，仅凭临床表现很难精准判断病情。若能在疾病早期，症状初现端倪时就有更有效的筛查手段，提高早期诊断率，无疑将极大改善患者预后，增加治愈的可能性。

每位患者的病情、身体状况及耐受性不同，治疗方案需根据具体情况进行调整。例如，化疗药物的剂量、放疗的靶区范围等，均需结合肿瘤分期、病理类型及患者的一般状况进行个体化设计。放疗与化疗的结合可以发挥协同作用，放疗针对局部病灶，化疗则控制全身潜在转移。这种综合治疗模式在局部晚期胃癌中尤为重要，能够显著提高肿瘤控制率。

（刘颖颖）

第五节 肝　癌

一、病案摘要

基本信息：患者，男，74 岁。

主诉：肝癌诊疗史 1 年余，续行治疗。

现病史：患者于 2022 年 8 月底在当地查体发现肝占位，无腹痛，无恶心、呕吐，无腹泻，进食无改变，未重视。2022 年 9 月 13 日患者来医院行穿刺活检病理及免疫组化明确为中分化肝细胞肝癌，行介入治疗 1 次，造影证实同时存在多发小病灶及动静脉瘘，行灌注并栓塞。术中用药：

顺铂 40 mg+氟尿嘧啶 1.0 g+表柔比星 20 mg，并予以仑伐替尼靶向治疗。2022 年 10 月 15 日再来院，排除禁忌后，行经导管动脉化疗栓塞术，用表柔比星 10 mg+碘化油乳剂约 5 mL 混合乳剂及 350 μm 明胶海绵颗粒栓塞剂栓塞。术中用药：顺铂 40 mg+氟尿嘧啶 1.0 g+表柔比星 20 mg 灌注，术后对症治疗。2022 年 11 月 21 日再次来院，排除禁忌，予以经导管动脉化疗栓塞术，用表柔比星 10 mg+碘化油乳剂约 2 mL 混合乳剂及 150 μm 明胶海绵颗粒栓塞，造影证实沉积良好，术中用药：顺铂 40 mg+氟尿嘧啶 1.0+表柔比星 20 mg 灌注。复查评估显示病情在治疗后处于稳定状态，肿瘤既未显著缩小，也未有明显进展。2023 年 3 月 8 日入院复查甲胎蛋白较前明显升高，考虑病情进展，排除禁忌，给予仑伐替尼联合卡瑞利珠单抗免疫治疗，治疗过程顺利。2023 年 3 月 30 日、4 月 26 日、5 月 24 日、6 月 26 日、8 月 9 日来院排除禁忌，予以卡瑞利珠单抗注射液 200 mg 静脉滴注。出院后患者一般情况可，自服仑伐替尼，今为续行治疗来院，门诊以“肝细胞癌”收入院。患者自上次出院以来，无腹痛、腹胀，无恶心、呕吐，无发热，精神一般，食欲可，睡眠质量可，大小便无异常，近期体重减轻。

既往史：患者既往健康状况良好。有高血压病史 4 年余，收缩压最高 20.0 kPa（150 mmHg），自服“尼群地平、复方利血平”，自诉血压控制可。否认糖尿病史，否认冠心病史，否认肝炎、结核等传染病史及密切接触史，否认手术史，无输血史，无药物过敏史，无食物过敏史，预防接种史不详。

个人史、婚育史及家族史：生于原籍，否认外地久居史，否认疫区接触史，否认化学性物质、放射性物质、粉尘、工业毒物接触史，生活规律，有吸烟史，吸烟 40 余年，每天吸 20 支，有饮酒史 30 余年，每天饮酒 200 mL。否认冶游史，否认重大精神创伤史。已婚，结婚年龄 18 岁，配偶健康，育有 2 子 4 女，配偶及子女体健。否认家族中传染性疾病病史，否认家族中遗传疾病病史。

体格检查：体温 36.2 ℃，脉搏 88 次/分，呼吸 22 次/分，血压 16.8/11.8 kPa（126/88 mmHg），身高 165 cm，体重 48 kg，体表面积 1.53m^2，无疼痛，中危静脉血栓栓塞症风险。老年男性，发育正常，营养一般，神志清，精神可，自主体位，查体合作。全身皮肤黏膜黄染，无出血点、蜘蛛痣，全身浅表淋巴结未触及肿大。头颅无畸形，眼睑及颜面部无水肿，眼睑无下垂，巩膜黄染，结膜无充血，双侧瞳孔等大等圆，直径约 3 mm，对光反射灵敏。耳、鼻未见异常。口唇无明显发绀，咽部无充血，双扁桃体不大。颈部无抵抗感，双侧颈静脉无怒张，气管居中，甲状腺未触及肿大。双侧胸廓对称，呼吸动度可，双肺叩诊呈清音，听诊呼吸音清，未闻及干、湿啰音及胸膜摩擦音，心前区无隆起，心尖冲动位于左侧第 5 肋间锁骨中线内侧 0.5 cm，心界无明显扩大，心率 88 次/分，律齐，心音可，未闻及病理性杂音及心包摩擦音。腹部平坦，触软，未触及腹腔包块，无压痛、反跳痛，肝、脾肋下未触及，肝、肾区无叩痛。移动性浊音阴性，肠鸣音正常。直肠、肛门未查，外生殖器未查，脊柱无畸形，四肢无畸形，双下肢无水肿，四肢肌力、肌张力正常，肱二头肌反射、肱三头肌反射、膝反射、跟腱反射正常。双侧巴宾斯基征阴性，脑膜刺激征阴性。

辅助检查：2022 年 9 月病理显示中分化肝细胞肝癌。免疫组化结果：CK（－）、CK19（－）、Hepatocyte（＋）、GPC-3（－）、GS（－）、HSP70（＋）、CD34（血窦＋）、Syn（－）、CgA（－）、Ki67（＋，30%）。病理学检查显示网染（＋），网状纤维减少，肝板增厚。诊断意见为符合中分化肝细胞肝癌，请结合临床和影像等。2023 年 6 月 26 日腹部彩超显示肝右叶实性占位（大小约 5.8 cm×3.0 cm），胆囊息肉声像图。

初步诊断：肝恶性肿瘤（肝细胞癌中分化Ⅱ期）；高血压。

诊疗经过：患者入院后完善检查，了解病情，肝脏病变较前缩小，按原方案给予卡瑞利珠单抗免疫治疗＋仑伐替尼靶向治疗，患者及家属要求出院，评估患者病情稳定，给予办理出院。

出院诊断：肝恶性肿瘤（肝细胞癌中分化Ⅱ期）；高血压。

二、病案分析

肝癌往往隐匿起病，早期症状常不典型，等到患者因出现明显不适就医时，许多已进展至中晚期。这一特性使得早期诊断面临巨大挑战，也凸显了肝癌筛查对于高危人群的重要性。在诊断过程中，多种检查手段联合应用，如影像学检查（超声、CT、MRI 等）、肿瘤标志物检测（甲胎蛋白等），它们各自发挥着独特作用，为明确诊断提供有力依据。然而，即使确诊，治疗方案的选择也并非易事。手术切除虽是可能治愈肝癌的首选方法，但仅适用于部分早期患者，且术后复发风险不容忽视。对于中晚期患者，肝动脉化疗栓塞、射频消融、靶向治疗、免疫治疗等多种手段各有优劣，需综合考虑患者的肝功能状况、肿瘤大小、数目、位置及全身状况等多因素进行个体化决策。

（刘颖颖）

参考文献

[1] 牟燕飞，何笑冬，吴毅.常见肿瘤诊疗实践[M].北京：化学工业出版社，2024.

[2] 葛荣峰，高阳，张荣.临床肿瘤学诊疗与实践[M].长春：吉林科学技术出版社，2024.

[3] 陈海泉.胸部肿瘤个体化治疗[M].上海：上海科学技术出版社，2023.

[4] 卢彦达，王金彩，张金锋.现代肿瘤实用诊疗技术[M].北京：中国纺织出版社有限公司，2024.

[5] 钦伦秀，方伟岗，卞修武.现代肿瘤转移基础与临床[M].上海：复旦大学出版社，2023.

[6] 邢浩.肿瘤诊疗要点与病例集萃[M].郑州：河南大学出版社，2022.

[7] 刘海青.常见肿瘤病理诊断与规范治疗[M].上海：上海交通大学出版社，2023.

[8] 曹娟.常见肿瘤临床诊治策略与要点解析[M].长春：吉林科学技术出版社，2023.

[9] 涂建仁，吕进，黄伟斌，等.常见肿瘤临床诊疗思维与病例精粹[M].北京：科学技术文献出版社，2024.

[10] 殷洪涛.肿瘤科诊治技术与治疗方法[M].北京：中国纺织出版社有限公司，2023.

[11] 石远凯.肿瘤内科原理与实践[M].北京：人民卫生出版社，2023.

[12] 李爱华，杨鑫，何昊.临床常见肿瘤诊疗精要[M].北京：中国纺织出版社有限公司，2023.

[13] 魏玺.肿瘤超声诊疗学[M].天津：天津科技翻译出版有限公司，2024.

[14] 宋伯根，裘莹，徐晶莹.肿瘤发病学基础[M].上海：同济大学出版社，2023.

[15] 叶菁.肿瘤基础理论[M].西安：第四军医大学出版社，2024.

[16] 曲修胜.临床常见肿瘤综合诊治与放疗应用[M].北京：中国纺织出版社有限公司，2023.

[17] 刘志野，宋增福，张茵.临床常见肿瘤诊断和治疗[M].北京：中国纺织出版社有限公司，2023.

[18] 苏克莉.肿瘤科临床诊断与治疗学[M].上海：上海科学技术文献出版社，2023.

[19] 陈杜鹃.常见肿瘤疾病治疗与病理诊断[M].上海：上海科学普及出版社，2023.

[20] 刘天舒，周宇红，崔越宏.中国临床案例肿瘤内科病例精解[M].上海：上海科学技术文献出版社，2023.

[21] 杨相辉.临床肿瘤诊疗技巧[M].武汉：湖北科学技术出版社，2022.

[22] 张慧，王才磊，于层，等.临床肿瘤治疗与病理诊断[M].哈尔滨：黑龙江科学技术出版社，2024.

[23] 臧传鑫.肿瘤科常见病综合诊治与病理诊断[M].上海：上海科学普及出版社，2023.
[24] 李成媛.肿瘤学基础研究概论[M].长沙：中南大学出版社，2023.
[25] 崔蓬莱，尹义强，苗军程，等.临床肿瘤学与综合治疗[M].青岛：中国海洋大学出版社，2023.
[26] 杨光明，耿亭亭，夏振，等.现代常见肿瘤综合治疗[M].青岛：中国海洋大学出版社，2023.
[27] 陈少平.新编肿瘤综合治疗进展[M].上海：上海科学普及出版社，2023.
[28] 张蓓.现代中西医结合临床肿瘤学[M].广州：广东科技出版社，2023.
[29] 务森，姚文健，周建炜.肿瘤诊疗与防控[M].北京：化学工业出版社，2023.
[30] 李言冰，张世豪.临床肿瘤诊断与治疗实践[M].汕头：汕头大学出版社，2022.
[31] 冯潇，李峰，杨峥，等.临床肿瘤疾病精准治疗[M].赤峰：内蒙古科学技术出版社，2022.
[32] 赵文学.临床肿瘤学疾病诊断与治疗[M].上海：上海交通大学出版社，2023.
[33] 梁雅静，曲华君，孔祥硕.肿瘤疾病诊治与病理诊断[M].上海：上海交通大学出版社，2023.
[34] 褚丽莎.现代肿瘤疾病诊疗与病理诊断[M].长春：吉林科学技术出版社，2023.
[35] 朱晓毅，张虹，王敏.肿瘤综合治疗与病理技术[M].上海：上海交通大学出版社，2023.
[36] 陈宗友，王皓，陈大维，等.循环肿瘤细胞检测在消化系统恶性肿瘤中应用的研究进展[J].医学诊断，2023，13(2)：132-138.
[37] 刘雨莎，王潇，赵贵君.肿瘤浸润免疫细胞在肿瘤发生发展中的作用[J].医学综述，2023，29(19)：3781-3785.
[38] 张勇乾，王洪敏，安永辉，等.自适应放疗在鼻咽癌根治性放疗中作用初探[J].现代肿瘤医学，2023.31(7)：1285-1290.
[39] 张晓娟，岳冬丽，杨双宁，等.卡瑞利珠单抗联合安罗替尼三线治疗晚期非小细胞肺癌的疗效观察[J].肿瘤防治研究，2023，50(6)：593-597.
[40] 石磊，安梓铭，冯琴.联合检测血清 AFP、AFP-L3%和 PIVKA-Ⅱ水平早期诊断和判断原发性肝癌患者预后临床价值探讨[J].实用肝脏病杂志，2023，26(3)：404-407.